성공은 꿈이 있는 사람에게만 찾아온다!

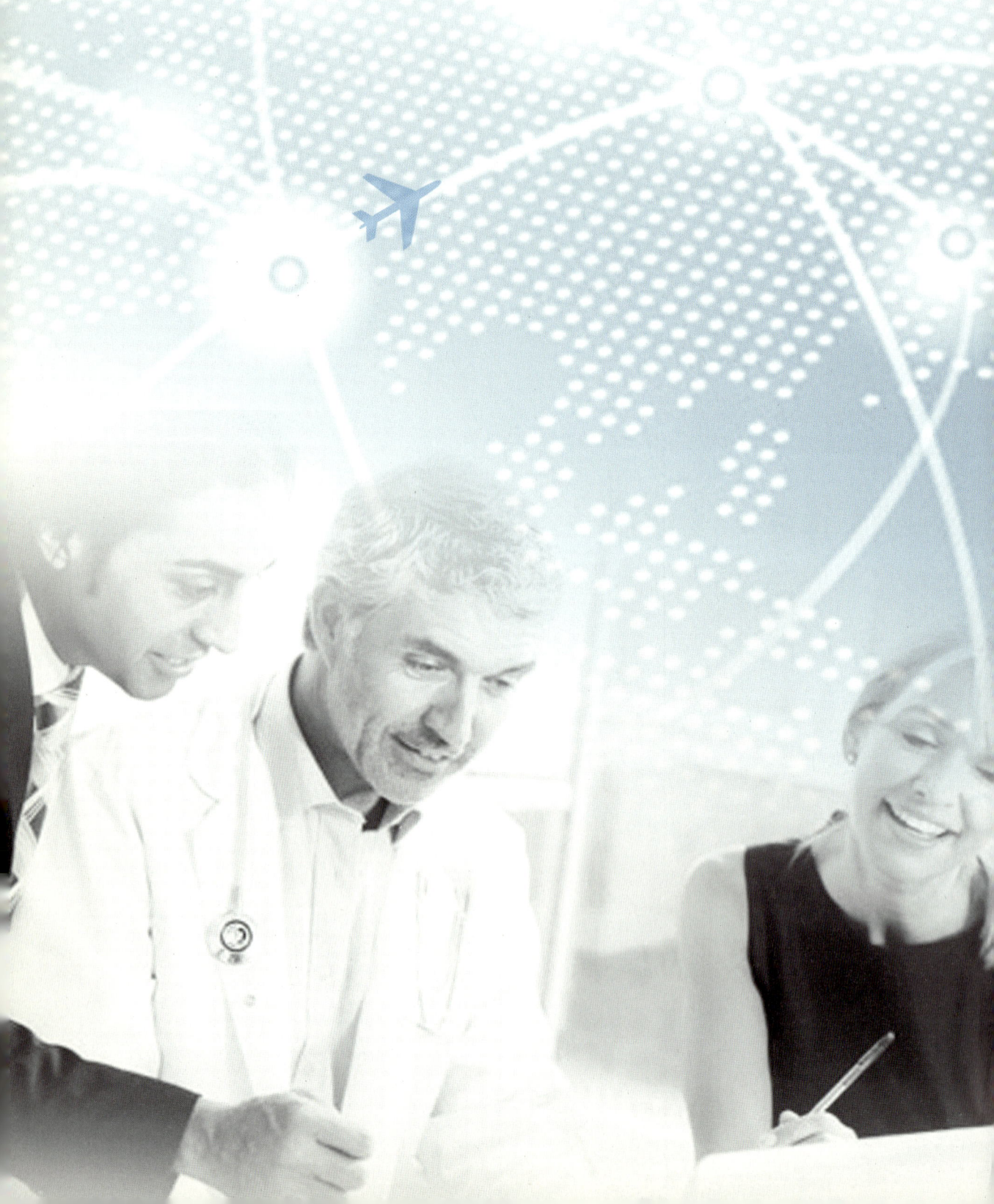

국제의료관광 코디네이터 ❶
보건의료 관광행정

유 태 규
남서울대학교 교수

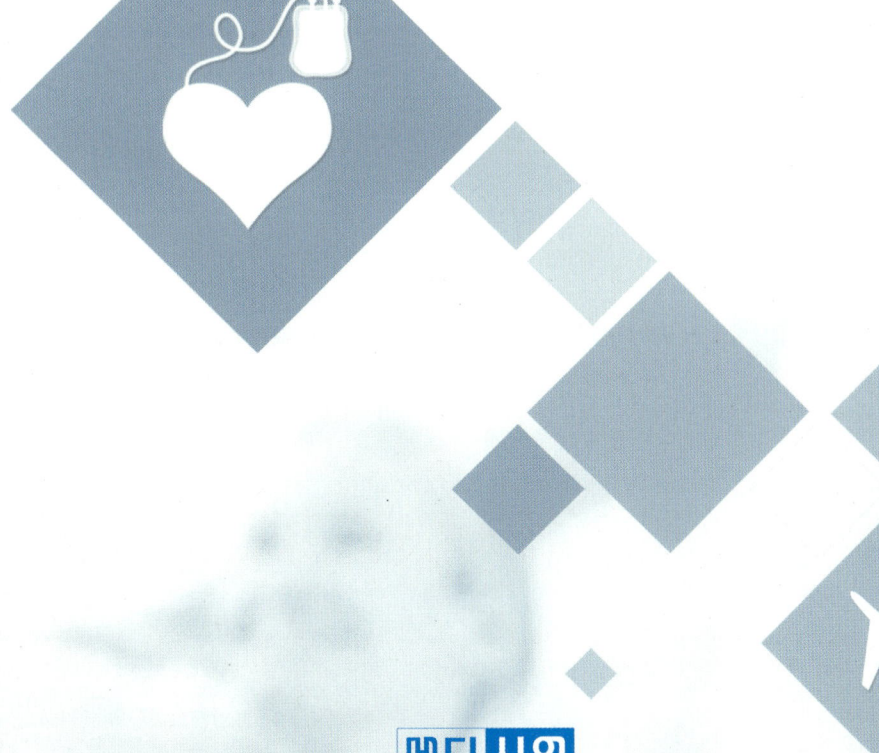

메디시인

추천의 말씀

국제의료인증평가(JCI)를 국내 최초로 받고 의료관광산업을 선도하고 있는 세브란스병원 내 전문가 그룹과 외부 전문가들이 한 마음 한 뜻이 되어, 우리나라 의료관광산업의 발전을 도모하기 위해 국제의료관광코디네이터 양성을 위한 전문수험서를 발간하게 되어 기쁘게 생각합니다.
부디 본 도서를 통하여 의료관광산업에 참여하고자 하는 젊은이들의 역량이 마음껏 개발되기를 기원합니다.
— 연세대학교 의료원 국제진료소장 인요한

미래 의료산업의 주인공을 꿈꾸는 이들에게 폭넓은 이해를 돕고 올바른 가치를 제공하는 본 수험서 시리즈의 출간을 축하합니다. 우리나라 의료관광산업이 부디 미래먹거리 산업으로 자리매김할 수 있기를 바라며, 본 수험서를 통해 예비 국제의료관광코디네이터 여러분의 성공을 진심으로 기원합니다.
— 국회의원 박인숙

세상을 향한 도전은 언제나 위험(risk)을 감수해야 합니다. 본 수험서 시리즈는 국제의료관광전문가를 꿈꾸는 모든 예비 국제의료관광코디네이터들에게 저자의 오랜 경험과 축적된 역량을 통해 명확하고도 큰 '길'이 제시되고 있음을 확인할 수 있을 것입니다.
— 가천의과대학교 부총장 겸 가천길 병원장 이명철

저자가 의료행정 분야에 종사하면서 습득한 실무지식을 서울과학기술대학교를 거치면서 얻은 학술적 관점통해 명쾌하게 정리한 수험서 시리즈입니다.
— 서울과학기술대학교 총장 남궁근

"관광의 의미는 빛을 만나는 것"이 책을 통해 예비 국제의료관광코디네이터, 여러분들의 눈이 밝아지기를 기대합니다.
— 한국관광공사 의료관광사업단장 김세만

이 수험서는 실효성 있는 의료관광 마케팅전략뿐만 아니라 국제의료관광코디네이터로서 알아야 할 전반에 한 이론과 실무지식들을 현장중심적 시각에서 체계적으로 기술하여, 향후 한국 의료관광산업에 기여할 많은 인재들에게 좋은 학습 길잡이가 되어주고 있습니다.
— 한국관광공사 의료관광사업단장(前) 진수남

의료관광 전문가인 저자의 성실함과 진지함이 이 책에 녹아있어 의료관광 코디네이터의 업무향상에 큰 기여를 할 것에 의문에 여지가 없으며 나아가 새로운 분야를 개척한 첫걸음에 진심으로 축하를 드립니다.
— 강남세브란스병원 사무국장 최진호

저자의 많은 경험과 의료관광 노하우가 고스란히 담긴 이 수험서의 출간을 축하드립니다. 의료관광코디네이터를 준비하는 많은 분들의 귀한 지침서가 될 수 있기를 기대합니다.
— 서울대학교 교수 장태수(前 차움 행정원장)

의료관광코디네이터는 의료관광전문화의 상징같은 단어입니다. 국제의료관광은 물론, 해외 병원진출사업의 최고 전문가 중 한 사람인 저자가 오랜시간 예의 그 성실함으로 예비 국제의료관광코디네이터들을 위해 한 문장, 한 문장 가다듬었을 것을 상상해볼 때 기꺼이 수험교재로 일독할 것을 권합니다.
— 문화관광연구원 연구위원 유지윤

많은 분야에서 한국의 위상이 달라지고 있는 요즈음, 의료분야에서도 외국인 환자를 유치하고 경쟁하는 시대에 자격을 갖춘 국제의료관광코디네이터의 역할이 더욱 중요해졌습니다. 미래 국제의료관광코디네이터 전문가가 될 여러분에게 올바른 방향과 유용한 지식을 체계적으로 잡아줄 지침서가 될 것으로 확신합니다.
— 한국생산성본부 책임전문위원 박상희

의료관광에 대한 종합적인 이해와 의료관광코디네이터 시험대비를 위한 것은 물론, 현장실무에 있어서도 큰 도움이 될 것으로 확신합니다.
— 원주의대 기독병원 대외협력실장 민성호

글로벌 의료시대, 미래산업으로 각광받고 있는 "의료관광산업"에서 이 수험교재가 예비 국제의료관광코디네이터들에게 큰 조력자가 될 것을 확신하며, 축하합니다.
— 세브란스병원 피부과학교실 주임교수 이민걸

의료관광을 꿈꾸는 젊은이들에게 이 수험교재가 많은 도움이 되길 바라며, 파이팅!
— 중앙대의료원 가정의학과장 김정하

오랜기간 준비한 결실을 맺게 되신 걸 진심으로 축하합니다. 이 수험서가 국제의료관광코디네이터를 준비하는 모든 분들께 '합격'의 길로 안내하는 길잡이가 되길 진심으로 바랍니다.
— 마산대 보건행정학과 이진민

"많이 읽어라. 그러나 많은 책을 읽지 말아라"라는 벤자민 프랭클린의 말처럼 국제의료관광코디네이터를 꿈꾸는 분들이라면 저자의 수험서 하나면 충분하지 않을까 생각됩니다. 이론과 실무가 튼튼히 밑바탕이 된 이 수험서가 많은 분들에게 사랑받으며, 국제의료관광코디네이터 시험분야에 있어서 바이블로 자리매김할 수 있기를 기원합니다.
— 부산경상대학교 보건의료행정학과 김미경

이 수험서를 통해 공부하시는 모든 분들에게 유용한 등불이 될 거라 확신합니다. 인고의 과정을 거쳐 빛을 보게 된 국제의료관광코디네이터 책 출간을 진심으로 축하합니다.
- 대구대학교 교수 김정완

가장 필요한 시기에 가장 적절한 내용으로 국제의료관광코디네이터 수험서가 발간되어 무척 기쁘게 생각합니다.
- 한림대학교 조성욱 (前 한국관광공사 본부장)

미래 차조경제에 주역이 될 수 있는 의료관광코디네이터 양성을 위한 수험서 발간을 축하합니다.
- 경희대학교 윤유식

어느 때보다 글로벌 헬스케어에 관심이 높은 이 시점에서 "국제의료관광코디네이터"의 꿈을 가진 많은 분들에게 실질적인 도움이 될 수험서 시리즈가 나온 것은 아주 뜻 깊은 일이라고 생각됩니다. - JK성형외과 원장 최항석

역사적으로 세계의 중심은 과거 스페인·영국·미국에서 이제 극동아시아로 이동하고 있습니다. 한반도는 지리적으로도 일본, 중국, 러시아의 중앙에 자리잡고 있어 발전된 의료기술을 보유하고 있는 우리나라가 의료관광산업에서 두각을 나타낼 가능성은 충분합니다. 이제 매년 늘어가고있는 외국인환자에 있어서 국제의료관광코디네이터의 역할은 매우 중요하며, 그런 의미에서 저자의 경험과 노하우로 녹여낸 이 수험교재가 여러분의 꿈을 앞당기는데 사용되기를 바랍니다.
- 부산 세화병원장 이상찬

'국제의료관광' 에 대한 이론과 실제의 조화로운 발전이 이 수험서를 통해 이뤄지기를 기대합니다.
- 세브란스병원 적정진료관실 팀장 천자혜

오랜 준비기간 만큼이나 중요하고 알찬 내용으로 모든 수험생들에게 큰 도움이 될 것이 확실합니다. 부디 국제의료관광코디네이터를 준비하는 모든 분들이 이 수험서를 통해 큰 열매를 맺을 수 있기를 기원한다.
- 세브란스병원 인사팀장 권영식

저자의 "국제의료관광코디네이터 수험서 시리즈(6권)"는 우리나라 의료산업에 새로운 문화 창조와 인력을 양성하는 길잡이 역할을 할것으로 기대됩니다. 또한 이 수험서를 통해 국제의료관광코디네이터를 꿈꾸고 공부하는 학생들에게는 의료분야의 소중한 지식은 물론 창조적이고 순수한 의료적 가치를 공유하는 새로운 경험을 만끽하게 될 것입니다.
- 세브란스병원 창의센터 팀장 이창호

예비 국제의료관광코디네이터 여러분!
여러분의 미래를 열어줄 소중한 수험서가 출간됨을 진심으로 축하합니다. 부디 우리나라 미래 의료산업의 핵심 일군으로 성장하시길 기원합니다.
- 삼성병원 팀장 복혜숙

매사 저자의 열정은 부러움의 대상이었습니다. 이 수험서 또한 국제의료관광코디네이터를 꿈꾸는 많은 사람들에게 희망을 전해줄 저자의 진심과 노력이 묻어났으리라 기대됩니다.
- 삼성병원 팀장 박의진

이 수험서를 통해 대한민국의 해외환자 유치가 나날이 활성화되며, 이로 인해 우리나라 의료서비스의 명성이 전 세계적 기준으로 인정받기를 소원합니다.
- 한림대병원 국장 윤희성

오랜시간 준비된 교재이니 만큼 알차고 성실한 내용으로 많은 사람들에게 사랑받을 수 있을 것입니다.
- 연세대 치과대학 서무과장 김민균

발전 가능성이 무한한 국제의료관광코디네이터의 세계에서 앞서 경험한 저자의 조언이 분명 여러분의 꿈을 앞당길 것입니다. 성공을 기원합니다, 파이팅!
- 강남호텔 식음료팀장 이국현

의료관광서비스의 가치를 증대시키고 해외환자(고객)의 만족도를 높일 수 있는 최신 정보로 가득한 이 수험서 시리즈가 국내 의료관광 산업계에서 '바이블'로 자리잡기를 바래마지 않습니다.
- 강원지역산업평가원 의료관광PD 정홍교

'창의경제'의 견인차 역할을 하게 될 '의료관광' 그리고 그 핵심일자리인 "국제의료관광코디네이터"자격증 시험에 본 수험서의 출간은 젊은 인재들에게 좋은 길라잡이가 예상됩니다.
- 아리랑TV 국장 겸 사)한국마이스융합리더스포럼 대표 진홍석

국제의료관광코디네이터 수험서 발간을 진심으로 축하드리며, 아시아를 넘어 세계 속의 '의료한국'이 될 소망합니다.
- 글로벌의료서비스대상 사무국장 강철용

저자의 경험과 노하우를 통해 본 수험서가 국제의료관광코디네이터 준비생들에게 '바이블' 로 자리잡게 되길 소원합니다.
- 루트로닉 이사 박의상

대한민국 의료산업의 핵심에 서 있는 전문가가 또 한번 파장을 일으켰습니다. 코디네이터를 위한 책이라지만 의료산업에 종사하는 이라면 누구든 관심을 가져도 좋은 책입니다. 일독을 권합니다. - 삼정회계법인 상무 김형진

감사의 말씀

지난 5년간 우리나라 '의료관광산업'은 매년 12만명 이상의 외국인환자가 찾아오는 등 외형적으로 큰 진전을 이뤄왔으며, 이러한 성과를 바탕으로 정부는 올해 첫 〈국제의료관광코디네이터〉 국가자격시험을 시행할 예정이다. 물론 많은 병원과 해당 관계자들의 노고도 있었지만 무엇보다 국내 최초로 국제진료소를 운영하면서 '외국인환자' 진료분야에서 탁월한 족적을 남기신 세브란스병원의 인요한 국제진료소장과 이러한 비전에 남다른 안목과 체계적 지원으로 오늘날 세브란스병원이 외국인환자 진료는 물론 수 많은 분야에서 글로벌 병원의 위상을 제고할 수 있도록 경영해오신 이철 의료원장님의 노고를 이 자리를 빌어 '의료관광산업'에 관계하는 수많은 전문가들을 대신해 존경과 감사의 마음을 전합니다.

이제 이러한 국내외 성과와 진정 우리나라 의료관광산업의 발전을 소망하는 마음에서 저자는 13년간의 병원근무를 통해 얻어진 노하우 및 경험과 해외의료사업 참여, 대학강의 및 특강 등을 통해 축적된 여러 가지 정보와 지식들을 모아 〈국제의료관광코디네이터〉 수험서 시리즈 6권을 2012년 여름부터 집필하기 시작했고 약 1년간의 준비를 거쳐 출간에 이르게 되었습니다.

책 출간에 앞서 본 수험서시리즈, 특히 의료실무분야에서 여러 가지 조언을 아끼지 않으셨던 세브란스병원의 권성탁·최진호·권순창·제정환 국장님과 故이동환·권영식·김승문·천자혜·권규삼·남재일·이창호·남진정·황상철·남종해 팀장님, 부기원·김종민 과장님을 비롯해 본 수험서를 손수 감수해주신 윤종태 팀장님과 차상헌 과장님 등 수 년 간 외국인환자 진료·행정분야에서 직·간접적으로 관련된 업무수행에 있어서 최선의 노력을 기울이신 위 선배분들의 조언과 격려가 없었던 들 본 수험서 시리즈가 집필부터 출간까지가 불가능했음을 고백하며, 이 자리를 빌어 고마움을 전합니다.

아울러 '의료관광산업'이 우리나라 미래먹거리 산업임에 공감하시고 큰 격려를 아끼지 않으셨던 가천의대 이명철 부총장 겸 병원장님과 강남세브란스병원 이병석 병원장님, 정진엽 분당서울대병원장님, 서울과학기술대학교 남궁근 총장님, 새누리당 박인숙의원님 등은 저로하여금 의료관광산업에 대한 확신과 올바른 방향에 관해 고민할 수 있도록 독려하게 하셨고 본 수험서 시리즈가 예비 국제의료관광코디네이터들에게 실질적인 도움이 될 수 있도록 그방향 설정과 콘텐츠 구성에 결정적인 역할을 해주셨습니다.

또한 실제 우리나라 의료관광전략 마련에 있어 매번 머리를 맞대고 고민을 나눠주신 인천의료관광재단의 김봉기 대표님, 한국관광공사 진수남센터장·김세만 단장, 외국인 고급검진시장을 개척해 그 시장성을 증명해주신 장태수 서울대 교수님(前 차움 행정원장), KPMG 김형진 상무, 의료서비스산업의 산업분류체계화 마련에 힘써오신

산업연구원 최윤희 연구위원, 문화관광연구원 유지윤 박사, 한림대병원 윤희성 국장, 인하대 윤동훈 차장, 보건산업진흥원 한동우·배좌섭 팀장, 홍승욱 선임연구원, 보건인력개발원 허은영팀장, 아리랑TV 진홍석 박사님 등은 그 간 저자와 수십차례의 미팅과 회의, 토론을 통해 본 수험서가 이론에 치우침없이 실제 의료관광시장의 현장성과 탄탄한 이론적 토대를 동시에 갖출 수 있도록 조언을 아끼지 않음으로써 수험서로서는 드물게 이론과 경험을 모두 아우르게 되는 큰 열매를 맛보았음을 고백하며, 그 노고에 존경과 특별한 감사의 마음을 전합니다. 이 외 열거하지 못한 수 많은 분들이 준비과정과 집필과정에서 유·무형의 도움을 주셨음을 고백합니다.

더 이상 '해외환자유치'는 단순히 의료계 혹은 관광업계에만 국한된 정책이슈가 아님을 강조하고 싶습니다. 따라서 의료 및 관광 산업계는 물론 국가 전체가 '의료관광산업'의 진정한 발전을 위해서는 의료관광산업 활성화를 저해하는 각종 규제들을 혁신하고 '의료관광산업'의 실질적인 발전을 도모해야 할 것입니다. 그러기 위해 정부 또한 최근 '메디텔' 등 관련 법제 정비를 준비 중에 있기도 합니다.

이제 2013년 9월은 우리나라 '의료관광산업'의 미래를 짊어질 〈국제의료관광코디네이터〉가 배출되는 원년의 해가 될 것입니다. 의료관광산업의 가능성을 충분히 인식하고 이를 국가적으로 전문인력을 양성하고자 국가가 나서서 시행하는 첫 회 시험인 만큼, 많은 인원들이 시험을 준비중에 있을 것으로 판단되지만, 이에 걸맞는 수험서는 불행하게도 그리 많지 않은 것이 현실입니다.

따라서 부디 본 수험서가 미래〈국제의료관광코디네이터〉를 꿈꾸는 수많은 젊은 인재들에게 의료관광산업의 실질적인 경험과 비젼을 전해줄 수 있기를 소원하며, 그 준비과정에서 큰 도움이 됨은 물론 아름다운 열매로까지 이어질 수 있기를 간절히 바랍니다.

마지막으로 그 간 물심양면 집필과정에 성원을 마다하지 않으셨던 지구문화사 주병오 대표님과 참여한 집필진에게도 심심한 감사의 말씀을 전합니다.
대단히 감사합니다.

성환 남서울대학교에서
유 태 규

머리말

　지구촌의 고령인구는 급속히 늘고 있습니다. 2020년 경이면, 우리나라의 고령인구도 전체 인구의 20%에 다다를 전망입니다. 실제로 2013년 18대 대선에서도 80%이상의 고령자층이 박근혜 대통령을 지지하면서 선거구도가 바뀌기도 했습니다. 이제 무엇보다도 고령인구에 대한 관심은 사회에서 중요하게 자리매김하고 있으며, 이는 '의료관광산업'이 새로운 이슈로 떠오르는 이유 중 하나의 요소가 되고 있습니다. "아니, '국제의료관광코디네이터'와 고령화가 무슨 관계가 있다는 것인가?" 의구심이 들 수도 있겠습니다.

　고령화는 이제 단순히 노인인구의 증가만을 의미하지 않습니다. 표면적으로 전 세계 인구가 꾸준히 증가하는 준거들은 물론, 국가로 하여금 국민 전체에 대한 보건의료비의 급속한 지출이 바로 노인인구의 증가에서 나오기 때문입니다. 이는 국가와 기업을 대상으로 과도한 의료비용의 증가를 요구하는 것으로 귀결되는데, 일례로 미국의 GM社는 직원들과 그 가족들의 보건복지비용으로 인해 경영이 악화되었고 파산에 이르게 되었습니다.

　결국 '고령화'는 국가와 기업으로 하여금 '의료비용의 축소'라는 지상과제를 안겨주게 된 것입니다. 이를 위해 각 국의 정부와 다국적 기업들은 자국의 중증환자들을 다른 나라로 보내기 시작하면서 전 세계 의료관광산업은 활성화되게 되었고 오늘날과 같이 거대시장으로 성장하게 된 배경입니다.

　우리나라도 이제 2012년을 기점으로 매년 12만명 이상의 외국인 환자들이 찾고 있으며, 이에 따라 '의료관광' 통역이나 코디네이션 전문인력들이 크게 부족할 것으로 예상됩니다. 이에 정부는 2012년 말 '국제의료관광코디네이터'와 같은 전문인력 양성체계를 통해 국가 미래산업의 로드맵을 내 놓았고 그 결과, 노동부를 통해 '국제의료관광코디네이터' 국가 자격증제도를 도입하기에 이르른 것입니다.

　이제 2013년 9월 처음으로 시행되는 국가공인자격의 '국제의료관광코디네이터' 시험이 시행예정이며, 지금까지의 민간자격시험과 달리 그 시험의 사회적 무게와 중요성은 더욱 커졌다고 할 수 있습니다. 하지만 안타깝게도 현재 출시된 수많은 교재들이 실제로 의료관광에서 다뤄지고 있는 중요한 핵심사항들을 제대로 정리하거나 전달하지 못한 채, 그저 단편적인 지식을 나열하고 있는 것을 볼 때 안타까운 것이 솔직한 심정입니다.

따라서 본 교재는 실제로 의료관광사업에 매진해오던 병원 관계자들과 관련산업 에이젼시들, 관련학과 교수 등 의료관광산업과 관계된 전문가를 총망라하여 집필진과 감수진, 검토진으로 구성하였고 지난 1년간의 노력 끝에 금번 국가자격시험 대비용 수험서(시리즈 6권)을 출간하게 된 것입니다.

본 수험서 시리즈는 각 과목마다 핵심내용을 다양한 관점에서 다루고 이를 다시 표로 수험용도에 알맞도록 재정리하였으며, 출제가능한 문제와 그 해설을 꼼꼼이 실어 합격할 수 있도록 구성하였습니다.

부디 본 수험교재를 통해 올해 첫 시행되는 '국제의료관광코디네이터' 자격시험에 합격의 영예를 누릴 수 있기를 기원합니다.

계사년 여름 성환에서
대표저자 유 태 규

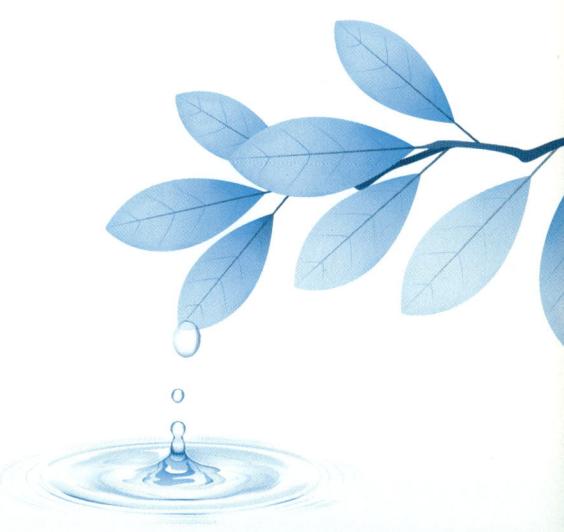

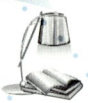

국제의료관광코디네이터 **시험정보**

■ 수행직무

국제화되는 의료시장에서 외국인환자를 유치하고 관리하기 위한 구체적인 진료서비스지원, 관광지원, 국내외 의료기관의 국가간 진출을 지원할 수 있는 의료관광 마케팅, 의료관광 상담, 리스크관리 및 행정 업무 등을 담당함으로써 우리나라 글로벌헬스케어산업의 발전 및 대외경쟁력을 향상시키는 직무

■ 시험방법

구 분	필기시험	실기시험
시험과목	① 보건의료관광행정 20문제 ② 보건의료서비스지원관리 20문제 ③ 보건의료관광마케팅 20문제 ④ 관광서비스지원관리 20문제 ⑤ 의학용어 및 질환의 이해 20문제	⑥ 보건의료관광 실무
시험방법	• 객관식 4지 택일 • 문항수 100문제	작업형 또는 필답형(주관식)
합격결정기준	• 과목당 100점 만점 • 매 과목 40점 이상, 전과목 평균 60점 이상	60점 이상

■ 제1회 국제의료관광코디네이터 국가시험 일정

구 분	필기원서접수 (인터넷)	필기시험	필기합격 (예정자)발표	실기원서 접수	실기시험	최종합격 발표일
2013년 기사 4회	2013.08.30 ~2013.09.05	2013.09.28	2013.10.11	2013.10.14 ~2013.10.17	2013.11.09 ~2013.11.22	2013.12.13

1. 원서접수시간은 원서접수 첫날 09 : 00부터 마지막 날 18 : 00까지 임.
2. 필기시험 합격예정자 및 최종합격자 발표시간은 해당 발표일 09 : 00임.

■ 시험 수수료

− 필기 : 18,800원
− 실기 : 20,200원

Information

■ 응시자격

공인어학성적 기준요건을 충족하고, 다음 각 호의 어느 하나에 해당하는 사람

❶ 보건의료 또는 관광분야의 학과로서 고용노동부장관이 정하는 학과(이하 "관련학과"라 한다)의 대학 졸업자 또는 졸업예정자
❷ 2년제 전문대학 관련학과 졸업자 등으로서 졸업 후 보건의료 또는 관광분야에서 2년 이상 실무에 종사한 사람
❸ 3년제 전문대학 관련학과 졸업자 등으로서 졸업 후 보건의료 또는 관광분야에서 1년 이상 실무에 종사한 사람
❹ 비관련학과의 대학졸업자로서 졸업 후 보건의료 또는 관광분야에서 2년 이상 실무에 종사한 사람
❺ 비관련학과의 전문대학졸업자로서 졸업 후 보건의료 또는 관광분야에서 4년 이상 실무에 종사한 사람
❻ 관련자격증(의사, 간호사, 보건교육사, 관광통역안내사, 컨벤션기획사 1·2급)을 취득한 사람

■ 공인어학성적 기준요건

가. 영어

시험명	TOEIC	TEPS	TOEFL		G-TELP (Level 2)	ELEX	PELT (main)	IELTS
			CBT	IBT				
기준점수	700점 이상	625점 이상	197점 이상	71점 이상	65점 이상	625점 이상	345점 이상	7.0점 이상

나. 일본어

시험명	JPT	일검(NIKKEN)	FLEX	JLPT
기준점수	650점 이상	700점 이상	720점 이상	2급 이상

다. 중국어

시험명	HSK	FLEX	BCT	CPT	TOP
기준점수	5급 이상과 회화 중급 이상 모두 합격	700점 이상	듣기/읽기 유형과 말하기/쓰기 유형 모두 5급 이상	700점 이상	고급 6급 이상

라. 기타 외국어

시험명	러시아어		태국어, 베트남어, 말레이·인도네시아어, 아랍어
	FLEX	TORFL	FLEX
기준점수	700점 이상	2단계 이상	600점 이상

※ 비고 : 취득한 성적의 유효기간 내에 응시자격기준일(필기시험일)이 포함되어 있어야 함.

차례

- 머리말 _ 4
- 시험안내 _ 6

제1장 　 의료관광 개론

제 1 절　의료관광의 정의 · 14
제 2 절　의료관광객 · 16
제 3 절　의료관광의 역사 · 18

제2장 　 국제협정과 의료관광

제 1 절　국제협정 · 24
제 2 절　GATS의 4가지 서비스 공급유형 · 26
제 3 절　도하개발 아젠다(DDA: Doha Development Agenda) · · · · · · · 31
제 4 절　DDA 협상일정 · 32

제3장 　 의료관광의 유형 및 특성

제 1 절　방문목적별(광의의 개념) 유형 · 35
제 2 절　소비형태별(협의의 개념) 유형 · 36
제 3 절　학자별 유형 · 38
제 4 절　소비지역별 유형 · 42
제 5 절　그 밖의 유형 · 44
제 6 절　의료관광의 특성 · 45

Contents

제 4 장 의료관광코디네이터의 역할

제 1 절 　병원코디네이터의 정의 ···································· 49
제 2 절 　역　할 ·· 50
제 3 절 　업무영역 ·· 53

제 5 장 의료관광의 메커니즘

제 1 절 　성장 메커니즘(Development mechanism) ············ 56
제 2 절 　가격결정 메커니즘(Price mechanism) ················ 58
제 3 절 　소비 메커니즘(Development mechanism) ·········· 60
제 4 절 　접촉에서 출국까지의 메커니즘 ························ 61

제 6 장 의료관광의 이해관계자

제 1 절 　의료관광 공급자(Provider) ································ 65
제 2 절 　의료관광 수요자(Consumer) ······························ 66
제 3 절 　의료관광 중재자 ·· 67
제 4 절 　의료관광 평가자 ·· 68

제 7 장 의료관광의 효과

제 1 절 　경제적 효과(Economical Impact) ······················ 71
제 2 절 　사회적 효과(Social Impact) ································ 72
제 3 절 　지적 영향(Intellectual Impact) ···························· 72
제 4 절 　기술적 효과 ·· 73

제 5 절	의료관광의 산업적 영향 ·74
제 6 절	관광적 효과 ·75
제 7 절	정치적 효과(Political Impact) ·76
제 8 절	임상적 효과 ·77

제 8 장   의료관광의 국내외 환경

제 1 절	국외 환경 ·82
제 2 절	발전현황과 특징 ·84
제 3 절	의료시장규모 ·85
제 4 절	국내 환경 ·86
제 5 절	의료관광 성공요인 분석 ·92

제 9 장   의료관광의 현황 및 문제점

제 1 절	우리나라 의료관광산업의 규모 ·96
제 2 절	정부제도 ·98
제 3 절	문제점 ·105

제 10 장   원무관리

제 1 절	원무관리의 개념 ·108
제 2 절	대상범위 ·109
제 3 절	원무관리자의 역할 ·110
제 4 절	원무관리자의 기본요건 ·112
제 5 절	외국인환자대상 원무관리 특성 ·112
제 6 절	의료기관의 대형화 ·120

제 11 장 외래관리 및 예약관리

- 제 1 절 외래진료 및 접수절차 · 125
- 제 2 절 외국인환자 외래 관리 · 129
- 제 3 절 진료예약제도 · 131

제 12 장 입·퇴원관리

- 제 1 절 업무 개요 · 134
- 제 2 절 입원절차 · 135
- 제 3 절 병상관리 · 136
- 제 4 절 입원수속 · 136
- 제 5 절 입원등록 · 142
- 제 6 절 환자관리 · 144
- 제 7 절 퇴원관리 · 146

제 13 장 진료비관리

- 제 1 절 개념 및 구성요소 · 164
- 제 2 절 수익관리 · 164
- 제 3 절 진료비(입원)계산 · 167
- 제 4 절 미수금 관리 · 169

제 14 장 의료보험의 이해

- 제 1 절 용 어 · 174
- 제 2 절 제 도 · 177

제 15 장 보험청구업무

제 1 절 국내환자 · 184
제 2 절 외국인환자 국제보험청구(direct billing) · · · · · · · · · · · · 185

제 16 장 국제의료보험 청구사례 및 실무

제 1 절 해외의료기관 · 203
제 2 절 국내 의료기관 · 204
제 3 절 국제의료보험 청구실무 · 205
제 4 절 Aetna 보험청구서 작성(사례) · 211

제 17 장 의료정보관리의 이해

제 1 절 의료정보시스템의 정의와 구조 · · · · · · · · · · · · · · · · · · · 214
제 2 절 진료비 자동화 정산시스템 · 217
제 3 절 병원경영정보관리 · 219
제 4 절 병원정보의 활용 · 220
제 5 절 병원기능과 정보 · 221

제 18 장 병원통계관리

제 1 절 병원통계의 의의 · 223
제 2 절 통계작성 목적 · 224
제 3 절 원무통계의 종류 · 225
제 4 절 진료실적 분석 · 236

제 19 장　리스크 관리

제 1 절　리스크의 정의 ··246
제 2 절　리스크의 종류 ··246
제 3 절　리스크 관리의 필요성 ·······································249
제 4 절　리스크 운용방식 ··249
제 5 절　리스크 관리와 그 절차 ·····································252
제 6 절　전사적 리스크 관리기법 ···································254
제 7 절　의료리스크 관리 ··257

제 20 장　리스크관리 정책수립

제 1 절　의료리스크관리 정책의 필요성 ·························261
제 2 절　주요국 의료사고 보고제도 운영현황 ················265
제 3 절　주요국의 의료분쟁 조정제도 현황 ····················267
제 4 절　주요국의 의료배상책임제도 ······························270
제 5 절　우리나라의 의료리스크관리 정책 ······················276

제 21 장　리스크관리시스템 구축

제 1 절　구축방향 ··284
제 2 절　의료기기 리스크관리시스템 구축 ······················285
제 3 절　의료분쟁 커뮤니케이션 리스크관리 구축방안 ····287
제 4 절　의료정보 리스크 관리시스템 구축 ····················289
제 5 절　위기대응시스템 보고체계 정비 ·························291
제 6 절　위기대응 시스템의 유기적 협조체제 구축 ·········292
제 7 절　외국인환자에 위기대응시스템 적용 ···················293

제22장 　 의료 관련법규

제1절　외국인환자 유치관련 법규 ·······················297
제2절　외국인환자 관련 의료법 적용사례 ···············303

제23장 　 의료분쟁 사례

제1절　관련용어 ··315
제2절　조정절차 ··317
제3절　의료분쟁 사례 ···································319

제24장 　 의료관광 관련 법규

제1절　관광진흥법과 의료관광 ·························331
제2절　관광진흥법 시행령과 의료관광 ··················333
제3절　출입국 관리법 출입국 절차 및 비자발급 등 ·····335
제4절　출입국관리법 관련 사례 ·························340
제5절　재외동포의 출입국과 법적 지위에 관한 법률 ····349
제6절　재외국민의 출입국 및 체류절차 ·················354
제7절　외국국적을 취득한 자의 출입국 및 체류절차 ····355
제8절　건강보험 ··357
제9절　국민건강보험법 개정법령 ·······················358
제10절　새로운 법령 ···································375

보건의료관광마케팅 핵심문제 해설　　380

참고문헌 _ 428
INDEX _ 430

MEDICAL TOUR COORDINATOR

국제의료관광 코디네이터를 위한
+ 보건의료 관광행정

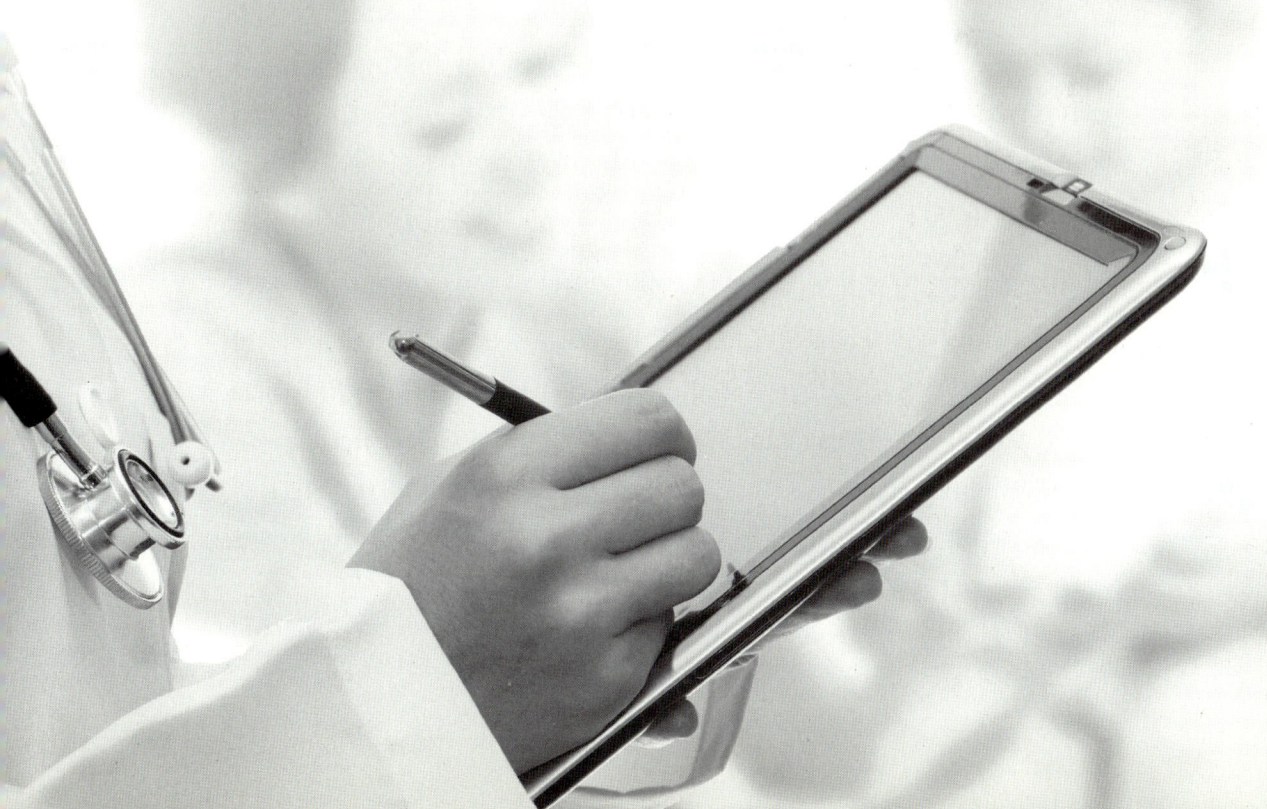

제 1 장
의료관광 개론

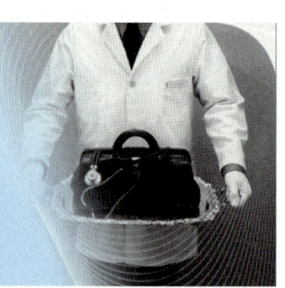

제1절 의료관광의 정의

전 세계적으로 '의료관광'은 개념정립이 이뤄질 만큼 산업적인 특성을 보여주지 못해 왔으나 Goodrich(1987)가 의료관광을 "건강관련 서비스(Healthcare service)나 시설을 의도적으로 촉진함으로써 관광객을 끌어들이는 관광시설이나 목적지"라고 정의하면서 그 개념정의가 시도되었다.

이후 Medlik(1996)은 "건강과 에스테틱 관련 리조트 방문 또는 질병치료, 미용관리와 치료로부터 건강과 휴양 프로그램 참여경험을 주된 목적으로 다른 장소를 방문하고 여행하는 것"이라고 하면서 보건관광(Health Tourism)이라는 다른 의미로 의료관광 개념을 설명하였고, Law(1996)는 "자신의 건강상태를 개선시킬 목적으로 집을 떠나 행하는 레저 활동"이라고 정의하면서 의료관광의 폭을 넓게 정의한 바 있다.

다만 의료관광을 상기 학자들이 정의내렸던 것처럼 단순히 휴양/휴식, 레저, 문화활동 등의 관광활동과 의료서비스가 결합된 새로운 유형의 관광형태를 지칭하는 용어로 한정하거나 의료관광(Medical Tourism), 치료/의료여행(Medical Travel), 보건/건강관광(Health Tourism), 글로벌 헬스케어(Global Healthcare), 웰빙관광(Well-being/Wellness Tourism)과 같이 폭넓게 정의내림으로써 그 범위가 명확해진다고 볼 수는 없을 정도로 현실에서 의료관광의 분야는 매우 다양한 형태로 나타나고 있다.

그 밖에도 Connel(2006)은 특정한 치료가 개입(specific medical interventions)되는 경우에는 의료관광(Medical Tourism)이라는 명칭을 사용할 것을 제안하고 있다. 그 이유는 의료관광객을 Medical Traveler와 Medical Tourist로 구분할 수 있다면 그 경제적 동기만을 원하는 의료여행객(Medical Traveler)보다는 간단한 수술 등 의료목적과 함께 이를 계기로 상당기간 휴양관광을 겸하는 의료관광객(Medical Tourist)이야말로 방문자의 파급효과가 더 극대화될 수 있다는 점에서 더 중요한 소비층이라고 볼 수 있기 때문이다.

결국 의료관광은 의료서비스와 관광산업의 결합을 본질적 속성으로 하고 있으며, 의료와 관광의 결합 유형 및 소비자의 요구, 정부의 정책방향, 글로벌 의료서비스 시장의 형성과정 등 다양한 측면에 따라서 그 개념이 구분될 수 있다.

표 1-1 국내외 의료관광의 개념정의

구 분	국외 전문가의 개념정의	국내 전문가(기관)의 개념정의
내 용	• Goodrich(1987) "건강관련 서비스(Healthcare service)나 시설을 의도적으로 촉진함으로써 관광자를 끌어들이는 관광시설이나 목적지" • Medlik(1996) "건강과 에스테틱 관련 리조트 방문 또는 질병치료, 미용관리와 치료로부터 건강과 휴양 프로그램 참여 경험을 주된 목적으로 다른 장소를 방문하고 여행하는 것" • Law(1996) "자신의 건강상태를 개선시킬 목적으로 집을 떠나 행하는 레저활동" • Carrera & Bridges(2006)는 보건관광(Health Tourism)을 "개인의 정서적, 신체적 웰빙(well-being)을 유지하고, 향상시키며 회복하기 위해서 제한적인 환경에서 벗어나 조직적으로 구성된 여행"	• 한국보건산업진흥원 "보건 분야에서 관광자원으로 활용 가능한 부문을 발굴, 개발하고 관광을 상품화하여 서비스 또는 제품을 제공하는 사업으로서 우수한 보건서비스와 관광이 결합된 보건관광 프로그램(상품)을 개발하여 외국인(재외 한국인 포함)에게 제공함으로써 관련 산업 분야의 발전을 꾀하고 아울러 외국인 유치를 통한 외화획득 등 국가경제에 이바지하고자 하는 사업" • 한국관광공사 의료관광을 의료서비스와 휴양 콘텐츠·레저·문화 활동 등 관광활동이 결합된 새로운 관광 형태
요 약	① 의료서비스 + 관광 → 의료는 '서비스' ② 의료 + 관광 → 의료관광 '유형' 분류의 필요성 ③ 소비자 욕구(need) 중시	① 의료서비스 + 관광산업 ② 의료관광사업의 '목표' 설정 ③ 정부 '정책방향' 중시 ④ 글로벌 의료서비스시장 형성과정 이해도 요구

※ 대부분의 미국인들은 미국을 벗어나 외국에서 진료를 받는 것에 익숙하지 않으며, 외국의 의료수준과 인프라를 신뢰하지 못하고 있으나 점차 해외진료에 대한 이해와 시도가 미국 전역에서 나타나고 있음.

제2절　의료관광객

1　정의 및 구분

의료관광객의 범주는 자국 내 비싼 의료비 때문에 타국으로 여행하는 전통적인 의미의 의료여행객, 해외 출장이나 가족휴양 및 재외근무 등 다양한 형태의 의료서비스 소비동기가 존재하는 의료관광객의 두 범주로 나뉜다.

표 1-2　소비성향별 임상서비스

소비성향별 구분	주요 특징	임상 분야
의료여행객 (Medical Traveler)	의료비용의 메리트 추구	중증질환 및 정기검진
의료관광객 (Medical Tourist)	다양한 의료서비스 추구	경증질환

또한 간단한 수술 등 의료목적과 함께 이를 계기로 일정기간 휴양관광의 목적을 달성하고자 하는 의료관광객들이 향후 좀 더 의료관광산업의 다양성을 보장해 줄 수 있을 것으로 보인다.

가령, 우리나라에서도 서울의 유명병원에 상경하는 지역환자가 빈번하게 발생하는데, 이를 두고 의료관광객의 분류기준을 적용하자면, 인트라 바운드(intra-bound) 의료소비자로 분류할 수 있겠다.[1]

그밖에도 국내 체류 중인 외국인환자의 국내의료기관 이용시를 인 바운드(in-bound) 의료소비자, 해외에서 국내의료기관을 방문하는 외국인환자를 아웃바운드(out-bound) 의료소비자라 칭한다.

표 1-3　의료관광객 구분

소비지점별 의료관광객 구분	내　용
in-bound	국내 체류 중인 외국인 환자들의 국내의료기관 서비스 소비의 경우
out-bound	순수 해외거주인들의 국내의료기관 서비스 소비의 경우
intra-bound	미국 내 주(州) 간 의료서비스를 교차 소비하는 경우

---

[1] 유지윤(2008), "의료관광의 융·복합 촉진을 위한 의료관광정책에 관한 탐색적 연구", 『국제관광연구』5(1): pp.143-156.

2 보험급여제한에 따른 불만

선진국에서 건강보험을 갖고 있지 않거나 보험적용 한도가 충분하지 않은 사람들, 즉 선진국의 미보험자 혹은 저보험자들이 있다. 유럽, 호주, 일본 사람들도 있지만 대부분은 미국인들이다. 미국에서 의료보험이 없는 사람들은 전체 인구의 17%에 달하는 약 5,000만 명으로 추산된다.

또 미국에서 치과진료보험을 들지 않은 사람은 약 1억 2,000만 명으로 추산된다. 이에 따라 2007년에 미국에서 해외로 수술 받으러 떠난 인구가 75만 명에 달했고, 2010년에는 600만 명에 달할 것으로 추정된다.

3 환자 대기시간(waiting)의 어려움 가중

영국이나 캐나다 등과 같이 국가 의료보험이 있지만 진료를 받으려면 장기간 줄 서서 기다려야 하는 선진국 사람들이 있다. 특히 본인이 중요하다고 생각하는 필수시술(non-elective surgery and other critical procedures)에서조차 오래 기다려야 할 경우 의료관광을 선택할 이유가 커진다.

선택적 시술일 경우에도 지나치게 오래 대기해야 할 경우 의료관광을 택한다. 영국의 경우 이러한 의료관광객이 2006년에 7만 명에서 2007년에는 10만 명으로 증가했다.

4 자국 내 값비싼 의료서비스 비용 회피

적당한 가격(affordable prices)에 성형시술을 받고자 하는 사람들이 있다. 대부분은 유럽, 호주, 일본, 미국 등의 선진국 의료관광객들인데 미국인의 숫자가 특히 많다. 미국의 의료보험은 대부분 성형수술에 적용되지 않기 때문이다.

전반적으로 얼굴성형, 모발이식, 구강성형, 지방흡인술, 보톡스, 모발제거 등에 대한 수요가 급증하고 있다. 선진국에서는 가격이 비싸기 때문에 상대적으로 저렴한 해외에 나가서 시술을 받거나, 관광과 결합해서 보다 안락한 서비스를 받고자 하는 의료 관광객층이다.

5 해외의료기술 선호도

본국에서는 특수시술, 혹은 환자가 원하는 수준의 질 높은 시술이 이루어지지 않는 나라들이 있다. 중동이나 개발도상국의 부유층이 이에 해당된다. 이러한 의료관광객이 매년 중동에서만 50만 명 이상으로 추산된다. 단순 시술에서 심장절개 수술까지 다양한 시술에 대한 수요가 있고 중동 내의 인근 국가에도 일부 의료관광을 가지만, 상당수는 인도, 말레이시아, 태국, 미국 등 먼 지역까지 간다.

6 가격대비 만족도 추구

개발도상국에서 보다 적절한 가격에 보다 나은 의료서비스를 찾아 인근 국가로 가는 사람들이 있다. 부유층의 바로 아래 계층에 있는 사람들이다. 중동에서는 요르단이 이와 같은 인근 중동 환자들을 받아들이는 의료관광 허브로 부상하고 있다. 이와 같은 서비스를 찾는 방글라데시나 네팔인들은 인도로 향한다. 인도네시아인들은 싱가포르, 태국, 말레이시아로 간다. 나이지리아인들은 연간 해외에서 10억 달러 이상을 의료서비스에 사용하고 있는 것으로 추산된다.

10년 전까지만 해도 개발도상국 내에 이런 수요는 존재하지 않았다. 부유층에서 선진국으로 찾아가는 수요만 일부 존재했는데, 개발도상국들 중에서 적당한 의료서비스를 제공하는 기관들이 늘어나면서 새로이 발굴되는 시장이다. 말레이시아의 이스칸다(Iskandar)는 싱가포르에 가지 못하는 인도네시아의 중산층을 집중 타깃으로 삼고 있다. 의료관광 계층의 다변화가 이루어지고 있는 추세를 반영한 것이라고 볼 수 있다.

제3절 의료관광의 역사

과거 여행객들은 온천, 목욕탕, 사우나 등 건강한 삶에 도움을 주는 용법을 경험하기 위해서라면 먼 길을 마다하지 않았다. 고대 이집트와 그리스 **Epidauria**의 마을에서 이러한 근거를 찾아볼 수 있다. 일단 그곳은 **Asklepios**가 사는 곳, 치유와 의학의 신으로 생각되었고 **Asclepieion**이라는 치유의 은신처를 뜻한다. 여행자는 고통을 줄이기 위해 치료의 구호, 즉 아스클레파오스에게 도움을 청하곤 했다.

기독교에서는 일찍이 Asclepieion이라는 치유 센터가 운영되어 왔는데 그것이 오늘날 최초의 의료관광 여행지인 아스클레피온이다. 18세기와 19세기에 걸쳐 유럽과 미국의 환자는 이처럼 치료를 위해 여행을 계속해 왔지만, 국제 의료여행이 전 세계적으로 진행된 것은 1980년대와 1990년대에 보건의료비용이 전 세계적으로 급격히 상승하게 되면서부터다.

건강 비용, 특히 수술에 대한 비용이 급격히 증가하면서 보험가입자의 보험비용은 물론이고 기업의 부담, 즉 복지비용과 국가의 부담이 동시에 늘면서 건강비용에 대한 감축의 필요성이 여기저기서 강하게 제기되기 시작하자 결국, 국가 내 의료서비스의 수요와 공급이라는 전통적인 의료시장의 비중이 낮아지고 국가 간 의료시장의 교환, 즉 환자의 교류가 급격히 증가하게 되면서 바야흐로 글로벌 의료서비스 시장이 탄생하게 된 것이 오늘날의 의료관광시장이다.

> 결론적으로 의료관광은 통증 완화 및 치료의 가치 추구(과거)에서 경제적인 유인 및 의료의 질(현재)을 목적으로 변화하고 있다.

1 시기별 분류

1. 고 대

미국은 전 세계에서 가장 많은 환자의 교역국이다. 그만큼 현대 의료관광의 산 증인인 것이다. 하지만 의료관광의 역사는 이미 역사적으로 그 시기를 상당히 거슬러 올라간다. 의료관광의 개념은 의학 그 자체만큼이나 오래된 것으로 볼 수 있다.

대략 BC.4000년경에 수메르인(Sumerians)들은 사찰과 온천을 포함하는 건강 단지를 건설한 것으로 평가받고 있다. 수메르 문명은 아마도 이전부터 미네랄의 치료효과를 높이 평가하고 그 치료효과를 극대화하기 위한 방편으로 종합 건강관광 시스템의 기반으로 '건강단지' 건설을 추진한 것으로 볼 수 있다. 수메르인들 이후 그리스인들이 의료관광의 발전을 견인하게 된다.

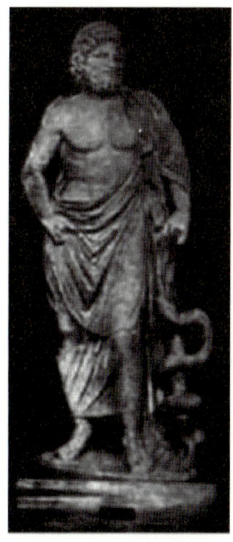

그림 1-1 Asclepius의 동상

그리스를 방문하는 순례자는 노스 이스턴 펠로폰네소스(Peloponnese)에 위치한 Epidauria이라고 하는 사로니 코스만(Saronic Gulf)을 방문지로 자주 택하곤 했다.

특히 그 주변 Aegina만은 모든 지중해 여행자들이 여행 시 반드시 거치는 등 의료관광 여행지로서 수천 년의 역사를 간직하고 있다.

그밖에도 고대 그리스 신화에 나오는 신전은 의료예술 치료 측면을 대표하는 곳으로써 실제로 신전에는 서양의학의 신(이 지역은 치유 하나님 Asclepius의 신전이 위치하고 있음)이 있으며, 그 치유 사원이 바로 asclepieion Epidauria라는 의료관광의 원래 목적지로 유명한 곳이다.

2. 중 세

18세기 영국 사람들은 통풍으로 인해 간 장애 및 기관지염을 치료할 경우, 미네랄 물을 통해 건강회복을 추구하는 등 의료 스파를 일상적으로 활용하였다. 당시의 문화가 아직도 sanitariums와 같은 스파 마을을 남기고 있는 것이다. 이는 지금의 도심 스파와 동일한 형태로 의료관광의 초기 형태로 간주될 수 있다.

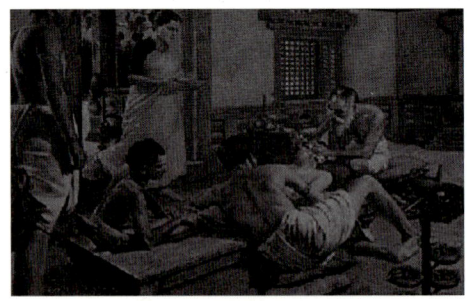

그림 1-2
SUSRUTA – 옛날 인도의 외과의사

18세기에 부유한 유럽인들이 온천 여행지로 독일과 나일강을 여행하는 것은 일반적이었으며, 지금도 독일 유명휴양지 중 하나로 남아있는 바덴바덴의 '바덴'이라는 뜻 자체가 바로 '온천'일 정도로 부유한 유럽인들에게 온천여행은 일상적인 것으로 간주되었다.

사실 1326년, 벨기에의 작은 마을에서 철분이 풍부한 온천이 발견된 이후 빌 디부 Eaux (워터스의 도시)에 의해 물을 통해 치유효과를 극대화할 수 있는 휴양 리조트가 개발되기까지는 유럽의 온천휴양은 그 발전이 미약했다. 하지만 16세기에 이러한 휴양 리조트가 유럽 내에 속속 생겨나면서 유럽 각지의 통풍 및 류머티즘, 그리고 장 질환 환자들이 몰려들기 시작했다.

유럽과는 달리, 인도에서는 유황을 통해 치료 농도를 조절하여 피부 장애를 제거하는 독특한 방법인 물치료가 발달하기 시작했다. 하지만 이러한 초기 유황을 이용한 물치료는 인도환자들을 위한 대중 운동의 목적이 강했다.

따라서 유럽과 같이 의료관광의 초기범주로 볼 수는 없지만 인도에 순례자들의 왕래가 빈번했던 것을 감안한다면 국내환자들뿐만 아니라 국외환자들의 왕래도 충분히 예상되므로 초기 의료관광의 형태로 유추해 볼 수 있을 것이다.

그 밖에도 일본의 미네랄 온천이나 중국과 이집트의 목욕문화 등은 주변에 온천단지가 대규모로 조성된 것으로 짐작해 볼 수 있다. 문명의 거래가 왕성했음을 감안할 때, 이런 문화 역시 의료관광의 초기역사에 포함시킬 수 있겠다.

표 1-4 총 의료비용, 인구 1인당 평균비용, 전년대비 증가폭(2000~2009)

(단위 : 조 $, %)

구 분	2000	2005	2006	2007	2008	2009
총 의료비용(단위 : 조, $)	1.37	2.02	2.15	2.28	2.39	2.48
전년대비 증가 비율	6.6	8.0	6.5	6.1	4.7	4.0
GDP 대비	13.8	16.0	16.1	16.2	16.6	17.6
인구 1인당 평균비용(단위 : 조, $)	4,878	6,827	7,198	7,561	7,845	8,086

3. 현 대

미국 내 환자들이 본격적으로 해외진료에 나서게 된 시기는 1980년대이다. 이는 쿠바의료시장이 급격하게 성장한 시기와도 일치한다. 결국 미국의 의료관광의 시작은 자국 내 의료시스템의 고비용구조 압박에 못 견딘 의료소비자 및 기업의 선택이라고 할 수 있다. 하지만 이러한 결과를 가져오게 된 것은 아이러니하게도 미국이 단행한 1970대 의료개혁이며, 1980년대에 이르러 미국 내 수많은 공공병원 및 비영리병원이 문을 닫게 된 단초를 제공하기도 하였다.

특별히 2001년 9.11 사태를 계기로 미국으로 쏠림현상이 심했던 해외 의료관광시장은 싱가포르나 태국 등 다양한 의료관광시장을 만들어 내면서 전 세계의 의료관광시장의 부흥기를 가져오게 된다.

(1) 미국의 의료개혁과 9.11 사태

미국 정부는 1970년대 병원의 의료비용 상환비율을 삭감하며, 수많은 의료기관이 HMO 및 집단 개업의들과의 경쟁에서 밀리게 되자 흑자도산으로 이어지게 만들었다. 그 결과, 1980년까지 대부분의 HMOs는 카이저, 블루크로스, INA, 그리고 프루덴셜과 같은 몇몇의 거대한 보험회사망 속으로 포섭되어 갔고 이를 계기로 미국환자들의 쿠바 및 코스타리카 등 남미행이 줄을 잇게 된다.

이후 2001년 미국에서 일어난 9.11사태는 미국중심의 의료서비스시장이 아시아 및 일부 유럽 등지로 확산되게 되는 계기를 마련하였고 오늘날 태국, 싱가포르, 말레이시아, 인도, 헝가리 등 다양한 의료관광 강국이 형성되게 된 결과를 이끌게 되었다.

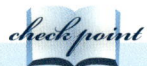

Medical Concierge(의료모객전문가) : 줄리 W. 먼로

줄리 W. 먼로는 의료관광 컨설팅 CEO로 최고의 의료여행 촉진업체 및 성형수술여행의 세계 설립자이자 MTQUA 의료관광 품질동맹 회장, InterMed 설립자로 미국 내 최초의 의료관광 전문가 중 한 명이다. 줄리 먼로는 거의 10년 동안 의료관광의 선두주자로 활동해 왔는데, 주된 활동영역은 개발도상국의 민간병원시스템과 기업의 성장 및 비즈니스 개발이며, 의료시스템의 예리한 이해를 바탕으로 환자 치료·관리에 관한 많은 백서의 저자이기도 하다.

Medical Traveler, Larry Shaw씨의 사례

댈러스 거주 미국인 남성의 심혈관수술(BY-PASS)

	미국(사립병원)	태국(외국인전용병원)	인도(외국인전용병원)
진단료	$1,500~2,000	$6,400	$4,600
입원수술실	$47,000(1박)		
비고	마취료 별도	2박, 진단료, 마취료, 약품비 일체 포함	

※ Larry Shaw氏는 경제적인 이유로 추후 부인과 함께 태국과 인도로 의료관광 실시를 결정함.

(2) 미국의 유명 의료시설

① The Mount Sinai Medical Center

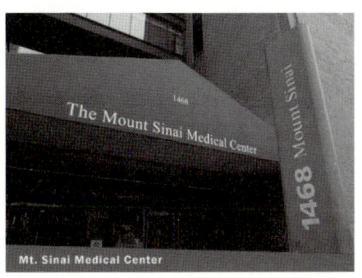

마운트 시나이 의료센터는 1,171개의 침대, 임상 치료의 우수성에 대해 국제적으로 인정받은 고등 케어 교육시설이다. 1852년에 설립된 마운트 시나이 의료센터는 마운트 시나이 병원과 마운트 시나이 의과대학이 포함된다. 병상수는 1,171 석이며, 미국 뉴스 & 월드 리포트기 미국 내 5000여 개 병원들 중 전체 14번째이고, Kravis 어린이 병원은 다음 6가지 분야에서 최우수 병원으로 선정된 바 있다.

② Johns Hopkins Medicine International(Baltimore)

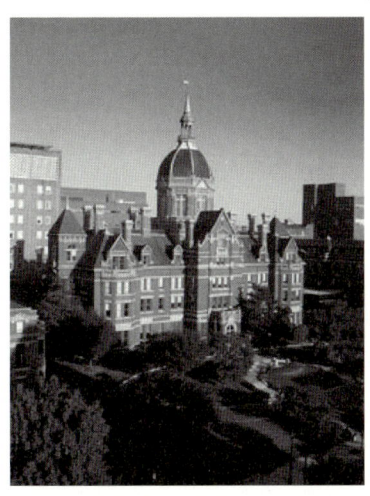

1889년에 오픈한 존스 홉킨스 병원은 연구와 교육 및 환자 치료의 결합을 최초로 시도하였다. 지난 100년 이상 1,000개의 병상을 가동하면서도 미국 내 평판을 20년 동안 최고로 유지하고 있다.

핵심 가치(Core Values)
- 우수 및 발견(Excellence & Discovery)
- 리더십과 결합(Leadership & Integrity)
- 다양성 및 포용(Diversity & Inclusion)
- 존중 및 협력(Respect & Collegiality)

③ Presbyterian Hospital(new york)

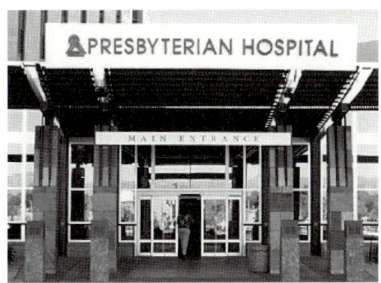

장로병원은 비영리 의료시스템을 지난 100여 년 동안 고수해 오고 있다. 뉴 멕시코에 걸쳐 여덟 개의 병원을 운영중이다.

제2장 국제협정과 의료관광

의료관광은 〈경제·무역적인 관점〉에서 본다면, "의료서비스"를 통해서 국가 간 환자교류시스템을 구축하는 것이라 할 수 있다. 다만 아직까지도 "의료서비스"가 국제사회에서 경제적 교환가치로 인정받은 것이라고 할 수 없는 이유는 국제협정을 국가 간에 조인한 적이 없기 때문이다.

2001년에 시도되었던 세계무역기구 도하개발아젠다(WTO DDA)에서 전 세계 의료서비스에 관한 협정안(案)을 가지고 수십 차례 논의가 진행됐으나 국가 간 이해관계의 갈등으로 협정이 이뤄지지 못했다. 따라서 본 장에서는 WTO, GATT, DDA 등 의료관광분야에서의 국제협상에 대해 알아보기로 한다.

제1절 국제협정

1 배경

국제 의료서비스시장은 세계경제에 있어 가장 급속히 성장하고 있는 부문 중 하나이며, OECD국가의 경우 2005년 기준으로 보건의료비 지출액이 연 평균 4조 달러에 달하는 등 국제사회가 더 이상 국가 간 의료서비스 교역을 논외 대상으로 삼기 힘든 실정이 되었다.

실제로 이러한 세계화 추세에 힘입어 보건의료분야는 자유무역과 관련한 중요한 계기를 맞이하게 됐고 급기야 2001년 11월 세계무역기구(WTO) 도하개발아젠다(DDA)가 출범함에 따라 WTO 회원국은 "의료서비스" 분야에서 최종협상안을 타결시키기 위한 협상국면에 돌입하게 되었으나 합의점에 이르지 못했다.

표 2-1 주요국의 GOP대비 의료서비스 산업 규모

(단위 : %)

국가	2000	2001	2002	2003	2004	2005	2006	2007	2008	2009
캐나다	5.9	6.1	6.3	6.3	6.3	6.3	6.4	6.4	6.6	7.3
프랑스	6.8	6.8	7.1	7.3	7.4	7.5	7.5	7.4	7.5	8.0
독 일	7.1	7.1	7.2	7.3	7.3	7.2	7.2	7.1	7.2	7.9
일 본	5.5	5.8	5.9	5.9	6.0	6.0	6.0	6.0	6.3	-
한 국	2.7	3.1	3.0	3.2	3.2	3.5	3.8	4.0	4.1	4.5
미 국	9.9	10.4	10.8	11.2	11.2	11.3	11.3	11.4	11.7	12.5

자료 : OECD Health Data 2011

표 2-2 역대 유엔 사무총장

역대	사진	사무총장	재임 기간	출생 국가	비고
초대		글래드윈 젭	1945년 10월 24일 ~ 1946년 2월 2일	영국(유럽)	사무총장 직무대리
1		트뤼그베 리	1946년 2월 2일 ~ 1952년 11월 10일	노르웨이(유럽)	사직
2		다그 함마르셸드	1953년 4월 10일 ~ 1961년 9월 18일	스웨덴(유럽)	잠비아에서 비행기 추락 사고로 사망
3		우 탄트	1961년 11월 30일 ~ 1971년 12월 31일	미얀마 (동남아시아)	개인 사정으로 인해 2번째 임기 종료 후 은퇴
4		쿠르트 발트하임	1972년 1월 1일 ~ 1981년 12월 31일	오스트리아 (유럽)	중국이 3번째 임기 거부권 행사
5		하비에르 페레스데 케야르	1982년 1월 1일 ~ 1991년 12월 31일	페루 (남아메리카)	3번째 임기 사절

역대	사진	사무총장	재임 기간	출생 국가	비고
6		부트로스 부트로스갈리	1992년 1월 1일~ 1996년 12월 31일	이집트 (아프리카)	미국이 2번째 임기 거부권 행사
7		코피 아난	1997년 1월 1일~ 2006년 12월 31일	가나 (아프리카)	2006년 12월 31일에 임기를 마침
8		반기문	2007년 1월 1일~ 2016년 12월 31일	대한민국 (동아시아)	현 사무총장

출처 : http://ko.wikipedia.org/wiki

2 WHO, WTO & GATT

1. WHO (World Health Organization)

(1) 세계보건기구의 주요 목적

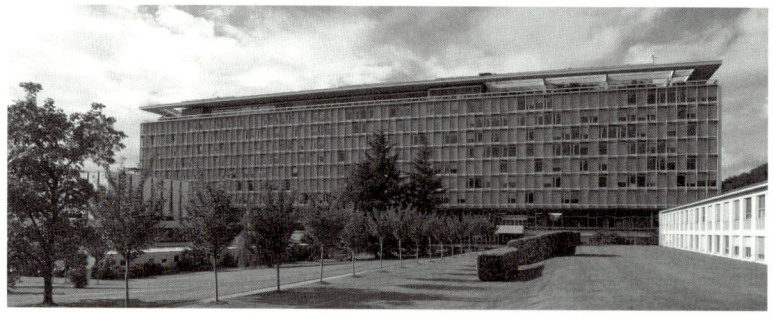

① 요청 시 보건시설을 강화시키기 위하여 정부를 도우며, 필요에 따라 질병학과 통계학을 포함한 기술 및 행정상의 서비스를 제공함.
② 보건분야에 대한 정보제공, 협의 및 원조.
③ 유행성, 풍토성 등의 질병을 근절하도록 고무함.
④ 영양, 주거, 위생, 직장 등의 환경에 대한 위생상태 개선을 장려함.
⑤ 보건강화에 공헌하는 과학적·전문적 모임 간 협동을 장려함.

⑥ 보건에 관련된 국제 협정 및 협약을 건의함.

⑦ 보건 분야의 연구를 장려하고 지휘함.

⑧ 음식, 생물 및 약에 관련된 국제적인 기준을 설립함.

⑨ 보건 관련 정보에 입각한 여론 조성을 도움.

(2) 세계보건기구 역대총장

초대 – Dr Brock Chisholm, 캐나다 (1948~1953)

① Dr Marcolino G. Candau, 브라질 (1953~1973)

② Dr Halfdan Mahler, 덴마크 (1973~1988)

③ 히로시 나카지마 박사, 일본 (1988~1998)

④ Dr Gro Harlem Brundtland, 노르웨이 (1998~2003)

⑤ 이종욱 박사, 대한민국 (2003년 1월 28일~2006년 5월 22일)

⑥ 앤더스 노즈트롬 박사, Acting D-G, 스웨덴
(2006년 5월 23일~2007년 1월 3일)

⑦ 마가렛 찬(현재)

2. WTO (World Trade Organization)

> 국제무역기구(WTO)는 1995년 1월 1일에 창설된 국가 간 무역규범을 다루는 유일한 국제기구이다.

WTO의 최우선 목표는 부작용 없는 범위 내에서 전 세계 무역자유화를 이루는 것이며, 다자간 무역협상을 위한 논의의 장(場) 제공, 국가 간 무역 분쟁 해결, 개도국 무역정책 지원 등의 역할을 수행하는 것으로 서비스 및 지적재산권 분야 개방에 초점을 두고 무역관련 분쟁해결체제 등 강력한 제재력을 보유하고 있다.

(1) 각료회의

1996년 12월 싱가포르에서 첫 회의를 가졌으며, 1998년 스위스, 1999년 미국, 2003년에는 멕시코에서 개최된 바 있다. 최소 2년에 한 번씩 회의를 개최하며, 다자간 무역협정 하에 있는 모든 분야에 대한 결정권을 보유하고 있다.

(2) 일반이사회

일반이사회는 각료회의를 대표해서 WTO의 모든 업무를 담당하고 있으며, 회원국 간의 분쟁해결을 위한 분쟁해결기구로서 회원국의 무역정책을 분석하기 위한 무역정책검토기구이다. 각료회의 개최기간 사이에 수행한 일반이사회의 활동을 각료회의에 보고함으로써 각료회의를 지원하는 것을 목적으로 한다.

표 2-3 GATT체제와 WTO체제의 차이

구 분	GATT	WTO
설립근거	① 임시적이고 잠정적으로 존재(1948~1994) ② 일반협정이 회원국들의 의회에서 비준되지 않았음 ③ 기구창설에 대한 규정 없음	① 영구적으로 존재(1995~) ② 모든 회원국들이 WTO 협정들에 비준하였음 ③ 협정문에 국제기구로서의 법적 근거를 확보
구 성	체약국단(23개국 조인)	회원국(145개국, 2003년 현재)
관장범위	상품교역	상품교역, 서비스와 지적재산권
분쟁해결	분쟁해결을 강제할 수단 불비	신속하고 자동적이며, 판정을 수행하는 등 분쟁해결능력 보유

(3) 분야별 이사회

담당하는 무역분야별로 상품교역이사회, 서비스교역이사회, 무역관련지적재산권이사회가 있으며, 각 이사회는 모든 WTO회원국으로 구성되며 부속기구를 두고 있다. 총 3개 이사회 외에 무역과 개발, 지역무역협정, WTO 운영 등과 같은 이슈를 다루는 6개의 위원회가 운영되고 있으며 이들의 활동은 일반이사회에 보고됨으로써 간접적으로 지원하고 있다.

(4) 사무국

제네바에 위치하고 약 500여 명의 직원을 두고 있으며, 1인의 사무총장, 4인의 사무차장에 의해 관리되고 있다. 주요 임무는 WTO 부속기구에 대한 행정 및 기술지원, 개발도상국가, 특히 최빈개도국에 대한 기술지원, 무역현황과 무역정책 분석, WTO규정과 판례의 해석 및 무역분쟁 해결을 위한 법률지원, 신규회원가입상담 등을 주로 담당한다. 예산은 1998년 기준 1억 1,700 스위스프랑(약 985억원)이며, WTO 회원국이 전체 무역에서 자국의 무역량에 따라 기부하는 방식으로 충당한다.

WTO의 의사결정방식은 GATT의 전통적인 의사결정방식인 합의제를 유지하되, 합의도출이 불가능할 경우 WTO는 1국 1표의 원칙하에 과반수 표결을 허용 3/4 이상 찬성을 요하는 것은 다자간 무역협정문 해석에 대한 결정과 다자간 협정에 입각하여 특정회원국에 부과된 의무를 철회하는 경우이고, 2/3 이상 찬성을 요하는 것은 새로운 회원국의 가입(각료회의 의결도 가능)과 다자협정 관련 규정을 개정(이 규정된 개정은 승인한 WTO 회원국에만 적용)하는 경우이다.

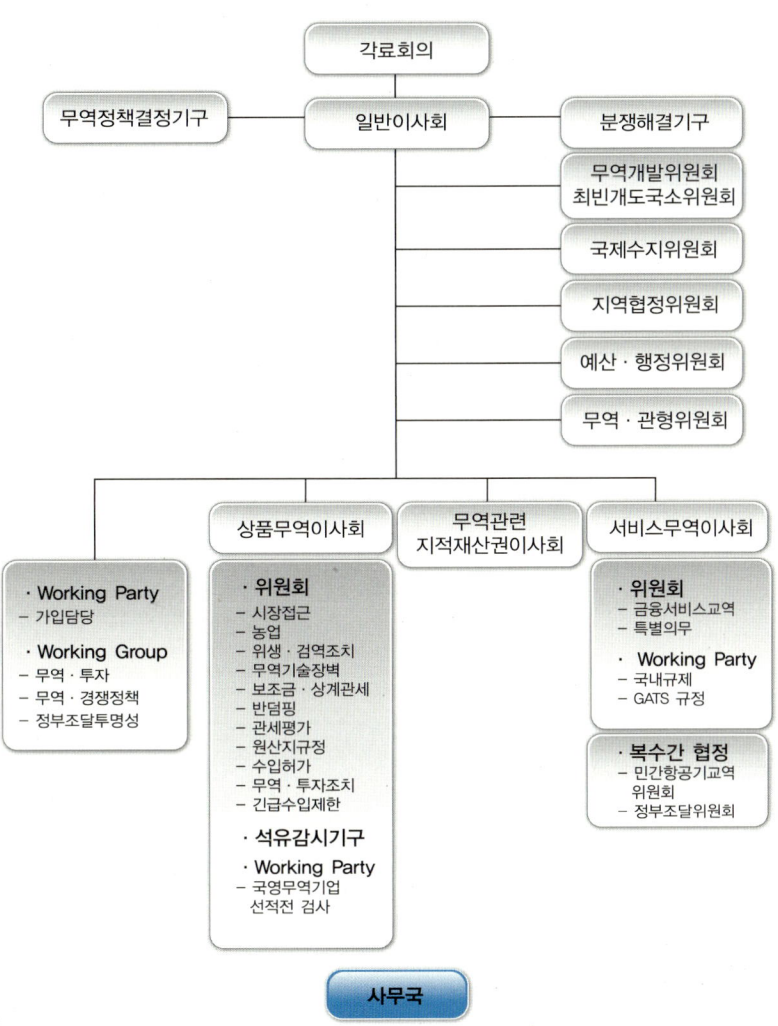

그림 2-1 WTO 조직도

3. GATT

GATT란, 국제무역을 관장하는 규범을 수록한 문서이며, 그와 같은 협정을 지원하기 위해 추후에 설립된 국제기구라는 의미를 동시에 지니고 있다.

제2차 세계대전 중 국제협력체제 구축의 일환으로 시작되어 1948년 쿠바의 수도 아바나에서 국제무역기구 헌장(아바나 헌장)으로 채택했으나, 준비된 국제무역기구를 창설하려던 시도가 실패하였고 그 이후 전 세계 협정관련 이슈를 논의하고 이를 사무적으로 지원할 필요에 따라 임시적인 기구로서 창설된 GATT는 거의 반세기 동안 국제무역에 관해 막중한 역할을 수행해 왔다.

> ◯ 협정문서로서의 GATT는 일반적으로 법에 비유될 수 있으며, 기구로서의 GATT는 의회와 법정이 결합된 하나의 기구와 동일하게 간주된다.

표 2-4 GATT 하에서의 다자간 무역협상의 역사

연 도	GATT	WTO	참여국 수
1947	제네바(Geneva)	관세	23
1949	안시(Annecy)	관세	13
1951	토르케이(Torquay)	관세	38
1956	제네바	관세	26
1960~61	제네바(딜론 라운드)	관세	26
1964~67	제네바(케네디 라운드)	관세 및 반덤핑	62
1973~79	제네바(동경 라운드)	관세, 비관세 및 기본협정	102
1986~94	제네바(우루과이 라운드)	관세, 비관세, 규범, 서비스, 지적재산권, 분쟁해결, 섬유, 농업, Time 분쟁	123

제2절 GATS의 4가지 서비스 공급유형

의료서비스는 저장할 수 없는 무형의 속성(의료서비스 무형성) 때문에 계량화가 불가능하기 때문에 국가 간 교역산정에 기본이 되는 교역규모 산정이 사실상 불가능하다.

따라서 기존 데이터를 독립된 분류체계화하여, 데이터를 활용하는 것이 제한적이었다. 이러한 이유로 신뢰할 수 있고 포괄적이며 국제적으로 비교 가능한 데이터의 부족이 바로 국제의료서비스에 대한 국제협정이 불가능한 이유였다.

GATS의 서비스 공급형태 Mode 1, 2, 3, 4 등 4가지 분류법은 Mode 3을 제외하고는 국제수지로 이용이 가능하며, 제한적이긴 하지만 Mode 3에 대해서도 Foreign Affiliates Trade in Services Statistics(FATS)에서 부분적으로 제시하는 등 계량화 노력이 시도되고 있어 조만간 모든 분류통계치가 의료서비스 관련 국제협정의 기초자료로 활용할 수 있을 것으로 기대된다.

제3절 도하개발 아젠다(DDA: Doha Development Agenda)

DDA협상은 GATT체제 하의 마지막 협상인 우루과이 라운드(UR) 협상과 마찬가지로 일괄타결방식(single undertaking: package deal)을 채택한 바, 모든 의제에 대한 논의를 동시에 진행, 동시에 종결하고, 모든 참가국이 각 의제에 대한 협상결과를 모두 수용하는 방식이다. 국제협상 타결은 반드시 '주고받기(give and take)' 여야 하지만 기존에는 선진국 중심으로 무역협상이 이루어졌기 때문에 라운드라는 명칭에 반발하여 도하라운드가 아닌 도하개발 아젠다로 명명하게 되었다.

특정 서비스가 GATS에 의해 규정된다면, 해당 서비스는 최혜국 대우, 공개주의, 경쟁저해행위방지, 국내 규제의 합리적·객관적이고 공평한 운용 등 4가지 사항에 따라 모든 회원국에 수평적으로 적용되게 된다.

표 2-5 GATS에 의한 의료서비스 규정

구 분	내 용
① 최혜국 대우	특정한 제3국에 의해 제공되는 보건의료서비스가 국내시장에 허용된다면 다른 모든 회원국들에게도 양허 여부와 관계없이 적용
② 공개주의	각 회원국에게 병원의 면허취득 조건이나 절차 및 의사들의 자격조건과 사회보장시스템의 세부사항들, 입찰절차, 의무규칙 및 그 적용을 공개하여야 함
③ 경쟁저해행위방지	특정 지역 내에서 특정 서비스 제공과 관련하여 독점권이나 특권을 부여받는 모든 병원에 독점적·배타적 지위를 남용하지 말 것을 규정
④ 국내 규제의 합리적·객관적이고 공평한 운용	모든 국가에서 보건의료서비스의 공급은 다소 엄격한 자격 및 인가절차를 거치도록 함으로써 외국 서비스 공급자나 외국 서비스의 시장진입을 방해하는 등의 무역장벽을 초래할 경우 GATS 6조 5항 규정을 적용받게 됨

※ GATS(General Agreement on Trade In Service)란 무역교역에 관한 협정대상을 서비스 교역에까지 확대시킨 것으로서 1987년 우루과이 협상 때부터 시작된 협정문을 일컬음.

제 4 절 DDA 협상일정

2001년 11월 9일부터 14일간 카타르 도하에서 개최된 제4차 WTO 각료회의는 2002년부터 3년간 협상을 진행하여 2004년 12월 31일까지 종료하는 〈도하개발아젠다〉로 출범하였다.

- 2000년 2월 : 서비스 후속협상 개시
- 2001년 3월 : 협상범위와 방식, 일정 등에 대한 협상가이드 라인 채택(1단계 작업 완료)
- 2002년 3월 : 분야별 주요 무역장벽에 대한 협상제안서 등 논의(2단계 작업 완료)
- 2002년 6월 : 각국 무역상대국에 대해 1차 시장개방요청서(Request) 제출
- 2003년 3월 : 자국 서비스시장에 관한 1차 시장개방계획서(Offer) 제출
- 2004년 말 : 협상타결 후, 2005년 국내제도 정비 및 본격개방(2006년)

우리나라 DDA 대응현황

① 2000년 6월 : 36개국 시장개방요청서 제출(02.6.28)
② 2003년 6월 : 25개국으로부터 시장개방요청서 접수(03.6.3)
- 미국, 일본, EC(영국, 덴마크, 스웨덴), 캐나다, 호주, 뉴질랜드, 중국, 노르웨이 등 10개국에 의료(치과 제외), 간호 및 조산 서비스에 대한 양허요구(요청)
- 호주, 폴란드, 중국, 홍콩차이나, 파키스탄, 태국, 우루과이, EC, 캐나다, 미국 등 10개국으로부터 보건의료 서비스분야에 대한 양허요구(수용)
- 협상일정상 2003년 3월까지 타국에 대한 분야별 양허안을 제출해야 하나 우리나라는 일반 보건의료분야를 제외하고 제출
- 보건복지부는 향후 협상과정에서 상대국의 요구와 국내 관계부처 및 관련단체의 의견을 수렴하여 개방범위를 정할 것이라는 입장

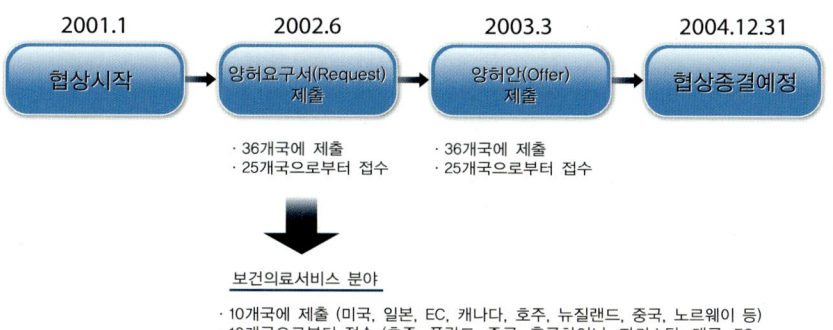

그림 2-2 서비스 분야별 양허협상 추진경과

제5절 국제협정 후 국가반응

① 개도국에서는 자국 치과의사의 해외진료를 희망하지만 선진국에서는 타국 치과의사의 자국 내 활동에 반대입장을 보이고 있음
② 치과 선진국이라 할 수 있는 우리나라 역시 개도국을 비롯한 외국 치과의사의 국내진료에 반대
③ 우리나라는 대한치과의사협회 차원에서 제출한 양허안에는 외국 치과의사의 국내진료 및 국내 치과의사의 해외진료 등 모두 양허안에 대해 반대입장 강경

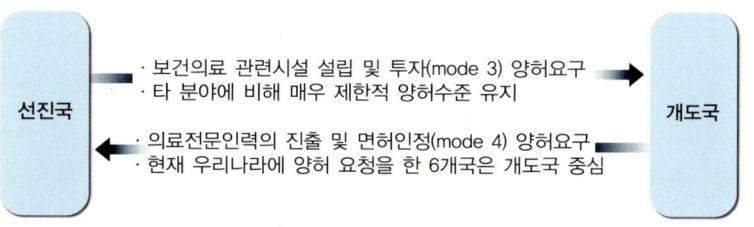

그림 2-3 국가 간 입장에 따른 양허요구안 차이

의료관광 & 국제협정의 딜레마

① 국제의료서비스 분야의 국제협정에 가장 적극적인 나라는 중국임
② 우리나라는 다른 분야를 얻기 위한 카드로 의료를 활용하지만 국제협정은 일괄타결의 원칙 때문에 자국이 진출하려는 분야 대신 타국에 그에 상응하는 분야를 내주는 등 분야 간 Trade-off를 촉진하는 것이 부담됨

③ 다자 간 협상이 지연되면 국가 간 협상을 해야 하고, 과거 슈퍼 301조를 전가의 보도처럼 사용하던 미국을 생각해 보면 선진국으로부터 더욱 강한 압력을 받을 가능성이 높음
④ GATS 제19조는 WTO협정 발효 후 5년 이내에 후속 양허협상을 해야 하고, 그 후에는 주기적으로 양허협상을 해야 하기 때문에 의료서비스 분야의 국제협정은 모든 국가들에게 양날의 칼임

Services Sectoral Classification List(WTO)	Central Product Classification List(UN)		
1. 사업서비스			
A. 전문서비스			
h. 치·의료서비스	931.	9312	93121. 일반의료서비스 93122. 전문의료서비스 93123. 치과서비스
i. 수의서비스	932.	9321	93210. 애완용 수의서비스
		9322	93220. 기타 수의서비스
		9329	93290. 애완용 수의서비스
j. 조산사, 간호사, 물리치료사 등 유사 의료인의 제공서비스	931.	9319	93191. 분만, 간호, 물리치료, 서비스 등 준의료서비스
8. 보건관련 서비스 및 사회서비스 (1. A. h~j 외의 서비스)			
A. 병원 서비스	931.	9311	93110. 병원서비스
B. 기타 인간보건서비스		9319	93192. 구급서비스 93193. 병원 외 요양시설서비스 93199. 기타 서비스
C. 사회서비스	933.	9331	93311. 요양시설을 갖춘 노약자, 장애자 복지서비스 93319. 시설을 갖춘 기타 사회 서비스
		9332	93321. 일일놀이방 등 93322. 어린이 관련 보호, 자문 93323. 시설을 갖추지 않은 복지서비스 93324. 직업갱생서비스 93329. 시설을 갖지 않은 기타 사회서비스
D. 기타	해당사항 없음		

그림 2-4 GATS(WTO)와 UN의 서비스분류체계 비교

제3장
의료관광의 유형 및 특성

의료관광의 목적은 방문목적별(광의), 소비형태별(협의), 학자구분별, 소비지역별, 그 밖의 유형으로 나눌 수 있다.

제1절 방문목적별(광의의 개념) 유형

1 순수치료형

방문 전 특정 병원의 웹사이트를 검색하거나 전화예약을 한 뒤, 의사를 찾아서 입국하는 경우로 미국을 비롯한 선진국 병원들에서 많이 나타나는 형태이다. 주로 자국에서의 치료가 용이치 않은 난치병환자나 VIP치료목적으로 입국하는 경우가 잦다. 이들을 대상으로 하는 치료는 매우 비싸지만 지명도, 의료수준, 서비스의 질 때문에 세계 각국의 부유층 이용도가 높으며, 이러한 병원의 사례로는 미국 미네소타 로체스터시의 Mayo Clinic, 텍사스 휴스턴시의 MD Anderson 암센터 등을 들 수 있다.

2 치료 및 관광형

관광과 휴양이 발달한 남미와 동남아 국가에서 많이 나타나며 외국인들을 대상으로 Medical Spa 등의 간단한 치료와 관광이 결합되는 경우이다. 이들 국가들은 저렴한 비용에 관광 및 휴양과 연계된 프로그램으로 선진국의 환자를 유치하고 있다. 최근에는 양성자 치료처럼 위험도는 높지 않으나 장기간에 걸친 치료가 필요하여 휴양이나 관광 등 치료 외에 서비스가 필요한 상품도 개발되고 있다.

3 응급형

정해진 치료 목적으로 입국했으나, 사고나 긴급상황으로 인해 그 목적과 별개의 임상치료 혹은 응급치료를 받게 되는 경우가 있다.

4 비즈니스형

의료서비스를 염두에 두지 않고 해당국을 방문하였으나, 체류기간 중 체류국가의 의료서비스 정보를 알고 검진이나 간단한 시술 등을 경험하는 경우, 향후 다시 비즈니스 목적 방문 시 잠재적으로 가장 큰 의료관광객 수요를 확보할 수 있게 된다.

5 순수관광형

이들은 직접적으로 의료서비스를 받지는 않지만 치료받는 가족/동료의 간병을 목적으로 입국하는 경우로 가족들의 치료기간 동안 현지 관광에 대한 관심도가 비교적 높은 편이다.

제2절 소비형태별(협의의 개념) 유형

1 선택관광형

자신의 잔병치료를 위해 관광 중간에 진료일정을 끼워 넣는 경우와 순수하게 치료목적을 위해서 여행을 하는 경우이다. 전자의 경우는 선택관광(Optional Tour)의 형태로 볼 수 있다. 관광·휴양이 발달한 남미와 동남아국가에서 초기에 외국인들을 대상으로 관광과 성형·미용 등 비치료 분야 중심의 상업적인 의료관광이 발달하였다.

이들 국가들은 저렴한 의료비용과 관광 및 휴양과 연계된 프로그램으로 선진국 환자를 유치하고 있다. 또한 의료관광에서 한 단계 더 나아가 선진국과 동일한 의료시설과 의료진을 보유하면서 국제적인 인증을 받은 반면, 저렴한 가격을 활용하여 치료목적의 선진국 환자를 적극 유치하고 있다.

특히 선진국에서 이들 국가들의 의료 및 가격정보를 제공하고 해외의료를 알선해주는 전문알선회사 및 컨설팅회사가 생겨 국제 간의 의료서비스 교역을 적극적으로 주선하고 있다. 이들 국가들은 의료관광이 가지고 있는 외화획득 기능에 주목하여 수출산업으로 적극 육성하고 있다.

2 특별관심관광 및 중증치료형

관광객의 다양한 욕구에 부합할 수 있는 특별관심관광(SIT) 또는 전문화 된 관광상품 유형으로 볼 수 있다. 미국을 비롯한 선진국 병원들은 자국에서 치료가 용이하지 않은 난치병 환자 혹은 프리미엄급의 치료를 원하는 외국인들을 대상으로 의료서비스를 제공하고 있다. 이들 치료는 매우 비싸지만 지명도, 의료수준, 서비스의 질 때문에 세계 각국의 부유층들이 이용을 하고 있다.

이러한 병원의 사례를 보면 미국 미네소타 로체스터시의 Mayo Clinic, 텍사스 휴스턴시의 MD Anderson 암센터, 그리고 도시단위의 병원협의체를 보면 Piladelphia International Medicine, 시애틀의 Seattle Cancer Care Alliance를 들 수 있다.

이들의 특징은 첫째, 우수한 의료인력 보유, 활발한 기초 및 임상연구를 통해 인적자원 네트워크를 구축하고 외국정부의 공공기관 및 의료진 초청 세미나를 통해 정보교류를 한다. 둘째, 해외 협력병원들과의 네트워크를 통해 원격치료와 진료의뢰체제를 갖추고 있다는 점이다. 셋째, 이 병원들은 프리미엄 의료서비스를 제공하기 위한 숙박시설 등 편의시설을 갖추고 있다.

3 수술·체험·미용 의료관광 유형

1. 수술중심

생존을 위한 중요 수술을 포함하는 수술로 심장수술, 장기이식, 암수술, 골수이식과 같이 생명의 보존과 직결되는 종류의 응급한 상황에 자국에서 시술받을 수 없는 타국에서의 의료서비스를 받기 위해서 또는 비용대비에 의한 결정으로 선택하는 유형을 말한다.

예 독일, 요르단

2. 체험중심

생명과 직결되어 있지는 않지만 만성질환이나 알레르기 등을 치료하고 건강을 유지하기 위해 관광지 고유의 전통의학이나 대체의학을 체험하고 온천과 스파를 즐기는 등 건강을 유지하기 위한 개념의 프로그램이 많이 이루어진다. 환자에 대해 전체적인 기능치료를 제공하는 대체의학은 더욱 더 인기가 높아지고 있다.

> **예** 아유르베다(Ayurveda), 동종요법, 전통중국의술, 접골요법, 건강/육체적·정신적 고민치료 등

3. 미용중심

선택적 상황으로 볼 수 있으며 주로 성형수술과 피부마사지를 위한 의료관광의 유형으로서 자국과 가까운 나라를 선택하는 경향이 많다.

> **예** 태국, 말레이시아, 멕시코, 아르헨티나, 남아프리카 등

4. 건강검진

관광객의 예방적인 건강관리를 위한 암검진을 포함한 건강검진프로그램이 있다.

> **예** 싱가포르, 태국, 인도

5. 허브 등 약초

약재나 향료를 구입하는 허브(herb)관광 유형이 있다.

제3절 학자별 유형

1 핸더슨(Joan C. Henderson) 유형

핸더슨(Joan C. Henderson)은 의료관광을 덜 긴급한 성형수술·온천 및 대체요법과 대조되는 형태로 구분하여 제시하고 있다.

보건의료관광(Healthcare Tourism)은 일반적으로 소비자의 요구에 따라 크게 3가지 유형으로 구분하고 있다. 의료관광(Medical Tourism)은 생명과 직결되는 수술로 건강검진, 암수술, 심장수술, 골수이식, 장기이식 같은 의료서비스 유형을 말한다.

성형수술(Cosmetic Surgery)은 가슴확대술, 얼굴주름살 제거시술 등을 말하고 온천 및 대체요법(Spas and Alternative Therapies)은 침술, 방향요법, 한방치료, 피부관리, 운동 및 다이어트, 동종요법, 마사지, 명상, 스트레스 관리, 해수요법, 요가 등으로 치료하고 건강증진을 위해 전통의학을 체험하고 온천을 즐기는 프로그램이라 할 수 있다.

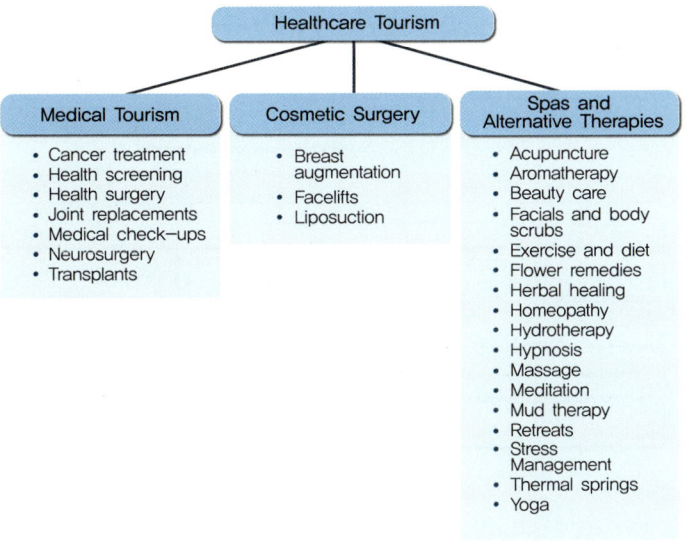

출처 ; Joan C. Henderson. Healthcare Tourism in South Asia(2004). Tourism Review International, vol. 7,

그림 3-1 보건의료관광의 유형 및 범위

2 스미스 & 푸츠고(Smith and Puczko) 유형

Smith and Puczko(2009)는 보건관광의 유형을 최근에 등장한 웰니스관광과 의료관광으로 나누고 상품 및 시설의 범위를 포괄적으로 제시하고 있다.

웰니스관광은 보건관광의 한 부분이며, 레저와 레크리에이션 및 전체적인 기능치료의 개념으로 사용되고 있다. 반면 의료관광은 크게 외과수술과 의학치료개념으로 나누고 있다. 보건관광에서는 의료행위가 중요한 역할이라 할 수 있으나, 웰니스관광형태에는 의학 또는 치료의 범위는 포함되지 않는 것이 다른 점이다.

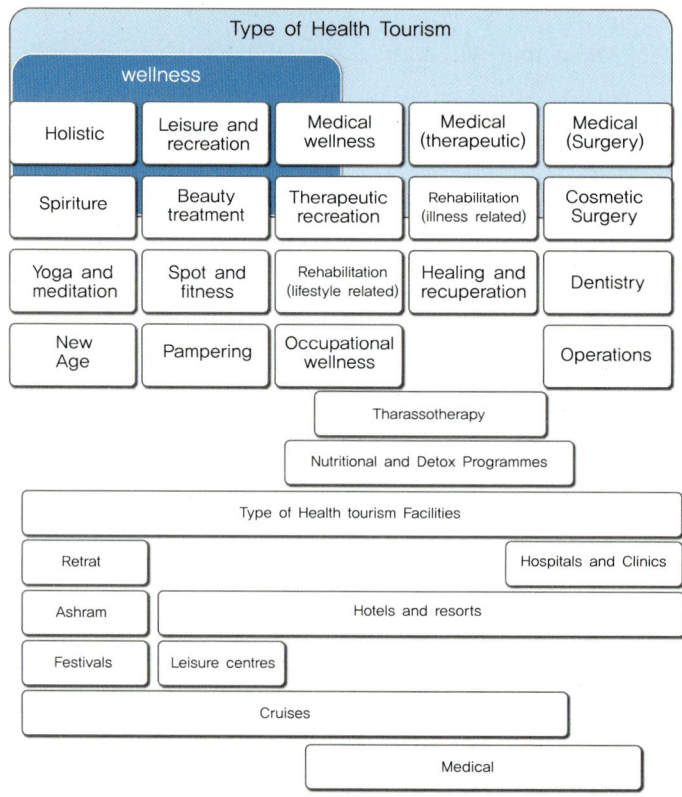

출처 ; Smith & Puczko(2009), Health and Wellness Tourism(2009), Elsevier Ltd. 7.

그림 3-2 보건관광의 유형

3 Connel 유형

Connel(2006)은 의료관광 유형을 크게 응급질환과 비응급질환에 따른 수술 또는 치료를 위해 여행하는 진료로 구분했으며, 관광객의 행동 가능한 범위를 통해 구분할 수 있다.

표 3-1 Connel의 치료를 위한 의료관광 유형

치료유형	사 례	목적지	임상 분야
긴급의료치료 (Acute Medical)	심장관상동맥 바이패스 수술	인도	긴급 수술 ↓ 非 긴급 수술
건강검진/심미의 치료 (Medical/Aesthetic)	치과 처치	헝가리	
미용의 치료 (Aesthetic)	성형수술	남아프리카	

출처 : John Connel, "Medical Tourism : The Newest of Niches", Tourism Recreation Research, volume 31 no.1, 2006.

4 Hunter-Jones 유형

Hunter-Jones는 환자의 입장에서 질병 및 질환의 진행 상태와 여행에 대한 환자의 태도에 따라 의료관광 행위에 참가하는 정도가 달라질 수 있다고 주장하였다. 또한 환자의 단계를 구분하여 관광 의도와의 상관관계를 통하여 의료관광객 라이프사이클(MTL : Medical Tourist Lifecycle) 모델을 이용하여 6가지 유형의 의료관광객을 제시하였다.

표 3-2 Hunter-Jones 6가지 유형 분류

구 분	내 용
A(Suppresser)	건강이 회복됨으로써 관광에 적극성을 보이며, 새로운 관광지를 찾아 나섬
B(Explorer)	건강상태는 여행의 방해요인이 아니며, 건강진단 전 방문했던 관광지 재방문
C(Innovator)	건강상태가 여행을 방해하는 요인이 되며, 관광지 선택시 건강상태 고려
D(Recipient)	건강과 소득이 여행을 방해하는 요인이 되며, 국내여행이나 패키지 여행 선호
E(Industrialist)	건강과 수입에 따라 관광 성향이 감소되나 근교 국가에서 건강검진 선호 (국가의 의료서비스 안전성을 최우선함)
F(Non-traveler)	여행에 대한 동기도 없으며 여행도 하지 않는 등 건강상태가 나쁨

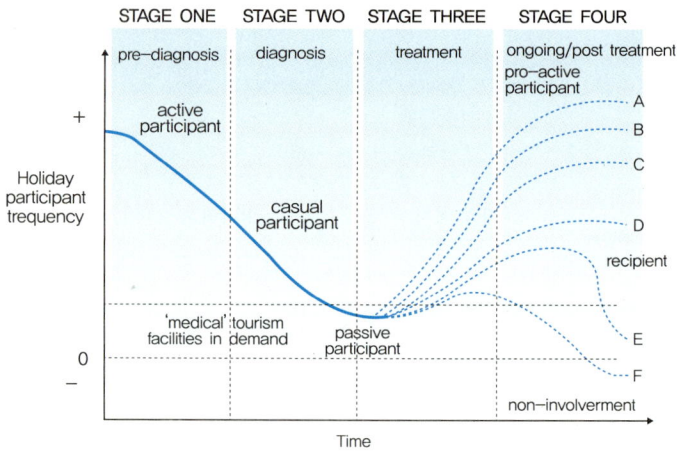

그림 3-3 환자의 건강상태와 여행 참가의 관계

제 4 절　소비지역별 유형

한국관광공사 의료관광총람(2012)에서 제시한 소비지역별 유형은 아래와 같다.

1　인접국 방문

① 한국에 대한 관심도가 높고 온, 오프라인을 통한 홍보도 상대적으로 다양하게 이루어짐
　예 일본/중국 → 한국

② 상품도 스파나 휴양 등과 연계한 다양한 상품이 개발되고 일본의 경우 한국의 병원들을 소개하는 방송이나 기사가 많이 나오기도 하며, 실제로 국내 피부과, 성형외과, 척추병원 등에서 적극적인 홍보를 시행하고 있음
　예 일본의 문화적 특성상 수술에 대한 부담없이 치료를 받을 수 있는 피부과나 한방병원 등을 선호하는 경향이 있음

③ 최근 방한객이 급속도로 증가하는 중국의 경우에는 한류열풍으로 미용, 성형, 피부관리 등에 대한 관심이 높게 나타남

> 예 중국은 워낙 넓은 지역이기에 습도가 높은 베이징은 갑상선이나 위장장애에 관한 진료 수요가 많고, 상하이 등은 미용 성형에 관한 관심이 높으며, 운남성과 산서성은 폐환자 등의 전문치료를 요하는 경우가 많아 지역별로 차별화된 접근전략이 필요함

2 의료후진국 방문

해당 국가의 낙후된 의료수준으로 만족할 만한 치료를 보장받지 못하여 한국을 찾는 경우로 극동아시아 등 근거리 시장부터 동남아나 중앙아시아 등 중단거리 시장이 주를 이루며, 러시아나 몽골 등이 대표적이다. 뇌혈관이나 심장수술 등 전문시술을 위해 방한하는 경우가 많으나 최근에는 건강검진, 미용·성형을 위해 방문하는 사례도 늘고 있다.

3 의료선진국 방문

① 성장하는 미래형 시장으로 북미 등 의료선진국과 중동 등 자원부국이 포함되며, 자국 내 서비스 비용이 워낙 고가이다보니 의료비 절감과 관광의 목적을 동시에 갖는 경우가 많다. 의료선진국의 의료관광은 대부분 자국에서 건강보험 혜택을 받을 수 없거나 대기시간이 긴 점 등 자국 내에서 충분한 의료서비스를 받지 못해서 해외 의료기관을 선택하는 경우이다.
> 예 미국 비보험 인구/4천만 명/(전체 17%)이며, 치과부문 비보장 인구는 1억 2천만 명 수준으로 매년 5~70만 명의 미국인이 진료비가 상대적으로 저렴한 해외에서 진료받음.

② 북미지역 의료관광객의 한국 방문 목적은 건강검진, 한방, 양성자치료 등 특히 서비스나 장기요양이 필요한 중증 전문시술을 요하는 경우가 많음

③ 중동지역 등에서는 자국의 의료서비스보다 전문화되고 임상수준이 높은 국가를 선호하여 사우디아라비아 등 매년 50만 명 이상의 중동인이 의료관광 목적으로 출국. 요르단, 바레인 등 인접 국가들이 의료관광을 목적으로 하는 관광객 유치에 적극적임.
> 예 임중동지역의 방한 의료관광객은 한방, 전문시술 분야의 진료를 희망하는 경우가 많다.

제5절 그 밖의 유형

1 워싱턴포스트 분류

미국의 워싱턴포스트(2007.9.9)는 의료관광을 떠나는 사람들을 의료관광객(Medical Tourist)과 치료여행객(Medical Traveler)으로 구분하고 있다.

의료관광객(Medical Tourist)은 관광을 중심으로 일정 중 의료 및 건강관리, 미용 등과 연계되거나 또는 간단한 수술 후 상당기간 휴양관광을 겸하는 사람들을 뜻하며, 치료여행객(Medical Traveler)은 미국의 비싼 의료비 때문에 중증 수술 및 처치를 주요 목적으로 국가 간 이동을 추구하는 경제적 동기의 의료여행자(해외환자 중심의 치료 여행객)에 한정한다고 분류하고 있다

2 복합형

복합형은 교육·연구개발 및 중증치료 등 다양한 기능을 통합하여 첨단 의료산업을 육성하기 위해 특정지역에 의료기관·연구기관·민간 기업을 유치하고 의료관련 시설뿐만 아니라, 상업 및 주거시설까지 개발하는 것이다.

대표적인 사례를 보면 싱가포르의 의료복합단지인 투아스 바이오 메디컬 파크, 상하이 국제의료지구, 그리고 두바이 헬스시티는 특정개발지역을 국제의료지구로 설정하여 세제혜택과 부동산개발 인센티브 및 자금지원을 제공하여 선진국의 의료기관, 의료·생명과학기업, 의과대학을 유치하고 있다.

이러한 국제의료지구 내에서 교육·연구개발, 기업활동, 치료가 서로 연계되고 통합되어 도시개발과 산업육성이라는 거시적인 차원에서 진행되고 있다.

우리나라에서도 오송·대구 신서에 첨단의료 복합단지를 선정한 바 있고 인천 지역에서도 이에 대한 다양한 논의들이 진행 중에 있다.

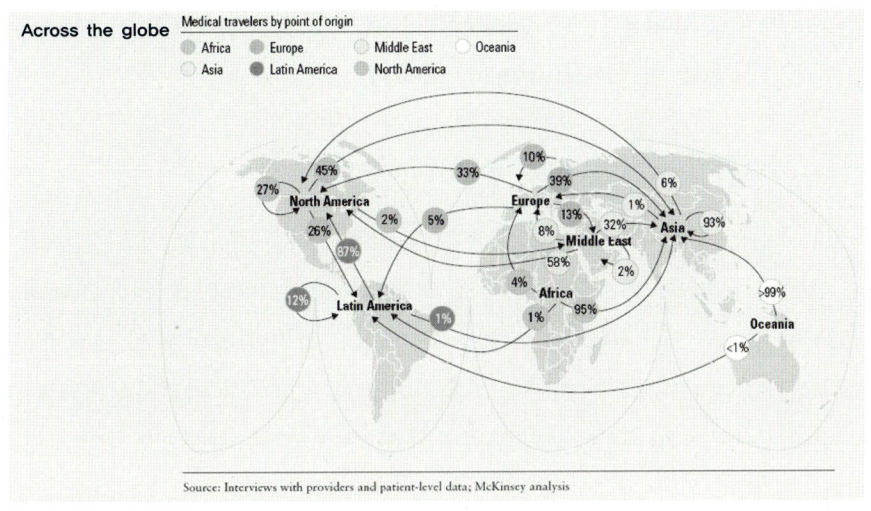

출처 : McKinsey analysis, 2012

그림 3-3 의료관광객의 이동

제6절 / 의료관광의 특성

상기 의료관광 유형은 의료서비스의 특성과 이에 부합하는 의료산업의 특성이 동시에 어우러짐으로써 의료관광의 특성을 이끌어낸다고 볼 수 있다. 여기서는 의료관광의 특성을 이해하기 위해서 Mill & Morrison이 정리한 의료관광산업구조의 6가지 특성과 의료서비스 상품의 4가지 특성을 살펴보자.

1 의료관광산업구조 6가지 특성

1. 개방성(openess)

의료관광산업은 기본적으로 개방형 구조를 나타내고 있다. 이유는 의료관광시장 자체가 역동적이며 끊임없이 변하고 관련 업계는 항상 새롭고 독창적인 사업을 지속적으로 추구하기 때문이다.

이렇게 변화무쌍한 외부환경으로 인해 의료관광산업은 고객의 편리한 시간 절약을 위한 공항모델(Fly-in & Airport Service Model)이나 드라이브인 아웃모델

(Drive-in & Out Model), 항공-병원복합형모델(Airline-Hospital Joint Model)과 같은 유연한 모델을 추구한다(Cormany, 2008).

2. 복잡성과 다양성(complexity and variety)

의료관광산업에 참가하는 업체는 매우 다양하다. 작은 규모의 의료관광에이전시나 다국적 채널을 가진 싱가포르의 파크웨이병원그룹(Parkway Hospitals Group) 등이 모두 의료관광산업에 참여하고 있다. 하지만 참여자 간 교환방식은 상당히 복잡하다. 그 이유는 다양한 환자군이 존재하고 이를 치료하는 방식이 다양하며, 시장구조가 마케팅방식과 출자방식 등 다양한 접근방식으로 이뤄지기 때문이다.

3. 대응성(responsiveness)

의료관광산업은 대응방식에 따라 그 존재여부가 결정된다. 가령 싱가포르의 래플즈병원은 1990년 후반 워크아웃 후 싱가포르 정부의 재정지원에 힘입어 다시 개원한 형태이지만 빠르게 변해가는 아시아 경제위기에서 외국인환자 유치라는 새로운 사업을 개발함으로써 아시아 최대 외국인병원으로 자리매김하게 되었다.

태국의 범룽랏병원은 대규모 투자(1995) 후 아시아 금융위기를 맞닥뜨렸지만 관광리조트에 방문하던 외국인들에게 여러 가지 의료관광상품을 프로모션하면서 새로운 영역을 개척하는 등 신속한 대응으로 병원 재정자립은 물론, 아시아 최대 외국인환자 유치병원이라는 명성도 얻게 되었다.

4. 경쟁성(competitiveness)

의료관광산업은 새로운 시장으로 아시아 국가 등 여러 나라들의 관심을 받고 있으며, 그만큼 경쟁이 심하다. 하지만 기존 인프라와 연계한 의료서비스상품을 개발한다면 진입은 그다지 어렵지 않다. 산업 내 경쟁구조에서도 아시아에서 주요 의료관광목적지 사이의 경쟁이 심해지고 있다.

태국 방콕에 있는 병원들은 푸켓 등 유명 피서지에 소재하는 지방 병원들과 제휴하여 수술을 마친 환자들을 보내 회복이나 요양을 하도록 배려함으로써 국제경쟁력에서 비교우위를 확보하고 있다.

5. 상호의존성(interdependency)

의료관광산업은 치료를 목적으로 하더라도 숙박과 교통, 관광 등 여러 기업 간 협력을 전제로 서비스가 구성된다. 따라서 상품구성 시 참여자 간 상호의존적 속성이 두드러진다. 가령 인도의 아폴로병원이나 싱가포르의 래플즈병원이 우수한 첨단 의료시설을 갖추고 있더라도 고객을 유치하고, 관련 서비스를 제공하는 데 있어 다른 분야의 파트너들이 존재하지 않거나 설혹 혼자 모든 걸 처리할 수 있더라도 이에 대한 전문성을 모두 충족시키는 것은 너무나 어려운 일이다. 따라서 의료서비스라는 핵심적인 상품가치가 훼손되지 않기 위해서는 관련 부대서비스를 다른 업체와의 협력을 통해 풀어가야 할 것이다.

6. 마찰과 부조화 (friction and disharmony)

의료관광산업은 그 서비스의 특성 자체로 갈등과 긴장, 스트레스를 초래하게 만든다. 완전한 시스템을 가진 산업이 존재할 수는 없지만 의료관광산업은 특히 이해당사자들이 너무 다른 기대치를 가지고 서로를 대하는 경우가 다반사다. 가령, 미국의학협회(AMA)는 여러 가지 비용문제로 인해 국내환자들을 해외로 보내는 보험회사와 일부 에이전시 기업들에 대해 불만이 많다.

한국의 경우에도 환자모객수당(커미션)에 대한 갈등으로 일부 병원들이 직접 에이전시 업무를 수행하기도 한다. 결국 의료관광사업은 내부적으로 조정될 수 없는 여러 가지 문제점들이 노정되어 있으며, 이와 관련한 여러 가지 원칙들(의료법, 보험수가 등)이 존재하긴 하지만 여전히 그 산업내부의 갈등과 긴장 및 부조화가 더 일반적이다.

2 의료서비스 상품의 4가지 특성

병원(Hopital)의 어원은 '호텔(Hotel)'과 함께 '접대하다(Host)'라는 단어에서 비롯되었다. 형체가 있는 제품이 아니라 무형의 서비스를 제공한다는 특성이 있다. 즉 병원, 호텔이 제공하는 상품의 특성이 바로 이 '무형의 서비스'라는 공통점을 가지고 있으며, 다음 4가지 공통된 특징을 갖고 있다.

1. 무형성 (Intangibility)

치료나 진료처럼, 서비스의 형체가 없다는 것이다. 따라서 상품의 질을 평가하기가 어렵고 자동차나 가전제품처럼 눈으로 보이는 유형적 제품이 아닌 의료서비스는 보거나 만질 수 없기 때문에 그 질을 평가하기가 어렵다.

2. 동시성 (Simultaneity)

일반 제품과는 달리, 소비자가 직접 생산활동에 참여해야만 서비스 상품이 생산되어 소비된다는 것이다. 일반적으로 제조된 제품은 생산시점과 판매시점, 그리고 경우에 따라서는 소비시점이 각기 다르다. 그러나 의료서비스는 생산과 동시에 소비되는 특성이 있다. 즉 의료서비스는 의사에 의하여 생산되고, 생산됨과 동시에 고객에 의해서 소비된다. 고객인 환자 없이 의사 혼자서 의료서비스를 생산하고 소비할 수는 없다.

3. 이질성 (Heterogeneity)

생산되고 소비되는 모든 서비스가 공장에서 생산되는 제품과 같이 똑같은 것이 아니라 각각 다르다는 것이다. 같은 증상의 치료도 환자의 상태나 의사나 간호사의 컨디션, 주변 환경 등 다양한 요인들에 의하여 각기 다르게 제공되는 특성이 있다. 이러한 쌍방향의 커뮤니케이션과 직접적인 접촉을 통해 순간 순간 상황에 따라 제공되는 서비스의 질이 각기 다르게 나타나는 편차는 마케팅에 있어 치명적인 장벽으로 나타날 수 있다.

4. 소멸성 (Perishability)

판매되지 않은 의료서비스는 재고로 남아 나중에 판매할 수 있는 것이 아니라 소멸되어 버린다. 즉, 일정시간 동안 환자가 없으면 그 시간 동안 생산 가능한 의료서비스는 재고로 남아 있지 않고 영원히 사라져 버린다.

제 4 장 의료관광코디네이터의 역할

코디네이트(coordinate)란 '동격으로 또는 대등하게 하다', '적절한 관계로 하다', '통합하다', '조정하다', '조화시키다' 라는 뜻이다. 의료 코디네이션(Medical coordination)은 의료 환경을 수용해 병원 내 다양한 업무의 상호 협조를 도모하고자 의료서비스 코디네이터가 수행하는 역할을 의미한다.

지식경영을 통한 인재양성이 기업 경쟁력의 중요한 요소로 부각되면서 병·의원 경영 또한 병원의 가치를 높이는 역할을 하는 코디네이터를 두어 병원의 중간관리자로서 병원 홍보, 기획과 관련된 병원 마케팅, 병원 경영의 주체인 고객-환자의 관리(Customner Relationship Management ; CRM), 인사관리, 의료정보 컨설팅, 친절서비스 등 의료서비스를 조정하는 업무를 제공한다.

또한, 환자와 의사의 조정자로서 환자가 병원을 잘 이해하고 의사를 신뢰할 수 있도록 도와주어 병원과 치료자에 대한 믿음을 갖게 하고 진료에 적극 협조할 수 있게 동기를 유발시키는 병원서비스 제공을 위한 리더 역할을 하는 전문 직종이다.

제1절 병원코디네이터의 정의

의료관광코디네이터란, 질환 치료 및 건강증진을 목적으로 방문한 외국인환자에게 유능한 의료진을 연결해 주고 진료에 필요한 서류를 정리 및 제출하는 중간 매개체의 역할을 하며 자국 내 입국 절차를 간소화하고 편의성을 제공하는 동시에 환자와 함께 동반하는 가족들의 국내 체류를 지원하는 전문 직종이다.

경우에 따라서 환자 및 가족들이 치료 후 추가적으로 관광에 대한 요구에 응하여 의료관광 목적에 부합하는 적합한 관광지를 소개해 주고 지원하는 역할을 할 수 있다. 의료서비스 산업에 대한 인식이 변화하고 하나의 산업으로서 전략과 경쟁력이 논의되고 있는 시점에서 전문적인 의료관광코디네이터의 중요성이 대두되었다.

의료관광코디네이터 인력의 업무가 사전 질병 상담, 견적 산출, 해외서류 작성 및 원활한 커뮤니케이션, 의료 및 관광 분야의 지식과 어학능력, 의료와 환자의 최접점에서 일어나는 리스크관리, 문화에 대한 이해는 물론, 세련된 매너까지 광범위하고도 세분화된 전문지식과 역량이 필요한 업종이므로 전인적인 교육을 통한 인재 개발이 요구된다.

제2절 역할

1 마케팅 지원 활동 (marketing-planner)

① 해외시장에서 외국인환자를 유치하는 광범위한 마케팅보다는 우리나라 의료서비스에 대한 관심을 갖고 접근한 해외환자에 대해 그들의 니즈와 성향을 파악하여 전문적인 질환 상담, 개개인의 입국 목적 및 결과에 대한 기대 방향을 인식하고 그에 맞는 적정 치료와 의료진, 치료기간과 치료 방법 등을 고려해 환자에게는 최상의 의료서비스를 제공받을 수 있도록 하고 기관에게는 최대한의 매출을 이끄는 역할
② 적절한 코디를 통해 병원의 매출을 최대한 보장하고 환자에게는 양질의 의료서비스를 제공해 줄 수 있는 역량 (마케팅 능력)
③ 현실은 코디네이터의 업무를 극히 한정시키거나 너무 많은 역할을 부여하여 집중력과 전문성을 제대로 발휘할 수 없게 만들기 때문에 사용자(병원, 유치업체)의 적정한 업무 분장 필요

2 의료리스크 관리 (medical risk manager)

① 해외환자 유치사업 추진시 가장 대비해야 할 부분은 바로 의료사고 대응방안임. 향후 의료관광시장은 급속도로 확대될 것이고 그만큼 의료사고로 인해

기존 진료수익이 한 번에 손실될 수 있기 때문에 이를 관리할 수 있는 역할
② 기존 의료사고 해결절차와 방식을 반드시 숙지한 뒤, 이를 통해 향후 일어날지도 모르는 만약의 사태에 대비할 수 있는 관리능력
③ 국내외 의료분쟁 절차를 이해하고 기존 해결방식 이상의 것을 준비하는 등 만일의 사태에 대비
④ 외국인환자만의 동선을 주지하고 해당 매뉴얼을 만들어 환자 및 환자가족에게 양해를 구하고 필요하다면 환자 및 보호자의 서약 및 녹취 등 의료관광코디네이터로서 의료리스크에 대해 철저히 대비하려는 마음가짐이 중요함.

3 의료통역의 전문성(medical interpretation)

① 해외환자의 경우 외국인(자국인) 통역사를 선호하는 경향이 뚜렷하지만 국내 활동하는 외국인 의료통역사는 그리 많지 않으므로 외국인환자들이나 해외환자들에게 문화적 만족감을 충족시키려는 노력과 마음가짐이 중요함
② 의료통역은 외국인환자 유치시나 유치 후 코디네이터들이 반드시 습득하고 있어야 하는 기술적 능력으로 의료통역의 수월성은 기본이며, 나아가 환자의 신뢰를 얻어 의료서비스가 고부가가치 서비스로 자리매김하는 데 일조해야 함.

4 광범위한 의료상담(Escort & Guide)

① 다양한 형태의 역할을 병원이나 해외환자로부터 주문받게 되는데, 이 경우 부족한 정보와 한정된 내용보다는 구체적인 정보를 전달하도록 노력하되, 해당 환자가족의 병력확인, 현지 임상근거 확보, 검사내역 체크 등 광범위하지만 반드시 체크해야 하는 것에 대하여 꼼꼼이 챙겨야 함.
② 한국어(영어)로의 번역 등은 추후 진료설계 및 여러 가지 문제점들을 사전에 예방할 수 있기 때문에 주의깊게 접근하고 의료비산정, 병원 내 생활지침, 주변 먹거리(볼거리), 검사 및 비용에 대한 문의 등 각종 질의사항에 대하여 친절하게 답변함.
③ 입원요청서에서 퇴원요약지까지 환자에게 전달되는 모든 진료관련서류를 주의깊게 다루고 직접적인 의료서비스를 생산하는 의사와 간호사 못지않게 의료서비스 전달전문가로서의 역할이 해외환자에게 신뢰받도록 노력함.

5 고객신뢰를 이끄는 상담가(counseller)

① 외국인환자가 한국인을 바라보는 창이 바로, 의료관광코디네이터임.
② 의료관광 코디네이터는 외국환자의 문화적 충격의 완충지대이자 여러 가지 문제해결의 시작점임.
③ 외국인환자가 정서적으로 안정을 찾고 주어진 의료서비스를 온전히 수용할 수 있도록 여러 가지 편의사항은 물론, 외국인환자와의 상호유대감을 찾는 데 주의를 기울임.
④ 모든 활동이 결국 고객의 신뢰에 기반하여 제공되는 의료서비스는 특별히 의료관광코디네이터의 올바른 상담활동을 통해서 더욱 빛을 발하게 됨.

6 한국의료서비스 글로벌화 선도(global leader)

① 한류를 통해 한국이 제공하는 의료서비스의 이미지가 제고되는 효과가 있으나 이를 뒷받침하는 전달자가 의료관광코디네이터임
② 각종 해외 의료관련 학회마다 한국 live surgery section이 인기있는 등 실제 한국 의료기술에 대한 평가가 높아지고 있음
　예 로봇수술 최단기간 내 최다시행
③ 의료관광분야에서 의료서비스의 전달은 의료관광코디네이터가 거의 독점하고 있는 만큼, 한국의료서비스의 글로벌화를 선도하고 이를 소개하는 중요한 위치임을 인식해야 함.

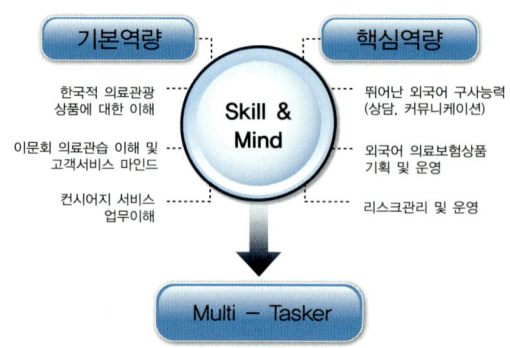

그림 4-1 의료관광전문가의 업무 역량

표 4-1 SCANS가 제시한 8가지 직업기초능력

구 분		하위 요소
기본능력 (three-part foundations)	① 기초능력 (basic skills)	읽기능력, 쓰기능력, 수리능력, 듣기
	② 사고력 (thinking skills)	창의력, 의사결정력, 문제해결능력, 심미적 사물관찰능력, 학습능력, 합리적 사고력
	③ 개인적 자질 (personal qualities)	책임감, 자존감, 사회성, 자기 관리능력, 성실/정직
직무현장능력 (five competencles)	④ 자원활용능력 (resouroes)	시간, 자본, 재료 및 시설, 인적 자원 등의 자원을 확인, 조직, 계획, 할당할 수 있는 능력
	⑤ 대인관계능력 (interpersonal)	팀워크, 새로운 기술전수, 고객 기대만족, 지도력, 상호합의 도출
	⑥ 정보처리 능력 (information)	정보습득/평가, 자료구성/ 유지, 정보해석/교환/컴퓨터 활용능력
	⑦ 시스템 능력 (systems)	사회적, 조직적, 기술적 체계를 이해, 관리, 개선할 수 있는 능력
	⑧ 기술활용능력 (technology)	관련 기술 지식을 선택하고, 이를 직무에 적용하여 문제를 해결할 수 있는 능력

자료: SCANS(1991), What work requires of schools, Washington, DC U,S Department of Labor, 한국관광공사(2010), '의료관광교육프로그램 및 교재 표준안', 재인용.

제3절 업무영역

1 정보제공

외국인환자가 입국하는 순간부터 무엇보다 중요한 것은 사전에 외국인환자가 궁금해하고 필요로 하는 정보를 적시에 전달하고 외국인환자의 질환 및 상세한 관련 정보를 진료프로세스상 관계자들(보험사 및 에이전시 등)에게 잘 전달하는 게 주요한 업무영역이다.

2 협 상

제공된 정보를 바탕으로 환자와의 접촉을 주도하게 되는데, 환자에게 전달받은 정보를 대상으로 내원날짜, 주치의 섭외, 치료에 필요한 각종 편의시설을 사전에 내원할 환자(혹은 보호자)와 협상하는 창구의 역할을 하게 된다.

3 계 약(예약)

외국인환자와 조율된 것을 계약(예약)하게 되는데, 이때 환자 개인의 건강상태, 병원 내 입원가능정보, 주치의와의 조율 등 다양한 상황을 잘 조정하여 계약(예약)까지 이끌어내야 한다. 그 밖에도 비자발급, 출국수속, 결재정보, 부대시설 등을 사전에 주지시키는 것이 중요하다.

4 지 원

사전에 논의된 치료계획대로 진행되고 있는지 진행여부를 확인하고 이를 환자 및 보호자에게 전달하게 된다. 환자의 상태를 체크하고 수납, 검사, 결과조회, 재입원여부, 퇴원요약, 수술요약, 퇴원계산, 각종 불만사항들을 숙지함으로써 치료 전반에 대한 환자 문의 시 이해를 돕게 된다.

5 보험청구

진료정산 및 퇴원 전에 진료관련서류(insurance claim sheet)가 누락되지 않도록 주의하고 이를 사전에 준비하여 보험청구에 문제가 발생하지 않도록 대비한다.

6 사후관리

퇴원이후 환자의 건강상태 및 진료경과를 최종적으로 체크한 뒤, 환자 본국과의 사후관리 문제를 해결하고 이에 도움이 될 수 있는 방안을 제시한다. 그 밖에도 의료소송을 미연에 방지하기 위한 부작용관리방법이나 사후관리방법 등을 빠짐없이 전달하는 것이 중요하다.

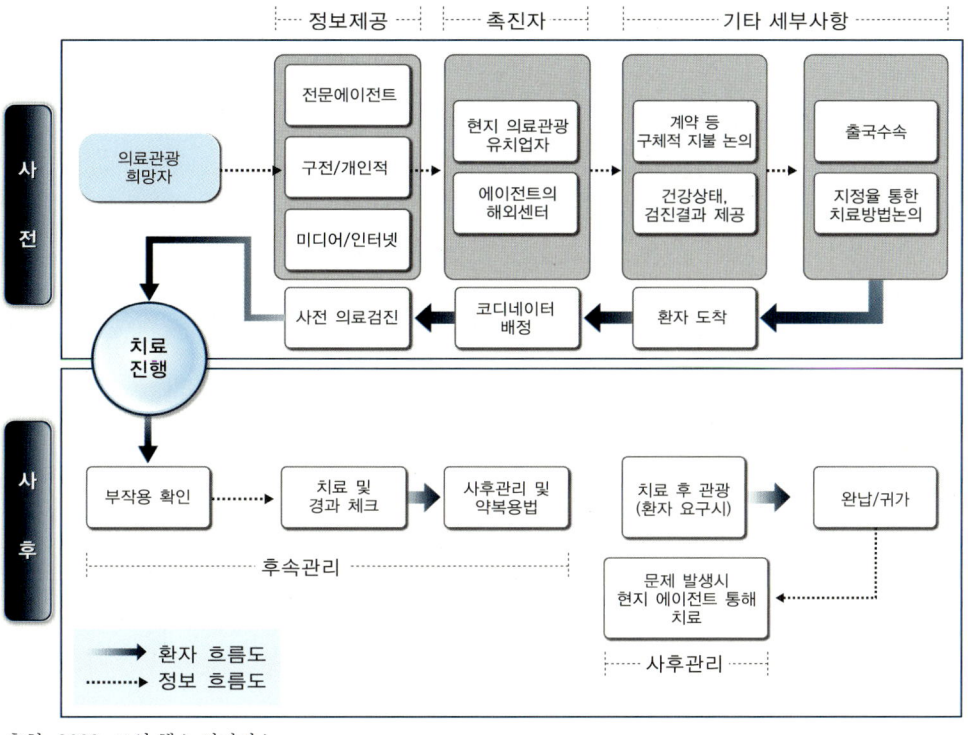

출처 : 2009, 조선 헬스 컨퍼런스

그림 4-2 의료관광객 서비스 흐름도

의료관광 유치업자(에이전트)

① 해외에서 질환 치료를 목적으로 하여 의료관광의 정보가 필요한 사람은 해외의 의료관광 전문 에이전트나 개인적 인맥을 통한 구전, 각종 미디어나 인터넷을 통해 사전정보를 제공받게 됨.
② 현지 의료관광 유치업자나 에이전트의 해외 센터는 촉진자(Facilitator) 역할을 담당하게 됨.
③ 개인의 건강상태나 요구에 맞는 의료관광상품이 구성되어 각 상품에 대한 구체적인 지불방법을 포함한 계약이 이루어지게 됨.
④ 계약이 이루어진 후에는 의료관광의 목적지로 출국하기 위한 비자발급 및 출국 수속이 이루어지게 되며, 의료관광 목적지에서는 의료관광객의 입국을 위한 준비
⑤ 의료관광 목적지에서는 입국수속과 함께 호텔 혹은 병원으로의 컨시어지를 포함한 여행에 필요한 업무가 이루어지게 되며, 병원에서는 예정된 치료를 진행하게 됨.

제5장 의료관광의 메커니즘

의료관광은 기본적으로 국가 간 환자교류에 의해 발생되기 시작한 산업이다. 물론 고대부터 중세, 현대에 이르기까지 일부지역을 중심으로, 순례와 휴양의 개념으로 치료를 위한 국가 간 이동이 존재하긴 했지만 지금처럼 광범위하게 조직적으로 전 세계인을 대상으로 의료관광이라는 용어로 정의내려지면서 산업화된 적은 일찌기 없었다.

제1절 성장 메커니즘(Development mechanism)

1 비 용

최근 발표된 OECD Health Data에서는 GDP 대비 보건의료비 비중이 미국의 경우, 17.4%에 육박하는 등 개인은 물론이고 이들의 복지비를 지원하는 기업의 건강비용 부담률 역시 급속도로 증가되었음을 확인할 수 있다.

2 환자이동 & 국제협정(WTO DDA)

현재 미국은 송출환자 기준으로 가장 많은 환자들을 타국으로 보내고 있으며, 유입환자 기준으로도 가장 많은 환자들을 받고 있다. 이는 모두가 건강비용의 부담으로 국가 간 환자이동이 촉진되는 현상이다. 이러한 배경은 의료관광 국제협정의 배경이 되고 있는 것이다.

3 의료서비스 표준화(인증)

해외진료는 의료서비스의 안전성 문제가 중요하다. 미국 MTA(의료관광협회)는 JCI 인증 등 여러 가지 전제조건을 충족한 국가나 병원에만 자국민들이 해외진료를 나가도록 권고하고 있다.

4 의료관광허브병원 두각

2000년대 초반까지 미국 등 선진국 일변도의 의료관광시장이 9.11 이후 아시아 일부 국가들로 재편되기 시작했고 의료서비스표준화 인증이 아시아 국가로 확산되면서 중동환자를 포함해 대규모의 환자집단이 아시아로 이동하게 되었다.

5 의료관광의 유행

싱가포르와 태국의 성공에 고무된 많은 아시아국가들과 일부 유럽국들이 앞다투어 JCI 인증을 획득하고 국가의 성장산업으로 의료관광산업을 채택하기 시작했다.

6 신성장동력산업 ; 의료관광

전 세계가 고령화시대로 치닫게 되면서 래플즈병원(싱가포르)과 범룽랏(태국)을 앞다투어 벤치마킹하고 래플즈의 병원채권가격이 급등하는 등 의료관광산업에 대한 성공모델이 국가의 정책으로 채택되고, 관련 기업들의 투자문의가 줄을 잇는 등 현재 의료관광은 각 국가들의 대체산업으로 각광받고 있다.

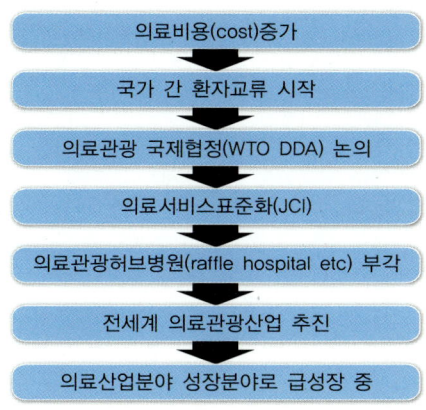

제 2 절 가격결정 메커니즘(Price mechanism)

1 미 국

미국 내 의료관광 수요자들에게 있어 말레이시아, 필리핀, 요르단 등은 미국의 의료비보다 63~69% 정도까지 저렴한 의료비를 지닌 나라이다. 그럼에도 불구하고 말레이시아로 의료관광을 하는 미국인들은 없으며 요르단의 적극적인 홍보에도 요르단을 찾는 미국인들은 전체 인구의 1%도 되지 않는다. 반면 필리핀에 방문하는 의료관광객들은 캐나다인들까지 포함하여 40%에 달한다.

미국 의료관광객들의 주요 방문 요인은 자국 의료비의 95% 정도인 멕시코를 통한 가격 절감효과이며 미국인들이 택하는 또 다른 국가는 브라질과 코스타리카로 각각 60%와 25%의 가격 절감효과를 얻을 수 있다. 코스타리카와의 가격 차이가 현저히 적음에도 미국인들이 이동하는 이유는 시간적·거리적 접근성 때문이라고 볼 수 있을 것이다.

이렇듯 의료관광서비스 가격 결정 메커니즘은 의료서비스 안정성과 거리로 구성된다.

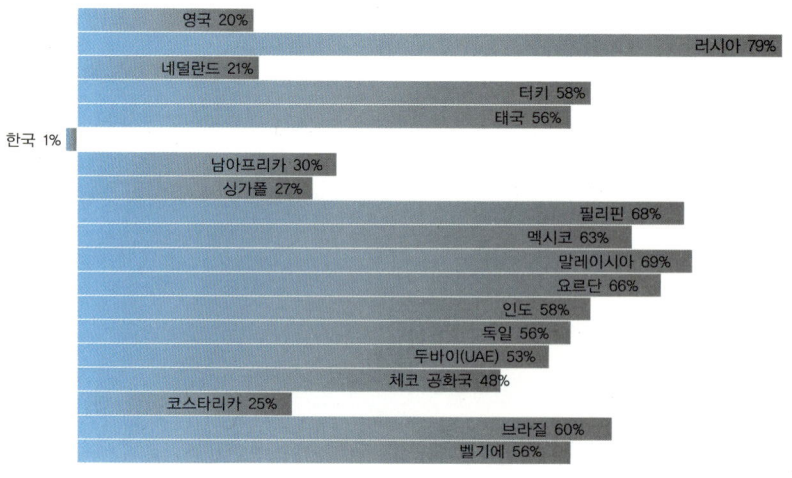

그림 5-1 미국 의료관광객의 주요 방문국별 비율

2 영 국

영국 의료관광객들은 인도(44% 의료비 절감), 터키(40% 의료비 절감), 벨기에(26% 의료비 절감), 체코(17% 의료비 절감)를 목적지로 택한다. 해당 국가들은 영국인이 필요로 하는 대기시간 절감, 비용 적정성, 의료서비스의 질을 보장함으로써 영국인 의료관광객을 유치한다.

특히 벨기에는 저렴한 성형, 치과 치료비용과 거리적 접근 편의성을 통해 영국인들에게 특화된 의료서비스를 제공한다. 미래에는 영국의 의료비보다 약 50% 정도 저렴한 요르단, 말레이시아, 필리핀이 영국 의료관광의 새로운 목적국가가 될 것으로 예상된다.

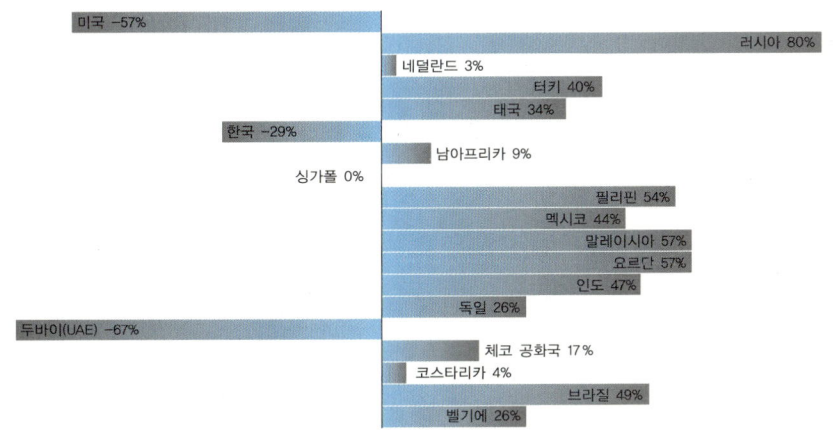

그림 5-2 영국 의료관광객의 방문국별 비율

3 러시아

약 1%의 러시아인들만이 의료관광을 목적으로 타국가를 방문하여 세계적으로 의료관광객 송출에 대한 기여가 없지만 러시아인들의 높은 의료비 지출은 러시아를 잠재적인 시장으로 여기기에 충분하다.

독일은 러시아보다 거의 13배(1,211%)나 높은 의료비를 책정함에도 러시아인들은 독일, 이스라엘과 같이 러시아 이민자들이 많은 국가로 의료관광을 택하는 경향이 있다. 러시아는 요르단의 의료비보다 3배 더 낮을 정도로 세계적으로 가장 저렴한 의료비로 알려져 있다.

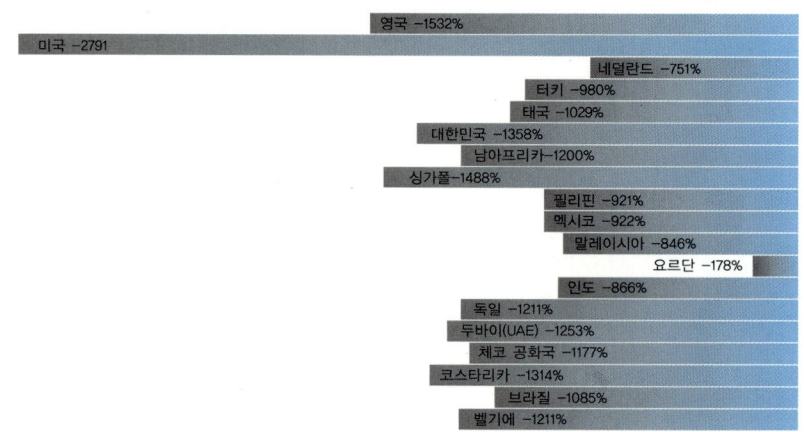

그림 5-3 러시아 의료관광객의 주요 방문국별 비율

제3절 소비 메커니즘(Development mechanism)

의료관광은 각국의 유휴 의료자원(인력 및 의료장비 등)을 통해 의료비용 감소를 목적으로 의료소비자, 의료에이전시, 병원, 보험사, 여행사들이 참여하는 거대한 소비산업이다.

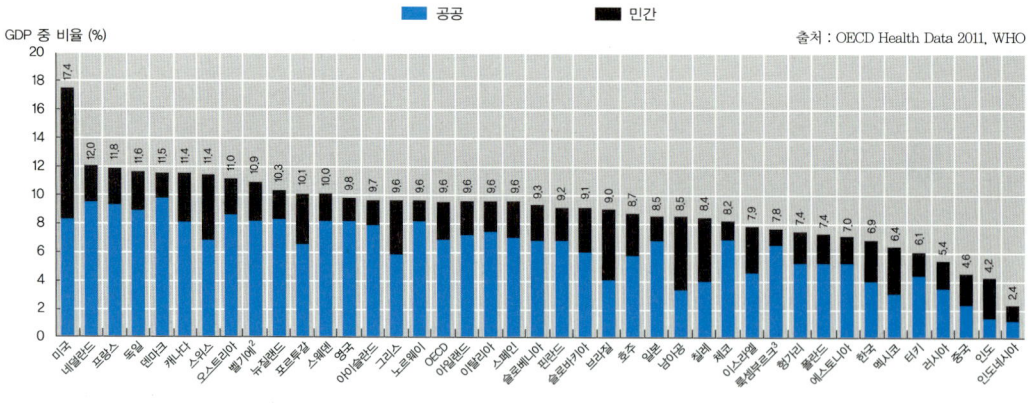

1. 네덜란드의 경우 투자와 관련한 공공 및 민간 부문의 비중을 분명히 구분하기 어려움
2. 투자를 제외한 총 보건의료비.
3. 거주 인구 보다는 보험가입 인구의 보건의료비.

출처: OECD Health Data 2011, WHO

그림 5-4 공공과 민간의 2009년 GDF 대비 총 보건의료비 비중

제 4 절　접촉에서 출국까지의 메커니즘

　해외환자 일반진료(외래 및 입원) 전달 메커니즘에서 〈1, 2단계〉는 외래진료와 입원진료가 동일하지만 〈3단계〉와 〈4단계〉 일부절차는 입원진료의 비중이 높다. 일단 초기접촉은 치료요청을 접수하고 주치의 섭외 및 기본치료계획을 세운 뒤, 치료계획서(offer 포함)를 발송하는 것으로 〈1단계〉를 마무리한다.

　〈2단계〉는 〈1단계〉 회신서류를 바탕으로 진료스케줄을 조정하고 비자지원서류를 추가로 발송한 뒤, 입원보증(금) 문제 등 입국 준비사항을 철저히 준비한다.

　〈3단계〉는 환자픽업 및 병원입실 준비지원, 동반자 숙소안내를 진행한 뒤, 본격적인 입원(외래)치료 및 수술(시술)을 진행한다.

　마지막 〈4단계〉는 퇴원준비 및 외래 follow up과 출국준비를 마친 뒤, 필요하다면 사후관리를 추가적으로 제공하게 된다.

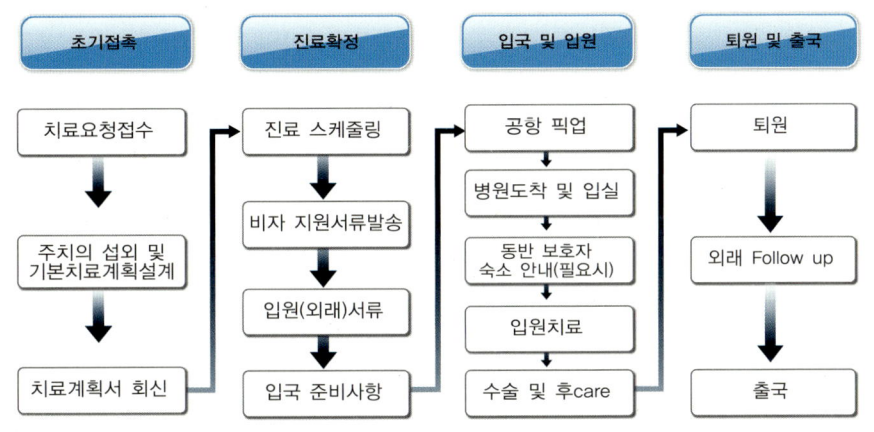

그림 5-5　접촉에서 출국까지의 4단계 메커니즘 (연세의료원, 2008)

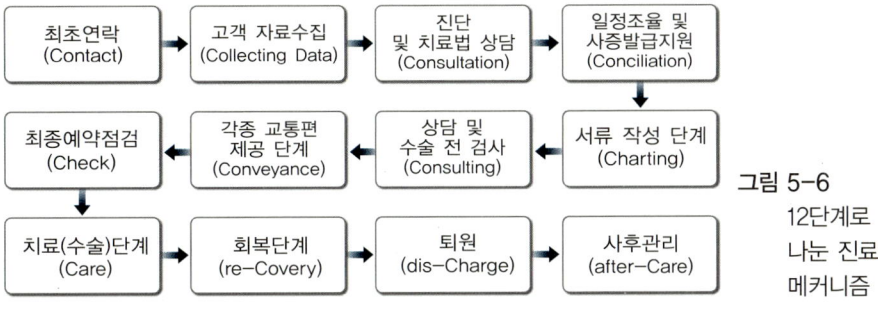

그림 5-6 12단계로 나눈 진료 메커니즘

1 최초 연락(Contact)

고객(문의자)과 유선상으로 첫 대면하는 시기이며, 동시에 고객이 본원에 대한 첫 인상을 받는 시기로 고객(문의자)은 환자, 환자 보호자, 의사, 보험사, 의료관광에이전시, 컨설팅업체, 일반 여행사일 경우 등 다양하다. 그리고 유선상의 문의 방법으로는 주로 전화, 팩스, 이메일이 주로 사용된다.

2 고객 자료수집(Collecting Data)

고객(환자)의 정확한 진단을 담당 의료진에게 의뢰하기 위해 의료관련 데이터를 수집하는 단계이며 이를 '원격의료상담(Online Medical Consulting)' 이라고 한다. 기본적으로 요구하는 데이터는 ① 초진설문지(Symptom Surgery Form; SSF), ② 방사선과 자료(X-ray, CT and MRI), ③ 진단서(medical record/Certification)이다. 대표적인 고객(환자)로부터의 의료 관련 데이터 전달방법으로는 Online(병원 website, e-mail 등)과 Offline(빠른 우편, 일반우편 등)이 있다.

3 진단 및 치료법 상담(Consultation)

고객(환자)으로부터 전달받은 데이터를 토대로 의료진이 진단 및 치료(수술)방법을 결정하는 단계이다. 고객(환자)의 병변, 문의해 온 치료(수술법) 등을 고려하여 경험이 많은 최고의 의료진에게 의료상담을 요구한다. 우선 고객(환자)이 보낸 데이터를 통해 1차 원격의료상담 결과를 고객에게 전달한다.

4 일정조율 및 사증발급지원(Conciliation)

최초의 원격의료상담 결과에 따라 고객(환자)이 병원을 내원하여 치료를 받기로 결정한 시기이다. 이때 고객(환자)의 입장에서 우선 고려하고 의료진 및 해당 부서에서 환자의 내원 시 모든 일정이 신속하고 원활이 진행될 수 있도록 준비한다. 동시에 외국계 보험 소지자일 경우 해당 보험사와 연결하여 고객의 회원등록 여부나 상품 종류 등을 확인하여 지불보증서를 받는다.

5 최종예약 점검(Check)

기관에서 제공하는 One-stop Service에 대한 고객의 만족도를 높이기 위해 최종 방문 스케줄과 원내의 동선, 각 방문부서들의 예약일정을 최종 점검하는 단계이며 특히 퇴원시간, 외래예약, 검사예약, 호텔예약, 관광예약 등의 확인이 포함된다.

6 각종 교통편 제공 단계(Conveyance)

주로 해외에서 내원하는 고객들(환자 및 보호자)에게 호텔 수준의 접객·안내 서비스(Concierge service)를 제공하기 위해, 고객(환자) 상태 및 동선, 인원수를 고려하여 맞춤 교통편을 제공하는 서비스 단계이다. 또한 고객이 요청 시 언제라도 지원이 가능한 외부 대행업체와의 협력을 통해 교통서비스를 제공한다.

7 상담 및 수술 전 검사(Consulting)

고객이 내원하여 온라인으로 상담한 '진료설계'의 첫 단계를 실시하는 단계이다. 진료설계에 따라 기본 검사와 외래진료를 통해 최종 진단과 최종 치료(수술)법에 대한 설명을 듣는 단계이다(기본적인 절차는 기본검사 → 외래진료 → 입원 → 수술 전 정밀검사 → 치료 및 수술 순서이다).

고객이 외래진료를 통해서 최종 치료(수술)를 결정하는 시기이며, 이를 위해 병동에 입원 수속을 밟고 각종 수술 전 검사를 진행하는 단계이다. 환자를 외래진료와 입원환자로 구분하는 시기이다.

8 서류작성 단계(Charting)

고객이 의료진과 최종적으로 치료(수술) 진행 결정에 합의하고, 상세한 치료(수술)법 및 주의사항, 가능성 있는 부작용에 대한 설명을 듣고 각종 동의서에 서명을 하는 단계이다.

9 치료(수술)단계(Care)

고객(환자)이 치료(수술)받는 단계이다. 각기 다른 성향에 따라 원하는 수술시간을 고려하여 수술 스케줄을 조정하고 수술이 이루어지는 수술실과 원만한 의사소통 연락망을 구축하여 문제 상황을 미연에 방지할 수 있도록 한다. 예정되었던 수술 시 고객에게 수술실에서의 진행과정을 미리 설명하여 불안감을 최소화하도록 한다.

10 회복단계(re-Covery)

고객이 치료(수술)를 받고 안정을 취하는 시기이다. 대부분의 환자가 매우 예민한 시기이므로 보다 특별한 관심과 예의주시가 필요한 시기이다. 수술 직후 주의해야 할 사항에 대하여 충분히 설명하고 회복을 위해 필요한 기초 체력 단련을 유도하여 빠른 회복과 치유가 가능하도록 돕는다.

11 퇴 원(dis-Charge)

고객이 모든 치료(수술)를 마치고, 충분한 안정을 취한 후 일반적인 활동이 가능한 최적의 상태로 퇴원을 준비하는 단계이다. 퇴원 전 퇴원에 관련한 모든 행정업무에 대해 해결하고 퇴원 후 주의해야 할 점 및 응급상황발생 시 응급조치와 응급 연락망에 대해 충분히 설명한다.

12 사후관리(after Care)

고객이 퇴원한 후 지속적으로 고객의 상황과 건강상태를 확인할 수 있는 연결망을 구축하여, 고객에게 문제가 없는지 예의주시하는 단계이다. 병원 사이트 및 개인 블로그, SNS 등과 같이 고객과의 communication line을 구축하여 놓은 후 Follow up protocol을 기준으로 일정기간 동안 고객에게 현 상태 및 관련 데이터를 제공받아 follow up 한다.

제6장 의료관광의 이해관계자

의료관광의 이해관계자는 의료서비스를 생산하는 의료기관과 같은 **의료공급자**와 의료서비스를 소비하는 **의료수요자**, 의료서비스의 전달체계를 관할하는 **의료중재자**, 마지막으로 의료서비스를 평가하는 **의료평가자**로 구성된다.

Cormany는 이를 3가지 이해관계자(공급자 – 수요자 – 중재자)로 분류하였고 저자는 이에 의료평가자의 개념을 추가하여 재구성하고자 한다.

제1절 의료관광 공급자(Provider)

다양한 의료관광상품만큼이나 이를 의료소비자에게 전달하는 의료공급자의 유형도 다양하다. Cormany(2008)는 의료관광상품 공급자를 병원모델(Hospital Service Model), 메디–리조트모델(Medi-Resort Service Model), 공항모델(Fly-in & Airport Service Model), 크루즈모델(Cruise Ship Model), 드라이브인–아웃모델(Drive-in & out Model), 항공–병원복합형(Airline-Hospital Joint Model) 등 6가지로 구분한다.

표 6-1 Cormany(2008)의 의료관광 공급자 분류

구 분	내 용
① 병원모델 (Hospital Service Model)	• 병원에서 치료나 건강진단을 받고, 병원이나 호텔 또는 리조트에서 회복을 위한 휴식을 취하는 형태로 가장 일반적인 모델 • Bumrungrad International Hospital(태국), Raffles Hospital Group(싱가포르), Apollo Hospital Group(인도)
② 메디-리조트모델 (Medi-Resort Service Model)	• 의료시설을 갖춘 리조트에서 치료와 회복을 동시에 취하는 형태 • Palace of the Golden Horses(말레이시아), Chivasom Spa Resort(태국)
③ 공항모델 (Fly-in & Airport Service Model)	• 공항 내 병원시설에서 치료받는 형태 • 독일 뮌헨공항 내 병원 시설이 대표적 • 환자들이 공항에서 내려서 곧바로 진료를 받는 것은 장점이지만 대규모 환자유치에 애로사항 있음
④ 크루즈모델 (Cruise Ship Model)	• 크루즈선 안에서 치료와 회복을 동시에 향유 • 환자가 크루즈선에 승선, 수술부터 요양·회복까지 원스톱케어 가능 • 육지병원에서 수술 후 승선하여 회복-요양을 마치는 경우 • Renaissances Cruise나 존스홉킨스병원(美) 등 일부 병원들이 크루즈선과 제휴하여 의료관광상품을 판매하고 있음
⑤ 드라이브인-아웃모델 (Drive-in & out Model)	• 자동차를 타고 국경을 넘어 인접 국가의 국경도시에서 치과 등 비교적 간단한 진료(시술)를 받은 뒤, 자국 내 의약품을 구매하여 자국으로 돌아가는 의료관광서비스 모델(숙박 미제공) • 미국과 멕시코 국경의 Los Algodones, Mexicali, Tijuana, 헝가리의 Sopron(김석중, 2009)이 이에 해당
⑥ 항공-병원복합형 (Airline-Hospital Joint Model)	• 건강진단장비를 갖춘 비행기를 타고 가는 도중에 건강진단을 받고 그 진단 결과를 여행목적지에 환자가 도착하기 전에 해당 병원 의사에게 전달하는 형태 • Emirates Airline 내 일부상품 제공 중

제2절 의료관광 수요자(Consumer)

의료관광 수요자는 크게 의료관광객(Medical Tourist)과 의료여행객(Medical Traveler)으로 구분될 수 있으며, 의료관광객은 다시 의료공급자와 마찬가지로 중증질환의료관광객, 경증질환의료관광객, 미용추구의료관광객, 건강증진의료관광객, 대체의료의료관광객, 웰빙추구의료관광객 등 6가지로 분류될 수 있다.

표 6-2 Cormany의 의료관광 수요자 분류(2008)

구 분		내 용
Medical Traveler (의료여행객)		자국의 비싼 의료비를 감당하지 못하는 경제적인 이유로 저렴한 치료를 받기 위해 국가를 이동함
Medical Tourist (의료관광객)	중증질환	자국 내 오랜 대기시간 및 낙후된 의료서비스로 인해 차별화된 선진 의료서비스를 받고자 심장수술, 고관절수술, 척추수술 등과 같은 중증질환치료를 목적으로 타국을 방문하는 의료관광객
	경증질환	라식, 치과치료, 하지정맥류와 같은 비교적 간단한 시술을 위해 타국의 차별화된 의료서비스를 받고자 이동하는 의료관광객
	미용추구	눈꺼풀수술, 코성형 등과 같은 안면미용성형을 위해 최신 기술과 심미적 감각을 갖춘 시술이 이루어지는 국가로 이동하는 의료관광객
	건강증진	자국의 오랜 대기시간 및 낙후된 의료서비스로 인해 체질측정 및 진단검사가 원활히 이루어지지 않아 건강검진을 위해 타국을 방문하는 의료관광객 또는 업무나 여행을 통해 방문한 국가에서 행하는 외국인의 건강검진
	대체의료	자국의 의술과 차별화된 대체의학을 경험하기 위한 의료관광객으로 한의학의 침술, 기 치료, 아유르베다와 같은 특정 치료를 목적으로 함
	웰빙추구	수술을 위한 질병치료보다는 라이프스타일을 바꾸고 휴양, 레저, 스포츠, 명상, 마사지 등 각종 테라피를 통한 에너지 재충전을 목적으로 하는 의료관광객

제 3 절 의료관광 중재자

의료관광 중재자는 의료공급자와 의료소비자 간 요구사항이나 정보, 특이사항들을 취합하여 전달하고 조정하는 역할을 담당하고 있다. 따라서 이들의 범주는 단순히 의료관광 에이전시가 아닌, 정부기관, 보험사, 주치의, 정부, 병원에 소속된 의료관광코디네이터까지 포함된다.

이들 집단은 환자의 임상적 근거에 의한 해외진료의 가능성을 판단하고 중개료를 분할하며, 담당주치의(원래 담당주치의는 의료공급자에 해당하지만 임상상담에서는 중재자의 성격이 강함)와 커뮤니케이션, 해외진료를 지원하는 각국 정부의 정책판단까지도 이들의 몫이다.

표 6-3 의료관광서비스 관련자

구 분	내 용
1. 의료관광 에이전시	① 해외의료서비스에 관한 전문적 서비스 제공 대리자(woodman, 2008) ② 다양한 명칭 Medical(health) travel(tourism) agents, medical travel planners, medical travel facilitators, medical travel brokers, medical travel expediters 등 ③ 다양한 형태 대규모기업형태, 가족회사형태, 전문 소규모기업형태(대부분) 등 ④ 부대업무 정보교환, 의사선택, 진료 예약, 전화 상담, 여행일정 조성, 비자발급, 숙박예약, 의료기록 전달 등의 환자의 해외의료서비스 필요시 모든 업무대행 ⑤ 의료업무 환자가 의료서비스를 제공받는 동안 현지 커뮤니케이션, 상담, 동행, 입·퇴원서비스지원 등 출국까지 일체의 지원가능(일부회사의 경우 사후관리 가능)
2. 보험회사	① 해외진료서비스 환자선택 및 해외진료 권유 ② 해외(연계)의료기관 의료서비스 '질' 제고노력(JCI인증의무 요청) ③ 보험청구처리 및 사후환자관리
3. 여행사	• 의료관광 에이전시 업무와 겹치지 않는 범위 내에서 전문적인 환자 및 보호자의 관광업무를 대행
4. 주치의	• 환자의 해외진료 결정을 돕고(추천가능) 입국 후, 사후관리를 담당하기도 함
5. 정부	① 해외환자모객 및 진료활성화를 위한 정책지원 ② 원활한 의료서비스 제공을 위해 의료수준 향상에 도움을 주고자 노력함(국내인증)
6. 기관 내 전문코디네이터	① 환자를 비롯한 동반 고객을 위한 리셉션, 응대, 상황 관리 ② 의료진, 환자, 직원 상호간 관계를 원활히 조정하여 신뢰감 구축 ③ 환자가 병원에서 안정을 찾을 수 있도록 친밀감 증대 및 자연스러운 분위기 유도

제4절 의료관광 평가자

의료서비스의 국가 간 교류가 활성화되기 위한 가장 중요한 요소는 의료서비스의 안정적인 '질'이 확보되어야 한다. 이 부분에 관한 여러 가지 평가기법들과 기구들이 존재하지만 유명한 외국인환자 전문병원들이 가장 선호하는 의료서비스 평가체계는 바로 JCI(Joint Commmission International)이다.

많은 의료수요자와 의료중재자들의 해외환자 송출 결정에 지대한 영향력을 미치는 보험회사가 JCI 인증을 가장 선호하고 해당 평가인증을 받은 병원에 한해서 환자의뢰를 실시하는 것이 중요한 이유 중 하나이다.

결국 의료중재자로 구분된 보험회사 중 대형보험사들은 의료중재자와 의료평가자의 두 가지 속성을 동시에 갖고 있다고 볼 수 있기도 하지만 여기서는 의료서비스 평가기구와 의료서비스 교역에 관한 국제기구에 한해, 의료관광평가자로 분류하고자 한다.

1 국제의료서비스 표준화 인증(JCI)

국제의료서비스(병원) 표준화 인증이란, 자주 독립성을 가진 별도의 기관(주로 비정부기관)이 해당 의료기관들이 의료서비스 제공의 안전과 질을 향상시키기 위해 일련의 조건(기준)을 만족하는지를 평가하는 절차이다.

의료서비스(병원) 인증은 환자관리의 안전과 질의 향상, 안전한 의료환경 제공 보장 및 환자와 의료진이 노출될 수 있는 위험의 지속적인 감소 등 가시적인 참여 활동환경을 의료기관에게 제공하는 동시에 의료관광소비자 또는 중개자로부터 의료관광 목적지를 의료기관으로 선정하는 선정기준이 되기에 의료공급자 입장에서 해외환자 유치를 위해 가장 중요한 바로미터로 삼을 수밖에 없다.

우리나라의 경우에는 해외환자유치 모객루트에 해외보험사가 그리 큰 비중을 차지하지 않기에 직접적인 영향은 없는 것으로 여겨지고 있다. 다만 향후 고급의료서비스 의료관광객들이 선택경로를 정하는 경우엔 JCI 인증이 주요한 선택요인으로 작용할 것으로 예상되며, JCI 인증을 통해 기존 의료서비스에 대한 점검이 이뤄질 수 있는 부분이 있기에 그것만으로도 큰 도움이 된다는 것은 인증을 받은 병원이나 받지 않은 병원 모두가 인정하고 있는 부분이다.

> **JCI(Joint Commission International) 인증개요**
> ① 공급자의 주체인 의료기관들이 현재 가장 많이 채택하고 있는 인증제도임.
> ② JCI 에서 3년마다 재평가를 통해 재인증 절차를 진행함.
> ③ JCI 평가표준은 환자진료와 병원관리로 나뉘며, **환자의 진료**는 진료의 접근성과 연속성, 환자와 가족의 권리, 환자 평가, 환자 진료, 환자와 가족의 교육 등 5개 영역에서, **병원 관리**의 경우 질 향상 및 환자 안전, 감염예방 및 관리, 관리, 리더십 지시, 시설 및 안전, 직원의 자격 및 교육, 정보의 관리 등 6가지 영역에서 이루어짐.
> ④ 두 개의 대 항목 아래, 1,500여 개의 세부 평가항목들이 자리하고 있음.

2 의료서비스 관련 국제기구(WHO & WTO)

국제기구 중 의료관광과 직접적인 관련이 있는 공식적인 대표기구는 세계보건기구(WHO)이다.

국제의료서비스의 국가 간 교류가 대체로 민간부분에서 이뤄지고 있기 때문에 국가 간 조정 및 배분의 메커니즘이 적용되지 않는 한계는 분명하지만 세계보건기구(WHO)는 인류의 건강이라는 의료서비스 자체가 존재의 목적이며, 매년 인류의 건강실현을 위한 여러 가지 정책들을 시행하고 있기 때문에 의료관광산업에 있어 무시할 수 없는 존재로 자리매김하고 있다.

물론 세계보건기구(WHO)가 모두 의료서비스에 관한 직접적인 평가를 수행하는 것은 아니지만, 의료서비스의 '질'에 많은 영향을 끼칠 수 있는 정책과 예산집행, 인력교육 등을 감당하고 있기에 큰 의미에서 의료평가자로 분류하는 데 무리가 없을 것으로 생각된다.

제7장
의료관광의 효과

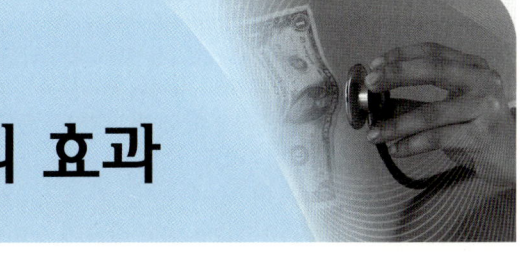

의료관광은 국내외 환자는 물론이고 경제, 사회, 환경, 비즈니스 및 의료 분야에 큰 영향을 미쳤다. 유명한 연구자이자 컨설턴트인 DR. Prem Jagyasi는 의료관광은 부정적인 면과 긍정적인 면을 모두 갖고 있다고 주장한다.

우리나라는 2009년 의료서비스를 신성장동력 17개 분야 중 하나로 선정하고 의료관광산업이 해외환자의 진료수익은 물론, 연계 관광수익과 경제적 생산유발효과 및 일자리 창출까지 그 긍정적 효과가 미친다는 데 주목하고 있다.

오늘날 모든 사람들은 저마다의 개인적인 질병을 갖고 있어 이 질병의 치료를 위해 국내·외 효과적인 치료처를 찾아가는 것에 동의한다. 따라서 의료관광으로 인해 사회적·경제적·정치적·산업적·지적·기술적·관광학적·임상학적 등 방대한 효과가 예상된다.

제1절 경제적 효과(Economical Impact)

대부분 국가의 의료관광산업은 사립병원이 담당하고 있다. 현재 대부분 의료관광 선진국의 사적 부분은 전 세계 환자의 궁극적인 수술 절차, 진료, 그리고 대량의 국익을 창출한다. 따라서 이 분야의 수익은 정부 또는 공공부문에서 생성된 것에 비해 훨씬 높다. 이익이 낮은 만큼 정부 또는 공공부문에서는 보건 의료에서 낮은 지출을 야기하는데, 이로 인해 의료자원에 대한 긴축 관리, 부패, 인프라 부족, 느린 성장률이 지속된다.

표 7-1 의료전문가 수와 선진화 금융 피드백

의료전문가 수 증가(Enhancement)	선진화 금융 피드백(Financial Impact)
의료서비스의 향상과 함께 그 체제를 관리할 수 있는 전문 관리자가 증가한다. 가령, 의료관광수요가 지속될수록 이들에게 부여되는 여러 가지 의료기술 축적의무와 진료환경 구축의 노하우가 쌓이게 되며, 또한 이들을 노하우를 통해 주변 의료전문가가 좋은 피드백을 받게 된다. 결국 환자들에게 좋은 의료서비스로 환원되고 이들을 진료, 관리하는 전문가는 늘면서 국가 전체의 의료전문가의 수가 증가하게 된다.	의료관광은 GDP에 영향을 미치는 산업 분야 중 수익창출로 인해 상당한 기여도를 가진 산업으로 발전하고 있다. 가령, 의료관광산업과 사립병원들은 적절한 의료 인프라 확충과 역량 홍보에 대한 지속적인 투자에 따라 서비스부문 산업으로서 무한한 잠재력을 지니게 된다. 더 저렴하고 선진화되고, 빠른 치료를 위해 이동하는 무리가 증가함에 따라 의료관광산업에서는 기본 투자 수익(ROI)과 이익창출의 보장이 확정되어 가고 있다.

제 2 절　사회적 효과 (Social Impact)

의료관광은 국가의 사회재로서 매우 중요한 요소다. 의료관광의 발전은 의료서비스의 강화, 신속함, 적정가격보다는 인프라 확장, 고용창출, 가치창조에 기여했다. 의료관광 개발도상국들은 해외환자 유치를 위해 산업성장률에 대해서 과도하게 실적을 포장하기도 하지만 이미 의료관광산업이 정착된 국가에서는 대중화된 의료관광 목적지로서 명성을 얻고, 많은 사람들은 의료산업에 대한 관심으로 그 국가에 모여드는 등 사회적 합의를 이끌어내기도 한다.

제 3 절　지적 영향 (Intellectual Impact)

의료관광산업으로 번영한 국가일수록 훈련받은 전문가들이 자국에서 외국으로 더 나은 환경과 재정적 기회를 위해 이동하는 것을 나타내는 "Brain-Drain", 즉 인재 유출현상을 최소화하기 위해 노력하고 있다. 이러한 현상은 보건산업 분야에서 매우 빈번하게 발생하고 있는데 그 이유는 일생의 소명의식을 갖고 있는 의료전문가들에게 해외로의 난치병 치료 및 연구과제와 같은 도전들이 산재한 의료관광산업에서는 직업 만족도 및 재정에 대한 보상까지 가능하므로 충분한 자극이 되기 때문이다.

제4절　기술적 효과

1　의료 솔루션(solution)의 혁신(Innovation)

혁신은 대부분의 산업에 긴급한 현안(exigencies)이다. 때문에 의료 솔루션의 경우에도 혁신이나 나노기술 등이 적용되는 것이 사실이다. 의료에 있어 가장 기본적인 관점은 개별국민의 치료 시 정부의 지원, 즉 투자되는 예산에 대한 효율적인 집행이다. 따라서 혁신에 따른 비용감소의 기대감이 있게 되는 것이다.

이와 같이 혁신적인 차원에서 의료관광이 발생하였으며 태국이나 싱가포르 등으로 방문하는 환자들이 다양하고 효과가 좋은 치료를 선호하여 자국을 이동하면서 자국의 의료서비스에 더 이상 미련이 없게 된다면, 이로써 국민의 자국의료시스템에 대한 실망이 증폭되고 자연스레 해당 국가에서는 의료관광 목적지 국가보다 좋은 의료 솔루션을 개발하는 데 최선을 다하게 된다.

2　의료 솔루션의 개선(Enhancement)

어떤 병원은 항상 지역 주민들에게 기본적인 의료서비스를 일부 제공하기도 한다. 그러나 이러한 의료서비스 제공만으로 의료 솔루션이 개선되는 것은 아니다. 오히려 정체가 될 수 있다. 이제 외국인들이 이러한 치료체제에 포함된다고 가정하고 이들에 관한 치료계획을 병원운영에 반영하는 등 외국인에 대한 일상적 의료서비스 체제가 병원 운영시나리오에 반영되어 그 의료체제가 변하게 된다.

이제는 거의 모든 병원들이 외국인환자 유치를 위한 인프라 구축을 하게 되고 이로 인해 최첨단 의료장비, 첨단 진단시설, 24시간 긴급서비스 센터, 국제 무료전화, 시설이 완비된 ICU, 고급수술 편의시설 등을 제공하게 되는 것이다. 이것이 바로 의료관광산업으로 인한 국가적 의료솔루션이 개선되는 효과라고 할 수 있다.

3 의료 솔루션의 국제 표준화(International Standard)

외국인환자의 경우 의료관광을 결정하는 데 있어 목적지 국가와 기관이 자신의 건강과 웰빙 목적에 얼마만큼 도움이 될 수 있는 의료체제를 구축하고 있는지를 검토하게 된다. 건강증진을 위한 여러 가지 요인 중에 한 국가의 의료표준인증체계(medical standard & accreditation)가 개인건강증진에 도움이 되며, 이의 품질과 책임기준에 국가가 얼마만큼 나서고 있는지 여부도 국제 환자의 요구와 기대를 충족하는 데 중요한 요인이므로 이에 대한 관심과 개발에 끊임없이 나서야 한다.

4 지식 프로세스의 즉흥 연주(Improvisation)

사용 가능한 의료 기록 및 데이터 파일의 분배와 해석을 '지식 프로세스(Knowledge Process)'라 한다. 그 지식의 생산과정뿐만 아니라 각각의 환자에게 전달되는 과정이 무척 투명하게 진행되고 있다.

오늘날 월드 와이드 웹, 의료 소송, 주제 데이터와 사건의 출현으로 전 세계 환자의 기록은 이제 모든 국가에서 의사결정을 위해 실시간으로 사용할 수 있게 됐고 이를 흡수·해석·개선하여 전반적인 건강 서비스의 강화를 위해 사용하는 것이 가능하게 되었다.

제5절 의료관광의 산업적 영향

일반산업의 영향(Industrial Impact)	제약산업의 영향(Pharmaceutical)
다양한 산업들과 밀접하게 연결된 의료관광산업 분야는 성장률과 발전에 따라 상당한 영향을 받는다. 의료관광의 발전으로 이와 밀접하게 연결되어 있는 다양한 산업은 전 세계 영역에서 새로운 자금과 공인을 받고 투자 혜택의 기회를 얻게 된다.	제약산업은 의학 분야와 매우 밀접한 관련이 있다. 한 국가에서 어떠한 치료 또는 수술을 받았을 때, 환자는 다른 지역에서도 그때 처방받았던 것과 같은 약을 복용해야만 한다. 수술과 치료 등의 의료행위 증가에 따라 해당 국가에서 판매하는 의약품에 대한 수요에도 직접적인 영향이 있으며, 이는 직접적으로 약품 판매를 증가시키는 것이다.

제6절　관광적 효과

1　관광 (Tourism) 수익증대

모든 의료관광객들은 치료와 수술의 목적으로만 해당 국가를 방문하지 않는다. 그들은 그 나라의 역사와 자연환경에 대한 관심으로 관광을 추구하기도 한다. 이러한 트렌드는 관광을 하는 동안에 건강관련 비용을 아끼려는 경향에 따라 증가하였다. 이는 관광산업에 상당한 이익을 가져오며 산업의 총 수익 중에서도 상당한 비중을 차지한다.

2　관광 촉진자 (Medical Tourism Facilitator)

의사결정과정에 대한 복잡성으로 인해 의료관광객들은 의사결정업무를 도와줄 의료관광 에이전시 또는 병원 내 국제환자 담당 부서, 컨시어지 서비스 제공업체 등을 찾게 된다. 이러한 모든 기관이 효과적인 중개인의 역할을 할 수 있지만 원스톱 토탈서비스를 제공하는 포괄적인 의료관광 지원서비스를 제공하는 것은 어렵다.

따라서 이러한 에이전시는 의료관광산업 내의 복잡하고 다양한 업무에서 매끄러운 업무처리가 가능한 전문가 팀에 의해 촉진되어야 한다.

3　부가적 인프라 확대

의학의 세계화는 오히려 의료의 약화를 초래했다. 의료보험, 관광 휴양지, 친절한 숙박, 무제한 옵션 등 다양한 선택과 같은 동종 상품에 휩싸여 의료관광은 부가적인 의료 인프라의 지원을 필요로 하게 되었다. 이제 의료관광을 위해서는 외국인 관광객 전용 통증센터, 국제 금융 절차지원, 금융부문 대출, 신용카드 발급, 의료비자 취득 등 의료외적 부가서비스가 필수이다.

제7절 정치적 효과(Political Impact)

다른 나라의 주요 의료관광대상국으로서 역할을 할 때, 이들 사이에서 발생하는 치료와 수익의 일정한 교류에 따른 국가 간의 정치적 연결은 상호 긍정적인 영향을 미친다. 의료관광 주최 국가는 치료뿐 아니라 다양한 편의시설과 함께 외국인 관광객을 제공함으로써 두 국가 사이에 강력한 유대가 구축된다.

1 공공 및 민간 부문(Public and Private sectors)

의료관광산업은 공공부문에서 종합적인 인프라와 의료관광비자, 외국인 여권관리, 외환 등 관련된 과정에 기여하는 동안 민간 부문에서는 편의와 환대뿐 아니라 의료시설에 이르는 전체적인 관여를 한다.

민간 부문에서 지원하는 의료서비스와 편의시설과 같은 종류는 일반적으로 정부 설립에서 지원하는 것보다도 훨씬 우수하지만 공공-민간 파트너십은 해당산업의 이익을 균등화하고 전반적인 인프라 혜택과 외국인 의료관광객의 요구를 충족시키는 등 균형잡힌 방식으로 원활하고 빠른 절차를 이끌어 낸다.

2 윤리 및 법에 미치는 영향(Ethical & Legal Impact)

수많은 의료관광 병원들은 국제환자 유치를 위해 장기이식, 제한된 지역에서의 치료와 제한, 규제된 의료행위 등 비윤리적 관행을 범할 수 있는 가능성이 있다. 이에 윤리(법)적 문제를 해당사업 내 소비자뿐 아니라 공급자에 대해서도 전제해야 한다.

제 8 절　임상적 효과

1　건강에 미치는 영향(Healthcare impact)

환자의 이동과 함께 박테리아의 이동에 대한 위험도도 상당히 높아졌다. 최근 슈퍼버그 연구는 중요한 경고를 제시했다. 모든 산업의 전문가들은 감염병이라는 부성적 영향에 대해 확실히 이해해야 한다. 따라서 글로벌 기업은 이러한 감염병의 확산을 막기 위해서 이해하고 통제하는 것이 매우 중요하며 좋은 전략을 구축해야 한다.

2　환경에 미치는 영향(Environmental Impact)

의료관광이 주최국의 국민소득을 올리는 것이 사실이나 여러 가지 해로운 요소 또한 확산되었다. 인프라 구축을 위한 자연 녹지, 지역 삼림이 빌딩 건설과 병원시설, 도로, 전문 센터 설립을 위해 사라졌고, 대기오염, 독극물 유출, 의료 폐기물, 석유 및 화학물질의 폐수처리 등과 같은 부정적인 영향이 나타났다. 의료관광은 또한 에너지, 식음료 재고, 연료와 천연자원과 같은 지역 자원의 고갈을 야기한다. 이는 주최국의 공급부족을 일으킬 수도 있는 것이다.

물과 같이 다시 보충할 수 없는 자원들이 호텔, 스파, 수영장 등에서 부주의한 여행객들로부터 오용되는 것이 일반적이다. 이는 막대한 양의 물 낭비뿐 아니라 물 부족과 천연자원의 고갈을 일으킨다.

3　치료에 미치는 영향(Treatment Impact)

의료관광객 수의 증가에 따라 병원은 해외 상황에 맞는 지불정책을 채택한다. 이와 같은 의료비는 외국인들에게는 경제적일지라도 국내 환자에게는 비싼 것이 사실이다. 결과적으로 자국 내 모든 사람들이 최상의 의료서비스를 이용하는 것은 불가능하며 이는 국가 내 보건 구조에 대해 부정적인 영향을 미치게 된다.

표 7-2 의료관광 효과

의료관광 효과		내용 및 특징
사회적	사회적 영향 (Social Impact)	국가의 사회재로서 인프라 구축, 고용창출, 가치 창조에 기여
	지적 영향 (Intellectual Impact)	보건산업 분야의 전문인재의 육성과 "Brain-Drain"과 같은 국가 간 이동
기술적	의료 솔루션의 혁신 (Innovation)	목적지 국가의 의료 비용 혁신 및 송출 국가의 자국 의료시스템 변화
	의료 솔루션의 개선 (Enhancement)	외국인환자 유치를 위한 기관 인프라 구축 및 첨단 의료시스템 도입
	의료 솔루션의 국제 표준화 (International Standard)	의료관광목적지 선택에 영향을 주는 의료표준인증체계의 일반화
	지식 프로세스의 즉흥 연주 (Improvisation)	지식의 생산과정뿐만이 아닌 전달 과정의 투명화, 전 세계 환자의 기록 공유
	경제적 영향 (Economical Impact)	민간 부문에 국한된 산업발전에 따른 민간-공공 부문의 분균형 야기
	의료전문가수의 증가 (Enhancement)	의료관광객 응대 증가에 따른 노하우 축적, 의료관광 전문 관리자의 증가, 좋은 의료서비스로 환원되는 선순환
	금융에 미치는 영향 (Financial Impact)	GDP에 영향을 미치는 역량 있는 의료서비스 부문 산업
	산업적 영향 (Industrial Impact)	다양한 산업들과 밀접하게 연결되어 성장률과 발전에 많은 영향을 받음
	제약(Pharmaceutical)	치료 및 수술 이후 의약품 처방에 따라 제약업계에도 직접적인 영향을 미침
관광적	관광 여행(Tourism)	관광 중 상대적으로 건강관련 비용을 절감할 수 있는 의료관광상품에 대해 접근
	의료관광 촉진자 (Medical Tourism Facilitator)	One-stop total service를 제공할 수 있는 전문 의료관광 촉진자의 역할 요구
	부가적 의료 인프라 지원 출현	외국인 관광객 전용 통증센터, 국제 금융 절차지원, 금융부문 대출, 신용카드 발급, 의료비자 취득 등 의료외적 부가서비스 수요
정치적	정치적 영향 (Political Impact)	의료관광 주최국과 송출국 간의 일정한 수익의 교류에 따른 긍정적인 영향
	공공 및 민간부문 (Public and Private sectors)	공공-민간 파트너십에 따른 이익의 균등화 전반적 인프라 혜택에 따라 의료관광 산업의 균형 잡힌 방식 추구
	윤리 및 법에 미치는 영향 (Ethical & Legal Impact)	비윤리적 관행 접근 가능성 및 법적 문제 야기 가능성

(계속)

의료관광 효과		내용 및 특징
임상적	건강에 미치는 영향 (Healthcare impact)	환자의 이동과 함께 이동하는 박테리아의 위험, 감염병 확산의 위험
	환경에 미치는 영향 (Environmental Impact)	의료관광 인프라 구축 및 유지를 위한 자원 낭비 및 자연 훼손, 환경 오염 야기
	치료 미치는 영향 (Treatment Impact)	외국인 환자에게 적정한 가격이 국내 환자들에게 미치는 의료비에 대한 부정적 피해

※ 의료관광은 해외환자에게 편의를 제공하는 것에 국한되기보다는 의료산업, 여행 및 관광산업, 사업적 측면, 정부 관계, 국제신용 등과 같이 많은 분야의 산업에서 광범위한 영향을 주고 받는다.
특히 보건산업, 경제, 사회, 환경 분야에서 의료관광산업의 긍정적인 영향과 부정적인 영향이 공존하며, 의료관광은 다양한 이해관계자들의 협력과 협조가 필요한 성장 산업으로 잠재력과 성장 가능성을 지니기 때문에, 향후 지속적인 변화와 발전이 예상된다.

4 4가지 거시적 효과

다음은 의료관광이 미치는 4가지 영향에 관해 알아보자.

1. 경제적 효과

의료산업뿐만 아니라 전후방산업에 대한 파급효과도 크다. 외국인 의료관광객들이 입국해서 출국하기 전까지 숙박, 치료, 관광 및 휴양, 쇼핑 등 국내에서 하는 모든 활동이 외화획득과 직결돼 있기 때문이다.

2. 사회·문화적 효과

여행과 휴가 및 치료를 위해 세계 각국의 많은 사람들이 방문하게 되므로 다양한 인적 교류와 정보교류 및 문화교류가 이루어진다. 따라서 각국의 의료기술, 전통이나 관광문화에 대한 이해를 높여 국가홍보에 기여하고 국제친선을 도모하여 국민의식수준의 향상을 가져올 수 있다. 의료관광을 통하여 외국인과 직접적인 교류를 함으로써 국민의 국제감각함양 등 국제화의 중요한 수단이 될 수 있다.

3. 정치적 효과

의료관광의 정치적 효과는 의료관광이 단순히 산업적 차원에서만이 아니라 국가 간 정치적 교류 확대를 위한 메커니즘이라는 맥락에서 파악할 수 있다. 따라서 정치적 효과는 의료관광산업을 거시적 시각에서 파악하려는 경우에 그 중요성이 높다. 즉, 의료관광 유치는 국가 간의 정치적 협력을 증진시킬 수 있고, 세계 보건 및 관광정책을 구현하며, 국가 간의 상호이해증진을 통해 세계평화에 기여할 수 있는 효과가 있다.

4. 관광적 효과

많은 해외의료관광객을 유치하여 만족스러운 의료관광서비스를 제공하는 것은 관광산업에도 미치는 파급효과가 크다고 할 수 있다. 의료관광은 Pre & Post Tour로 프로그램화되어 있다. 일반적으로 의료관광관련 산업으로는 병·의원과 호텔 및 여행업을 비롯하여 항공업, 식당업, 교통업, 통역업, 의료관광 에이전시 등이 있다.

이 중 대부분이 관광산업과 관련된 것으로서 의료관광객 유치는 관광관련 산업을 발전시키고 관광전문인 양성을 촉진하는 데 기여하게 된다. 또한 의료서비스 제공시 병행하게 되는 관광을 통해 관광·휴양지 개발이나 관광상품개발을 촉진시키게 되므로 관광산업진흥의 효과가 있다.

표 7-3 의료관광산업의 4가지 거시적 효과

구 분	내 용
1. 경제적 효과	외국인 의료관광객들이 입국해서 출국하기 전까지 숙박, 치료, 관광 및 휴양, 쇼핑 등 국내에서 하는 모든 활동이 외화획득과 직결
2. 사회문화적 효과	① 다양한 인적교류와 정보교류 및 문화교류를 통한 각국의 의료기술, 전통 및 관광문화 융합 ② 국제사회에서의 위상 제고 등 의료 관광목적지국가의 이미지와 지명도 향상
3. 정치적 효과	세계 보건 및 관광정책 구현 및 국가 간의 상호이해증진을 통한 세계평화
4. 관광적 효과	① Pre & Post Tour 프로그램 ② 호텔 및 여행업을 비롯하여 항공업, 식당업, 교통업, 통역업, 의료관광 에이전시 등 관광관련 산업 기여, 관광전문인 양성 촉진 ③ 관광·휴양지 개발이나 관광상품개발 촉진 효과

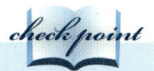

미국인들의 의료관광 소비목적

"왜 해외의료서비스를 구매하는가?" 라는 물음에 미국인들은 다음과 같이 4가지 이유로 응답한다. 첫 번째는 비용의 적정성이고 두번째는 대기시간의 접근성, 세 번째는 치료의 효과가 더 좋다는 것, 마지막으로 의료서비스 질 문제를 제기했다.

결국 이러한 이유가 아니었다면 의료관광의 성공은 요원한 것이었으며, 그러기에 의료관광의 긍정적인 효과와 부정적인 효과를 모두 이해하는 것이 의료관광의 발전을 위해 무척 중요한 문제이다.

표 7-4 미국인들의 해외의료서비스 구입목적

소비 목적	응답 비율	의료여행소비의 이유
1. 비용의 적정성(Affordability)	88%	자국 내 의료비용보다 저렴
2. 대기시간의 접근성(Accessibility)	66%	대기시간 단축가능
3. 질의 향상(Better quality)	38%	의료서비스 질의 향상
4. 유효성(Availability)	46%	더 유효한 진료체계

출처: http://www.medicaltourismmag.com/article 재구성

제8장 의료관광의 국내외 환경

국내외 의료관광 환경은 우리나라와 입지조건이 비슷하므로 현재 의료관광 강국으로 자리매김하고 있는 태국, 싱가포르, 말레이시아를 다루기로 한다. 이에 앞서 세계의료관광산업의 일반현황을 간략히 짚어본 뒤, 다음 장에서 우리나라 의료관광의 현황과 문제점을 동시에 살펴보고자 한다.

제1절 국외 환경

2008년 세계 의료관광시장이 600억 달러 규모로 성장한 것은 2005년 이후 의료관광분야의 급격한 성장률(매년 연 평균 44% 성장)에 기초한다. 2009년 730억 달러 규모로 올라서면서 2012년에는 약 1,000억 달러 규모의 시장에 이를 것으로 예상된다.

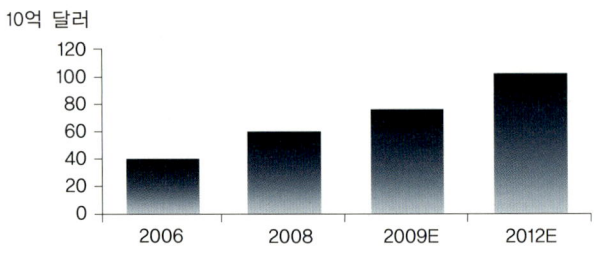

그림 8-1 세계 의료관광산업 규모의 변화

전 세계 의료관광객은 2008년에 2,990만 명에 달했다. 전년대비 16% 늘어난 수치이다(그림 8-2). 이 같은 성장성 때문에 의료관광산업은 많은 나라에서, 특히 개발도상국에서 새로운 성장동력으로 관심을 끌고 있다. 세계 의료관광산업에서 아시아는 떠오르는 시장이라고 할 수 있다.

아시아 국가들은 의료관광산업에 상대적으로 뒤늦게 뛰어들었지만 그 중요성이 빠르게 높아지고 있다. 전 세계적인 의료관광 증가추세의 영향도 있지만 아시아는 경제성장률이 선진국 대비 전반적으로 높고 정보통신산업 등 관련 기술과 물류시스템이 발달하면서 의료관련 기술 진보가 비교적 빠르게 일어나고 있는 것이 그 원인이라 하겠다.

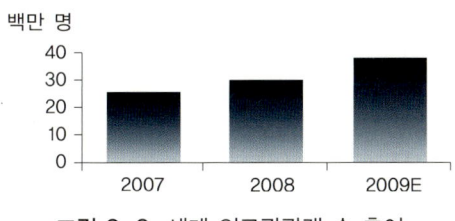

그림 8-2 세계 의료관광객 수 추이

그 밖에도 아시아의 기술과 소득수준이 높아지면서 그 동안 서양에 많이 뒤지고 있던 의료기준이 높아지고 이에 따라 서양과 '헬스케어 스탠다드 수렴(health care standard convergence)' 현상이 진행되고 있다.

이에 따라 의료의 '질'은 상당히 높아졌지만 가격은 여전히 낮은 아시아 지역의 의료서비스를 찾아 서양에서 오는 의료관광객이 자연스럽게 늘고 있는 것이다. 특히 영어로 의사소통이 손쉬운 싱가포르, 말레이시아, 태국 등의 병원들은 최신 의료장비와 기술을 도입해서 이러한 선진국 의료관광객을 끌어들이기 위한 기반을 강화하고 있다.

제2절 발전현황과 특징

아시아권은 세계 의료관광산업에서 후발주자다. 선진국인 미국이나 서유럽과 근접해 있는 중남미와 동유럽이 선진국의 비싼 의료비 및 오랜 대기시간을 대체하여 의료관광의 대안국으로 떠오른 지 오래다. 반면, 아시아권 시장은 선진국으로부터 상대적으로 거리가 많이 떨어져 있어 선진국으로부터 오는 의료관광객을 받아들일 준비가 덜 되어 있었다.

태국과 같이 일찍부터 외국인 관광객을 대상으로 간단한 의료시술을 먼저 시작한 나라도 있었지만, 동남아 전체적으로는 의료관광의 사각지대였다고 할 수 있다. 그렇지만 선진국 의료관광객들에게 주변 지역으로 가는 것보다 비용도 저렴하고, 새로운 지역을 찾아 관광하는 것도 의미가 있다는 인식이 만들어지면서 동남아시아권을 찾는 선진국 의료관광객들이 늘게 된 것이다.

이러한 수요 증가 및 창출과 맞물려 동남아 국가들은 민간과 정부가 협력하여 이 수요에 대응할 수 있는 서비스를 갖추면서 의료관광객 유치에 적극적으로 나서고 있다.

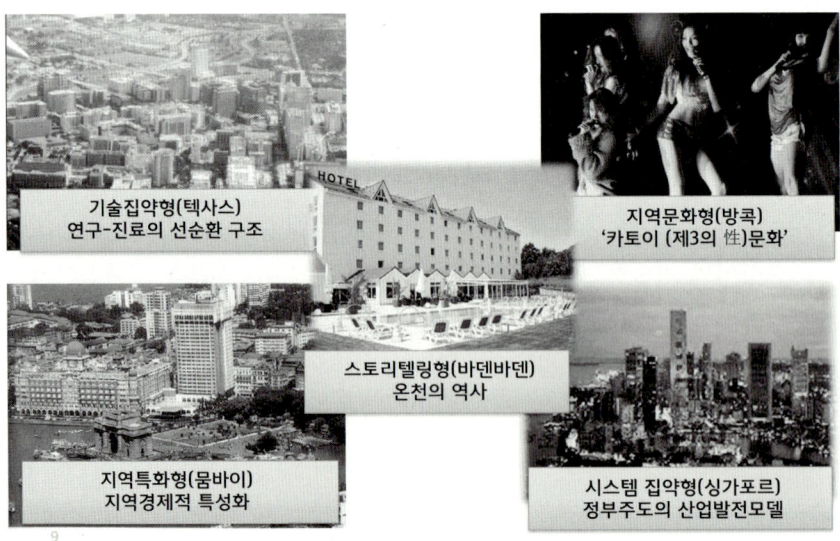

그림 8-3 아시아 및 유럽지역 의료관광 특화유형

앞에서 보듯, 전통적 의료관광시장의 강자인 미국은 텍사스 지역을 중심으로 기술집약형 의료관광시장을 형성·발전해 온 반면, 싱가포르는 **정부주도형**, 태국은 지역의 **특색있는 문화**를 중심으로, 인도의 뭄바이는 IT 기술을 통한 **토착경제**와의 연계를 통해 해외 기업들의 대규모 검진을 유치하는 방식으로 발전해 왔다.

아시아권 의료시장의 특징요약

① 미국이나 유럽의 전문 의료인력이나 팀 고용
② 의료서비스에 정보통신기술의 광범위한 적용
③ 증거에 기반을 둔(evidence-based) 치료 가이드라인 확립
④ 미국과 유럽 최상위급 의료서비스 기관과 제휴 강화
⑤ 진료 전후 연계서비스 강화
⑥ 의료관광객이 필요로 하는 서비스가 없을 경우 대안 프로그램 및 설비개발
⑦ 의료기관 등급시스템 적극 활용을 통한 신뢰도 확보

제3절 의료시장규모

동남아 3개국을 방문하는 의료관광객은 2002년 94만 명 수준에서 2008년 238만 명 수준으로 2.5배 이상 늘어났다. 연평균 17%의 증가 추세이다.

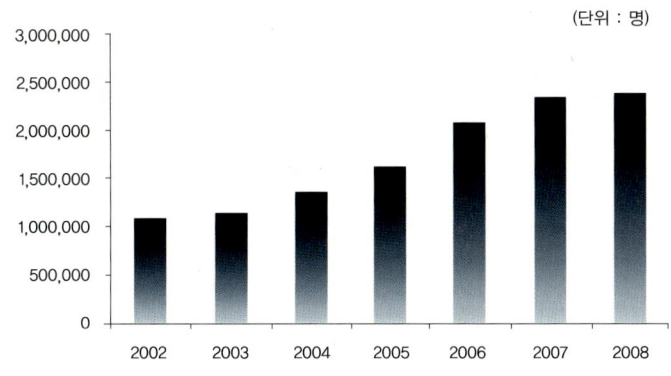

출처: SD Group 취합

그림 8-4 동남아 3개국 의료관광 내방객 추이(2002~2008년)

동남아 3개국의 의료관광 수입은 2002년 5억 1,000만 달러에서 2008년 18억 1,000만 달러로 3.5배 가량 늘었다. 연평균 30%의 증가세다.

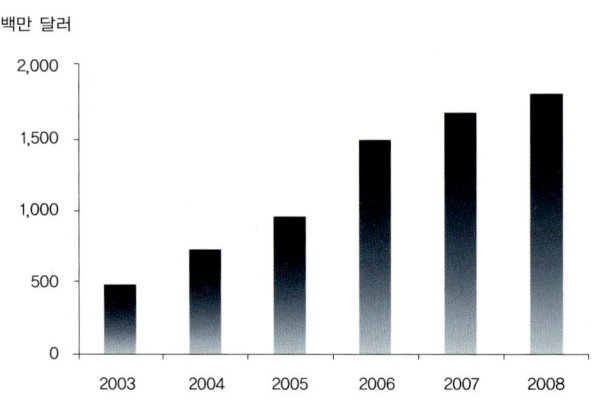

그림 8-5 동남아 3개국 의료관광 수입 추이(2003~2008년)

제 4 절 국내 환경

1 고령화 & 의료비용 증가

우리나라는 국민소득증가 및 의료기술 발달로 인하여 기대수명이 빠른 속도로 증가하였는데, OECD 자료에 따르면 1997년 74.4세였던 우리나라 인구의 기대수명은 2007년 79.4세로 증가하여 OECD 국가 중 가장 높은 증가율을 보인 것으로 나타난다.

기대수명 증가로, 우리나라의 고령인구는 급격히 증가한 반면, 출산율 저하로 인구증가세 또한 둔화되면서 고령인구 비율이 급속히 증가하고 있다. 2000년 65세 인구비율이 7%를 넘으면서 '고령화사회'에 진입한 우리나라는 2018년에는 65세 인구 비율이 14.3%에 이르러 '고령사회'에 진입할 것으로 예상된다. 결국 2026년에는 고령인구 비율이 20%를 넘어서면서 '초고령사회'를 눈앞에 두고 있다.

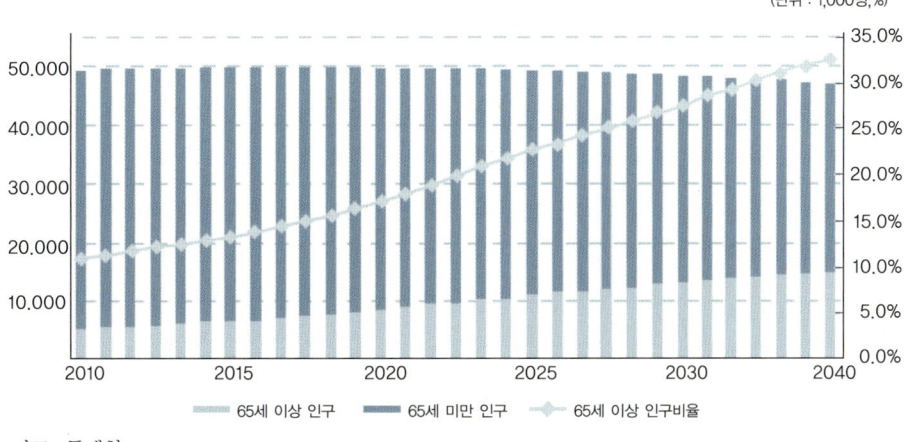

자료 : 통계청

그림 8-6 우리나라 연령대별 인구 추계

 65세 이상 인구의 증가는 의료서비스 다소비 계층의 증가를 의미하는 것으로, 고령인구 증가에 따른 의료서비스 수요는 지속적으로 증가할 것으로 예상되는데, 특히 2008년 7월부터 장기요양보험제도가 실시됨에 따라 65세 이상 고령인구의 의료서비스 수요가 더욱 증가할 전망이다.

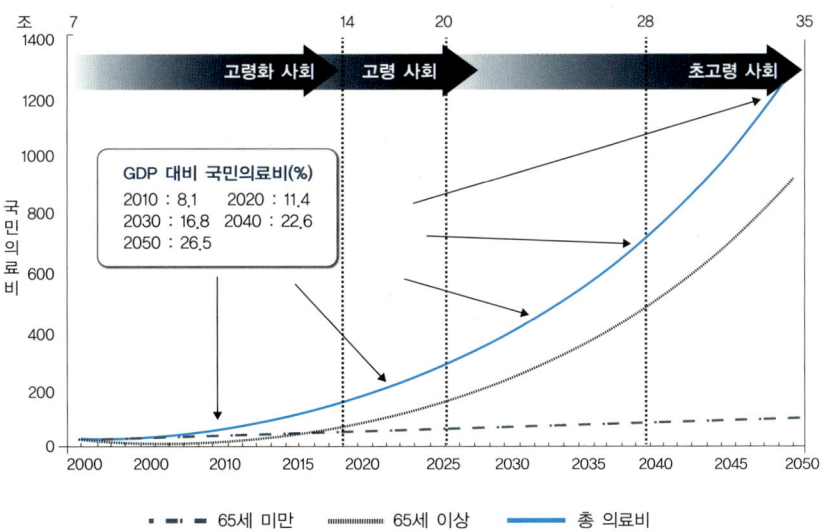

출처 : 의료산업선진화위원회 활동백서(2007)

그림 8-7 급속하게 초고령화 사회로 전환될 때 예상되는 국민의료비

고령화에 따른 의료서비스 수요의 양적 증가는 국내 의료서비스산업의 성장에 중요한 동력이 될 수 있지만, 급속한 고령화 진행으로 인해 정부의 재정부담이 빠른 속도로 증가할 것으로 예상되며, 이는 국민건강보험의 재정악화 가능성 및 이로 인한 의료비 억제정책수립 가능성을 증가시켜 장기적으로 의료서비스산업에 위험요인으로 작용할 가능성도 존재하고 있다.

2 정부추진체계

1. 의료산업선진화위원회~의료산업발전기획단 (2005)

우리 정부는 의료산업을 차세대 성장동력산업으로 육성하여 국제경쟁력을 확보할 수 있도록 범정부적인 발전전략을 마련하고 강력하게 추진하기 위해 의료산업선진화위원회를 2005년에 설치하였다. 의료산업 육성정책은 먼저 의료산업 분야의 수요변화에 탄력적으로 대응할 수 있도록 의료서비스 공급역량을 강화할 필요가 있기 때문에 의료산업선진화위원회를 구성하고 이를 뒷받침할 수 있는 의료산업발전기획단을 운영하였다.

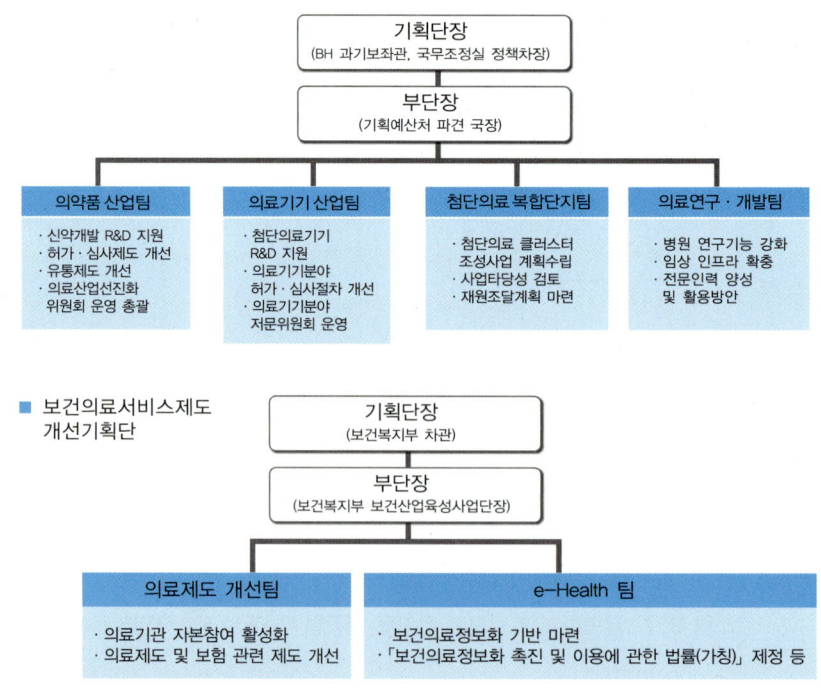

출처 : 의료산업선진화위원회 활동백서(2007)

그림 8-8 의료산업발전기획단 조직 및 업무체계도

3 추진현황

① 산업정책적 측면에서 신약개발의 전략적 투자 필요성에 대한 정책연구수행 후 보고(2004.6.14)
② 신약산업과 의료산업 육성전략을 제시 후 우선순위가 높은 것 조기추진 (2004.6.22)
③ 의료산업발전종합대책 마련 지시(2004.12.9)
④ 대통령 취임 2주년 국정연설에서 의료산업을 전략산업으로 육성할 필요성 강조(2005.2.25)
⑤ 청와대 정보과학기술보좌관 『의료산업의 전망과 발전전략』 보고(2005.3.10)
⑥ 의료산업발전 추진체계에 대한 관계기관 협의(2005.3~4)
⑦ 대통령 소속의 의료산업선진화위원회 설치
⑧ 『의료산업선진화위원회 설치 및 운영에 관한 규정』 제정(2005.8.2, 대통령 훈령 제156호)
⑨ 의료산업발전기획단 발족(2005.9.20)

4 추진과제

표 8-1 의료서비스 산업 선진화 추진과제

정책 방향	추진 과제
1. 의료서비스에 대한 규제 선진화	① 경제자유구역의 외국의료기관 등 유치 지원 • 경제자유구역의 외국의료기관 등 설립·운영에 관한 특별법 제정 ② 의료기관 경영지원사업 활성화 • 의료법인의 부대사업에 병원 경영지원사업 추가 • 경영지원회사를 통한 의료기관의 자본조달은 금지 ③ 비영리법인 의료채권 발행 허용 • 의료채권법 제정을 통해 비영리법인의 의료채권 발행 허용 • 채권 발행시 〈의료기관 회계기준〉 적용 • 자금 용도는 의료기관 개설, 장비 및 시설 확충, 직원 임금 및 조사·연구 용도로 제한 • 발행총액은 의료기관의 순자산액의 4배 이내로 한정 ④ 의료법인 합병 근거 마련 • 의료법인 개정을 통해 의료법인 합병을 위한 법적 근거 마련 ⑤ 투자개방형 의료법인 도입 여부 검토 • 투자개방형 의료법인 관련 연구용역 결과와 찬반 양론의 의견 수렴 후 도입 여부 결정

(계속)

2. 새로운 의료서비스 시장 발굴 및 육성	① 건강관리서비스 시장 형성 • 영양, 운동 상담 등 건강관리서비스 시장 신규 형성 • 이해단체 의견수렴 및 제도 모형 검토 ② 한·양방 협진 제도화 • 협진 범위, 절차, 방법을 규정하는 의료법 시행규칙 개정 • 협진 수가체계 개발 • 고유의 의료서비스 모델로 발전시켜 외국인 환자 유지 및 특성화된 전문병원 육성에 활용
3. 소비자 선택권 제고	① 중소병원 전문화 • 특정분야에 전문성을 가진 병원급 의료기관을 대상으로 전문병원 시범사업 실시 • 특화된 진료를 수행하는 중소병원을 전문병원으로 지정·운영 • 수가차별화, 수련기관 지정 등 인센티브 제공방안 검토 ② 의료분쟁조정제도 마련 • 조정전치, 의사의 형사처벌특례, 환자에 대한 무과실보상, 독립조사기구 설치 등 의료분쟁조정법 마련

출처: 보건복지부 보도자료(2009)

2009년 5월 보건복지부는 의료서비스 산업 선진화를 위한 추진과제를 확정 발표하였다. 선진화추진과제는 '새로운 의료서비스시장의 발굴·육성', '소비자선택권 보장', 그리고 '의료제도 규제 선진화'라는 3가지 정책방향을 위한 다양한 추진과제를 포함하고 있는데, 정부는 이를 통해 의료서비스 산업에 대한 관심을 제고하고, 고용증가, 해외환자 유치 활성화 등의 효과를 달성할 것으로 기대하고 있다.

(1) 경영지원사업(MSO)

현행 의료법은 의료법인이 영위가능한 부대사업을 의료인·의료관계자의 양성, 보수교육이나 의료·의학에 관한 조사연구 등으로 제한하고 있으며, 의료법인은 의료업과 부대사업을 시행함에 있어 영리를 추구하지 못하도록 규정하고 있다. 반면, 사회복지법인이나 학교법인의 경우 고유목적사업을 수행하는 데 지장이 없는 범위 내에서 수익사업을 포괄적으로 허용하고 있어 형평성 차원에서 문제제기가 있었다. 이에 정부는 의료법을 개정하여 의료법인이 수행할 수 있는 부대사업으로 병원경영지원사업을 허용할 계획이며, 이는 경영지원형 MSO와 자본조달형 MSO로 구분된다.

경영지원형 MSO는 의약품, 의료기기 등의 구매 대행, 의료시설 등 자원 공유, 인력관리, 마케팅, 법률, 회계 등 경영활동의 아웃소싱과 진료연계를 통해 네트워크에 포함된 병원들의 경쟁력 강화를 추구하는 형태이며, 자본조달형 MSO는 외부자본을 유치하여 병원시설의 임대, 리스, 위탁경영 등을 통해 민간자본의 의료기관 투자를 가능하게 하는 형태이다.

표 8-2 MSO(경영지원사업) 유형

구 분	구분자본조달형 MSO	경영지원형 MSO
내 용	외부자본을 유치하여 병원시설의 임대, 리스, 위탁경영 등을 통해 민간자본의 의료기관 투자를 가능하게 하는 형태	의약품, 의료기기 등의 구매 대행, 의료시설 등 자원 공유, 인력관리, 마케팅, 법률, 회계 등 경영활동의 아웃소싱
특 징	실질적 의료법인 영리기관화 가능형태	MSO를 통한 의료기관의 자본조달을 금지
허용 여부	허용	불허

MSO를 통한 브랜드, 의료기술, 진료연계 등의 네트워크 구축이 활성화되면 의료기관 간의 수평적 또는 수직적 계열화가 촉진되고, 이를 통해 의료기관의 경영 효율성제고 및 규모의 경제 달성이 가능할 것으로 기대된다. 그러나 세원의 노출을 꺼리는 일부 병·의원의 불투명한 회계관행은 MSO의 경영지원서비스 수요를 제한하는 요인으로 작용할 수 있으며, 건강보험의 일률적인 수가체계는 MSO를 통한 원가절감 유인을 감소시키는 요인이 될 수 있다.

(2) 해외환자 유치허용(2009)

1974년 의료법이 전면 개정된 이후 35년 만에 다시 한 번 크게 개정된 개정의료법이 2009년 1월 8일 국회 본회의를 통과했다. 2008년 10월부터 복지부가 제출한 해외환자 유치허용 등을 담은 '의료법 개정안'은 국내 의료기관의 외국 거주 외국인환자 유치 및 이를 위한 환자유인·알선 행위와 병원급 이상 의료기관의 양·한방 협진을 허용하고 있다.

또 의사·한의사 등 2개 이상 면허를 소지한 사람이 한 장소에서 동시에 두 개의 의료기관을 개설할 수 있는 내용도 담겨있는 등 향후 우리나라 의료관광사업의 시발점 역할을 할 것으로 기대되고 있다.

제5절 의료관광 성공요인 분석

1 저렴한 비용

일반적으로 동남아 국가들의 의료서비스 비용은 미국과 비교해 주요 시술에서 적게는 60% 많게는 90% 가량 비용이 저렴하다. 실제 이러한 가격차 때문에 미국과 유럽에서 동남아 의료관광을 보험으로 처리할 수 있게 해주는 상품을 제공하는 보험사들이 늘고 있다.

표 8-3 미국과의 평균 의료비 비교

SURGERY/PROCEDURE	USA	Costa Rica	India	Mexico	singapore	halland
Heart bypass	$144,000	$25,000	$8,500	$20,000	$13,500	$24,000
Angioplasty	$57,000	$13,000	$8,500	$16,000	$7,500	$7,000
heart valve replacement	$170,000	$30,000	$1,200	$30,000	$13,500	$22,000
Hip replacement	$50,000	$12,500	$8,000	$13,125	$11,100	$14,000
Knee replacement	$50,000	$11,500	$7,000	$10,650	$10,800	$12,000
Dental Implants	$2000~$10,000	$1,000	$700	$910	$2,900	$3,000
Breast Implants	$10,000	$3,500	$4,500	$8,000	$5,400	$3,700

저렴한 의료비

① 말레이시아와 태국은 미국에 비해 1인당 국내총생산(GDP)이 15% 및 8% 가량에 불과하다. 싱가포르는 선진국이지만 주변 지역에서 값싼 인력을 쉽게 수입해 활용하기 때문에 전반적인 의료비를 낮출 수 있다.
② 동남아에서는 의료분쟁이 적어 병원들이 분쟁에 대비해 보험을 드는 액수가 낮고 보험사들도 이와 관련된 프리미엄을 낮게 책정하고 있다.
③ 고가의료장비 구매보다는 중고장비 및 품질위주의 실용장비 구매로 의료비용을 감소시키고 있다.
④ 진료일수가 많아서 의료장비(병상) 가동률이 높아지기 때문에, 기존의 투자대비 수익실현이 빠르다.

2 국제적 의료기술 수준의 민간병원의 등장

동남아 국가들은 의료서비스 품질에 대한 해외관광객들의 신뢰를 획득하면서 빠른 성장세를 보이고 있다.

미국, 유럽, 호주 등 선진국에서 의사자격증을 받고 의료 경험을 쌓은 사람들이 동남아의 민간이나 공공병원으로 많이 들어와 의료진의 수준에 대한 우려를 불식시키고 있다. 또 병원들이 경쟁력을 확보하기 위해 선진국에 준하는 최신 설비들을 도입해서 기술격차를 줄이고 있다.

일부 병원들은 이미 세계적 수준의 설비와 의료진을 확보하고 국제적 공인까지 받고 있다. 2009년 말 현재 동남아에는 38개의 병원이 조인트 커미션 인터내셔널(Joint Commission International, JCI) 인증을 받았다.

국제표준기구(ISO) 인증을 받은 병원들도 크게 늘어나고 있다. 또 수준 높은 의료진과 설비로 인해 복잡도가 높은 수술의 성공 비율이 높은 것이 국제적으로 알려지고 있다. 또한 병원들이 개인 간병 등 고객친화적인 고급 서비스를 제공하는 것들이 의료관광객들에게 알려지면서 동남아 의료관광에 대한 신뢰도가 높아지고 있다. 동남아에서 의료관광 부문은 민간병원들이 주도하고 있다.

태국의 범룽랏 국제병원(Bumrungrad International Hospital)은 동남아 의료관광의 선구자이다. 싱가포르는 민관 협동의 의료시스템이 갖춰 있고, 의료관광에 정부의 지원이 많은 편이지만 파크웨이 홀딩스(Parkway Holdings)나 래플즈 병원(Raffles Hospital)과 같은 대형 민간병원들이 공공병원들보다 의료관광객 유치에 더 적극적이다.

파크웨이는 싱가포르 이외에 말레이시아, 인도, 브루나이 등에 병원을 소유하여 국제적인 네트워크를 갖고 있으며, 2005년에는 말레이시아 2위 민간병원인 판타이 홀딩스(Pantai Holdings)를 인수하기도 했다. 말레이시아도 정부지원을 받아 KPJ 헬스케어(KPJ Healthcare), 판타이 홀딩스 등 민간병원들이 의료관광 산업을 이끌고 있다.

3 최소한의 대기시간 실현

동남아 병원들은 대기시간을 거의 제로로 만들어 의료관광서비스의 질을 획기적으로 향상시켰다. 공항에 도착할 때부터 진료를 받을 때까지 종합적인 패키지를 제공하고 의료관광객들을 우선적으로 진료한다. 동남아 병원들의 이러한 서비스는 특히 선진국 의료관광객들에게 크게 호응을 받는다.

선진국에서 병원들의 인력이나 시설이 모자라거나, 효율적으로 운영되지 못해 대기시간이 길어지는 것에 대한 소비자들의 불만은 오래된 일이며, 선진국 의료재정이 악화되고 있는 상태이기 때문에 당분간 나아질 기미가 보이지도 않는다.

예를 들어 노령층에게 많은 히프 대체나 무릎 대체 수술 같은 경우 평균 대기시간이 9~11개월이라는 조사도 있다. 선진국에서의 긴 대기시간은 선진국의 의료수요를 밖으로 '밀어내는 요인(push factor)' 이다. 동남아 국가들은 이들에게 대기시간 단축과 개인적 케어(personal care)라는 서비스를 저렴한 가격에 제공해 이 수요를 '이끌어 내는 요인(pull factor)' 으로 만들어 내고 있다.

4 정보기술(IT) 및 인터넷의 발달

동남아뿐만 아니라 전 세계적인 의료관광 증가에 정보기술 발달이 미친 긍정적 영향을 과소평가할 수 없다. 인터넷 발달로 인해 잠재적인 의료관광객들이 해외에 있는 병원이나 의료관광 상품에 대한 정보를 얻는 것이 대단히 쉬워졌다.

인터넷을 통해 예약이나 사전 진료도 가능하고 그 밖에 부대서비스 같은 패키지를 조합해서 선택하는 것도 가능해졌다. 동남아의 병원, 정부 및 기타 의료관광 사업자들은 이러한 정보기술과 인터넷이 새로이 열어 주는 시장접근성을 적극적으로 활용했다.

태국이 타일랜드 메드(Thailand Med) 포털사이트를 출범시킨 것이나, 싱가포르가 의료관광을 위한 민관합동기구인 싱가포르 메디신(Singapore Medicine)을 출범시키고 이 웹사이트를 통해 의료관광정보를 제공하는 것(4장 3절 참조) 등이 대표적인 사례다. 태국은 방문한 의료관광객들이 비자를 연장해야 할 경우 태국 이민성(Immigration Bureau)에 직접 가지 않고 텔레컨퍼런스를 통해 화상으로 비자를 연장할 수 있는 시스템도 갖추고 있다.

5 시너지효과

동남아가 이미 전 세계인의 휴양지로 인기있는 지역이라는 사실이 동남아 의료관광산업에 대해 차별화된 경쟁력을 제공하고 있다. 동남아 의료관광 사업자들은 이 경쟁력을 바탕으로 진료와 관광을 겸하는 패키지를 다양하게 제공하고 있다.

관광과 쉽게 결합할 수 있는 성형과 건강진단 등의 수요가 크게 늘어나는 한 이유 중 하나이다. 태국과 같은 경우는 '아시아의 스파 수도(Spa Capital of Asia)'라는 슬로건을 내걸며 관광과 결합된 의료서비스상품 홍보 및 육성에 정부가 적극 나서고 있다.

6 정부의 지지

동남아 의료시스템은 전반적으로 공공과 민간의 혼합형으로 구성되어 있다. 공공병원이 내국민을 위한 의료체계의 핵심적인 역할을 하고 의료관광은 민간병원들이 앞장서고 있다. 이러한 상황에서 동남아 각국의 정부들은 정도의 차이는 있지만 자국의 의료관광산업을 지원하는 각종 대책을 내놓고 발전에 나름대로 기여하고 있다. 이들에게 공통되는 정책적 지원은 다음과 같다.

① 의료서비스에 대한 국제 홍보가 잘 이루어질 수 있도록 적극적으로 나서고 있다. 여기에는
  - 민관합동 홍보 캠페인
  - 민간부문의 의료서비스 홍보에 대한 규제 완화
  - '의료허브' 발전계획 수립 및 의료허브 국제 홍보가 포함된다.
② 동남아 정부들은 의료인프라 구축 및 업그레이드에 적극 나서고 있다. 새로운 민간병원들의 설립을 도와서 세금이나 기타 보조금 등을 통해 지원하고 있다. 싱가포르와 같은 경우에는 공공병원과 민간병원을 경쟁시켜 시설 및 인력 고도화를 유도한다.
③ 동남아 국가 정부들은 의료관광 부대 행정절차 간소화를 통해 자국의 의료관광산업을 지원한다. 여기에는 의료관광객의 비자발급 및 연장지원 등이 포함된다.

제9장 의료관광의 현황 및 문제점

제1절 우리나라 의료관광산업의 규모

1 의료관광객조사 (2011년 방문환자 기준)

구 분	주요 내용	법적 근거 및 비고
조사기간	2012.3.1~2012.3.31	2012.4.20까지 보고기한연장
허용 여부	2011.12.31기준 외국인환자유치사업등록 의료기관 및 유치업자 2,415개소 (의료기관 2,091개소 유치업체 324개소)	• 무실적 기관도 보고의무 • 미보고시 시정명령 및 등록취소
조사대상	• 국적이 외국인이며 국민건강보험 미가입된 자로 외국인등록 또는 국내거소신고를 하지 않은 자 • 미군은 출입국관리법상 외국인등록대상이 아니므로 실적조사 대상에 포함	의료법시행규칙 제19조의2
조사방법	실적보고 시스템(medicalkora.khidi.or.kr)을 통해 실적자료 입력 및 제출	

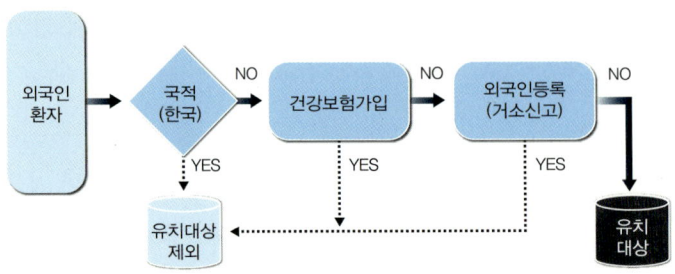

그림 9-1 외국인환자 범위

2 외국인환자 모객현황

입원환자는 미국, 중국, 러시아, 일본, 몽골 순이다. 그리고 건강검진은 일본, 미국, 러시아, 중국, 캐나다 순으로 집계되었다.

순위	국적	건강검진	외래	입원	계
1	미국	3,201	20,822	3,483	27,506
2	일본	4,187	17,042	1,262	22,491
3	중국	1,179	16,083	1,960	19,222
4	러시아	1,301	6,896	1,454	9,651
5	몽골	356	2,334	576	3,266
6	캐나다	365	1,552	134	2,051
7	베트남	210	944	182	1,336
8	필리핀	40	1,022	116	1,178
9	영국	93	80	368	964
10	사우디아라비아	5	731	184	920
11	호주	77	700	71	848
12	독일	58	717	60	835
13	카자흐스탄	96	532	104	732
14	프랑스	24	580	70	674
15	인도	30	519	65	614
-	중동국가(합계)	149	1,417	255	1,821

3 외국인환자 진료비 현황

① 2011년 기준 1,809억 원의 진료비 수익이 발생하였고 전년대비 75.3% 증가하였다. 1인당 평균 진료비는 149만 원이며, 입원환자 평균 진료비는 662만 원이었다.

표 9-1 외국인환자 진료수익 현황

구 분	건강검진	외래	입원	계	2011년	2010년	2009년
총 진료비	103억 원	950억 원	756억 원	1,809억 원	1,809억 원	1,032억 원	547억 원
1인당 평균진료비	71만 원	100만 원	662만 원	149만 원	149만 원	131만 원	94만 원

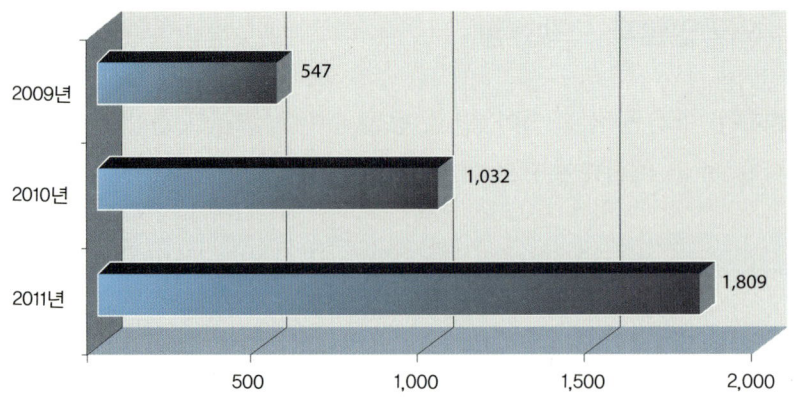

그림 9-2 외국인환자 진료수익현황 비교(2009~2011)

② 실환자 기준으로 1인당 평균진료비는 외국인환자가 국내 환자보다 147.5%, 연환자 기준으로는 1,060% 높은 것으로 나타났다.

표 9-2 외국인환자 진료수익 현황

구 분	국 내(A)	외국인(B)	비율(B/A)	2010년	2009년
총 진료비	46조2,379억 원	1,809억 원	0.39%	1,032억 원	547억 원
실환자 1인당 평균진료비	101만 원	149만 원	147.5%	131만 원	94만 원
연환자 방문당 평균진료비	5만 원	53만 원	1,061.4%	47만 원	35만 원

제2절 정부제도

1 의료관광관련법령

2009년 1월 해외환자 유치와 관련한 현안에 대한 의료법 일부 개정 법률안이 공포되었다. 이후 당해 5월 의료법에서 외국인환자를 유치하는 행위를 허용하였다.

국내 보험회사, 상호회사, 보험설계사, 보험대리점 또는 보험중개사는 외국인환자유치 행위의 허용대상이 아니며 외국인환자를 유치하고자 하는 의료기관 및 유치업자는 보건복지부장관에 등록한 후 시행규칙에 따라 유인, 알선행위가 가능하게 되었다. 다음 해 2010년 1월 외국인환자 유치업자와 관련한 일부 요건 및 의무에 대한 개정안이 나왔으며, 2010년 7월에는 병원급 의료기관의 인증획득을 지원하는 법안이 만들어졌다.

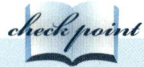

의료관광 관련 의료법 개정 연혁

2009.01.30. 〈의료법 일부 개정 법률안〉 공포
외국인환자 대상 환자 유인, 알선행위 허용

2009.05.01. 〈의료법 제27조 제3항 제2호 예외규정〉 신설
- 국민건강보험법 제93조에 따른 가입자나 피부양자가 아닌 외국인환자를 유치하는 행위 허용
- 국내 거주 외국인 제외

국내 보험사 유치행위 금지 (의료법 제27조 제4항 신설)
- 보험업법 제2조에 따른 보험회사, 상호회사, 보험설계사, 보험대리점 또는 보험중개사는 외국인환자 유치행위 금지

의료법 제27조의 2 신설 (외국인환자 유치에 대한 등록 등)
① 외국인환자 유치 의료기관 및 유치업자는 보건복지부장관에게 등록
② 등록 업무는 한국보건산업진흥원에서 수행
③ 상급종합병원 외국인환자 유치허용 병상 제한
④ 국내환자의 상급종합병원 접근성 보장
⑤ 매년 사업실적 보고
⑥ 정확한 외국인환자 유치현황 파악

의료법 시행규칙(안)
① 외국인환자 유치 의료기관 등록요건
② 상급종합병원은 허가병상수의 5% 내 유치 가능
③ 전문의 1인(치과, 한방 제외)
④ 외국인환자 유치업자 등록요건
⑤ 1억 원 이상 보증보험 가입
⑥ 자본금 1억 원 이상 보유

2010.01.18. 일부 〈의료법〉 개정

제27조제3항제2호에 따른 외국인환자를 유치 요건
① 보건복지부령으로 정하는 보증보험에 가입하였을 것
② 보건복지부령으로 정하는 규모 이상의 자본금을 보유할 것
③ 그 밖에 외국인환자 유치를 위하여 보건복지부령으로 정하는 사항
외국인환자 유치업자는 매년 3월 말까지 전년도 사업실적을 보건복지부장관에게 보고

2010.07.23. 의료기관 인증 지원

① 병원급 의료기관에 대한 인증 허가
② 의료기관 인증에 관한 업무를 관계 전문기관에 위탁 가능
③ 이 경우 인증전담기관에 대하여 필요한 예산 지원
④ 보건복지부장관은 다른 법률에 따라 의료기관을 대상으로 실시하는 평가를 통합하여 인증전담기관으로 하여금 시행

2 2011 의료관광사업 2단계 고도화 전략

2011년 6월 8일 보건복지부와 문화체육관광부는 제11차 경제정책조정회의에서 〈의료관광 사업성과 및 활성화〉 대책을 발표하였다. 이는 외국인환자 11만 명 유치 정책목표(2011년) 달성과 함께 2015년 30만 명 유치를 통한 아시아 의료관광 허브로 도약하기 위해 전반적인 사업 점검을 통한 재정비와 근본적인 제도 개선을 통한 고도화 전략이 필요하다는 인식하에 의료 관광 현장의 의견 수렴을 통해 의료관광 활성화를 위한 제도 개선과제를 적극적으로 발굴, 부처 협의를 통해 '의료관광사업 2단계 고도화 전략'을 밝혔다.

7대 중점 과제

① 외국인환자 배상시스템 도입
- 의료 사고 고손해율, 고가 보험료 등에 따른 의료기관 배상보험 가입 기피로 해외환자 대비 배상보험 전무
- 해외환자 유치 의료기관 대상 공제회 설립 및 한시적으로 공제료 일부 지원 방안 검토

> **예** 정부에서 20억 원 지원 시, 상급 종합병원의 경우 연 6,000만 원(의료기관 3,800만 원, 정부 2,200만 원) 공제료 납부 → 총 2억 원 보상(1억 원 자기 부담 + 1억 원 공제회 부담)

② 의료기관 내 숙박시설 등 신·증축 시 용적률 완화
- 의료기관 부대사업으로 숙박업은 인정(2009. 7.)되었으나 신·증축 시 용적률 규제로 활성화되지 못함
- 의료기관 내에 의료관광을 목적으로 숙박시설 등을 신증축하는 경우 용적률 적용 확대 및 관광진흥기금 융자·지원

③ 외국인환자 원내 조제 허용
- 해외환자의 경우도 처방·조제가 분리되어 지리·언어 등 불편 요인으로 작용
- 해외환자도 입원환자, 장애인 등에 적용되는 원내 조제를 허용하여 one-stop service가 가능하도록 개선

④ Medical Korea Academy 연수 확대 및 외국의료인 제한적 임상참여 허용
- 한국 의료를 알리고 외국에서 환자를 송출할 수 있는 핵심 요소인 외국의료인에 대한 전략 국가 중점 연수교육 확대 실시

* Medical Korea Academy 설립(2007~2010년 14개국 112명 연수 실시)

- 연수목적 외국의료인의 제한적 진료참여 허용을 위한 가이드라인 제정(2011. 6.) 및 연수목적 비자(D-4)에 의료기관이 포함되도록 개선 추진

⑤ 전문인력 양성 확대
- 외국인이 한국에서 느끼는 가장 불편 요소인 언어문제를 개선하기 위해 의료통역사 등 전문인력 양성을 대폭 확대

* 현장 수요를 고려 배출 인력 규모 점진적 확대(의료 통역사 연 50명 → 100명)

- 외국인환자의 언어 불편이 없도록 메디컬 콜 센터 기능을 강화하여 온라인 상담창구 개설, 전 과정 담임 상담제 구축 등 전용 상담기능 강화
- 보건 관련 학과 교육 과정에 의료 글로벌화 소양 제고 및 전문성 강화를 위한 글로벌 의료관련 학과목 개설 및 특별 프로그램 도입 등 추진

⑥ 의료기관별 외국인환자 수용성 평가
- 등록기관 증가에도 불구 외국인환자 유치에 필요한 국제적 수준의 의료 부대서비스와 인프라 구축 등 평가기제 부재
- 등록의료기관의 외국인환자 수용성 평가(가칭 5-Star) 및 정보공개 추진(비자 제도 개선)
- 메디컬 비자는 도입되었으나 제출서류가 많고 세부기준 적용이 일부 상이하여 일선에서 비자발급의 어려움 지적

- 외국인환자 유치기관이나 유치업자의 보증이 있는 경우 치료비 등 재정 입증 서류 제출을 생략하여 제출 서류간소화 추진

⑦ 비자제도 개선
- 메디컬 비자는 도입되었으나 제출서류가 많고 세부기준 적용이 일부 상이하여 일선에서 비자 발급 어려움 지적
- 외국인환자 유치기관이나 유치업자의 보증이 있는 경우 치료비 등 재정입증서류제출을 생략하여 제출서류 간소화 추진

표 9-3   13대 일반과제

① 유치업자 숙박 알선·항공권 구매 허용	문화부, 복지부
② 일반여행업자 유치업 등록요건 완화	복지부
③ 유치실적 우수 의료기관 인센티브 지원	복지부, 행안부, 문화부
④ KOTRA 해외사무소 유치업체 허용 등 해외홍보 강화	문화부, 복지부, 산자부, 중기청, KOTRA
⑤ 해외지원센터 확대 등 해외유치 역량 강화	산자부, 복지부, KOTRA
⑥ 의료기관 명칭 외국어 병행 표시	복지부
⑦ 코디네이터 국가기술자격증 도입	노동부, 문화부, 복지부
⑧ 중환자 공항내 이송 활성화	공항공사, 복지부
⑨ 국적 항공사 항공료 인하	국토부
⑩ 과도한 수수료, 덤핑 규제 등 시장 건전화	복지부
⑪ 유치실적 통계 시스템 구축 및 관리 강화	복지부
⑫ 의료관광 정책 조정 강화	복지부
⑬ 국회 계류 중인 제·개정 법안 조속 통과 지원	복지부

3 2012 의료관광 신(新)제도

1. 외국인환자 편의성 및 안전성 확보

　외국인환자 유치사업의 주관부처인 보건복지부와 문화체육관광부, 그리고 한국보건산업진흥원 등 유관기관들은 외국인환자유치사업을 더욱 활성화하기 위하여 제도개선을 추진해왔다. 먼저 '외국인환자들의 편의성 및 안전성 확보 차원'에서 의료기관의 외국인환자에 대한 원내 조제를 허용하였다.

지리적으로 낯선 외국인환자들이 약국을 찾아다니는 불편함을 해소함과 동시에 의사소통 문제로 생길 수 있는 복약지도 미흡과 의약품 오용 등을 사전에 최소화하기 위한 조치이다.

2. 유치사업자 규제완화

의료기관이 외국인환자 전용 숙박시설 신·증축시 용적률을 20% 확대 적용하고 유치사업 활성화를 위하여 여행업자에 대한 사업규제와 의료관광 관련 숙박업에 대한 규제가 완화될 예정이다. 이전에는 까다로운 조건과 절차로 인해 일반여행업자의 유치업 진입이 어렵거나 불편하였지만 손해보장보증보험 가입만으로도 일반여행업자의 유치업 등록이 가능하게 될 예정이다.

또한 유치업자의 여행업 행위가 허용되지 않아 사업활동에 제약이 많았으나, 숙박알선·항공권 구매 등 일부 여행업 행위를 허용함으로써 외국인환자의 편의성 증진과 함께 외국인환자 유치업체의 사업영역이 확대되는 효과가 있게 된다. 의료관광 관련 숙박업에 대해서는 규제 완화와 함께 지원도 함께 이루어지고 있는데, 서울시 소재 의료법인이 상업지역 또는 준주거지역 내 관광숙박시설을 신·증축할 경우에 용적률 20%를 확대 적용할 수 있도록 하였고 관광숙박시설을 설치할 때에 관광진흥기금을 통한 융자 혜택이 가능하도록 하였다.

3. 해외유치거점 강화

보건산업진흥원이 중동, 중앙아시아 등 신흥시장 진출과 해외홍보 및 유치역량 제고를 위하여 각 기관의 해외거점을 강화하였다. 한국보건산업진흥원은 기존의 3개 지역(미국, 싱가포르, 중국)의 지사에 더하여 3개소(유럽, 중동, 중앙아시아)를 증설하여 총 6개 지역에서 해외네트워크를 구축함과 동시에 현지 정보를 수집·제공하는 거점을 마련하였다. 한국관광공사는 30개 해외지사를 연계하여 현지에서 의료관광 홍보마케팅을 전개하고 있으며, KOTRA는 해외무역관 23개소를 의료산업 중점 지원센터로 지정하였다.

4. 우수 유치기관 인센티브 및 추가지원 강화

기존의 직접적인 지원방식에서 탈피하여 우수유치기관에 대한 인센티브 부여,

의료관광 전문인력양성 확대 등 사업동기를 북돋우고 고급인력을 배출하는 방식으로 유치사업자 지원을 하게 된다. 외국인환자 우수유치기관의 경우에는 실적 마일리지 제도를 도입하여 수출기업대상을 포상하게 된다.

또한 MEDICAL KOREA 글로벌 인재양성센터를 설립하여 병원국제마케팅, 의료통역사, 외국 의료인 진료코디네이터 등을 양성하게 되며, 국제진료·의료관광 코디네이터 국가기술자격증이 도입(2013년)되어 의료기관과 유치업체가 공인된 인력을 공급받게 된다. 끝으로 한국의료의 국제적 인지도를 제고하기 위하여 외국의료인 초청 연수를 확대하게 된다. 구체적으로 연수목적의 외국의료인의 제한적 진료참여 허용을 위하여 가이드라인을 마련하고 관련 비자를 개선할 예정이다.

표 9-4 의료관광 신제도 현황요약(2012년)

제도개선 주안점	세부내용
① 외국인환자 편의성 및 안전성 확보	• 외국인환자 원내조제 허용 • 메디컬 비자 발급심사 시 제출서류 간소화 • 외국인환자 항공료 할인 혜택(국적 항공사) • 외국인환자에 대한 공항 내 이송체계 확립 • 의료분쟁조정중재원 설립 • 의료기관별 외국인환자 수용성 평가 • 의료기관 외국어명칭 병기
② 유치사업자 규제완화 (예정)	• 손해보장보증보험 가입만으로도 일반여행업자의 유치업 등록 가능 (예정) • 숙박알선·항공권 구매 등 유치업자의 일부 여행업 행위 허용 (예정) • 서울시 소재 의료법인 상업지역·준주거지역 내 관광숙박시설 신·증축 • 시용적률 20% 확대 적용 • 관광숙박시설 설치 시 관광진흥기금 융자 혜택
③ 해외환자 유치 해외 거점 및 이미지 강화	• KOTRA 해외무역관(23개소) 의료산업 중점 지원센터 지정 • KBC 수출 인큐베이터에 의료관련 업체 입주 지원 • 한국보건산업진흥원 해외지사 3개소(유럽, 중동, 중앙아시아) 증설 • 한국관광공사 해외지사(30개소) 연계한 의료관광 현지 홍보 마케팅 • 외국의료인 초청 연수 확대
④ 우수 유치기관 인센티브 및 지원강화	• 외국인환자 우수유치기관 인센티브 부여 • 의료관광 전문인력 양성 확대 • 국제진료·의료관광 코디네이터 국가기술자격증 도입

출처: 보건산업동향(2012년 3월호) 재구성.

제3절 문제점

대한민국 의료관광산업은 2009년 의료법 개정과 함께 본격화된 이후로 2009년 6만 명이었던 외국인환자 유치실적이 2011년에는 12만 명을 넘어서는 수준까지 발전·면모를 보이지만 여전히 우리나라 의료관광체계는 아직 미흡하다. 본 장에서는 이러한 우리나라 의료관광시스템의 전반적인 문제점을 9가지로 간추려 보았다.

1 국가지원시스템의 부족

전반적으로 국가에서 의료관광산업을 신성장동력산업으로 인정하고 대하는 분위기의 조성이 미흡하다. 여전히 의료관광이 갖고 있는 산업으로서의 잠재력과 경제적 중요성을 간과하고 있고, 의료관광에 대한 관련 업계 및 정부의 인식부족으로 상품개발이나 지원정책이 경쟁국들과 비교할 때 상대적으로 미약한 수준이다.

2 의료서비스 관리시스템 부재

의료서비스는 여러 가지 변수가 존재하지만 표준화된 평가체계를 통해 평가되며, 그 결과가 국제사회에서 공정하게 인정받게 되었을 때, 적정한 의료서비스 가격이 책정되게 된다. 하지만 우리나라는 의료서비스에 대한 국제인증이 부족한 측면도 있으나 이보다는 의료서비스의 질을 관리하고자 하는 정부의 노력이나 개별병원의 인식이 형식적인 것이 더 큰 문제이다.

3 마케팅 및 홍보부족

국내의료진의 높은 자질과 선진국 수준의 기술을 강조하고 있으나 어떤 부분에서 경쟁력이 있는지 과학적인 증거가 확보되어 있지 않을 뿐만 아니라 이를 알리는 홍보전략이 미비하며, 세계 의료시장에서의 국내 의료서비스에 대한 대외 인지도는 낮은 실정이다.

또한 다국어 홈페이지 구축 및 운영, 문진표, 안내문, 홍보 책자 발간 등 기초 홍보자료도 부족하다. 그 결과 세계 의료보험회사들은 태국 국제병원 등의 A⁺ 등급에 비해 우리나라의 병원에 대해서는 C⁺ 등급에 불과한 평가를 내리고 있는 것으로 나타났다.

4 국가차원의 통합시스템 부족

의료관광에 대한 국가 통합시스템이 절실하다. 의료관광의 주무부처인 문화체육관광부 및 보건복지부의 역할분담 및 협조체계 확립되어 있지 않으며, 해외환자 유치, 해외홍보, 의료관광상품 개발 등 의료관광 관련 활동이 지자체·관련협회·의료기관별로 개별적이고 산발적으로 진행되어 관련 주체들 간의 의사소통이 원활하지 않은 실정으로 사업 추진의 효율성을 위해서는 정부 및 관련기관과의 협력체계 구성이 필요하다. 싱가포르의 경우 통합홍보를 위한 전용 홈페이지(www.singaporemedicine.com)가 구축되어 가격조회 및 예약이 원스톱으로 이뤄지고 있어 효율적인 의료관광객 관리가 선행되고 있다.

5 네트워크 및 소통부족

의료관광산업은 다양한 산업이 유기적으로 연관되어 있고 모든 이해관계자의 협조와 협력으로 움직여야 그 시너지가 효과적으로 나타나게 된다. 하지만 우리나라의 경우, 의료관광산업을 다루는 정부의 권한이 분산되고 제도적 지원체계가 미흡하여 이러한 시너지를 구축하기보다는 성과를 올리려는 각 기관의 노력이 갈등과 문제를 초래하는 등 근본적인 기반구축을 위한 총체적인 네트워크는 부재상황에 있다.

6 불분명한 표적시장

태국과 싱가포르에 비해 의료관광에 뒤늦게 뛰어든 우리나라의 경우, 기존 경쟁국대비 틈새시장에 집중하는 것이 필요하다. 하지만 중국과 러시아 및 그 밖의 중앙아시아 시장에서 우리나라는 기존 경쟁국들이 보여준 마케팅 기법에 안주하거나 일회적인 퍼포먼스식 행사에 급급한 실정이다.

7 진료 외 서비스 보완필요

의료관광 수익은 반드시 진료서비스에 국한되지 않는다. 기존 의료서비스의 수익 또한 진료 외 서비스에서 창출되는 측면이 강하고 이러한 부대서비스가 원활히 제공될 때, 환자의 만족도가 올라가게 된다. 이는 결국 진료수익으로 연결되게 되는 것이다. 현재 의료관광전담 직원을 배치하고 전문용어와 의학용어를 현지어로 능숙하게 활용할 수 있는 병원 전문인력이 부족한 실정이다.

그 밖에도 야간 콜센터, 외국인환자의 문화에 부응하는 음식·종교·숙박 제공 등과 같은 서비스가 아직 미흡하다. 결국 진료서비스에 집중하는 만큼 진료 외 서비스를 통해 환자의 만족도를 증폭시킬 수 있는 세분화되고 전략화된 서비스 제공이 필요하다.

8 명확한 진료가격의 부재

오랫동안 우리나라 의료시스템의 강제수가제도로 인해 의료서비스에 대한 적정가격산정이 의료기관 입장에서 여전히 부자연스럽다. 이러한 현상이 외국인 진료가격 산정에서 그대로 나타나 현재 우리나라를 방문하는 외국인환자에 대한 진료가격은 제각각이다. 이에 대한 정부의 통일된 가격 정책은 없다.

결국 여러 가지 혼선과 불만사항들이 여기저기서 나오게 되면서 자칫 우리나라 의료기술에 대한 신뢰성에도 의문을 제기할 수 있는 소지가 있으며, 자연히 경쟁력 약화에도 영향을 미칠 수 있을 것으로 여겨진다.

9 의료관광 지원제도 미흡

2010년부터 메디컬 비자제도가 시행되면서 우리나라를 방문하는 외국인환자의 편의성이 증대되었다. 하지만 본 비자를 통해 입국하는 경우는 드물다. 대부분 관광비자를 통해 입국 후 의료서비스를 받는 경우가 비일비재하다. 또한 외국 보험사에 대한 보험급여청구시스템의 지원이 일부 병원에 국한된 서비스에 머무르고 있다.

제 10 장
원무관리

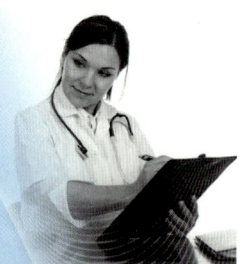

제1절 원무관리의 개념

원무란 병원사무(病院事務)를 줄여서 사용하는 용어이며, 유사한 개념으로 일본에서는 "의료에 관한 사무"라 하여 의사업무(醫事業務)라는 용어를 사용하기도 한다. 사무란 조직(병원) 내외의 업무와 관련하여 발생되는 다양한 제반 내용을 기록, 계산 분류, 정리 등의 작업을 수행함으로써 발생한 사실 중에서 조직 활동에 필요한 자료를 수집하고 처리하며 분석 혹은 전달하는 과정의 정보처리 활동으로 정의하고 있다.

표 10-1 원무관리의 개념정리

구 분	주요내용
① 광의의 원무관리	• 병원 내 모든 기능에 대한 정보 결합을 통해 종합적인 기능이 발휘되도록 연결기능 수행 • 각 기능의 업무의 효율적 수행으로 사무능률 향상 • 업무 계획, 조직, 지휘, 조정·통제하는 제반 활동으로 모든 사무를 다룸
② 통상적 원무관리	• 병원의 사무활동 중 신속하고 편리한 환자진료를 위한 제반 수속절차 • 진료체계와 진료와 관련한 진료비관리 및 의료진의 진료지원업무를 관리
③ 업무범위	• 병원이용자들이 내원하여 귀가할 때까지의 모든 제반 행정 업무를 수행 • 외래진료접수, 외래진료비계산, 수납, 진료예약, 입·퇴원 수속, 입원진료비계산, 본인부담진료비 청구·수납 ·정리, 입원환자의 병실이동과 진료와의 전환정리, 기관부담 진료비의 청구, 입금에 따른 정리절차 포함

관리란 일정한 조직자체의 발전을 비롯하여 조직의 주어진 목표를 달성하기 위하여 가능한 인적, 물적인 모든 자원과 다양한 활동을 통하여 성과를 향상시키려는 노력이다. 결국, 원무관리란 병원업무와 관련된 사무관리로 병원의 목적달성을 위해 합리적으로 수행할 수 있게 하는 일체의 활동인 것이다.

제 2 절　대상범위

원무관리의 대상범위는 '의료서비스 이용자와의 접촉 정도'에 따라 기능적으로 구분된다.

표 10-2　원무관리의 업무구분

구 분	내 용
① 창구현장 업무	환자와 직접 접촉하여 즉시 처리가 필요한 서비스 접점의 진료접수, 진료비계산 및 수납, 그리고 제증명 발급 및 안내업무 등 고객과 직접 접촉하는 기능
② 창구관리 업무	창구현장업무를 원활하게 수행할 수 있도록 지원하는 기능을 포함하여 사후에 관리하는 의무기록관리, 신료처방제도, 환자고충(애로)처리, 진료비청구, 미수금 관리와 병상관리 등의 업무를 포함
③ 전반관리 업무	환자의 진료 및 진료비와 관련된 병원만의 고유사무로 원무관리 전반에 관한 기획 및 통제기능을 포함하여 진료행정, 수가관리, 의료보장제도관리, 여러 가지 통계의 작성·분석 및 보고 등을 포함

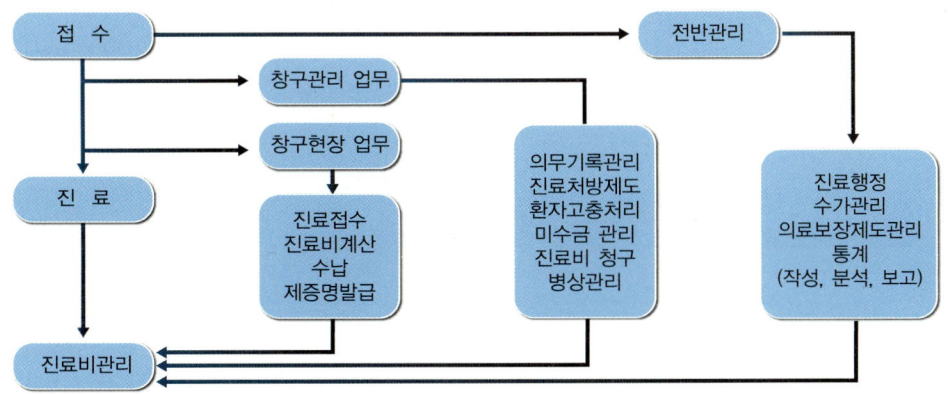

그림 10-1　원무관리 내용

1 고객관리
- 그룹 분류, 그룹 설정, 수정, 삭제 기능
- 개인별 관리내역, 처방내역, 수납내역 등의 이력관리
- 원하는 지정일 알람기능
- 고객의 기본 정보 등록 기능
- 개인별 진료차트 출력기능
- 개인별 담당의, 담당코디 지정기능

2 고객통계
- 담당의, 담당 코디별 고객 통계 기능
- 성별, 지역별, 연도별 등 옵션에 따른 내역별 통계
- 그룹분류에 따른 통계 기능

3 일정관리
- 월별/주별/일별 예약 및 치료현황을 체계적으로 관리
- 투데이 목록에 해당 고객의 예약, 기념일, 연락일 체크
- 시간대별 예약현황 출력 및 관리

4 연락주기
- 주기적으로 관리해야 할 고객 대상으로 연락주기 설정
- 반복적으로 관리해야 할 진료과목에 대해서 기간반복 기능
- 진료 후 주기에 해당되면 자동으로 투데이 목록에 리스트 출력
- 진료내역별 일간, 주간, 월간, 년간

5 서식관리
- 고객 진료차트 출력 및 관리
- 약품관리, 묶음(약속)처방 관리
- 진료에 따른 처방전 및 관리
- 각종 진단서, 소견서, 영수증 등 병원서식 모음

6 SMS/Mail
- 예약고객들에 대한 사전 SMS예약발송(1일 전, 2시간 전 외)
- 그룹별, 등급별로 주기적인 발송 및 관리

7 홈페이지
- 오버추어 광고 분석 통계 제공
- 홈페이지 연동 회원관리, 게시판관리 및 페이지 관리
- 홈페이지 게시판 및 각종 상담, 예약시 자동알림(팝업) 기능
- 홈페이지 접속 통계 제공

8 회계관리
- 고객 수납에 따른 매입/매출관리
- 월별 결제 수단별 진료수입, 진료지출 정산
- 담당의, 담당 코디별 1일 정산
- 관리등급별 정산 페이지 접근 제한

9 원내공간
- 원내게시판을 통한 원내 커뮤니티 활성화
- 구매요구서 및 병원에 필요한 물품요청 기능
- 개인별 일정관리 기능 및 일정공유 기능

10 환경설정
- 병원기본정보 설정 기능
- 관리회원 입력 및 관리

출처 : 네이버카페 http://cafe.naver.com/sistjava3/12 , 2012.10.21.

그림 10-2 병원활동의 기능 구분

제3절 원무관리자의 역할

원무관리는 설립자가 시설과 장비를 마련하고 의료진 등의 인력을 채용하여 의료서비스 이용자인 환자를 진료하는 과정에서 발생되는 업무로서 설립자와 의료진, 그리고 고객과의 사이에 발생되는 업무이다.

표 10-3 원무관리자 역할구분

수여 대상	주요 내용
① 환자	최대한 시간과 노력을 절약하여 쉽고 편안하게 양질의 진료를 받을 수 있도록 인적·물적·시스템 요인의 결합을 통한 제반 수속이나 절차 등의 편의를 제공, 적정한 진료를 받을 수 있도록 하는 역할을 수행
② 창구관리 설립자	적정이윤의 확보 및 조직의 유지·발전을 위한 적정한 수가관리와 진료비 산정 병원의 유지·존속에 필요한 적정이윤의 확보는 필수적이며, 지속적인 의료서비스 제공을 위해 병원의 존재가치를 높일 수 있도록 함
③ 의료진	진료업무를 원활하게 수행할 수 있도록 인적 서비스의 제공, 진료절차 시스템 제공으로 환자진료에 편의성을 지원

병원의 내·외부 이해 당사자 사이에는 복잡한 이해관계가 발생되기 마련이다. 따라서 원무관리자는 이용자가 저렴한 진료비를 부담하는 대신에 최고의 의료서비스와 충분한 진료를 편리하게 이용할 수 있기를 요구하고 보험이 적용되지 않는 비급여 등을 포함하여 의료서비스의 질과 양에 더 많은 것을 요구하게 됨으로써 여러 가지 갈등 상황이 발생할 때, 이들 당사자들의 이해관계를 항상 염두에 두고 공정한 입장에서 업무를 수행하고 병원의 이해관계자 모두가 만족할 수 있는 방안을 모색하는 태도가 중요하다.

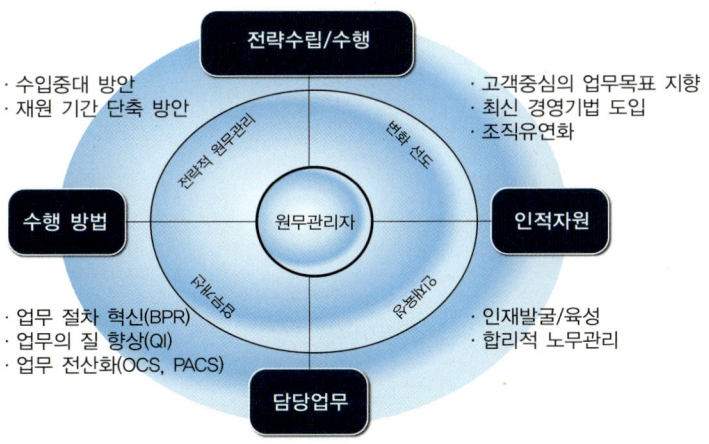

그림 10-3 원무관리자의 역할

제 4 절 원무관리자의 기본요건

복잡한 사회보장제도와 의료의 발전, 그리고 대형병원의 출현에 따라 원무업무는 전문화·분업화가 진행되어 분야별 전문성이 증가하고 있다. 원무관리자는 병원이용자인 고객과 개설자 및 의료진의 3자 관계를 상호 조정할 수 있는 필요한 기본적인 요건을 갖추어야 한다.

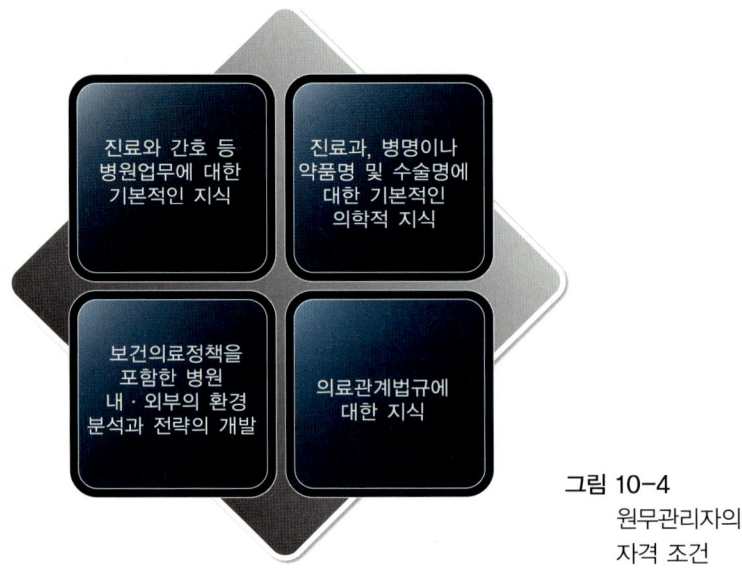

그림 10-4
원무관리자의
자격 조건

제 5 절 외국인환자대상 원무관리 특성

1 입 원

통상적으로 국내환자의 입원은 질병이나 부상의 치료를 위해 소정의 절차에 따라 병원에서 24시간 수용되어 계속적인 진료를 받는 환자를 진료하는 것으로서, 병원의 규모가 클수록 입원중심의 진료를 담당하고 있다. 입원료는 정오(낮12시)를 기준하여 산정하며, 진료상의 목적으로 병원에서 6시간 이상 진료하였을 경우에도 입원으로 간주한다.

진료목적에 의해 06시 이전에 병원에 입원하거나 18시 이후에 퇴원하는 경우에는 당일 입원료의 50%를 산정할 수 있게 된다. 하지만 외국인환자의 경우, 90% 이상의 환자가 외래환자이며, 입원의 경우 통상적인 국내수가에 의존하기보다는 비급여환자로 다루게 되어 기존 입원수가를 준용할 수 없게 된다.

2 외래 진료

외국인환자의 외래진료는 대부분 예약진료에 의해 이뤄진다. 하지만 외래진료의 경우, 부상이나 질병의 진단 또는 치료를 위해 병원을 방문하여 입원하지 않고 당일 간단하게 다양한 의료서비스를 받고 귀가하기 때문에 외국인의 경우에도 병원에 따라서는 여러 가지 애로사항이 발생하게 된다. 실제 외국인환자의 입원만족도에 비해 외래진료 만족도가 낮은 이유는 예약진료가 아닌, 당일접수인 경우가 많기 때문이다.

관광을 이유로 방문하여 간단한 시술이나 외래진료를 받게 되는 경우에는 국내환자와 진료동선과 시간이 겹치면서 많은 불만이 쌓이게 되는 것이다. 현재는 외국인환자에 대한 의약분업 예외조항이 생겨났지만 그 이전까지 외래진료와 조제가 불일치한 부분에 대한 불만접수가 상당히 많았다.

3 응급환자

응급환자란 질병·분만·각종 사고 및 재해로 인하여 부상이나 기타 응급한 상태에서 "즉시 필요한 응급처치를 하지 아니하면 생명을 보존할 수 없거나 심신상 중대한 위해가 초래될 것으로 판단되는 환자"를 말한다. 특별히 외국인환자는 응급환자 비율이 거의 없는 경우가 많아, 외국인환자 케어에 있어서 응급조치가 늦어지는 경우가 허다하다. 특별히 외래진료시간 이후에 통역사나 코디네이터 없이 벌어지는 돌발상황이 많아 병원입장에서 이에 대한 각별한 주의가 요망된다.

4 건강검진

건강검진은 예방의학활동의 하나로 외국인 진료가운데 가장 선호되는 분야이다. 하지만 이에 대한 의료기관의 운영 실태는 빈약하기 그지없다. 실제 외국인 전문검진센터는 국내 몇 군데에 불과하며, 이마저도 외국인 문화에 익숙하지 못한 일부 병원 및 검진기관에 의해 부정적인 이미지가 굳어지고 있다.

사실상 검진은 의료사고에서도 비교적 자유로운 관계로 외국인환자를 대하는 데 있어 가장 원무적 관리 부담이 적은 분야이기도 한 만큼, 이에 대한 원무관리의 숙련도와 관심이 요구된다.

5 편의제공

1. 수납 편의

2012년 1월 서울아산병원은 외국인 환자의 편의를 위한 결제시스템을 도입하였다. 외국인환자의 수납 편의를 위해 '자국통화환전(DCC) 및 중국 은행카드 결제' 등 다양한 결제수단을 제공하여 최적의 결제 서비스를 제공할 수 있도록 했으며 현재 신용카드, 가상계좌, Open-Card, 지로, 무통장 입금, 소액의 진료비는 휴대폰 결제도 가능하게끔 다양한 수납 방식을 활용하고 있다.

① 오픈카드 시스템(open card system)
환자들이 결제할 신용카드를 최초 등록 후, 당일진료 및 검사 최종단계에서 한 번만 카드 결제하면 모든 수납이 종료되는 제도

OPEN CARD의 장점
① 원무팀 창구업무 간소화로 빠른진료 가능
② 진료 및 검사 후 수납이 가능하여 불필요한 대기시간 단축
③ 이동 동선이 짧아져 편리하게 진료 가능
④ 하나의 카드로 가족의 진료비를 납부할 수 있어 결제 편리
⑤ 두 개과 이상 진료시 한 번의 수납으로 불편함 최소화
⑥ 후불 결제가 가능하며 필요시 영수증을 FAX 및 우편으로 받아 볼 수 있어 편리

② 자국통화환전(DCC) 결제 시스템

외국인환자가 비자(VISA)나 마스터카드(Master Card) 등 해외카드로 결제할 때 결제통화를 선택할 수 있는 서비스이다. 가령, 원화와 더불어 US달러, 일본 엔, 유로, 영국 파운드, 홍콩 달러, 타이완 달러, 싱가폴 달러, 캐나다 달러, 호주 달러, 태국 바트, 러시아 루블 중 하나의 통화를 선택할 수 있으며, 환율변동 없이 확정환율을 적용한 결제가 가능하나 소정의 수수료가 발생한다.

2. 진료 대기 편의

외국인환자의 진료 대기시간을 줄이는 편의를 제공하기 위해 3교대를 통한 진료, 토요일 수술 등 다각화된 업무관리를 진행한다. 인하대병원 국제진료센터는 진료시간을 연장하여 해외환자의 진료 편의제공을 위한 맞춤형 서비스를 제공한다.

표 10-4 원무관리 업무영역

세부 업무	화면	화면 설명
1. 코드 관리	① 공휴일관리	공휴일관리 담당자가 공휴일을 등록, 조회한다.
	② 조합기호관리	조합기호관리 담당자가 조합기호 관련 사항을 등록, 변경, 삭제, 조회한다.
	③ 즐겨찾기 주소관리	인터넷 즐겨찾기 주소관리
	④ 산정특례 코드관리	산정특례 코드를 관리한다.
	⑤ 병원별 코드관리	병원별 대표정보를 관리한다.
	⑥ 보험유형관리	보험유형 코드에 대한 관리를 한다.
	⑦ 의약분업 예외코드관리	의약분업예외 코드 정보에 대한 조회, 변경, 인쇄 작업을 수행할 수 있다.
	⑧ 계정코드관리	의약분업예외 코드관리 담당자가 의약분업 예외사유 코드를 관리한다.
	⑨ 수입항목관리	수입항목 관련 사항을 등록, 변경, 삭제, 조회한다.
	⑩ 가야 할 장소 코드관리	가야 할 장소관리 담당자가 가야 할 장소 관련 사항을 등록, 변경, 삭제, 조회한다.
	⑪ 병동/병실관리	병동/병실 마스터 관리업무를 트리 메뉴로 보여준다. 병동 마스터, 병동별 주진료과 마스터를 조회, 저장, 인쇄한다.
	⑫ 병동별 창구관리자관리	수납창구별 담당자 정보를 조회, 저장, 인쇄한다.

(계속)

세부 업무	화면	화면 설명
2. 환자관리	① 환자 추가정보	환자정보공개여부/국제수가적용여부/예약알림 서비스 수신거부/메일 수신거부/모바일 서비스 수신거부여부 및 의약분업 예외사항에 대한 조회 및 변경작업을 수행한다.
	② 환자 알림 메시지	환자에 대한 주요 알림 사항을 관리한다.
	③ 환자 진료의뢰서 관리	환자의 진찰권번호에 해당하는 진료의뢰내역을 조회하고, 신규진료의뢰내역을 추가, 수정한다.
	④ 산재/자보 환자관리	환자의 산재/자보 관련 내역을 조회 및 수정 처리한다.
	⑤ 진찰권번호관리	한 개 이상의 등록번호를 가진 환자의 등록번호를 조회하여, 환자등록번호를 변경 또는 병합한다.
	⑥ 고객정보관리	VIP고객 및 홍보대사 등 중요고객의 정보를 관리한다.
	⑦ 고객 조회	VIP 고객유형에 해당하는 고객 리스트를 조회한다.
3. 외래관리	① 외래접수	외래환자에 대하여 외래진찰내역을 등록하고, 외래진찰료를 수납한다.
	② 장애진단 접수	장애진단 접수내역을 등록/조회/수정한다.
	③ 건강검진 접수	건강검진 접수등록을 한다.
	④ 수탁검사 접수	수탁검사 접수등록을 한다.
	⑤ 외래예약 조회	환자 등록번호 및 변경 전 예약기간에 해당하는 예약처리 이력을 조회하고 출력한다.
	⑥ 접수/예약 이력조회	환자 등록번호 및 변경 전 예약기간에 해당하는 예약처리 이력을 조회하고 출력한다.
	⑦ 진찰권/초진기록지 재발행	초진기록지 및 진찰권을 재발행한다.
	⑧ 진료스케줄	진료의 별로 진료 스케줄을 관리한다.
	⑨ 휴대진관리	진료의 별로 휴대진 관리를 한다.
	⑩ 외래수납	외래수납 담당자가 당일 진료내역 및 미래 예약건 등에 대한 수납을 한다.
	⑪ 외래 영수증 재발행	접수/예약담당자는 영수증 재발행 대상을 조회하여 출력한다.
	⑫ 외래수납 조회/취소	내원번호별 외래수납건에 대한 상세조회를 수행한다. 내원번호별 수납취소를 수행한다.
	⑬ 기타 수납	기타수납의 입금처리 수행
	⑭ 정산입금 관리	외래수납 담당자가 당일 수납된 금액의 일부를 가입금 하거나 최종 마감시에 정산입금을 한다.
	⑮ 환자별 처방내역조회	처방일자기간 내의 처방내역에 대한 상세 조회를 수행한다.

(계속)

세부 업무	화면	화면 설명
3. 외래관리	⑯ 가정간호 수납내역 조회	수납일자기간 내의 가정간호 수납건에 대한 정보를 조회한다.
	⑰ 처방일자별 미수납현황	외래수납 담당자가 미수납 된 처방 현황을 조회한다.
	⑱ 미수납진료비 회수현황	외래수납 담당자가 미수납 된 건의 현황을 조회한다.
	⑲ 의료급여 고액진료 환자 조회	의료급여 고액진료환자 리스트를 조회한다.
	⑳ 본인부담 진료미수금내역 조회	외래 본인부담 진료 미수금을 조회한다.
	㉑ 환자별 개인미수내역 조회	개인미수내역을 조회한다.
	㉒ 신용카드 현금반환내역 조회	반환일자와 센터코드를 입력 한 후 외래신용카드 현금반환내역을 조회한다.
	㉓ 수탁검사 내역 조회	등록번호와 처방일자를 입력한 후 수탁검사내역을 조회한다.
4. 입원관리	① 입원등록	입원원무과 입원계의 등록 담당자가 입원접수내역을 등록, 변경, 삭제, 조회한다.
	② 신생아 입원등록	분만실에서 신생아 정보등록시 자동입원등록 처리를 수행한다.
	③ 입원보증인관리	입원환자에 대한 보증인정보를 조회/수정 관리한다.
	④ 병실배정	입원환자에 대한 병실배정작업을 한다.
	⑤ 입원진료비 계산	입원진료비를 계산하고, 감액 미수 등을 설정한다.
	⑥ 입원진료비 수납	입원진료비를 수납하고, 퇴원시에 외래수납도 할 수 있도록 설정한다.
	⑦ 퇴원수납대상 조회	퇴원수납대상자를 조회한다.
	⑧ 입원진료비 각종조회	입원진료비 관련 각종 조회화면의 모음이다.
	⑨ 입원 영수증 재발행	영수증 재발행 대상을 조회하여 출력한다.
	⑩ 보험사항관리	보험사항에 대한 상세 정보를 조회/변경한다.
	⑪ 전과전실관리	입원 원무담당자 또는 응급실 원무담당자가 재원환자의 전과전실관리를 위해 사용한다.
	⑫ 병실정보 조회	병동,병실별 배정현황을 조회한다.
	⑬ 입원조회	입원대기환자, 재원/입원/퇴원, 성명/등록번호별/주민번호별 조회를 한다.
	⑭ 퇴원예정자 조회	특정 퇴원예정일 기간 및 등록번호, 이름,병동,담당자에 따른 퇴원 예정환자를 조회한다.
	⑮ 일별/센터별 전과전실 조회	입원시스템 사용자가 일별로 발생된 전과 및 병실 이동 현황을 조회한다.

(계속)

세부 업무	화면	화면 설명
5. 응급실 관리	① 응급실 접수	응급실 원무담당자가 3교대 업무교대시 업무인계사항을 관리하기 위해 사용한다.
	② 응급실 진료비 계산	응급실 진료비 계산을 수행하고, 감액 및 미수를 설정한다.
	③ 응급실 진료비 수납	응급실 진료비 수납을 한다.
	④ 응급실 도착시간 관리	응급실에 환자가 도착하면 이 화면을 열어 환자를 찾거나 인적사항을 입력한 후 응급실도착 버튼을 클릭하면 환자의 도착시간을 등록한다. 조회, 변경, 인쇄가 가능하다.
	⑤ 교대근무일지	응급실 원무담당자가 3교대 업무교대 시 업무인계사항을 관리하기 위해 사용한다.
	⑥ 응급진료센터 가용병상 전송	응급실 원무담당자가 서울 응급의료센터로 가용병상을 전송하기 위해 사용한다.
	⑦ 고액처방확인	고액처방(CT/MRI/초음파) 확인
	⑧ 응급실환자 조회	응급대상환자 명단 내역을 체류시간별, 접수취소별, 보적사항변경별로 조회 및 인쇄한다.
6. 기타 조회	① 대진현황 조회	각 업무별 담당자가 대진현황(외래/입원, 일별, 과별, 주치의별)을 조회할 때 사용한다.
	② 인적사항 조회	환자명이나 주민번호로 환자정보를 조회한다.
	③ 최근 내원일 조회	환자의 최근 내원일 내역을 조회한다.
	④ 통합내원내역 조회	환자의 통합내원내역에 대한 조회를 수행한다.
	⑤ 환자보험사항 조회	환자 등록번호를 입력하여 보험이력사항을 조회한다.
	⑥ 환자상병 조회	환자등록번호, 처방년월진료과, 수납완료건으로 해당 조회범위에 해당되는 상병내역을 조회한다.
	⑦ 등록번호 이력 조회	등록번호의 변경이력을 조회한다.
	⑧ 인적사항 이력 조회	처리일자 이후의 인적사항변동(환자명, 주민등록번호)에 대한 변동내역을 조회한다.
	⑨ 우편번호 조회	동명으로 우편번호를 조회한다.
	⑩ 직원/직계가족 조회	환자명, 주민번호명으로 직원가족 여부를 조회한다.
	⑪ 외래수익통계	외래수익통계자료를 생성한다.
	⑫ 입원수익통계	입원수익통계자료를 생성한다.
	⑬ 일일진료실적	일일진료실적을 조회한다.

(계속)

세부 업무	화면	화면 설명
7. 신체감정	① 신체감정 신청	신체감정내역을 신규등록하고 배정한다. 기등록된 내역을 조회하여 수정/삭제한다.
	② 신체감정 조회	신체감정내역을 조회한다.
	③ 신체감정의뢰서 출력	신체감정의뢰서를 출력한다.
	④ 신체감정 문서접수부	접수기간 및 접수번호에 해당하는 신체감정접수내역을 조회하고, 신체감정접수내역을 출력한다.
	⑤ 신체감정 리스트	기간(배정일/감정일/완료일)과 진료과, 의사에 해당하는 신체감정 내역을 조회한다.
8. 진단서/제증명	① 진단서 발급	진단서를 발급한다.
	② 진단서 발급현황 조회	외래/입원창구 담당자가 환자의 진단서 발급현황을 조회하고, 재발행 / 발행취소한다.
	③ 진단처방 조회	진단서발급 담당자는 조회조건 (진찰권번호, 처방일, 처방과)을 설정하여 진단처방내역을 조회한다.
	④ 상병코드 누락건수 조회	기간에 해당하는 상병코드누락건수를 조회한다.
	⑤ 납입증명서 발행	조회조건에 해당하는 납입내역을 조회하고, 납입증명서를 발행한다.
	⑥ 과별납입내역 조회	제증명 발급 담당자가 과별납입내역을 조회, 출력한다.
	⑦ 입퇴원증명서 발행	입퇴원내역을 조회하고 입퇴원확인서 또는 입원확인서를 발행한다.
	⑧ 통원증명서 발행	통원내역을 조회하고, 통원증명서를 발행처리한다.
	⑨ 영문증명서 발행	제증명발급 담당자가 영문증명서를 조회하고, 필요시 금액을 조정한 경우에 발행한다.
	⑩ 인터넷 발급신청 조회	제증명발급 담당자가 인터넷 발급신청내역을 조회한다.
	⑪ 증명서 발급취소	제증명 발급 담당자가 이미 발행한 증명서의 발행을 취소한다.
	⑫ 증명서 발급대장	증명서발급내역을 조회하고, 증명서발급대장을 출력한다.
9. 의료협력	① 회신용 봉투/라벨 발행	협력병원 발송용 라벨을 출력하기 위해 병원명, 의사명, 지역구분으로 협력관계를 맺은 병원정보를 조회하고, 출력대상을 선택한 후 발행을 한다.
	② 협력병원 관리	협력병원 관계를 맺은 외부 병원과 의료진의 정보를 변경/조회/삭제 관리한다.

출처 : S의료원 자료 재구성(2008)

제 6 절 원무관리의 필요성

원무관리는 의료의 제공 주체인 병원의 대형화와 전문화에 따라 그 업무의 양이 기하급수적으로 늘어나고 있다. 더불어 의료기관의 영역이 진료라는 분야에 국한되는 예전과는 달리, 의료외적인 분야와 연계되면서 원무관리의 필요성과 제 전문가적 요소가 증가하게 되었다.

1 의료기관의 대형화

우리나라의 병원진료는 입원보다는 외래 위주였으나 재벌병원이 병원산업에 진입하면서 병원의 규모를 중시하고 입원 위주의 병상가동을 선호하게 되었다. 즉, 1990년대 이전에는 주로 1,000병상 이하였으나 1990년대 후반에 이르러 1,000병상 이상인 병원들이 계속 증가하였다. 따라서 수용시설의 확대는 진료를 포함하여 침대와 식사를 제공할 수 있어야 하며, 환자관리를 포함한 모든 업무가 24시간 동안 지속적으로 제공되고 있다.

일반적으로 병상수가 증가하게 되면 진료과목이 늘어나고 다양한 의료서비스가 추가된다. 예를 들어 120병상 규모의 병원이 250병상으로 증설되면 여러 진료과목이 추가로 개설되고 영상의학진단이나 임상검사종목 등도 늘어나게 된다. 그 결과 병원의 조직은 더욱 복잡해지게 되어 규모의 차이는 진료능력수준의 차이로 나타나고 있다.

병원규모의 확장과 환자수의 증가는 전반적인 업무량이 늘어나는 요인이 된다. 이러한 업무량의 증가는 직원수가 늘어나는 직접적인 요인으로 작용함은 물론, 분업화와 전문화를 요구하게 되고 업무수행상의 통제기능을 필요로 하게 되었다.

이에 따라 환자진료와 진료비에 관한 업무가 일반 관리업무에서 분리되어 별도의 진료비관리 및 청구에 따른 원무관리의 필요성과 효율적인 관리가 요구되기에 이르렀다.

표 10-5 의료기관 병상수 증가추이

(단위 : 개소)

연 도	총 병상수	인구 천 명당 병상수			
		전체	종합병원, 병원	의원, 조산원	치과, 한방병원
2004	353,289	7.4	5.2	1.9	0.2
2005	379,751	7.9	5.7	2.0	0.2
2006	410,581	8.5	6.3	2.0	0.2
2007	450,119	9.3	7.1	2.0	0.2
2008	478,645	9.8	7.6	2.0	0.2
2009	498,645	10.2	8.1	1.9	0.2
2010	523,357	10.7	8.7	1.8	0.2

자료 : 보건복지부 의료기관정책과, '의료기관실태보고'
주) 병원 : 일반병원, 요양병원, 결핵 한센, 정신병원 등의 특수병원, 의원 : 산업체의 부속의원 포함.

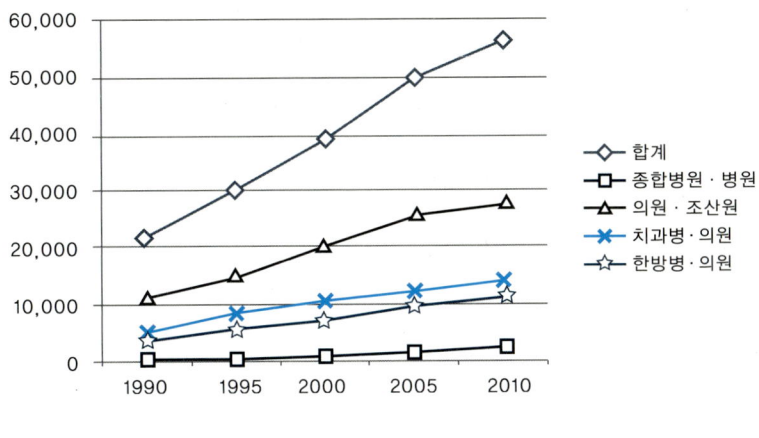

그림 10-5 의료기관 수 추이

대학병원의 진료전문화

가정의학과

건강의학과

내과
- 감염내과
- 내분비내과
- 노년내과
- 류마티스내과
- 소화기내과
- 신장내과
- 심장내과
- 알레르기내과
- 종양내과
- 혈액내과
- 호흡기내과

마취통증의학과

방사선종양학과

병리과

비뇨기과

산부인과

성형외과

신경과

신경외과

안과

영상의학과

외과
- 간담도췌외과
- 간이식및간담도외과
- 대장항문외과
- 위장관외과
- 유방내분비외과
- 일반외과
- 혈관외과

응급의학과

의공학과

이비인후과

임상약리학과

재활의학과

정신건강의학과

정형외과

진단검사의학과

치과
- 교정과
- 구강악안면외과
- 보존과
- 보철과
- 치주과

피부과

핵의학과

흉부외과
- 성인심혈관외과
- 폐심도외관

소아청소년병원
- 소아청소년 내분비대사과
- 소아청소년 신장과
- 소아청소년 호흡기알레르기과
- 소아청소년 신경과
- 소아청소년 소화기 영양과
- 소아청소년 중환자과
- 소아청소년 일반과
- 소아청소년 종양혈액과
- 소아청소년 심장과
- 소아청소년 감염과
- 신생아과
- 소아청소년 정신건강의학과
- 소아외과
- 소아청소년 심장외과
- 소아청소년 정형외과
- 소아청소년 신경외과
- 소아청소년 비뇨기과
- 소아청소년 재활의학과
- 소아청소년 영상의학과
- 소아천식아토피센터
- 의학유전학과

심장병원
- 심장내과
- 심장외과
- 혈관외과

2 의료조직의 전문화

의료기술의 발전은 진단과 치료에 대한 의술 자체뿐만 아니라 의료분야별 전문화도 촉진시키고 있다. 일반적으로 병원조직은 그 규모가 커질수록 점점 복잡해지기도 하지만 수평적 분화현상이 동반되게 된다. 수평적 분화로 나타나는 현상은 직무의 전문화와 부문화 현상인데, 이들 현상은 상호 밀접한 관련성을 갖게 된다.

전문화의 예를 들면, 내과가 소화기내과, 순환기내과, 호흡기내과, 감염내과, 혈액종양내과, 신장내과, 내분비내과, 류마티스내과 등으로 분화되면서 관련 전문의와 관련법규, 의료수가, 의료장비, 의료인력 등 원무분야에서 다뤄야 할 부문이 점차 전문화적 요소를 띠는 것이다.

표 10-6 원무관리자의 전문화 요인

환 경	전문화 요인
1. 사회보장 제도실시	① 건강보험, 의료급여, 산업재해보상보험 및 자동차보험 등 다양한 사회보장제도 실시에 따라 제반수속이나 적용범위 확대 ② 다양한 의료보장제도에 따른 상이한 진료비계산·청구방법, 진료수가 적용 방식이나 산정방법 ③ 진료비 지불방법이나 여러 가지 증명서의 작성·보관·보고 증가 ④ 소비자들의 욕구증대에 따른 신속한 대응이 요구됨
2. 의료의 발달	① 의료의 진보와 전문성에 따른 관리업무의 세분화, 전문화 ② 질병의 진단이나 치료를 위한 의료장비 및 의술의 발전 ③ 새로운 의술이나 의료장비의 개발에 따라 의료현장에서의 신속한 적용요구
3. 규모의 대형화	① 대형병원의 등장으로 관리단위의 대형화가 초래, 전문화와 분업화 요구 ② 병원의 규모가 커질수록 업무는 점차 수직 및 수평적으로 분화되며 원무업무에 있어서도 외래접수·수납, 자격관리, 제증명 발급, 입원수속, 퇴원수속, 병상관리, 입원관리, 진료비계산, 치료재료 관리, 퇴원미수금관리, 진료비 청구, 기관 및 개인 미수금 관리, 응급실 관리 등 업무가 세분화 됨

1. 원무관리자의 전문화 요인

20세기 초 미국에서는 이미 병원의 일반적 관리는 전문관리자가, 진료는 의사가 담당하는 이중 관리체계가 등장하였다. 1934년 시카고대학에서는 병원관리에 대한 전문교육으로 병원관리 석사과정이 최초로 개설되었으며, 우리나라에서도 1980년부터 병원관련 학과가 신설되기 시작하여 최근에는 해마다 많은 수의 전문가를 배출하고 있다.

2. 의료조직의 복잡화

의료분야 직무의 전문화가 증대되면 될수록 관리비용이 증가하고 효율적인 조정 및 통제가 필요하게 되므로 조건이 동일하다면 전문화가 될수록 조직은 더 복잡성을 띠게 된다. 즉, 수평적 분화가 늘어남에 따라 조직의 과업이 세밀한 작업으로 분화되며, 작업을 전체적으로 조정할 필요성이 증가하여 수직적 분화는 더불어 확대되는 것이다.

이는 결국 통솔의 범위를 확대하는데, 한 사람의 원무관리자가 효과적으로 지휘할 수 있는 직원의 수가 제한되어 있으며, 조건이 동일하다면 통솔의 범위가 좁을수록 그 조직은 효율적인 관리가 가능하게 된다.

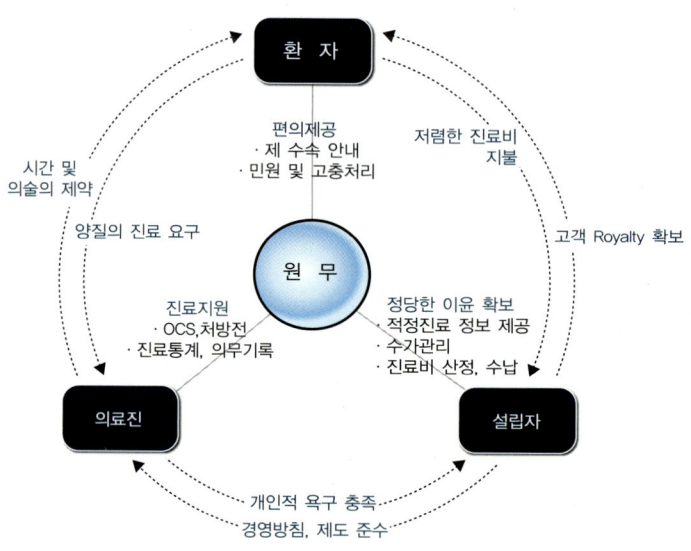

그림 10-6 원무관리의 이해관계

제 11 장
외래관리 및 예약관리

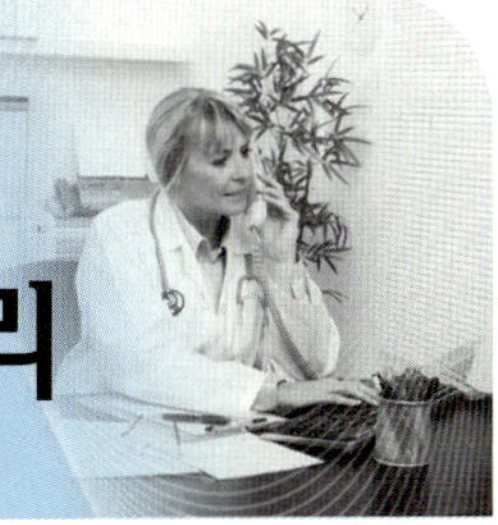

제1절 　 외래진료 및 접수절차

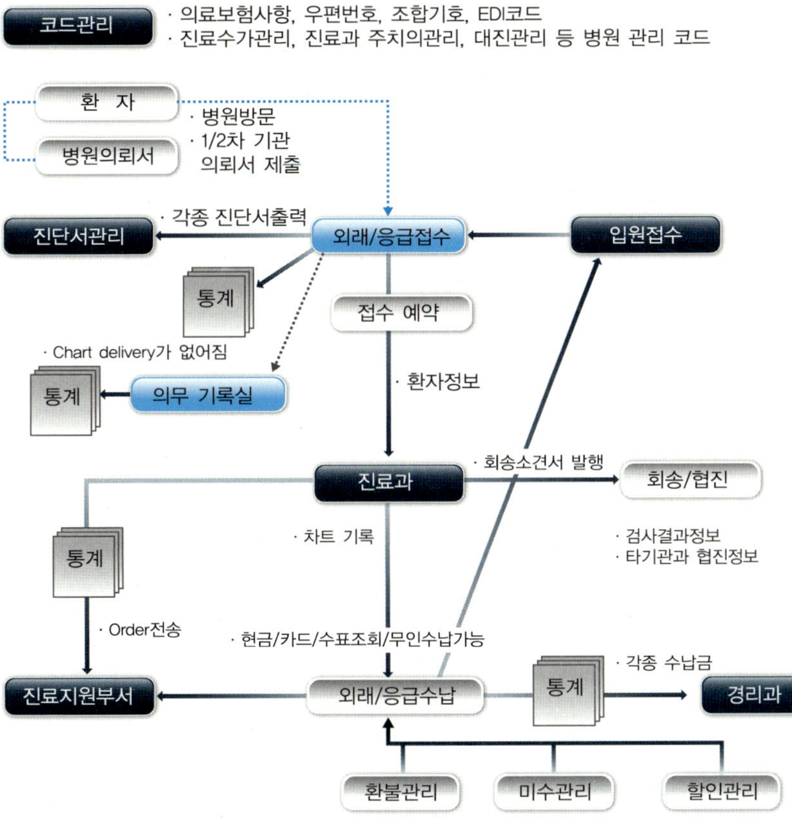

코드관리
- 의료보험사항, 우편번호, 조합기호, EDI코드
- 진료수가관리, 진료과 주치의관리, 대진관리 등 병원 관리 코드

환자 · 병원방문
병원의뢰서 · 1/2차 기관 의뢰서 제출

진단서관리 ← · 각종 진단서출력 ← 외래/응급접수 ← 입원접수

통계

접수 예약

· Chart delivery가 없어짐
통계 ← 의무 기록실

· 환자정보

진료과 ──· 회송소견서 발행── 회송/협진
· 검사결과정보
· 타기관과 협진정보

· 차트 기록

통계
· Order전송

진료지원부서 ← · 현금/카드/수표조회/무인수납가능 ── 외래/응급수납 ── 통계 ──· 각종 수납금── 경리과

환불관리　미수관리　할인관리

그림 11-1 외래환자 흐름도

외국인환자의 외래 진료를 위한 관련 업무로는 진료신청서의 작성, 진료신청접수, 수진자격여부 확인, 건강보험증 확인, 접수 등록 및 취소, 의무기록지 및 진료카드 발급, 재진접수, 외래진료, 진료예약 및 수납/영수증 발급 등과 같은 전반적인 업무가 필요하다. 보다 구체적인 업무내용 및 절차는 아래와 같다.

1   진료신청서 작성

진료과, 등록번호, 환자명, 성별구분, 주민등록번호, 주소 등과 건강보험 환자인 경우(지역/직장통합으로 현재는 구분없음), 증번호, 피보험자명, 피보험자와의 관계 등이 기록된다. 외국인환자의 경우엔 해외보험가입번호(사회보장번호)를 기재한다.

2   〈1단계〉 진료신청 접수 :
"진료신청서 + 건강보험증(option)" 제출

1단계 진료신청 접수에서는 진료신청서와 건강보험증을 제출한다. 여기서 제외되는 진료는 ① 응급환자 ② 분만 ③ 치과에서 요양급여 ④ 재활의학과에서 요양 ⑤ 가정의학과에서 요양급여 ⑥ 당해 요양기관에서 근무하는 가입자가 요양급여 ⑦ 혈우병환자가 요양급여를 받는 경우가 제외된다.

3   〈2단계〉 진료신청 접수 :
"진료신청서 + 건강보험증(option) + 요양급여 의뢰서" 제출

2단계 진료란 1단계 진료 이후 전문요양기관에서 진료를 받는 경우로 진료신청서와 건강보험증, 요양급여 의뢰서를 제출한다.

외국인환자는 〈1단계〉진료보다 〈2단계〉진료의 비중과 선호도가 높으며, 대부분의 진료가 비급여로 이뤄지므로 진료신청서와 외국보험사의 보험가입증명서(혹은 insurance card)를 통해 진료신청 접수가 완료된다.

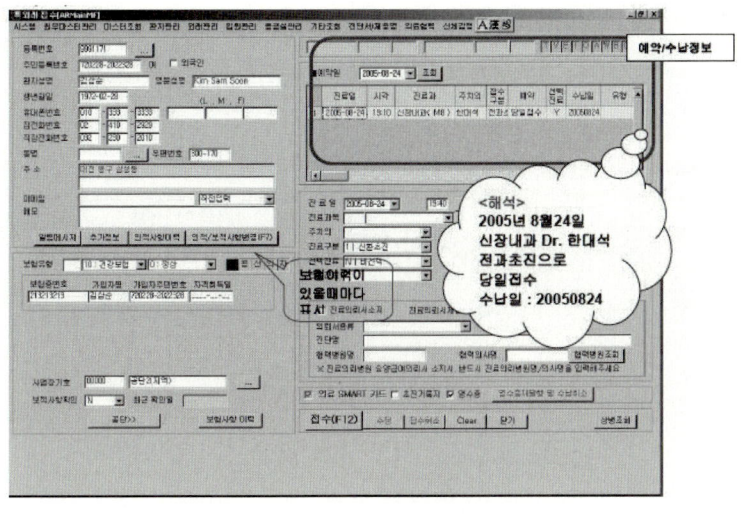

그림 11-2 진료신청 접수 화면

4 수진자격여부확인

외국인환자의 자격관리는 건강보험적용을 받는 대상자는 원천적으로 외국인환자 범주에 포함되지 않으므로 자격관리 해당범주에서 제외한다.

5 건강보험증 확인(option)

국내환자는 의료비의 지불방식이 국가지급보증방식이므로 환자의 수신자격을 건강보험증을 통해 확인하고 있으나 외국인환자의 보험청구는 국제민간보험회사를 통해 확인하는 관계로 건강보험증 확인보다는 국제보험사의 회원가입번호가 이를 대행한다.

6 접수등록 및 취소

접수등록은 ① 등록번호 부여 ② 인적사항등록 ③ 수가유형입력 ④ 보험사항입력 ⑤ 장애인 여부 ⑤ 진료과목 ⑦ 선택진료 여부 및 담당의사 등록 ⑧ 의약분업 예외사항 확인 ⑨ 요양급여 의뢰서 확인 ⑩ 진찰료 수납의 순서로 진행된다.

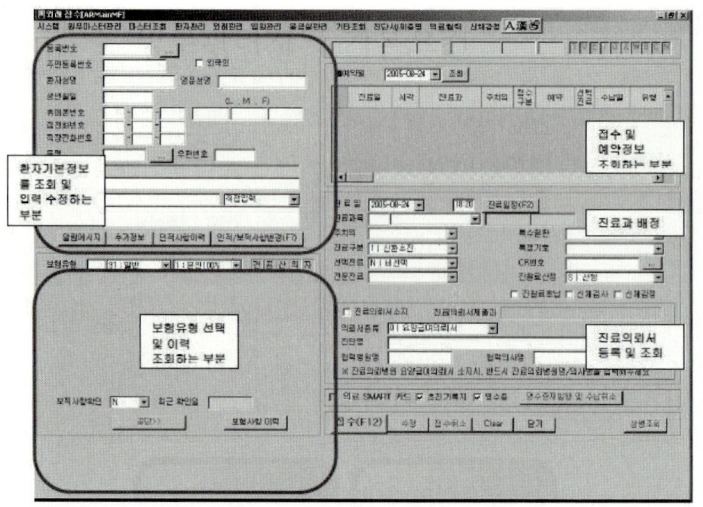

그림 11-3 외래진료 접수 등록 화면

7 의무기록지 및 진료카드 발급

1. 의무기록지 발급

처음 내원한 환자는 진료신청서와 건강보험증으로 인적사항 및 보험자격내용을 전산에 등록시키고 진료에 필요한 의무기록지를 자동으로 출력한다.

2. 진료카드 발급

개인의 모든 진료비용을 기록 보존하는 카드로 환자개인별 고유번호가 부여된다.

8 재진접수

재진환자의 진료 접수 시에는 건강보험증이나 진료카드만으로 접수되며 다만 자격사항이나 환자의 정보에 변경이 있는 경우에는 수정변경을 등록한다.

9 외래진료

진료와 접수	진료신청서에 의하여 접수창구에서 발급한 의무기록지나 접수증, 혹은 진료신청서를 해당과에 접수
진료	진료과에서 순서에 따른 순번대기표를 게시하거나 진료대기현황을 표시하여 순서에 따라 진료
처방입력 및 처방전 발행	진료가 끝난 환자는 처방을 받게 되며 처방전달체계를 이용할 경우 병명과 처방을 함께 전산에 입력하고 처방전 발행시 병명까지 기록하여 수납
진료예약	다음 진료일에 맞춰 예약
입원결정서교부	입원진료를 요하는 환자에게는 입원결정서를 교부하도록 함
진료비계산방법 및 위치안내	진료 카드나 처방전을 주고 진료비 계산 및 수납 후 투약이나 원외처방전 및 각종 검사를 시행할 수 있도록 안내

10 진료예약 및 수납/영수증 발급

계산과 동시에 예약을 할 수 있도록 다음진료일자, 시간 및 진료과, 담당의사 선택 진료여부, 건강보험증 확인, 환자종류, 유형보조 등을 입력하고 처방전의 입력이나 보험사항 변경, 진료비 감면 및 진료예약이 완료되었을 때에는 영수증을 발급, 다음 진료를 예약하는 경우에는 예약증을 동시에 발급받는다.

제2절 외국인환자 외래 관리

1 병원방문

외국인환자가 내원하게 되면 의료관광코디네이터의 본격적인 업무가 시작되며, 유치등록의료기관 상주 코디네이터 및 전문 의료관광코디네이터가 환자와 함께 외래 접수를 시작한다.

2 정보수집 및 개인정보이용동의서 수령

외래 진료에 앞서 진료신청서를 작성하는 단계에서 외국인 환자로부터 정보수집이 이루어지며 환자의 개인정보를 의료기관에 공개한다는 의료기록 및 개인정보이용동의서를 받는다.

3 검사 및 치료

외국인환자의 경우, 일반적으로 국내환자와 동일한 동선에 따르지만 간혹 별개의 동선을 확보하여 검사 및 치료가 진행되기도 한다. 외국인환자에게 진료 및 검사 진행과정에 대해 미리 알려줌으로써 의사소통이 안 되어 생길 수 있는 불안감과 불편감을 줄여주도록 노력한다. 모든 과정에서 환자가 결정할 수 있도록 충분히 설명해 주고, 생각할 시간을 주어 충분히 이해하고 결정했는지를 확인하는 것이 좋다.

표 11-1 외국인환자 외래 관리 주의사항

접수시 확인사항	입원시 확인사항	검사 및 수술(시술)시 주의사항
① 외래는 보통 Pay and Claim으로 하며, 진료비가 많이 나오고 Inpadieat theadneat의 경우 payment plan을 먼저 확인하는게 좋다. • pay by patient • Direct Billing to Insurance ② 퇴원시 병원으로부터 발급 받아야 되는 보험 청구 서식확인	① 입원기간 중에는 가급적 하루에 한 번 정도 방문하여 환자 요구사항을 파악하여 병원에 전달하도록 한다. ② 휴대폰을 대여해주어 항상 연락이 가능하도록 해준다. ③ 환자의 진행사항을 의료진에게 확인하여 환자에게 전달한 초기견적 내용상 입원일수가 늘어나지 않도록 관리해 준다.	• 각종 검사 및 수술은 시행 전에 검사 내용과 방법, 부작용 등을 환자가 사용하는 언어로 준비된 서면 자료를 통해 사전에 충분하게 알려주고 동의서에 서명하도록 한다.

제3절 진료예약제도

진료예약이란, 진료환자의 계절별, 요일별 또는 시간대별 불균형을 해소하고자 병원의 입장에서 진료능력에 맞게 환자의 내원 양상을 조정하는 것으로, 병원 진료의 효율성 향상과 동시에 환자의 대기시간 단축에 따른 편의까지 제공하는 제도이다.

표 11-2 진료예약의 목적

문제	문제 요인	결과
환자 대기시간 단축	① 환자진료시간대 불균형	환자의 오전집중에 대해 오후 예약시간을 정해 장시간 환자대기 방지
	② 업무의 당일 마감	진료예약을 통해 단위 업무당 소요시간 단축
	③ 다양한 환자 접점 직종	다양한 직종의 많은 직원들이 시간대를 정해 환자수용
	④ 진료비 관리 측면	진료예약 시간에 맞춰 적시에 수납

진료예약 방법은 내원예약, 전화예약, VMS, 인터넷 예약, FAX 수신, 무인접수기를 통해 예약할 수 있다.

표 11-3 진료예약 방법

예약 종류	방법
① 내원예약	직접 내원하여 예약담당창구나 진료과에서 직접 예약 일반적으로 진료 후 재진 예약 진행
② 전화예약	병원의 지정된 콜센터를 통해 환자가 원하는 진료과에 환자의 병명 또는 증상을 상담하여 예약
③ VMS	근무시간 이외의 시간, 휴일 등에 문의사항이나 인적사항 등 녹음 후 정규 근무시간에 직접 통화 후 예약
④ 인터넷 예약	병원 홈페이지를 통해 예약
⑤ FAX	환자의 성명 주소 전화번호 희망 진료과를 기재하여 FAX로 발송 ⇒ 담당자통화 후 예약
⑥ 무인접수기	직원을 경유하지 않고 무인 접수기계로 직접 예약

진료예약제를 통해 이용자 만족의 증대, 업무 능률의 향상, 인력관리의 효율화, 병원관리의 용이성, 환자증가의 효과를 기대할 수 있다.

표 11-4 진료예약제의 효과

진료예약제의 효과	내 용
① 이용자 만족의 증대	예약제도 시행시 환자의 대기시간 단축으로 이용자들 불만요인 해소 요일별 시간대별로 환자가 폭증하는 현상 감소
② 업무능률의 향상	진료를 담당하는 의사나 진료실의 간호사 및 의무기록실의 직원들은 접수시간에 집중하는 업무를 사전에 분산시킬 수 있기 때문에 예측 가능한 업무를 할 수 있음
③ 인력관리의 효율화	업무가 폭증되는 시간이 분산되므로 서비스와 인력관리에 많은 영향을 미침
④ 병원관리의 용이	대기시간단축에 따라 체류시간을 단축하면 각종시설물의 관리비 감소는 물론 병원 내의 혼잡함 및 요즈음 문제시되는 주차문제 해결에도 도움
⑤ 환자증가	환자에 대한 불만의 해소는 만족으로 이어지고 환자 수의 증가로 병원경영 개선에 도움

표 11-5 외국인환자 체크리스트

	항목 내용	상	중	하	비고
① 전화 예약	친절한 목소리와 신뢰를 줄 수 있는 대화가 되었는가				자동녹음 기능 이상 여부 확인
	고객에게 녹취에 대한 안내를 정확히 공지하였는가				
	고객에게 기본 예약 정보를 제공하고 예약현황을 전달하였는가				
	고객에게 필요한 정보 및 공지 사항을 정확히 전달했는가				
	고객에게 전체 예약사항을 재확인한 후 확답을 받았는가				
② 팩스 예약	수신된 예약 내용을 정확히 확인하였나(정확한 번역필수)				발신, 수신 서류 관리 철저
	고객이 선택한 상품에 대해 정확한 설계가 되었는가				
	예약확인서 및 기타 정보와 함께 감사인사를 전송하였는가				
	예약 관련 발·수신된 모든 서류의 관리가 잘 이루어지는가				
	발신 수 해당 담당자와 수신여부를 확인하였는가				
③ 단체 예약	친절하고 정중한 태도로 고객에게 응대하는가				인솔자 및 대표자 인적 확인
	단체 예약 정보를 접수하고 예약현황을 확인하는가				
	단체 고객의 인솔자에게 전체 예약 사항을 재확인하는가				
	예약파일 작성을 마감한 후 관련 부서에 공지하는가				
④ 인터넷 예약	접수된 예약 내용을 확인하고 해당부서에 정확히 전달되었는가				정확한 통역과 번역
	고객이 설계에 필요한 정보를 충분히 제공·확보되었는가				
	고객의 유선(전화)통화를 위해 정보를 요청하였는가				
	사전, 사후 데이터 관리가 되고 있는가				
⑤ 병실 현황 관리	정확한 병실 현황을 확인하여 유지하고 있는가				병실현황 관리철저
	예약변경 및 취소 사항을 확인하고 관련 부서에 공지하는가				
	현재 적정 예약률을 유지하고 있는가				
	청소, 위생상태 및 관리담당자와는 항상 연락이 가능한가				
⑥ 예약 변경	예약변경이 요청된 고객의 기존 예약사항을 확인하는가				변경내용 상호공지 확인
	예약 변경사항 및 병실이용 가능 여부를 고객에게 알리는가				
	변경된 예약정보를 확인하고 추가정보를 제공하는가				
	예약변경에 따른 기록 정정과 관련 부서 공지를 하는가				
⑦ 예약 취소	기존 예약정보를 확인하였는가				취소내역 확인 및 사후관리
	예약취소 사항을 접수하고 예약취소 사유를 확인하였는가				
	고객에게 예약취소 여부를 확인하고 처리결과를 통보하는가				
	예약파일 삭제 및 예약 현황을 정정하는가				

출처 : 한국 관광공사 내부(2008)

표 11-6 외국인 진료예약 확인서

외국인 진료예약 확인서 Confirmation of Treatment Reservation Made by International Patient			
예약번호 Reservation Number		환자성명 Patient's Name*	
국적 Nationality		생년월일 Year, Month and Date of Birth	
여권번호 Passport Number		여권 만료일 Passport Expiration Date	
보호자 성명 Name of the Accompanying Person*		환자와의 관계 Relation to the Patient	
국적 Nationality		생년월일 Year, Month and Date of Birth	
여권번호 Passport Number		여권 만료일 Passport Expiration Date	
주소 Home Address			
전화번호 Home Telephone Number		핸드폰 번호 Mobile Phone Number	
진료과목 1 Medical Department 1		진료과목 2 Medical Department 2	
선택의사 1 Physician in Charge 1		선택의사 2 Physician in Charge 2	
진단명 Diagnosis			

*성명은 여권에 나오는 대로 영문으로 작성하셔야 합니다.
*Names should be written with Latin letters according to the spelling given in passport.

위와 같이 대한민국 ○○○병원에 진료예약이 완료되었음을 확인합니다.

출처 : 한국 관광공사 내부(2008)

제12장
입·퇴원 관리

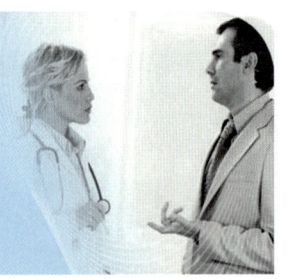

제1절 업무 개요

입원진료는 환자가 의사의 소견에 따라 소정의 절차를 거쳐 24시간 계속 요양기관에서 진료를 받는 것을 말한다. 입원하는 경우는 의사가 판단하여 진료상 반드시 필요하다고 인정되는 경우와 만성질환 중 수술을 요하거나 그 증상이 특히 위중한 경우이며, 그 밖에는 재가요양 또는 통원진료를 원칙으로 한다.

진료비 심사기준에 따라 입원은 엄격히 관리된다. 환자 편의 및 불필요한 입원진료는 보험급여 대상이 안 되며, 상대적으로 진료가 어려운 중환자의 진료를 담당하도록 평가하고 있다.

입원환자는 방문 동기나 진료형태에 따라 입원 및 외래입원으로 나누어지며, 진료의사의 판단에 따라 입원진료가 필요한 환자에게 입원결정서가 발급되면 입원수속창구에서 의료보장 자격확인 및 진료비지불 보증, 선택진료여부를 확인하는 과정을 거친 후, 환자의 상태, 성별, 진료과, 전염성 질환여부, 상급병실 희망여부에 따라 병실을 배정하여 입원수속을 완료한다.

환자간호단위인 병동에서는 환자와 관련된 검사나 투약, 처방, 치료, 급식, 수술, 마취 등에 대한 처방이 이루어진다. 처방은 OCS(처방정보전달 시스템)를 이용하여 입력하거나 처방전을 발급한다. 입원 중이라도 원무부서에서는 진료비계산, 전실·전과 및 외출, 진료비관리, 자격관리 등을 수행하고 퇴원할 경우에는 진료비를 계산과 수납 및 귀가하는 데까지의 업무를 수행한다.

제2절　입원절차

　　입원환자의 수속 및 업무흐름은 외래환자와는 달리 병실회진, 수술, 마취, 급식, 특수검사 등보다 복잡하고 다양한 의료서비스가 추가되기 때문에 진료비계산이나 업무수행과정이 매우 복잡하게 이루어지고 있다. 입원환자의 흐름은 병원에 따라 다를 수 있으나 일반적인 환자에 대한 업무의 흐름을 살펴보면 입원접수, 처방전입력, 진료비계산, 퇴원 수속 등이다.

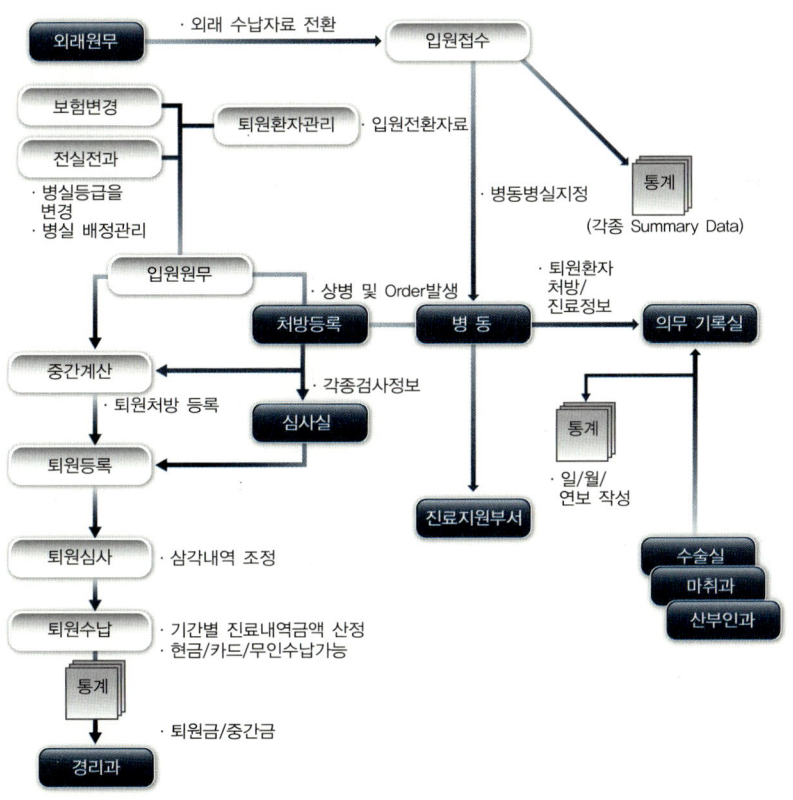

그림 12-1　입퇴원절차

제3절 병상관리

입원병상관리는 입원진료에 필요한 병실의 배정과 수속 등을 효율적으로 수행하기 위한 것이다. 병원전체의 병상을 특정부서에서 통제하는 중앙집중식 관리방식과 진료과 혹은 진료계열별로 구분하는 분산관리방식이 있다.

병실을 전체적으로 관리하는 중앙관리방식은 모든 병상의 관리가 한 곳에서 이루어짐으로써 빈 병상의 효율적 이용이 가능하며, 분산 때보다 행정인력이 적어도 가능하게 된다. 또 자격관리나 문제예상환자 파악 등의 전문화를 가져올 수 있는 장점이 있다.

반면, 분산관리방식은 진료과나 계열별(내과·외과계열 등)로 병동을 구분하여 입·퇴원수속 및 관리하는 방식으로 의사가 병상을 사유화하거나 병동에서 타진료과 환자의 입원기피, 계절적 요인에 따른 환자의 증감 등의 변화에 신속히 적응하지 못하는 경우가 있다. 즉 특정 진료과는 입원이 불가능하나 타과는 여유병상이 있는 경우도 발생할 뿐만 아니라, 업무가 계열별로 분산되어 인력낭비가 많고 업무전문화에도 어려움이 있다.

제4절 입원수속

1 입원결정(서)

환자가 외래나 응급실로 방문하여 진료를 받고 담당의사가 입원진료가 필요하다고 판단되면 입원결정서를 발급하게 된다. 입원결정서에는 입원수속 및 진료에 참고할 수 있는 기본적인 모든 내용들을 표시하며, 등록(진찰권)번호, 성명, 추정진단명, 진료과, 담당의사명, 방문경위, 환자상태 등을 기록하게 된다.

입원결정서에는 등록번호, 환자명, 상병명, 입원지시일, 입원경로, 진료과, 격리여부(법정감염병 등) 및 담당의사는 필수적인 기록사항이다.

부수적으로 환자의 수가유형이나 질병상태, 입원일시, 병실번호, DRG여부, 응급 및 수술예정여부, 전실·전과사항 등을 기록하고 있다. 또 입원결정서에는 퇴원할 때까지 계속 사용할 수 있도록 퇴원일과 퇴원수속 등을 동시에 사용할 수 있다.

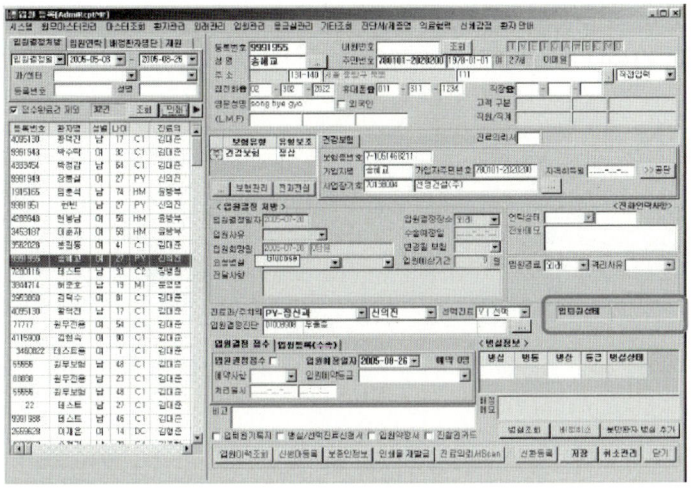

그림 12-2 입원결정서

2 입원신청 접수

의사의 입원결정에 따라 환자 및 보호자가 입원수속창구에 입원결정서를 제출하여 입원을 요청하면, 입원수속담당자는 입원결정서에 기재된 내용에 따라 입원수속절차를 수행하게 된다. 즉, 상병명에 따라 환자수가유형을 파악하고, 입원일정 조정 및 병실배정, 진료비 예상 등에 따라 입원수속을 수행한다.

입원수속담당자는 입원대상자에게 병실배정뿐만 아니라 급여나 자격 등과 관련된 충분한 설명이 필요하다. 사고경위가 복잡하고 유형구분이 어려울 경우에는 보다 자세한 대화를 통화여 충분한 정보습득과 기록유지 등으로 적절한 조치가 이루어지도록 해야 한다.

3 입원우선순위 결정

입원병상이 여유가 있는 경우라면 병실배정에 문제가 발생하지 않는다. 그러나 계절적 요인이나 일시적으로 병상이 부족한 경우에는 충분한 상담을 통하여 입원수속에 우선순위를 두어야 한다. 입원한 환자의 우선순위는 먼저 방문한 사람이 입원하는 것이 원칙이지만 병원의 입장에서는 환자의 상태나 증상, 성별, 진료과, 전염성 질환 여부 등에 따라 입원순서가 달라질 수 있다.

입원우선순위 결정은 공정성이 확보되어야 입원대기자의 불만이 줄어들게 된다. 대부분의 병원에서는 일반적으로 응급수술이나 중환자의 입원을 우선으로 시행하고 있다.

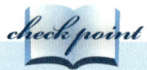

입원우선순위

① 응급수술을 요하는 환자
② 수술 예약환자
③ 응급실에 대기 중인 중환자
④ 응급실 대기환자
⑤ 외래환자 중 중증환자
⑥ 접수 순서에 의한 환자(직원본인, 직계가족, 대외관계)

4 입원서약서 작성

환자의 의료수가 유형이 결정되면 보호자로 하여금 입원서약서를 작성하도록 한다. 입원서약서는 의료제공의 대가인 진료비납부는 물론, 병원의 제규정과 진료절차를 이행할 것을 약속하는 쌍방계약의 과정이다.

5 수진자격 확인

건강보험환자인 경우 국민건강보험공단 홈페이지를 이용하여 수진자의 자격을 확인하도록 한다. 산재사고나 자동차사고는 수급자격을 확인하여, 입원수속한 후라도 지속적으로 관리가 이루어지도록 한다. 건강보험수진자격 확인사항으로는 다음과 같은 것이 있다.

1. 제3자 가해행위(교통사고, 상해사고 등)

가입자가 제3자의 행위에 따른 부상으로 요양급여를 받고자 할 때에는 가해자와 합의하였거나 피해자의 건강보험급여요구 등을 파악하여 의료기관 소재 건강보험공단지사에 '급여제한여부조회서'를 통보하고 요양급여를 실시하여야 한다. 이때 보험자는 요양급여범위 내에서 손해배상청구권을 취득하게 된다.

2. 의료전달체계 미이행자

상급종합병원에서는 의료전달체계에 의한 '요양급여의뢰서' 지참여부를 확인한다. 전산화가 어느 정도 완비된 병원에서는 전산으로 관리하므로 외래진료 시 제출한 '요양급여의뢰서'를 입원 시에도 적용할 수 있게 조치한다. 의료급여 진료체계는 3단계로 되어 있으며, 원칙적으로 단계적으로 진료를 받아야 한다. 단계별 진료 시에는 반드시 '진료의뢰서'를 지참하여야 한다.

3. 검인유효기관 확인

(1) 건강보험가입자

건강보험은 자격취득 후 별도의 검인을 실시하지 않고 있다. 건강보험 통합이전에는 보험료 체납에 따른 확인의무가 요양기관에 있었기 때문에 자격 확인에 많은 어려움이 있었으나 통합 후 건강보험은 자격 확인에 따른 어려움이 많이 해소되었다. 그러나 지역가입자의 경우 3개월 이상 보험료를 체납할 시에는 보험급여가 제한되므로 이용자에게 알려주어야 한다.

(2) 의료급여대상자

의료급여대상자는 매년도 말 대상자를 재책정하여 검인을 받아야 하며 유효기간은 1년이다. 다만 당해연도 중간에 거주지 변경 및 한시적 의료급여증을 발급할 때에는 보장기관이나 종별 변경 시 의료급여증의 재발급이 지연되거나 누락되는 경우가 많다. 따라서 의료기관에서는 진료비 회수 및 미수금관리에 어려움이 발생하는 경우가 있으므로 수시로 자격관리를 확인하는 것이 필요하다.

4. 응급실 방문환자

응급환자는 의료보장수급자격 확인에 따라 수가유형별로 입원수속을 하되 건강보험증을 지참하지 않은 경우 국민건강보험공단의 정보서비스를 이용하고, 이용이 불가능한 경우 반드시 충분한 설명이 필요하다.

6 의료보장 자격관리

입원수속을 할 때 부족했던 서류나 수진자격 및 수속절차 등을 보완하는 과정으로 담당자별로 필요한 자료를 보완·정리한다. 의료보장유형별 관리담당자는 입원요양대장 및 서약서를 환자유형별로 분류하여 미비한 점이나 보완할 점을 점검하고 기록한 후 계속적으로 관리할 수 있어야 한다.

1. 건강보험

① 입원 시 미비한 서류를 점검하고 보완한다.
② 수진자격이 확인되지 않은 경우에는 국민건강보험 포털에 접속하여 수진자격을 확인한다.
③ 보험료 체납자는 그로 인한 불이익이 발생하지 않도록 조치한다.
④ 제3자의 가해로 인한 상병은 건강보험공단에 '급여제한여부조회서'를 통보하여 사후조치를 할 수 있도록 한다.
⑤ '요양급여의뢰서' 제출여부 및 유효기간을 확인한다.
⑥ 보험사항 변경확인 및 수정사항을 확인한다.

2. 의료급여환자

① 입원 시 미비한 서류를 점검하고 보완한다.
② 의료전달체계에 따른 진료의뢰서를 확인 관리한다.
③ 의료급여 보험사항 및 수급자격을 확인한다.
④ 장기입원의 경우 유효기간 확인(유효기간은 발급년도 연말까지임) 및 보장기관 변경여부를 확인한다.
⑤ 제3자 가해행위로 인한 상병의 경우, 의료급여 제한여부 조회서를 발부한다.
⑥ 문제 환자 관리
⑦ 외출·외박환자 관리
⑧ 본인부담 예상액의 상담

3. 산업재해보상보험

① 입원 시 미비한 수속서류 보완

② 진료 중 산재사고와 관련 없는 질환의 확인 및 본인에게 통보 조치
③ 최초요양신청서(3부) 접수 및 담당의사 확인발급 및 통보
④ 최초요양신청서상 입원기간 경과 시 요양연기신청서 작성 통보
⑤ 요양비청구서 및 신청서 필요시 발급(예 : 이송료, 보조기, 교통비, 식대 등)
⑥ 간병료 필요 시 청구 : 환자상태가 위중하여 간병을 필요로 할 경우
⑦ 추가상병신청서 : 최초요양신청서상의 상병 외에 상병이 추가로 발견될 때
⑧ 재요양신청서 : 요양종료 후 증상악화로 추가 요양이 필요한 경우
⑨ 전원신청서 : 요양 중 타 요양기관으로 이송할 때
⑩ 특진의뢰환자 관리
⑪ 외출·외박관리
⑫ 퇴원예고자 미퇴원에 따른 퇴원관리
⑬ 문제환자 관리
⑭ 선택진료 신청 및 취소 등

4. 자동차보험

① 입원 시 미비사항 보완
② 사고일시, 장소, 차량번호, 운전자, 보험회사, 보험사항(책임, 종합 여부) 확인관리
③ 보험회사의 지급보증서 접수여부 : 서면 혹은 FAX 이용
④ 진료 중 지병이나 자동차사고와 관련이 없는 질환의 여부
⑤ 보험회사 및 경찰서제출용 진단서 발급여부 확인 관리
⑥ 퇴원예고자 미퇴원에 따른 퇴원 관리
⑦ 문제환자 관리
⑧ 외출·외박 관리

5. 일반환자

① 입원 시 미비한 서류보완
② 문제환자 관리
③ 진료비청구 및 회수

6. 병실의 배정

입원서약서가 작성되면 환자상태, 진료과, 성별(소아는 제외), 전염성 질환여부, 희망병실을 파악하고, 병실사정을 고려하여 배정한다. 상급병실을 희망할 경우에는 '상급병실사용신청서'를 별도로 작성하여 서명하도록 하고, 선택진료가 이루어지는 병원에서 선택진료를 희망할 경우 '선택진료신청서'를 반드시 작성하도록 해야 한다.

병실배정이 완료되면 인적사항 및 병명을 해당병동에 통보하여 병상을 준비하도록 하고, 입원결정서상에 선택진료여부 및 병실을 기록하여 교부한다. 병원에 따라 외래진료부서나 응급실에서 병실까지 안내하는 곳도 있고 입원수속에서 병동으로 곧바로 안내하는 곳도 있다.

입원수속이 이루어진 후에도 퇴원 후 입실로 병실이 비어있지 않은 경우에는 외래에서 입원에 필요한 검사를 미리 시행하든지 안정을 취할 수 있는 입원대기실을 준비한다.

제5절 입원등록

입원등록은 병실배정 후 입원수속을 완료했음을 표시하는 것으로 입원등록이 이루어져야만 입원진료와 관련된 부서에서 병실파악과 진료비계산, 각종 처방입력, 급식제공 등이 시행될 수 있다. 전단이 충분히 개발되지 않은 병원에서는 입원진료비계산대장을 별도로 작성하여 처방전을 개인별로 보관하거나 매일 기록하여 계산해야 한다.

환자가 작성한 입원서약서와 요양대장 및 건강보험증, 상급병실사용신청서, 선택진료신청서를 중심으로 전산에 입력한다. 입원등록화면의 예를 보면 다음과 같다.

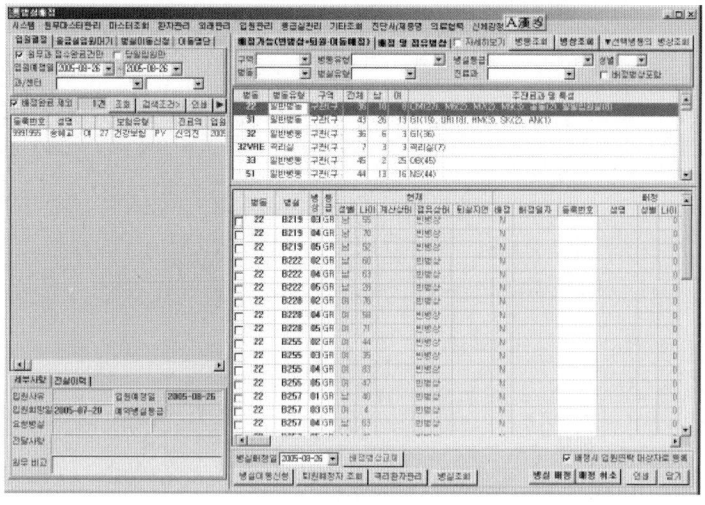

그림 12-3 입원등록화면

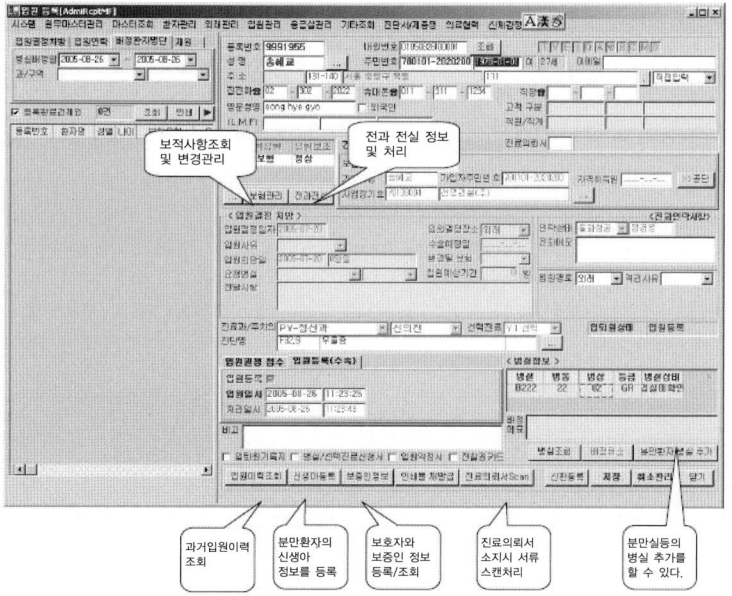

그림 12-4 입원등록시 입력사항

제6절 환자관리

입원 중인 환자를 중심으로 의료보장 자격관리, 진료비 계산, 병실 이동이나 진료과의 변경, 외출·외박, 문제환자관리 등 행정적인 지원업무는 계속하여 제공해야 한다. 양질의 의료서비스 제공을 위해 예상되는 상황을 조기에 파악하여 제공함으로써 환자와의 신뢰관계를 형성하고 나아가 관련보험자 단체와 유기적인 협조체계를 유지할 수 있게 한다.

환자의 관리방식은 병동별 전담관리방법과 의료보장유형별 관리방법이 있다. 병원의 상황에 따라 적용방법이 서로 다르며 업무의 전문화를 위하여 의료보장유형별 혹은 혼합관리방식을 이용하는 병원이 많다. 또한 관리에 있어서도 병원의 전산화 정도와 관련하여 방법이 달라질 수 있다.

1 환자병동 관리

환자가 입원중인 병동을 중심으로 관리업무 담당자를 두어 관리하는 방식이다. 병동담당자와 간호사 사이에 긴밀한 협조가 가능하여 병동에서 발생하는 상황을 즉시 파악하고 대응할 수 있는 장점이 있으나, 의료보장 형태에 따른 복잡한 업무를 처리하는 데 어려움이 있다.

표 12-1 환자병동관리기법의 장·단점

관리구분	구분기준	내용	장점	단점
① 병동별 관리	병동	입원 중인 병동을 중심으로 담당자가 관리	• 담당자와 의료진의 긴밀한 협조 • 발생 상황에 대한 즉각적 대응	의료보장 업무 처리의 어려움
② 의료보장 유형별 관리	건강보험 산재보험 자동차보험 의료급여 일반	수가적용에 따른 의료보장 유형별로 환자를 관리	• 업무의 전문성 향상 • 전문가를 통한 신뢰도 향상 • 관리 환자 수에 따라 업무량 조절 • 업무수행 전문화	• 입원수속 시 의료보장 유형 판단의 어려움 • 입원 중 유형이 변경될 경우 수시로 협의 및 조정 필요 • 합리적인 진료비계산 및 청구 필요
③ 혼합관리	병동별 수가유형별	자동차보험, 산재보험, 의료급여는 환자별 관리/병동별 관리	• 대규모병원 활용 용이	입원 중 의료보장 형태 변경된 경우에는 진료수가 적용 및 보험자 단체가 변경되므로 자격변경에 따른 확인이 필요

2 의료보장 유형별 관리

　수가적용에 따른 의료보장 유형별로 환자를 관리하는 방법이다. 건강보험, 산재보험, 자동차보험, 의료급여, 일반 등으로 업무를 담당하게 하는 방법이다. 입원수속부터 의료보장 유형에 따라 수속절차를 이행토록 함으로써 업무의 전문성을 높일 수 있을 뿐만 아니라, 담당자가 확정되어 있어 대외적인 신뢰도를 높일 수 있다. 환자 수에 따라 전담인원을 가감하거나 다른 업무까지 겸무하게 하여 업무량을 조절할 수 있다.

　이러한 방식은 각 유형별로 자격관리나 서류 등 복잡한 업무수행에서 전문화를 높일 수 있는 장점이 있다. 그러나 입원수속당시 의료보장유형을 판단하기 어렵거나 입원 중 유형이 변경될 때에는 담당자들이 수시로 협의하여 조정하고 진료비계산 및 청구가 합리적으로 이루어지도록 조치해야 한다.

3 혼합관리

병동별 관리와 수가유형별 혼합관리방식이다. 자동차보험, 산재보험, 의료급여는 환자별로 관리하고 나머지는 병동별로 관리하는 방식으로 대규모병원에서 활용하는 곳이 많다. 입원 중 의료보장 형태가 변경된 경우에는 진료수가 적용 및 보험자 단체가 변경되므로 자격변경에 따른 확인이 필요하다.

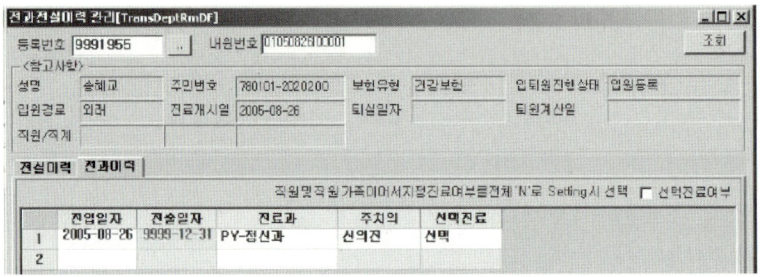

그림 12-5 입원등록시 입력사항

제 7 절 퇴원관리

1 퇴원결정

입원환자의 퇴원은 질병이나 부상의 호전으로 통원치료를 해도 좋다는 담당의사의 의학적 소견이 있거나, 보호자가 다른 병원으로 전원을 희망하는 경우 등에 따라 퇴원 결정이 이루어진다.

담당의사가 퇴원결정 후 미비한 병명이나 진료기록부를 정리하고 퇴원에 따른 투약 등 처방과 동시에 진료비계산 부서로 진료기록부를 이송한다. 대부분의 병원들은 진료기록부와 퇴원결정서가 동시에 진료비계산 부서로 전달되고 있으나 처방전만으로 진료비를 계산하고 진료기록부는 퇴원 정리 후 의무기록부서로 이송하는 병원도 있다.

2 퇴원등록

퇴원수속이 완료되면 퇴원등록을 하고 당일 새로 입원하는 환자를 등록할 수 있도록 준비한다. 1998년까지는 자정을 기준으로 입원실료를 산정하여 입·퇴원 당일에도 입원실료를 산정하였으나 1999년 1월부터는 정오를 기준으로 입원료를 산정하고 있다.

다만 입·퇴원 당일 6시간 이상 입원(00~06시 사이 입원 및 18~24시 사이 퇴원한 경우)하거나 퇴원한 경우에는 입원료의 50%를 별도 산정한다. 또한 진료비 청구서 작성 시 계속, 이송, 회송 등 진료결과를 입력하도록 하고 있다.

퇴원등록을 전산으로 하여 진료비 입금등록과 함께 마감 후 동시에 출력될 수 있도록 작성하는 곳이 많다. 퇴원등록 화면은 다음과 같다.

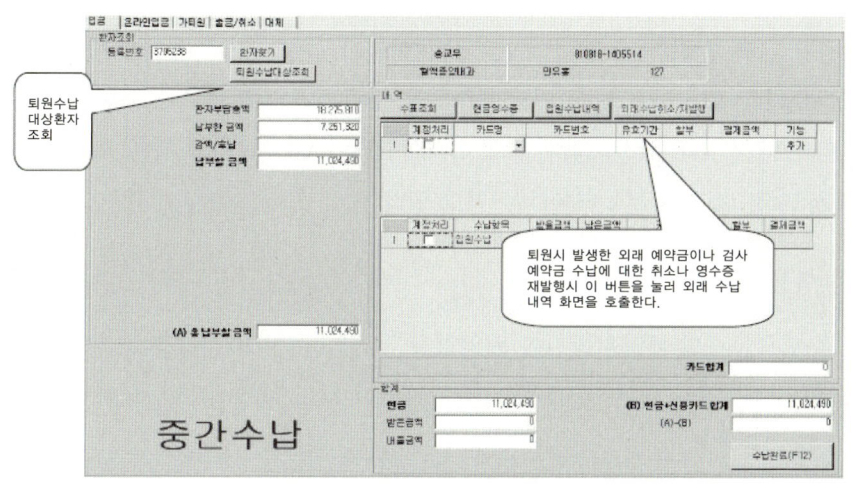

그림 12-6 퇴원등록 화면

3 퇴원과정

입원 중인 환자의 퇴원절차를 살펴보면 먼저 담당의사로부터 퇴원해도 된다는 결정이 있어야 한다. 퇴원이 결정되면 해당병동 간호사는 진료기록부 정리 등 퇴원에 관한 제반사항을 준비하여 진료비를 계산하는 부서에 전달한다. 입원진료비를 계산하는 부서에서는 진료비를 계산하여 환자에게 통보하고, 환자 및 보호자는 확정된 진료비를 납부하고 병동간호사로부터 퇴원 후 진료에 관한 안내와 퇴원약을 수령하여 퇴원을 하게 된다.

4 퇴원지연의 원인

(1) 퇴원결정 및 처방전 발행

담당의사의 퇴원결정이 보통 퇴원 당일 아침 회진 시에 결정되고 있다. 그 원인은 각종 검사결과가 오후 회진 시에 도착하지 못하기 때문이다. 각종 검사결과를 참고하여 다음날 퇴원예정자를 결정하게 되는데, 한 조사에 의하면 검사결과가 오후 회진이 끝난 후에 도착하기 때문에 아침 회진 시 퇴원결정이 되는 것으로 나타났다.

(2) 퇴원통보 및 처방전접수

퇴원당일 아침 회진 시 담당의사로부터 퇴원이 결정되고 처방전이 발급되므로 담당간호사는 퇴원결정 당일 진료지원부서와 원무과에 통보하고 처방전을 접수하므로 그때 진료비 계산, 검사, 촬영 등이 이루어지고 있다. 그 결과 진료비 수납은 통상 오전 11시 30분부터 이루어지고 있다.

(3) 복용약조제

당일 퇴원환자의 투약처방전이 퇴원결정 시 발급되어 퇴원약을 조제하는데 시간이 일시에 집중되고 오전 11시경에 완료되어 해당 병동에 전달되거나 지급되고 있다.

(4) 퇴원수속

당일 퇴원의 경우 오전 11시 30분 이후에 퇴원수속을 하기 때문에 대부분 환자들이 점심식사 후에 퇴원을 하고, 해당부서 직원들도 점심식사 후에 진료비를 수납하고 퇴원수속을 하는 것이 관례화되고 있다.

(5) 환자측 문제

당일 퇴원결정 후 일부환자는 다른 통증 부위를 호소하는 경우도 있어, 그 때부터 추가검사나 촬영 등을 하거나 타 과에 협진을 의뢰하는 경우도 있다. 또한 갑작스런 퇴원으로 가족이나 보호자와 긴급히 연락을 취하게 됨으로써 진료비 및 교통편과 퇴원 이후의 계획수립에 차질을 빚는 경우가 많아 퇴원이 지연되는 경우가 있다.

5 퇴원절차

입·퇴원 수속을 매일 오전 9시부터 시행한다는 원칙하에 관련부서와 협의 개선한 후의 결과를 보면 다음과 같다.

(1) 검사결과 통보

각 진료과의 담당의사들이 조기에 퇴원을 결정하기 위해서는 오후 회진 시에 검사결과를 보고 다음날 퇴원여부를 결정하여야 한다. 이와 같은 이유 때문에 각 진료지원부서의 검사결과를 오후 회진 전까지 해당병동에 통보될 수 있도록 관계 부서와 협의·시행한다.

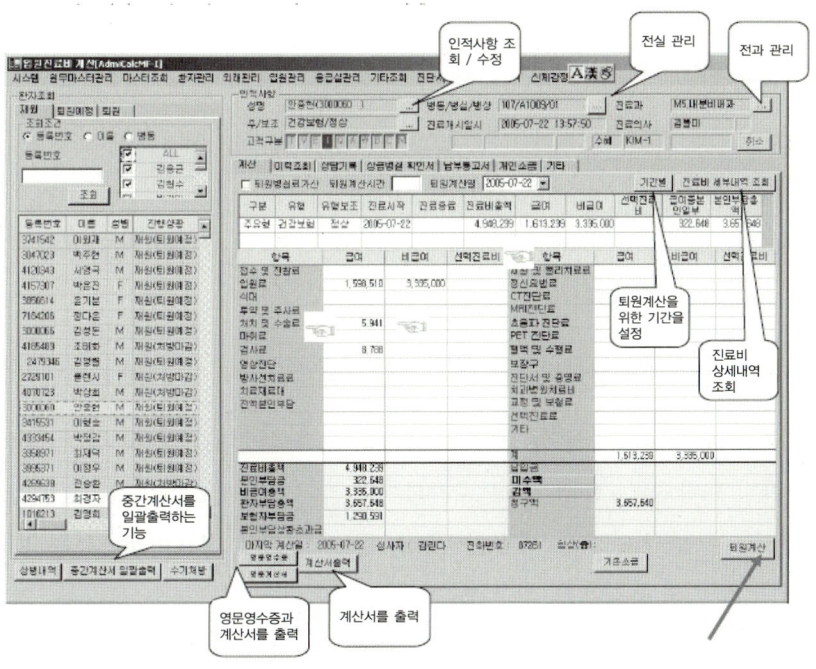

그림 13-7 퇴원시 입력관련 사항(예시)

(2) 퇴원결정 및 통보

담당의사는 퇴원예정 환자를 오후 회진 이후인 20:00까지 결정하여 간호사 및 환자에게 알리고, 해당병동 간호사실에서는 원무과 및 진료지원부서에 그 결과를 02:00까지 서면 통보하도록 한다.

(3) 처방 발급(익일퇴원자의 처방포함) 및 접수

통상적인 입원환자의 정규처방은 담당의사가 24:00까지 발급하여 간호사실에서 02:00까지 원무과에 접수한다. 부득이한 추가처방 및 취소처방은 퇴원당일 08:30까지 추가 접수하고, 지원부서(수술실 등)에서 발급되는 처방전은 08:00까지 진료비계산부서에 접수하도록 한다.

(4) 가계산퇴원제 도입

정규적인 시간에 퇴원결정이 되지 않거나 처방전이 접수되지 않으면 부득이 가계산퇴원 수속을 하였다. 가계산퇴원 방법은 퇴원전일 진료비에 일정액(120~130%)을 가산하여 수납하고 익일 14:00 이후나 다음 외래진료 시에 정산하도록 하는 방법이다.

(5) 처방입력

모든 병동 및 진료지원부서의 처방은 환자별, 항목별로 분류하여 매일 09:00까지 입력을 완료한다. 병동간호사실 및 지원부서에서 처방전을 접수하기 쉽도록 하고 입력하는 직원을 3교대 근무하도록 하며, 접수 즉시 처방전을 분류하고 입력할 수 있도록 하고 있다.

(6) 진료비계산 및 진료비 통보

매일 병동간호사실에서 당일에 퇴원하는 환자의 진료기록 및 퇴원결정서가 08:00까지 도착되면 그때부터 진료기록부를 참고하여 질병에 따른 처방사항 및 보험급여 여부를 심사하고, 퇴원전 심사를 거친 환자의 진료비계산서는 09:00경 출력하여 병동 및 환자에게 통보되도록 한다.

(7) 퇴원약 조제

당일 퇴원환자의 투약처방전은 약제과에 03:00까지 접수되도록 하며 약제과 야간당직자는 퇴원환자를 우선으로 조제하여 09:00까지는 퇴원환자의 퇴원약을 해당병동에 도착하도록 한다.

(8) 퇴원수속 및 입원수속

당일 퇴원환자는 09:00부터 순서대로 진료비를 수납하여 퇴원하고, 입원일이 예약되어 있는 환자는 입원당일 09:30부터 입원수속을 하여 오전 중(12:00 이전) 90% 이상 입·퇴원 수속이 완료되도록 하고 있다.

6 선택진료관리

입원기간 중 선택진료를 추가로 신청하거나 환자측 사정이나 의료진의 출장 등 병원측 사정으로 선택진료를 취소하는 경우가 발생할 수 있다. 이와같이 입원 중 특정의사를 지정하여 진료를 받거나 해지하고자 할 경우에는 선택진료(해지)신청서를 작성하여 담당자에게 제출한다.

선택진료의 신규신청이나 취소 및 변경 시에는 보호자 확인을 받아 보관하고 있어야 한다. 또한 선택진료의사의 휴가나 출장 등에 의해 부득이하게 선택의사가 진료하지 못하고 다른 의사가 진료를 담당한 경우 해당일에는 선택진료비를 부과할 수 없다.

7 재원일수 관리

재원일수는 한 환자가 입원하여 퇴원하기까지의 전체 입원기간을 말한다. 의료서비스 이용자들의 욕구는 점차 증가하고 의료사고 및 분쟁에 대한 문제가 점차 확대되고 있는 상황에서 병원은 이용자에게 충분한 의료서비스를 제공하면서 병원이 유지·존속하기 위한 수익은 유지시켜야 하는 모순을 가지고 있다.

(1) 재원일수 단축효과

① 병원의 진료수익이 증대

② 기존 의료자원의 효율적 이용가능

③ 이용고객의 본인부담은 물론 사회간접비용 감소

④ 장기간 입원대기로 인한 이용자의 불만해소

⑤ 환자의 고통으로부터 조기에 호전

한 대학병원의 조사에 따르면 재원일수를 하루 단축하였을 때 병상당 연수익 증가는 200만 원에 달하는 것으로 나타난 바 있다. 그러나 대기시간 단축은 병상이 부족한 경우에 수익증대 효과가 있으나, 병상이 비어 있을 경우에는 오히려 수익이 감소하게 된다.

병원별 평균재원일수를 비교하여 보면 최근 병원의 경영합리화와 맞물려 많은 차이를 보이고 있다. 병원에서는 의료의 질 관리 측면에서 재원일수단축에 집중적으로 노력을 경주하고 있다. 상급종합병원의 재원일수가 갈수록 단축되고 있으며, 특히 서울 소재 병원의 경우는 재원일수 평균이 7.9일 이상인 병원도 있다. 이는 병원별·질환별 특성에 따라 차이가 있을 수 있으나, 대체적으로 효율적 관리가 이루어지는 병원은 재원일수가 짧게 나타나고 그렇지 못한 경우에는 길게 나타나고 있다.

(2) 의료보장유형별 재원일수

건강보험 : 10.2일, 산재보험 : 28.7일, 자동차보험 : 27일 이상

표 12-2 병원별 평균재원일수

병원명	A	B	C	D	E	F	G	H	I	평균
평균 재원일수	6.9	7.7	8.1	7.7	7.7	8.4	7.7	8.6	8.9	7.9

출처 : 2010년 제2차 보험연수 교육자료, 대한병원협회(2010.12.21)

8 장기재원의 원인

입원기간이 길어지는 원인에는 다양한 요인이 있지만 대체로 입원한 환자의 개인적 요인과 병원측 요인에 따라 입원기간이 지연되는 경우로 구분할 수 있다.

1. 환자측 요인

의약분업에 따라 자동차보험·산재보험 환자들의 통원치료 시 투약도 의약분업대상이므로 병·의원에서 처방전을 받아 외부약국에서 조제받아야 하며, 자동차보험환자는 선지불 후 소속보험회사로 청구하도록 함에 따라 이용자 불편의 증가로 퇴원을 더욱 지연시키고 있다.

(1) 무의탁자 증가

핵가족화와 맞벌이 부부의 증가로 경제적 풍요와는 달리 노인환자나 가족의 질환에 대하여는 무관심하거나 간호가 불가능하여 병원에서 진료와 요양을 겸하는 환자가 늘어나고 있다.

(2) 개인보험 가입

보험가입자의 입원 시 본인부담진료비와 수익상실은 가족의 생계에 많은 어려움을 주게 된다. 이러한 위험을 분산시키기 위하여 입원하거나 특정질환 발병 시에 보험금을 지급해 주는 많은 종류의 의료관련 보험상품들이 다양하게 판매되고 있다. 이들 보험상품은 일정기간 입원할 경우에 보험금을 지급하거나 특정질환이 발병하면 곧바로 보험금을 수령할 수 있기 때문에 퇴원이 가능하나 개인보험의 보상과 연계되어 입원을 연장시키려고 한다.

앞으로 의료관련 보장상품 판매가 계속 늘어남에 따라 환자와 의사의 관계가 점차 복잡해지고 요양 및 개인보험에 따른 보상심리를 가진 환자의 증가로 개인과 보험가입회사와의 분쟁도 점차 증가할 것으로 예상된다.

(3) 경제적 사정

본인부담 진료비를 납부하지 못하여 입원기간이 연장되는 경우이다. 퇴원을 예상하지 못한 상태에서 갑작스런 퇴원조치로 진료비를 마련하지 못하는 경우도 있을 수 있으나, 대부분 경제적 사정이 어려워 입원진료비를 마련하지 못하고 병원의 선처를 요청하는 경우가 많다. 이때는 병원담당자가 환자가정을 방문하여 생활환경이나 주변환경을 분석하여 적절한 조치를 취해야 한다. 상황에 따라 퇴원시키는 것이 오히려 고액진료비 미수보다 유리하다고 판단되는 경우에는 조기에 퇴원시키도록 한다.

(4) 진료상의 문제

의료상의 각종 문제에 대한 이의제기로 의료분쟁을 발생시키거나 병원 내의 각종 문제를 이유로 계속 진료를 요청하는 경우이다. 의료과오는 물론, 정당한 치료까지도 문제 삼아 퇴원을 지연시키는 경우도 있다.

(5) 본인부담금 상한제

건강보험에서는 1년간 보험급여 본인부담액이 소득수준에 따라 200~400만 원(2009년 이전에는 6개월에 200만 원)을 초과하는 경우, 초과 금액은 전액 건강보험에서 부담하는 상환제도를 시행하고 있다. 이 제도는 일정기간에 해당금액을 초과하는 경우 본인부담금이 줄어들거나 전액보상이 되므로 양질의 의료를 요구할 뿐만 아니라 퇴원은 가급적 지연시키는 원인이 된다.

(6) 만성 질환

노인인구의 증가에 따라 급성질환보다 만성질환의 환자가 점차 증가하고 있으며, 이로 인해 호전이 늦어짐으로써 입원기간이 연장되는 경우가 많다. 최근 요양병원의 신설 등이 계속 이루어지고 있으나, 입원환자 구성을 살펴보면 상당한 부분을 만성질환의 환자가 점유하고 있다.

2. 병원측 원인

(1) 각종 검사 지연

각종 검사나 촬영, 판독이 지연되어 퇴원이나 치료를 시작할 수 없는 경우이다. 현대는 의술도 매우 중요하나 청진기만으로 질병을 검사하고 치료하던 시대는 지났다. 각종 첨단 의료장비의 이용자가 많아 대기해야 하는 경우가 빈번하게 발생하고 있어서 입원기간이 길어지는 경우이다. 따라서 대기가 발생하는 진료부서의 적극적인 협조를 구하여 빠른 시일 내에 검사가 이루어지고 결과를 판독할 수 있는 체계를 구축해야 한다.

(2) 입원 후 검사 및 수술예약

외래진료 후 수술을 위해 입원하는 경우에는 입원수술에 필요한 기본적인 검사를 외래에서 시행하고 수술날짜를 예약하여 수술당일이나 하루 전에 입원하면 입원기간이 많이 단축될 수 있다. 입원한 후에 수술에 필요한 검사와 촬영을 하고 수술일정을 결정하게 될 경우 재원일수가 길어지게 된다.

(3) 진료과별 경쟁

병상이 과별 할당이나 진료과별로 분류되어 있지 않은 경우 환자를 퇴원시키면 다른 진료과 환자가 입원하게 되어 병실을 빼앗긴다고 생각하여 퇴원을 지연시키는 경우가 있다. 또 진료과별 혹은 담당의사별로 진료실적이나 수익통계를 분석하는 경우에는 과별·개인별 경쟁이 더욱 심화되고 진료과에 따라서는 진료실적 때문에 퇴원을 더욱 지연시키는 경우도 많다.

(4) 퇴원계산의 지연

병원측 사정에 따라 진료비계산이 지연되어 퇴원하지 못하거나 퇴원이 늦어지는 경우이다. 환자는 퇴원을 위해 모든 준비를 하고 있으나 진료비계산에 있어 의사의 퇴원지시 지연, 진료기록부 정리미비, 처방의 입력이나 퇴원 전 심사 등으로 인하여 퇴원이 지연되는 경우이다.

(5) 진료 및 진료비문제

진료상의 과오나 과실로 인해 퇴원이 지연되거나 진료비 부담이 어려워 퇴원을 시키지 못하는 경우이다. 진료비 문제인 때에는 빠른 시간 내에 개인사정을 파악하여 본인부담능력 여부를 판단하고 회수가 불가능한 경우에는 더 많은 진료비가 발생되기 전에 퇴원할 수 있도록 한다. 입원기간이 길어지는 원인은 여러 가지가 있으나, 대체로 환자측과 병원측의 원인이 복합적으로 발생되는 경우가 많다.

9 재원일수 관리

(1) 입원대기 검사

일부병원에서는 거동이 불편한 환자나 안정을 위해 입원준비실을 설치한 병원도 있으나 입원대기만 하고 있을 뿐 진료는 시작되지 않고 있다. 입원대기 검사제는 입원대기 중 여유시간을 이용하여 입원에 필요한 각종 검사를 우선 시행하고 입실하는 방법으로, 진료가 빨리 이루어질 수 있도록 입실과 동시에 결과를 조회하는 방법이다. 입원대기실 설치가 어려운 경우에는 환자가 입원대기 중 관련된 검사를 외래에서 시행하고 병실입실과 동시에 검사한 결과를 병동으로 이동할 수 있게 할 수도 있다.

진료정보회신 환자동의서

본인은 세브란스병원이 _____ 병의원(기관) _____ 의사에게, 우편, 팩스, 이메일, 인터넷 등의 방법을 통해 진료정보를 제공하는 것에 동의합니다.

환자 주민등록번호 :

환자 연락처 :

2013 년 월 일

환자성명 : (서명)

세브란스병원 SEVERANCE HOSPITAL －동의서－ 진료협력센터 02-2226-5121~6, FAX 02-665-4775

그림 12-8 진료정보회신 환자동의서

(2) 입원결정서 상 사전검사 지시

입원대기검사는 입원수속 후 대기하는 시간을 이용하여 검사하는 방법이므로 외래진료 시 당일 입원이 필요하다는 판단이 될 경우 '입원결정서'를 발부할 때, 입원대기 중에 검사를 시행할 수 있도록 각종 검사를 처방하는 방법이다. 별도의 '의사지시서(Doctor's Order)'를 이용할 수 있으나 외래진료 중에 바쁜 시간에 처방입력이나 기록이 어렵기 때문에, 진료과별로 입원에 필요한 기본검사항목을 선정하여 입원결정서 뒷면을 이용하여 체크하도록 한다.

이때 병원의 특수성이나 진료과에 따라 기본검사항목이 서로 다르므로, 필요한 부분은 가감하여 작성한다.

```
id: _____                      name: _____

Doctor's Order

 □ 1. V/S Check & ( ) M, Hour's
 □ 2. Diet ( )
 □ 3. _____
 □ 4. _____

Exam.
 □ 5. U-A
 □ 6. Stool
 □ 7. CBC
 □ 8. LFT
 □ 9. Electrolyte
 □ 10. HBs Ag, Ab
 □ 11. EKG
 □ 12. Chest P-A
 □ 13. _____
 □ 14. _____
 □ 15. _____

                         Dr's Sign _____
```

그림 12-9 임원대기검사에 따른 의사지시서(Doctor's Order)

(3) 입원대기실 검사

입원대기실이 있는 경우 입원 시 기본적으로 시행하는 체중이나 키, 혈압 등을 측정하고, 입원결정서 상의 뒷면에 표시된 의사의 검사지시를 중심으로 검사를 실시한다.

입원대기 중 검사는 입원대기실에서 '입원결정서' 발급 시 발급된 의사지시에 따라 검사가 가능하므로 지시자의 검사의도가 명확하고, 별도의 의사를 찾는 번거로움이 없을 뿐만 아니라 검체를 모으기 위해 이동하는 번거로움 또한 줄어든다. 응급실과 인접해 있는 경우에는 응급실 장비를 보강하여 이동하지 않고 검사할 수 있어서 응급환자진료에도 많은 도움이 된다. 이 방법은 진료지원부서의 많은 협조가 필요하므로 입원한 환자의 검사를 우선 실시하고 결과를 조기에 회신할 수 있도록 협조해야 한다.

표 12-3 입원대기검사의 장·단점

구분	현행방식	입원대기검사
의사의 검사지시	입원병실에서 검사	외래에서 입원결정서 이면에 기록, 지시 없이 입원시 시행
입원 시점	퇴원환자 퇴원 후 입실	대기실 검사
검사를 위한 이동	개별병동 단위로 안내 혹은 이동	대기실에서 종합적 관리 응급실 장비 이용시 더욱 효과
입원 안내 및 홍보	병동간호사	대기실 종합안내 및 홍보
간호정보 조사	병동간호사	입원대기실 인력
검사결과	입원 후 검사지시와 검사로 익일 오후에 결과 나옴	오후 회진 전 결과 취합
검사결과 취합	개별 병동단위	대기실인력 종합관리

10 사망자 처리

입원진료 중 의학적으로 치유가 불가능하여 사망에 이르게 된 때에는 영안실로 안치하고 진료기록부 및 간호기록지를 정리하여 진료비계산부서로 이송하게 된다. 사망 후의 퇴원수속 절차와 사망진단서 발급을 효율적으로 수행하기 위하여 다음과 같이 요약할 수 있다.

사 망 진 단 서
(시 체 검 안 서)

원부대조필 인

병록번호						
연번호						

1	성 명		2	성 별	남·여	3	주민등록번호	
4	실제생년월일	년 월 일				5	직 업	
6	본 적							
7	주 소							
8	발병일시	년 월 일 시 분 (24시각제에 의함)						
9	사망일시	년 월 일 시 분 (24시각제에 의함)						
10	사망장소	주소						
		장소	①주택내 ②의료기관 ③시설기관(양로원, 고아원등) ④D.O.A ⑤산업장 ⑥공로(도로, 차도) ⑦기타(구체적으로 기술)					
11	사망의 종류	①병사 ②외인사 [③교통사고 ④불의의 중독 ⑤불의의 추락]						
		③기타 및 불상 [⑥불의의 익사 ⑦자살 ⑧타살 ⑨기타 사고사]						
12	사망의 원인 ※(나)(다)(라) 에는 (가)와 직접 의학적 인 과 관 계 가 명확한 것만을 기입합니다.	(가) 직접사인			발병부터 사망까지 의 기간			
		(나) (가)의 원인(중간선행사인)						
		(다) (나)의 원인(선행사인)						
		(라) (다)의 원인						
		(가)내지 (라)와 관계없는 기타의 신체상황						
		수술의 주요소견			수술연월일	년 월 일		
		해부의 주요소견						
13	외인사의 추가사항	사고발생 일시	년 월 일 시 분 (24시각제에 의함)					
		사고종류	①교통사고 ②불의의 중독 ③불의의 추락 ④불의의 익사 ⑤자살(방법기술)_____ ⑥타살 ⑦기타(구체적으로 기술)_____					
		사고발생 장소 및 상황	주소					
			장소	①주택내 ②공공건물 ③산업장 ④공로(도로, 차도) ⑤휴양지 ⑥시설기관(양로원,고아원 등) ⑦기타(구체적으로 기술)_____ ⑧잘모름				
			상황	가. 근무중 나. 근무이외의 시간				

위와 같이 진단(검안)함.

년 월 일

의료기관의 주소
　　　　　명칭
*진찰(검안)의사, 치과의사, 한의사　　　　　*교부한 의사, 치과의사, 한의사
　면허번호 제　　　　　호　　　　　　　　　면허번호 제　　　　　호
　성　명　　　(서명 또는 인)　　　　　　　　성　명　　　(서명 또는 인)

※ 주의 : 사망신고는 1월이내에 관할 구청·시청·읍·면·동사무소에 신고하여야 합니다.

의료법시행규칙 제13조 [별지 제7호 서식] <개정 2000. 10. 21>　　　　210mm×297mm

그림 12-10 사망진단서

1. 사망진단서 발행

사망진단서는 사망으로부터 24시간이 지난 후에 그 효력이 발생하며 매장이나 화장이 가능하도록 되어 있다. 따라서 24시간이 지나서 사망진단서를 발급하는 경우에는 유족이 사망진단서를 발급받기 위해 의사를 방문해야 하고, 병원에서도 진료기록부를 찾아 발급함에 따라 의료진 및 행정업무가 가중되고 유족에게는 불편함이 따른다.

사망과 동시에 사망진단서를 발급하여 진료기록부와 함께 진료비계산부서로 보내면 필요한 인적사항만을 기록하여 사망진단서를 빠른 시간 안에 발급할 수 있다.

사망진단서 조기 발급의 장점을 살펴보면 다음과 같다.
① 사망진단서 발급에 따른 유족의 불편이 줄어든다.
② 사망진단서 발급절차가 간편하다.
③ 상복을 입고 병원내부를 배회하는 문제점을 해소할 수 있다.
④ 외인사인 경우에는 24시간 이내라도 변사처리과정을 수행할 수 있도록 조치할 수 있다.

2. 사체발생보고서 작성

영안실 안치 후 일반 퇴원수속과는 달리 사망자는 장례식장에서 장례를 치르기 때문에 출상(出喪)하기 전에 진료비계산이 이루어지고 사망의 원인이 분석되어야만 장례식 및 사망진단서 등의 관리가 가능하게 된다. 사망과 동시에 간호사가 사체발생보고서를 작성하고 원무부서에 통보함으로써 사망의 원인을 확인할 수 있다. 외인사인 경우에는 유족을 통하여 관할경찰서에 신고하고 퇴원수속을 하는 기초자료로 활용하도록 한다. 대부분 병원에서 사용하고 있는 사체발생보고서 작성 양식은 다음과 같다.

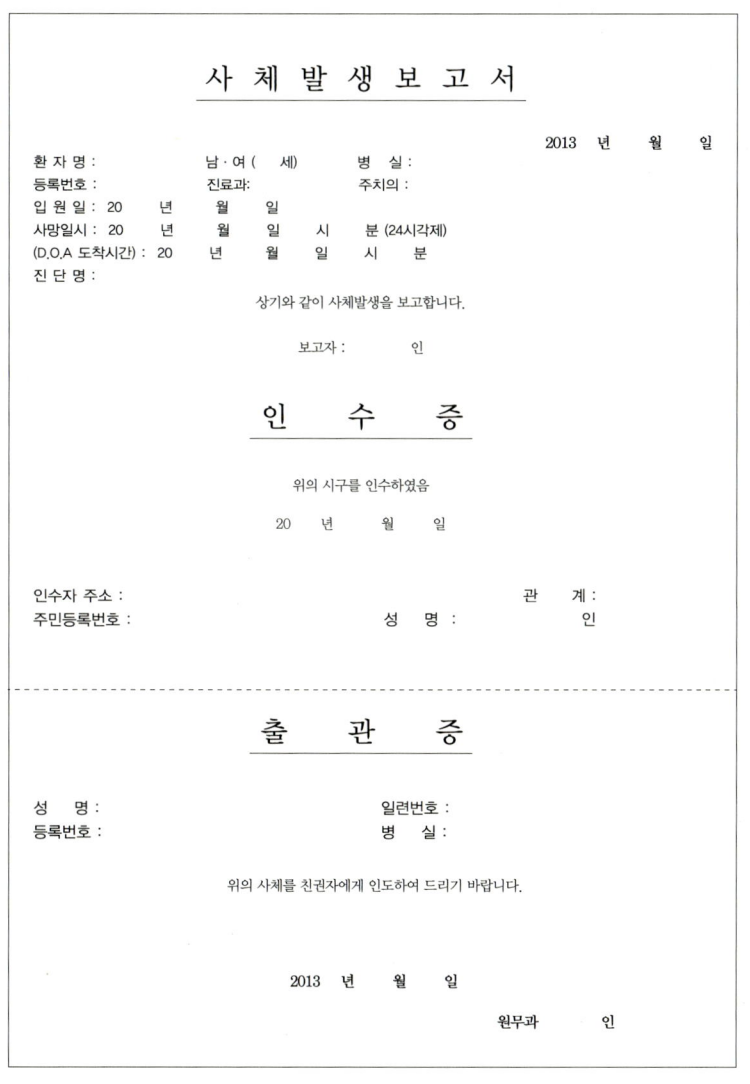

그림 12-11 사체발생 보고서

3. 사망진단서(사체검안서) 작성

(1) 사망자의 확인

성명, 성별, 주민등록번호, 실제 생년월일, 직업, 등록기준지, 주소 등은 사망한 사람의 확인에 해당하므로 확인된 대로 기재한다. 등록기준지와 주소도 사망신고 시 반드시 확인이 필요한 부분이므로 환자보호자에게 확인하여 정확히 기재해야 한다. 등록기준지는 가족관계증명서의 등록기준지대로 기재하며, 주소는 주민등록상의 현 주소를 기재한다.

(2) 발병일시

① **사고사인 경우** : 사고의 발생 일시
② **병사인 경우** : 증상이 시작된 때, 증상 시작시기를 알 수 없으면 진단 시기
   (사망원인 중 최초의 병명을 기준)
➡ 발병 일시는 보험금 지급과 관련된 문제가 있을 수 있으므로 정확을 기해야 한다.
➡ 알 수 없을 때에는 비워두지 말고 '미상' 등으로 기재

(3) 사망일시

① 의사가 사망을 선언한 때
② 응급실에서 이미 의학적으로 사망한 것으로 판단하였지만, CPR을 시행했다면 CPR을 마치고 사망을 선언한 시각(사망장소: 병원)
③ 사망한 시각을 알 수 없을 때에는 '미상'으로 기록
④ 사망을 한 상태에서 병원으로 이송된 경우는 사망일시를 추정해서 기록, 다른 사람의 진술에 의한 경우에는(○○○의 진술) 등으로 덧붙인다.

(4) 사망원인

① **선행사인** : 사망에 이르게 한 일련의 과정을 촉발한 질병, 손상 또는 치명적인 손상을 야기한 사고나 폭력의 상황
② **직접사인** : 선행사인의 결과로 나타난 마지막 질병이나 병적 손상 상태, 손상 또는 사고와 폭력의 상황

표 12-4 사망원인 기입 예

사망의 원인				사망의 원인			
	(가)	직접사인	급성 심근경색증		(가)	직접사인	노쇠
	(나)	(가)의 원인	동맥경화성 심혈관 질환		(나)	(가)의 원인	
	(다)	(나)의 원인	고혈압		(다)	(나)의 원인	
	(라)	(다)의 원인			(라)	(다)의 원인	

사망의 원인				사망의 원인			
	(가)	직접사인	상부 위장관 출혈		(가)	직접사인	익사
	(나)	(가)의 원인	위궤양(추정)		(나)	(가)의 원인	
	(다)	(나)의 원인			(다)	(나)의 원인	
	(라)	(다)의 원인			(라)	(다)의 원인	

(5) 외인사의 추가사항/ 사고발생 장소 및 상황

　　사망의 종류가 외인사인 경우에는 사고 발생 일시, 사고 종류, 의도성 여부, 사고 발생 장소를 기재한다.

(6) **기타:** 사망진단서 작성안내 리플릿 시리즈Ⅲ(통계청, 2011) 참고

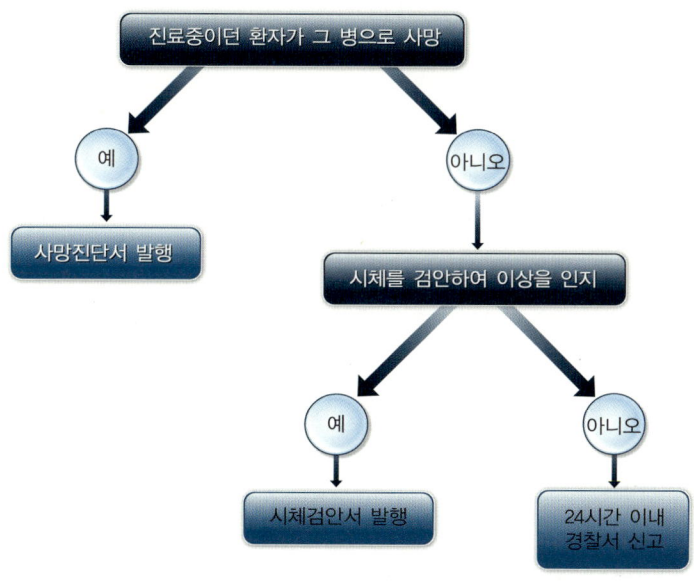

그림 12-12 사망자 처리절차

제 13 장
진료비 관리

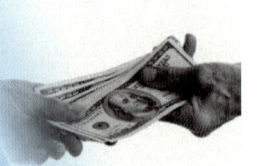

제1절 개념 및 구성요소

우리나라 의료기관은 대부분 진료에서 수익을 보장받는다. 병원의 수익은 마찬가지로 비용에 대응하는 개념으로 환자에게 제공한 재화 및 용역, 서비스에 대한 판매로 발생한 가치를 말한다. 의료수입은 의료업의 경영에서 발생하는 모든 수입을 말한다.

예금 및 투자에서 오는 이자수입과 임대수입, 부동산수입, 기타 외주업체로부터 발생하는 부대사업 수입 등도 넓은 의미에서 의료기관의 수익이 되지만, 보다 구체적인 수입은 의료관련 업무를 통해 얻어지는 진료행위의 수익이다. 이는 환자에게 제공한 자원 및 서비스에 대한 진료비만 측정된 것으로서 그 내용은 건강보험요양급여비용 및 약제비산정기준 등에서 행위료와 치료재료, 제증명발급수수료와 건강보험에서 적용이 되지 않는 일부 비급여 항목으로 구성된다.

제2절 수익관리

진료비 수익관리는 서비스 또는 물자의 제공에서 현금의 회수 때까지 계속적으로 연계·관리되어야 하며, 수가기준의 인식과 계산 산정, 본인부담, 보험자단체 청구 및 수납과 미수금관리의 단계로 구분할 수 있다. 다음에서는 수가기준의 인식과 계산에 대해 살펴본다.

1 수가기준

병원이 환자에게 제공하는 행위 및 자원, 서비스에 대하여 특정 제도를 적용하는 여부에 따라 진료비를 책정하는 원칙 및 근거가 되는 진료비 관련 기준이 필요하다. 현재 의료보장제도에서는 진료비의 산정이 매우 복잡한데, 이는 건강보험 요양급여비용이 진료비산정의 기준이 되지만 또다른 인식 기준과 범위가 매우 복잡하기 때문이다.

수가인식 대상자는 의료행위자(의사, 간호사, 약사, 기사 등)와 행정요원(수가계산, 청구서작성, 수납자 등)이며, 의료보장 유형에 따른 기준을 요약하면 그림 13-1과 같다.

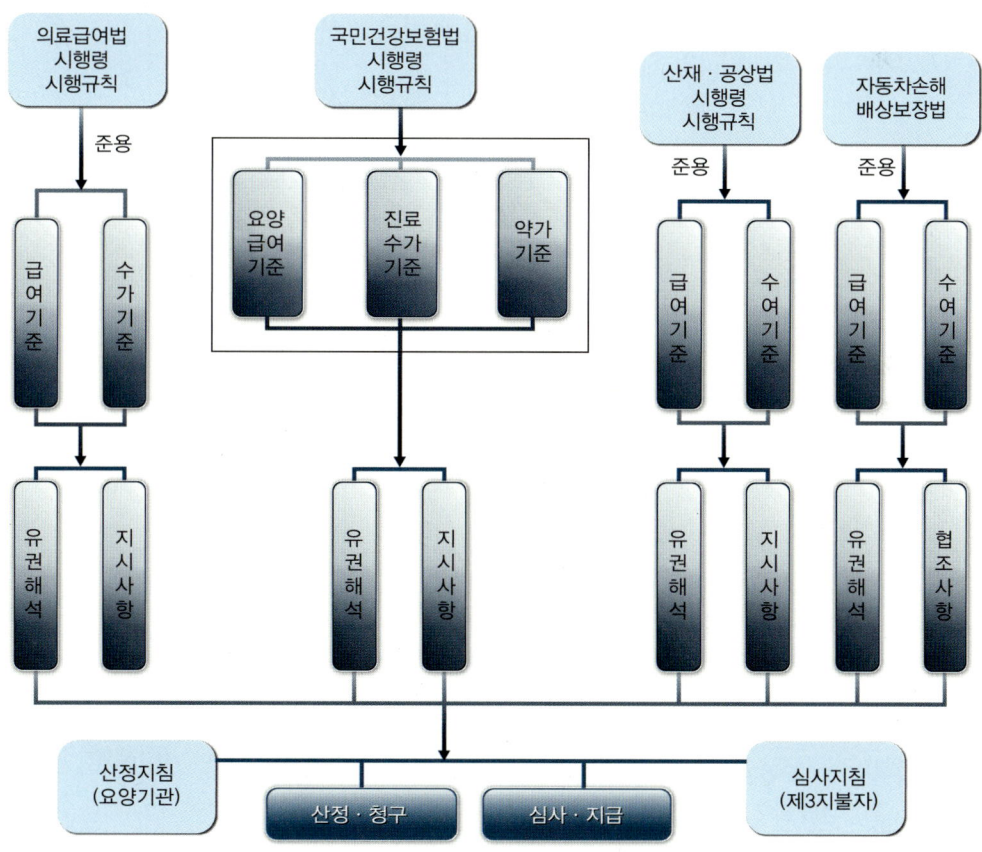

그림 13-1 진료비관련 기준의 구조

2 수가산정체계

입원환자의 진료비는 행위별 수가체제를 통한 행위별 산정으로 이루어지며 부분적으로는 상병별 포괄수가를 적용하고 있다. 병원자체에서 수가를 결정하여 적용할 수 있는 일반환자와는 달리 건강보험요양급여비용에 해당하는 수가에 요양기관의 규모 및 특성에 따른 일정 가산율을 적용한다.

3 수가기준

진료수가란 크게 진료행위료와 재료대로 구분된다. 진료행위료에는 검사료, 촬영·판독료, 수술료, 마취료, 이학요법료 등과 같이 의료진이 진료한 항목에 대하여 의료기관별 가산율을 산정하게 된다. 재료대는 진료행위 가산을 할 수 없는 항목으로 진찰료, 입원료, 수혈료, 약제 및 치료재료가 포함된다.

표 13-1 의료보장유형별 진료비 산정기준

구 분	건강보험	의료급여	산재보험	공무상 요양	자동차보험
진료비 산정 기준	건강보험요양 급여비용	건강보험과 동일	건강보험기준에 고용노동부 고시 "산재요양급여기준"	산업재해보험과 동일	건강보험기준에 국토교통부장관 고시 "진료수가 기준"
입원 관리료 체감	100%: 1~15일 90%: 16~30일 35%: 31일~	건강보험과 동일	상급종합병원 (100%+병원관리료 100% 가산) 종합병원 100% 병·의원: 1~50: 100% 51~150일: 90%	산재와 동일	산재와 동일
종별 가산율	종합전문: 30% 종합병원: 25% 병원: 20% 의원: 15%	종합전문: 22% 종합병원: 18% 병원: 15% 의원: 11%	종합전문: 45% 종합병원: 37% 병원: 21% 의원: 15%	산재와 동일	산재와 동일
약가	건강보험 약가 상한액표 범위내 실구입가	건강보험과 동일	건강보험과 동일	건강보험과 동일	건강보험과 동일
치료 재료	상한금액내 실구입가	건강보험과 동일	건강보험과 동일	건강보험과 동일	건강보험과 동일

(계속)

구 분	건강보험	의료급여	산재보험	공무상 요양	자동차보험
식대	급여(기본식과 가산식으로 나눠짐) 본인부담 50%	3,390원/1식 (20% 본인부담) 1종일부제외	급여 (본인부담없음)	산재와 동일	산재와 동일
치과 보철료	비급여	비급여	금합금, 팔라디움합금, 코발트 합금 : 고용노동부고시	산재와 동일	산재와 동일
보조기	등록장애인 일부급여	등록장애인 일부급여	상병부위별 2회: 고용노동부고시수가	산재와 동일	산재와 동일
초음파	비급여	비급여	급여(고용노동부고시)	산재와 동일	산재와 동일
MRI/PET	급여 : 보험인정 기준외 비급여	건강보험과 동일	급여 : 보험인정 기준외 고용노동부 별도 고시	산재와 동일	급여(국토교통부 고시)
진단서	비급여	비급여	산재관련 진단서급여	공무상요양 신청용	비급여

*국토해양부가 2013. 3. 23 부터 국토교통부로 개편됨.

제3절 진료비(입원)계산

진료비계산은 의료보장 유형별 진료수가기준에 의해 산정하는 것으로 환자에게 제공된 진료행위 및 자원, 서비스를 진료비로 전환하는 업무이다.

1 처방전 발행

환자의 진료내용에 대한 정보를 진료비계산 부서로 전달하는 단계이다. 이때 제공된 행위 및 재료비에 대한 누락은 의료수익의 감소로 이어질 수 있기 때문에 처방전의 정확한 발급과 분실 예방이 중요하다. 정보의 전달방법은 최근 전자의무기록(EMR)과 동시에 수가계산이 되거나 처방정보전달체계(OCS)에 의거 진료비계산 부서로 직접 전달된다.

2 처방전 접수

처방전은 영상의학과, 약제부 등 관련 부서로 전달되어 각 부서 내에 접수된다. 접수된 내용이 진료비계산 부서로 동시에 전달되면서 환자의 진료비용 누적이 일어나며, 검사 및 진단, 투약의 행위가 이루어진다. 진료비계산 중 누락을 방지하기 위해 모든 진료 행위나 재료는 진료비계산 부서의 확인 후에 사용하며 긴급한 진료행위로 추가 발행되는 진료비는 즉각적인 통보를 의무화하고 있다. 진료비계산이 확인된 처방전은 진료행위나 치료재료와 관련한 부서에 통보된다.

또 24시간 동안 이루어지는 진료행위나 치료재료 사용에는 주로 응급실에 부속된 원무부서에서 즉각적인 처방전 접수를 통해 이루어진다. 처방전 발행 후 처방 취소의 경우에도 반드시 최소처방전을 발급하여 진료비계산 부서에서 진료비수가 계산에 반영되도록 한다.

3 처방전 등록

1. 처방전 입력

대부분의 병원에서는 진료비 계산 및 청구를 위한 전산화 시스템이 갖추어져 있어 처방전이 따로 발생하지 않지만 전산 등록이 되지 않은 진료행위 및 처치의 발생에는 처방전을 발행하여 전산에 입력한다. 병원에 따라서는 원무부서 입력담당자가 해당병동을 방문하여 진료기록부에 기록된 행위 및 재료사용현황을 직접 확인하기도 한다.

수기작업의 경우 검사나 방사선 등에서 폐쇄식 처방전을 사용할 때에는 입력이 편리하고 오류가 적으나, 개방식처방전을 사용하는 약·주사나 수술·마취 및 재료대의 경우에는 처방전과 코드 숙지가 어려움에 따라 처방전 발행 시 정확한 기재가 필요하다. 처방전 등록 시 착오유형

① 진료수가기준 적용착오
수술이나 처치행위에 대하여 진료기록이 미비하거나 정보전달 오류로 인하여 수가가 잘못 입력되는 경우

② 진료행위료 청구누락

진료행위료가 발생하였으나 입력오류로 인하여 누락되거나 야간가산율을 산정하지 못한 경우

③ 처방전 발급누락

실제진료행위 후 처방전발급이 누락되어 진료기록부에 의해 확인 후 추가 청구하는 경우

④ 약제료 누락

응급약제 사용 후 처방전발급 누락으로 약제료가 추가청구되는 경우

⑤ 치료재료 누락

수술시 수술재료를 사용하였으나 처방전 발급이 되지 않아 입력하지 않은 상태에서 진료기록부에 의해 입력되는 경우

⑥ 입력착오

입력담당자의 입력오류에 의한 착오로 계산이 잘못되는 경우

2. 입원 중 의료보장유형 변경

의료보장자격의 변동은 진료수가 산정방법의 변경으로 이어지므로 계산이 복잡해져 향후 업무가 지연된다. 처방전을 통해 계산되는 경우는 비교적 간단하게 계산이 이루어지지만, 예를 들어 자동차 책임보험에 대해서는 상해 급수에 따라 확정된 금액이 있으므로 계산에 어려움이 가중된다.

제 4 절 미수금 관리

1 중간진료비 청구

매일 입원환자 개인별로 계산된 처방전 진료비를 통해 개인별 총 진료비와 본인부담미수금 및 병원전체의 1일 재원수입을 집계할 수 있다. 입원 후에는 입원기간과 관계없이 본인부담금에 대해서 중간청구를 할 수 있다.

2 체납자 관리

본인부담 진료비에 대하여 2회 이상의 알림을 한 후에도 진료비를 미납하거나 미수금이 일정금액(예:100만 원)을 초과한 환자는 체납환자로 간주하게 된다. 진료비가 체납되는 원인을 파악하여 적절한 대책을 하도록 하며 입원기간 중의 중간입금실적을 감안하거나 납부능력이 있다고 인정되는 환자는 담당자의 재량에 따른 처리를 하도록 한다. 진료비 체납 관련 담당자들은 지속적으로 환자를 집중관리할 필요가 있으며, 상담관리 내용 작성과 비치가 필요하다.

(1) 진료 불만

진료불만의 경우 환자의 진료내용을 사전에 인지하고 불만내용을 파악하여 진료비청구 및 수납에 관한 문제를 상담한다. 입금을 거부하는 경우에는 담당의사가 진료 내용을 설명하도록 한다.

입금이 되지 않으면 진료중단 혹은 강제퇴원까지 예상해야 한다. 또 진료과정에서 의료과오나 의료사고가 있었다면 병원차원에서 협의할 수 있도록 조치하고, 협의가 어려울 때에는 법적처리를 하게 된다.

(2) 경제적 능력부족

경제적인 이유로 진료비를 체납하는 경우 연대지불 보증인을 확보한다. 보증인의 능력이 미흡할 경우에는 경제적 능력이 있는 자로 보증을 추가하도록 한다. 이미 많은 진료비가 체납된 상황에 있어서 보증인의 확보가 어려울 때에는 담당의사와 상의하여 최소한의 진료를 제공하면서 조기에 퇴원할 수 있도록 유도한다.

(3) 장기 체납자

장기 고액체납자에 대하여 납부 책임이 있는 보호자와 입원서약서상의 연대지불보증인에 대하여 면담하여 진료비납부를 촉구하고 납부능력 여부를 타진한다. 2~3차에 걸친 독려에도 불구하고 진료비를 납부하지 않을 경우에는 환자 및 연대보증인의 주소지에 방문하여 납부능력을 점검하고 가정환경을 확인한다. 납부능력이 있으면서도 중간납부를 하지 않는 경우에는 환자 및 연대지불보증인의 재산에 대하여 가압류 조치를 검토한다.

내부적으로 해당진료과장이나 담당의사 및 수간호사와 협조하여 필수적인 진료만을 제공할 수 있도록 협조하고 진료비가 저렴한 병원으로 유도한다.

3 진료비 입금

재원환자의 중간진료비 입금 시에는 입금증이나 중간계산서를 활용하여 은행이나 수납담당 직원에게 납부한다. 입금증은 일반적으로 은행에 납부하는 경우에는 4부를 발급하여 환자용, 은행용, 원무과용, 경리과용으로 각각 1부씩 보관하도록 하고, 원무부서 담당자가 전산에 등록하여 관리하도록 한다.

4 진료비 계산과 심사

1. 진료비 계산

진료비계산 부서의 빠른 업무처리를 통하여 신속한 퇴원 수속이 이루어진다. 그러나 행위별 수가에 따른 복잡한 진료비계산으로 퇴원이 늦어지는 경우가 많으므로 매일 발생되는 처방전을 입력하여 퇴원통보와 동시에 진료비계산이 이루어질 수 있도록 한다. 진료비가 정확하게 계산되기 전에 퇴원이 이루어지는 경우에는 예상 진료비를 선입금하고 다음 방문 시 정산하는 가계산 퇴원제도를 활용하여 퇴원시키도록 한다.

(1) 처방입력

① 처방전 발급 시
- 개방식 : 처방의 빈도가 낮을 경우나 항목이 많은 경우
- 폐쇄식 : 시간절약, 입력오류방지

② OCS 입력 시 : 진료를 담당한 의사가 처방전 발행대신 전산에 정보를 입력시킬 경우에는 진료비 수납담당자는 진료카드만으로 계산 및 수납이 가능

③ 진료비 계산
- 등록번호 입력 – 인적사항과 당일 진료과가 표시되고 영수증 발행과 다음진료를 예약할 수 있음.

- 진료과 입력 – 표시된 진료과에 대해 진료비를 계산하게 되며 2개과 이상에서 진료를 받은 경우에는 복수로 표시되고 각각 계산 및 예약할 수 있음.
- 진료유형 변경 – 접수 시 건강보험증이나 요양급여의뢰서를 미지참하여 진료비를 전액본인부담으로 처리하였으나 계산 시 건강보험증을 제출할 경우에는 관련사항을 확인하여 유형변경을 함으로써 진료비 계산이 다시 이루어지게 함.
- 미수 – 본인의 후납처리나 진료협약에 의한 후납, 자동차보험, 산재보험, 심장병 후원단체의 지원 등에 대한 본인부담미수금을 별도로 후납 처리할 경우에 사용됨.

④ 진료예약 : 계산과 동시에 예약을 할 수 있도록 다음진료일자, 시간 및 진료과, 담당의사 선택진료 여부, 건강보험증 확인, 환자 종류, 유형보조 등을 입력하도록 하고 있음

⑤ 진료비 수납 및 영수증발급 : 처방전의 입력이나 보험사항 변경, 진료비 감면 및 진료예약이 완료되었을 때에는 영수증을 발급, 다음 진료를 예약하는 경우에는 예약증 동시 발급

⑥ 진료지원부서 업무 : 진료비계산이 끝난 환자는 영수증 하단에 표시된 진료를 받을 곳에 가서 진료카드를 제출

⑦ 진료비 미계산의 원인 : 진료는 받았으나 환자본인의 사정에 의하여 진료비를 계산하지 못하는 경우로서 진료 후 처방에도 본인이 더 이상의 진료를 거부하거나 예상하지 못한 고액의 진료비발생 혹은 다음 내원 시 검사 후 결과를 알 수 있도록 진료비계산을 미루는 경우가 발생

(2) 진료비 환불

① 환불사유

- 사후자격관리에 따른 환불 – 건강보험증, 요양급여의뢰서, 유형변경에 따른 환불
- 진찰료환불 – 예약이나 당일 진료신청 후 본인 혹은 병원측 사정으로 진찰을 받지 못한 경우, 선택진료신청을 하였으나 사정에 의해 선택진료가 취소된 경우

② 환불절차
- 절차 – 이미 계산된 진료비 영수증과 사유발생부서의 확인을 받아 환불하도록 하되, 반드시 환불영수증을 받아 두어야 함
- 환불시 확인사항 – 환불 시에는 환자진료거부 여부 및 처방전 입력오류, 검사장비 장애 여부 등을 확인

(3) 퇴원전 심사

발행된 처방전에 따라 진료비가 정확하게 산정되었는지를 진료기록부와 확인 대조하며 퇴원 전 심사를 하도록 한다. 진료기록부에 기재된 병명은 물론이고 의료보장유형별 진료비계산이 수가기준과 급여범위에 맞게 되어 있는지를 파악하고 정리한다.

퇴원전 심사로는 진료수가가 높은 수술료·마취료 및 치료재료, 주사약제 등 중요도와 고가의 진료 수가를 중심으로 확인하고, 진료비청구 서류에 필요한 참고사항을 준비하여야 한다. 그 밖에도 각종 검사 및 방문일시, 환자상태 등 참고사항을 기록하여 심사에 참고할 수 있도록 한다.

2. 퇴원전 심사 유의사항

① 자격부분, 특히 주민등록번호 누락 여부
② 암환자 및 희귀난치성 중증등록 확인
③ 고가재료대, 수술, 마취료 누락 여부
④ 고가약제, MRI, PET 등 인정기준에 따른 급여 여부
⑤ 청구 시 필요한 첨부자료 확인, 소견서 준비
⑥ 상해외인 및 특정기호 부여
⑦ 상병명과 검사, 약품사용 일치 여부
⑧ 야간 수술, 마취 등 시행 여부
⑨ 약제, 치료재료 Order와 실사용 여부
⑩ 기타

제14장
의료보험의 이해

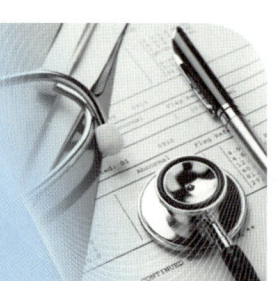

국제사회에서 보험의 역사는 오래된 경험을 갖고 있다. 18세기 산업혁명과 제1차, 2차 세계대전을 거치면서 보험의 기능과 역할이 국가발전에 지지대 역할을 해준다는 데 동의하고 있기 때문이다. 본 장은 국가별로 수렴된 보험용어를 간략히 알아봄으로써 의료보험의 이해를 돕고자 한다.

제1절 용 어

국제민간보험용어는 보험, 보험자, 피보험자, 국제보험중개자 등 보험 및 보험행위자 용어와 보험청구절차와 관련된 용어, 청구비용과 관련된 용어 등 3그룹으로 나뉜다.

표 14-1 보험용어

구 분	용 어	내 용
보험 (개념) 용어	보험 (Insurance)	① 우발적인 사고에 대한 손실대비 및 경제적 필요를 충족시키기 위한 다수 경제주체의 공동기금 구성 ② 피해자에게 상호부조의 성격으로 그 부담을 경감해주는 제도임.
	계약 (contract)	① 해외유명보험사들의 경우, 계약자와 수익자를 연결하는 네트워크를 구성한 뒤, 병원에게 계약자의 의료서비스를 의뢰하게 됨. ② 자체적인 급여산정기준 및 의료서비스 질 관리 통해 보험계약주도 ③ 그 밖에도 의료분쟁시 상벌조항 및 의료소송을 진행하고 추가적인 초지를 감행함. • 계약기간 및 해지조건 • 급여청구 및 지불기간(방법), 보험료산정방식 • 급여청구반려 및 분쟁시 관할문제 • 기타 의료 서비스관련 문제해법 제시

(계속)

구분	용어	내용
보험행위(자) 용어	보험자	보험사업을 직접 관할(영위)하는 자로서 계약의 리스크를 감수하고 사고발생시 계약에 따른 보험금을 지급할 의무가 있는 주체(사람)
	피보험자	보험계약에 따른 보험금 수혜자
	국제보험 중재자	독립적으로 보험계약체결을 중개하는 자로 보험업법에 의해 등록된 자 보험계약체결 시 고객의 위험을 확인·평가·분석하고, 보험계획이나 설계에 대한 검토·검증·권고·조언이 가능한 자
보험청구 용어	TPA (Third Party Administrator)	보험청구(보험플랜 or 프로그램)를 대신 처리해 주는 역할(조직) 전통적으로 회사가 제공하는 보험이나 의료보험의 업무를 회사 대신 처리해 주는 것을 주요한 사업으로 한 이래 최근에는 회사의 보험청구에 대한 아웃소싱 형태로 발전되어 옴. TPA는 고도의 기술적 고려나 어려운 행정절차 등 기업 고용주들이 TPA를 통해 비용적 측면에서 효과적인 결과를 가져올 것으로 예상되는 국제관계보험에 관해 협력을 얻는 데 주목적이 있음.
	청구서 작성 (claim-filling)	보험금 청구를 위한 보험청구양식 내 기재활동
	청구서 평가	피보험자나 의사, 병원으로부터 청구된 청구서에 대한 적정진료 여부를 평가(evaluating a claim)
	상환 및 지급	상환(reimbursement); 환자가 진료비 선지불 후 보험회사에 지급요청하는 것 지급(payment); 환자의 청구에 따라 심사 후 진료비 지급하는 것
	진료비 지불 보증(서) (guarantee of payment: GOP)	국제보험사가 피보험자 또는 의사, 병원 등에 진료비 지불에 대하여 보증하는 서류로 보험 청구금 상환의 근거되는 서류(=공정증서) *Authorization(승낙)이란, 진료비를 보장해 주는게 아니고 진료자체를 보는 것을 인정해주는 것으로 GOP와 같으나 전액보장이 아니라는 의미에서 차이가 있음.
보험비용 용어	Deductible (공제액, 면책금 = excess)	보험규정에 의거, 보험자가 피보험자에 보험 혜택이 주어지지 않는 일정 비율의 면책금(공제금)을 말함 – 통상적으로 보험료가 낮을수록 면책금이 높음.
	정액부담제 (co-payment)	의료서비스의 내용과는 관계없이 서비스 건당 미리 정해진 일정액만 부담하는 비용산정방식임.

1 지불보증체계

의료공급자(providers)는 의료서비스를 제공하는 자로 의사, 병원, 약국을 포함한다. 진료보수지불방식은 의료공급자의 진료에 대하여 건강보험이 가격을 정하는 방식을 말하는 것으로 행위별 수가제, 인두제, 봉급제, 포괄수가제 등이 있다.

표 14-2 의료공급자에 대한 진료보수지불방식

구 분	지불방식
행위별수가제	의료공급자의 진료행위 하나하나에 대하여 수가 지급
인두제	의료공급자의 환자수를 할당하여 상응하는 수가 지급
봉급제	경력, 기술수준에 따라 일반 급여 지급
포괄수가제	정해진 질병군 혹은 환자군에 따라 일정액의 수가 지급
총액계약제	의료공급자와 건강보험의 계약으로 정해진 연간 진료비 총액 지급

2 재원조달방식에 의한 분류

소비자(Consumers)는 의료소비의 결정주체로 국가에 따라 개인이거나 혹은 가계가 단위가 될 수 있다. 일반적으로 소비자는 건강보험에 가입하고 의료이용을 하는 주체이다.

각국마다 계약관계와 지불관계가 다르지만 일반적으로 이들 간의 관계는 후원자가 소비자로부터 걷어들이는 수입을 바탕으로 건강보험을 선정하고 계약에 따라 돈을 지불하며 건강보험은 의료공급자와 계약하고 돈을 지불하는 형태이거나 소비자가 직접 건강보험을 선택하고 돈을 지불하는 형태를 띠고 있다.

표 14-3 재원조달방식에 의한 분류

구 분	사회보험방식(NHI)	국가보건서비스방식(NHS)
재원조달	보험료, 일부 국고지원	정부 일반 조세
채택국가	독일, 프랑스, 화란, 일본, 한국	영국, 스웨덴, 이태리, 캐나다

주 : NHI=National Health Insurance, NHS=National Health Service
출처 : 주요국의 민영건강보험의 운영체계와 시사점(2010, 보험연구원)

제 2 절 제 도

1 미 국

메디케어(Medicare)는 1965년 존슨(Lyndon B. Johnson) 대통령이 입법화했다. 사회보장세금을 20년 이상 성실히 납부한 65세 이상 노인들에게 국가에서 의료비를 지원해주는 프로그램이다. 65세 이상에는 해당하지 않지만, 민간보험을 가입하기가 어려운 저소득층과 장애인 대상자는 메디케이드(Medicaid) 혜택을 받는다. 만약 두 가지 프로그램에 해당하지 않는 사람들은 민간보험에 가입해야 한다.

공공보험 종류는 메디케어 파트(PART) A부터 파트 D까지로 분류된다. 파트 A는 병원입원보험을 말한다. 예컨대 해당자는 60일 이내 입원 시 무료이며, 그 이후부터는 입원기간을 비율로 따져서 돈을 지불하게 된다.

파트 B는 통원치료 시 진료보험으로써 의료보험을 말한다. 의사 진료비, 의료기구, 휠체어, 닥터 오피스 방문 등에 별도로 비용을 내야 하는 경우여서 대다수 가입한다. 이것은 의료공제를 통해서 정부에서 80% 지원하고 환자는 20%를 부담해야 한다.

표 14-4 미국의 민간보험구조

구 분	Health Maintenance Organization(HMO)	Point of Service(POS)	Preferred Provider Organization(PPO)
장점	PPO보다 저렴하며 보험혜택범위가 넓음.	HMO 저렴한 비용+PPO의 의사선택의 장점을 결합	원하는 의사를 바로 선택할 수 있음.
단점	HMO의 가입된 의사의 진료혜택으로 제한돼, 의사선택 폭 적음.	원하는 의사 선택 시 1차 주치의 경유	보험료가 비싸고 혜택범위가 적음.
목적	젊고, 건강한 사람들의 정기검진	HMO와 PPO의 균형적인 장점 조합	서서히 건강상의 문제가 나타나거나, 나이가 많거나, 특수한 병을 의심하는 경우
예방진료	본인일부부담	본인부담제	본인부담제

파트 C는 환자의 20% 비용을 지불하기 위해 만들어졌으며, 파트 A, B에 가입해야만 가입할 수 있다. 또한 파트 A, B, C의 20% 비용을 D와 묶어서 사용할 수 있다. 재원은 정부가 운영은 민간회사에서 운영한다.

파트 D는 약제보험을 말하며 약값의 가격에 따라서 정부지원금과 본인 부담금 비율이 달라진다. 또한 자동으로 등록되는 것이 아니라 직접 등록해야 한다. 가입기간에 신청하지 않으면 늦어진 개월만큼 보험료의 1%를 더 내게 된다.

2 싱가포르

1965년 영국으로부터 독립 이후 NHS제도를 근간으로 의료보험체계를 만들었다. 대부분의 의료서비스는 공적의료기관에 의해 제공되었고 재원도 일반조세에 의해 조달되고 있다. 싱가포르의 의료보험제도는 Medisave, Medishield(plus), Medifund, Eldershield 등 4가지를 통해 수행되고 있다.

1. Medisave

중증 및 장기질환으로 많은 비용이 소요되는 진료비를 제외한 입원비용을 조달하기 위해 국민 개인이 자신의 전용계좌에 일정금액을 적립하는 방식이며 개인저축이기 때문에 위험 분산(risk-share)과 재정통합(financial pooling) 기능은 없다. 일반적으로 저축하는 보험료는 소득의 6~8% 정도이며, 자영업자는 정부 부처 소관별로 46개 직종으로 구분하여 자영자 면허를 허가하고 이 직종에 속하는 자영자 중 연간소득이 6,000SG$ 이상인 자일 경우 매월 6~8%의 보험료를 부담하게 된다. 46개 직종 외에 종사하며 일정소득 과세자료를 보유하지 않은 자영자는 연령에 따라 일정액을 적립한다.

2. Medishield와 Medishield Plus

장기간 입원을 요하는 중증질환으로 치료비가 많이 소요되는 경우에 대비하여 Medishield와 Medishield Plus제도가 보충(보험)방식이다. Medishield와 Medishield Plus 둘 중에 한 가지만 가입이 가능하고 70세 이전에 가입하여 75세까지만 급여를 보장하는 특징이 있다. 소득과는 무관하게 연령이 높을수록 보험료가 상승한다. 선택가입 방식으로 1999년 말 Medisave 가입자의 78%만이 가입하였다.

전액본인부담금제(deductible)와 본인 일부부담금제(co-insurance)중 선택할 수 있으며, 엄격히 급여를 제한시킬 뿐만 아니라 급여가 가능한 항목을 선정하고 각 항목에 대한 급여금액을 고시하게 된다. 입원비용을 제외한 본인부담금은 Medisave와 민간보험 등으로 해결하고 부족할 때는 현금으로 부담하게 된다.

3. Medifund

빈곤층의 진료비를 보조해 주기 위해 Medisave에서 별도 자금으로 운영을 하며, Medisave로 해결할 수 없을 때 최후적으로 의존한다는 점에서 공적부조의 성격을 지닌다. 그러나 Medisave에 가입하여야 한다는 점과 수혜대상자를 획일적으로 미리 선정해 두지 않는다는 점에서 공적부조와 일치하진 않는다.

공공의료기관 및 정부가 지정하는 의료기관(Voluntary Welfare Organization 등)에서 진료를 받을 경우에 급여가 인정되며 정부의 보조금을 많이 받는 B2급 이하의 병실서비스를 이용하여야 한다. 보조금은 환자의 소득, Medisave 등 대체재원의 상황, 진료비의 규모 등을 고려하여 결정한다. 보조금 지원대상은 의료기관에 소속된 사회복지사들(Social Worker)이 '병원 심사위원회(Medifund Committee)'에 상정하여 결정에 따라 수혜자 및 보험금을 결정한다.

4. 장기요양제도 (Eldershield)

기초적인 일상생활 3가지 이상을 할 수 없는 고령자에게 매달 300SG$ (60개월까지)를 제공하여 환자와 그들의 가족에게 재정적 부담을 덜어준다. 가정이나 시설에서 간호나 의료 지불에 이용하게 되며 2002년 9월 중앙적립기금(CPF)계좌를 소지한 40~69세 사이의 모든 싱가포르 시민과 영주권자는 자동적으로 가입된다. Eldershield의 보험료는 피보험자의 Medisave 계좌나 배우자, 부모, 자녀 또는 손자의 계좌로부터 공제될 수 있다.

표 14-5 싱가포르의 의료보험 제도

구분		Medisave	Medishield(plus)	Medifund	Eldershield
목적		중증 및 장기 질환으로 많은 비용이 소요되는 진료비를 제외한 입원비용을 조달하기 위해 개인별 계좌에 일정금액을 적립	장기간 입원을 요하는 중증질환으로 치료비가 많이 소요되는 경우에 대비하여 보충(보험방식)	빈곤층의 진료비 보조해 주기 위해 별도의 자금으로 운영	기초적인 일상생활이 어려운 고령자에게 재정적 보조
특징		개인 저축이기 때문에 위험 분산(risk-share)과 재정통합(financial pooling) 기능이 전혀 없음	둘 중 한 가지만 가입이 가능하고 70세 이전에 가입하여 75세까지만 급여를 보장	Medisave로 해결할 수 없을 때 최후로 공적부조성격 수혜대상자를 획일적으로 미리 선정해 두지 않음	2002년 9월 중앙적립기금(CPF)계좌를 소지한 40~69세 사이의 모든 싱가포르 시민과 영주권자는 자동적으로 가입
적용 대상		개인	개인	Medisave가입한 빈곤층	고령자
재원	보험료	• 보험료는 소득의 6~8%를 저축계정에 적립 • 자영자는 정부 부처 소관별로 46개 직종을 구분하여 자영자 면허를 허가하고 이 직종에 속하는 자영자 중 연간 소득이 6,000SG\$ 이상인 자는 매월 6~8%의 보험료를 부담 • 46개 직종 외에 종사하며 일정 소득 과세자료를 보유하지 않은 자영자는 연령에 따라 일정액을 적립	둘 중 한 가지만 가입이 가능하고 70세 이전에 가입하여 75세까지만 급여를 보장	전액본인부담금제(deductible)와 본인일부부담금제(co-insurance)를 채택 소득과는 무관하게 연령이 높을수록 보험료 상승	Medisave의 별도 자금 운영
	사용	적립액은 55세에 인출가능하나 최소한의 법정비용만큼 보유 • 납입액이 상한 적립액인 3만SG\$을 초과할 경우에는 상위계정인 중앙적립기금으로 이전되어 주택, 교육, 투자 등 다른 용도로 전용	장기입원 비용 정산	환자 소득, 대체재원, 진료비의 규모에 따라 결정 병원 Medifund 심사위원회 결정에 따라 보조금 결정	매달 300SG\$ (60개월까지)를 제공 Eldershield의 보험료는 피보험자의 Medisave 계좌, 배우자, 부모, 자녀 또는 손자의 계좌로 공제됨
급여 인정 범위		국공립병원과 요양기관으로 인정을 받은 기관	엄격히 급여를 제한함. 급여가 가능한 항목에 대하여 급여금액을 고시	공공의료기관 및 정부 지정 의료기관 B2급 이하의 병실 서비스	

3 한 국

1977년 직장의료보험, 1979년 공무원·교원의료보험, 1988년 지역의료보험에서 2000년 7월 국민건강보험으로 통합되었고 의료서비스에 대한 보장방식은 공공재(유럽식)와 사적재화(미국식)의 중간적 단계로 볼 수 있다.

1. 발전과정

1963. 12. 16. 의료보험조합법 제정(조합 임의설립 : 300인 이상 사업장)
1976. 12. 22. 의료보험법 개정
1977. 01. 01. 직장의료보험 실시(500인 이상 사업장)
1979. 01. 01. 공무원 및 사립학교 교직원 의료보험 실시
1981. 07. 01. 지역의료보험 시범사업실시(홍천, 옥구, 군위)
1988. 01. 01. 농어촌지역 의료보험 실시
1988. 07. 22. 직장의료보험 확대실시(5인 이상 사업장)
1989. 07. 01. 도시지역 의료보험 실시, 전국민 의료보험
1989. 10. 01. 약국의료보험 전면 시행
1998. 10. 01. 국민의료보험법 시행, 공·교 의료보험공단과 직장의료보험조합(140개) 통합
1999. 02. 01. 국민건강보험법 재정
2000. 07. 01. 의약분업 시행
2001. 07. 01. 5인 미만 사업장 근로자 직장가입자 편입
2003. 07. 01. 직장·지역 가입자 재정통합 운영
2005. 07. 01. 노인장기요양보험법 시범사업 실시
2007. 04. 01. 노인장기요양보험법 재정
2008. 07. 01. 노인장기요양보험법 실시
2011. 01. 01. 사회보험 징수통합(건강보험, 국민연금, 고용보험, 산재보험)

2. 운용체계

표 14-6 한국의 건강보험 운용체계

구 분		국민건강보험법		
① 적용대상		사업장근로자	지역주민	공무원 및 사립학교 교직원
② 자격관리		사용자 신고제	세대주 신고제	기관장 신고제
③ 재원	보험료	보수월액의 8% 이내의 범위 (2012년 기준 5.80%) 사용자 50%, 가입자 50% 부담	세대단위로 산정, 보험료 부과점수당 금액 170.0원(2012년 기준)	보수월액의 8% 이내의 범위 (2012년 기준 5.80%) 기관 30%, 국가 20%, 가입자 50% 부담)
	국고부담	없음	보험재정의 50% 수준	없음
④ 보험료 징수		사용자가 매월 보수에서 원천징수, 위탁 금융기관에 납부	세대주가 매월 위탁 금융기관 등에 납부	기관장이 매월 보수에서 원천징수 위탁 금융기관에 납부
⑤ 보험급여		요양급여, 분만급여, 부가급여 등		

우리나라의 건강보험은 공무원 및 사립학교 교직원과 도시 자영업자, 농어민 등 비임금 소득자를 대상으로 하는 국민의료보험관리공단과 사업장 근로자 등 임금소득자를 대상으로 하는 직장의료보험조합이 2000년 7월 1일부터 국민건강보험공단으로 통합되어 운영되고 있다.

국민건강보험은 보건복지부, 국민건강보험공단, 건강보험심사평가원에 의하여 관리·운영되고 있다. 보건복지부는 건강보험사업의 관장자로서 건강보험관련 정책을 결정하고 건강보험업무 전반을 총괄하고 있다.

국민건강보험공단은 건강보험의 보험자로서 가입자 자격관리, 보험료의 부과·징수 및 보험급여 비용 지급 등의 업무를 수행하고 있다. 그리고 건강보험 심사평가원은 요양기관으로부터 청구된 요양급여 비용을 실시하고 요양급여의 적정성을 평가한다.

건강보험의 재원은 원칙적으로 가입자의 보험료로 조달된다. 직장가입자의 보험료는 보건복지부장관이 고시하는 표준보수월액의 정률로 보험료율은 3~8% 범위 내에서 부과하며, 보험료는 사용자와 근로자가 각각 50%씩 부담하고 있다.

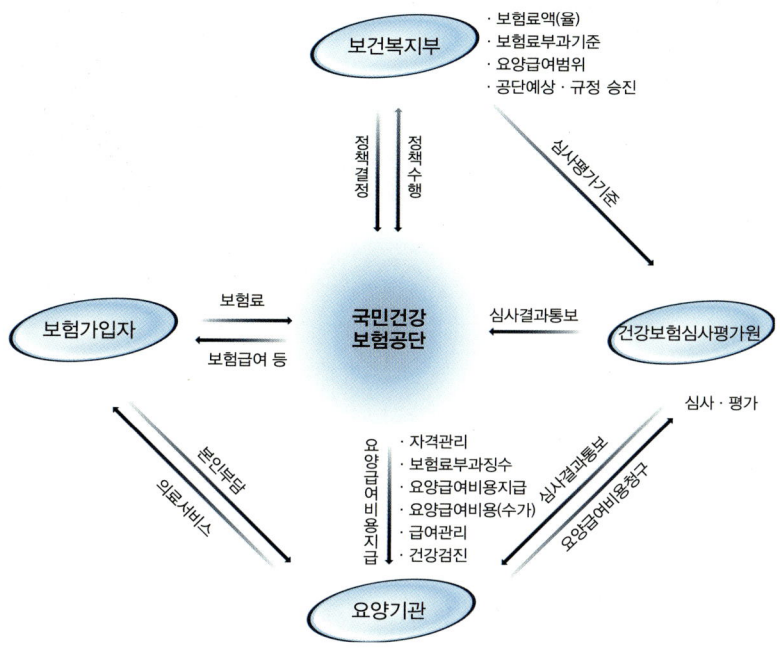

그림 14-1 건강보험 운용체계

제15장 보험청구업무

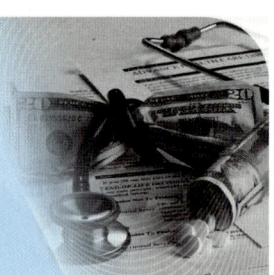

국내환자의 보험청구업무(Medical Insurance claim)와 외국인환자에 대한 보험청구업무는 많은 부분에서 차이가 난다. 특히 전자가 국가의 지급보증방식의 3자 지급형태라면, 후자는 후불방식의 제한적 지급보증이다. 따라서 보험청구를 하는 데 있어 많은 주의가 요구된다. 여기서는 보험청구업무의 개념과 목적, 주의사항 등을 살펴봄으로써 보험청구 시 발생할 수 있는 문제점을 미연에 방지하고 의료관광산업의 체계적인 성장의 기틀을 다지고자 한다.

제1절 국내환자

우리나라의 보험청구업무는 한국보험심사평가원, 건강보험공단, 요양기관 등에서 국내외 환자를 망라하여 모든 급여청구의 98% 이상이 소요되고 있다. 한편 2011년 말 기준, 외국인환자에 대한 우리나라 급여청구 비중은 약 0.27% 수준에 그치고 있다.

표 15-1 외국인 실환자 현황

(단위 : 명, %)

구 분	국내환자기준*	외국인환자기준	비중	2011년	2010년	2009년
실환자수	45,630,849	122,297	0.27	0.27	0.18	0.14

* 자료: 국민건강보험공단('11년 건강보험 주요 통계), 진료실인원 기준 재구성

그림 15-1에서 보듯이 보건복지부는 한국보험심사평가원에 심사 및 평가업무를 위임하고 보험관리(집행포함)는 건강보험공단에 일임하고 있다.

물론 의료기관은 강제요양기관으로 지정되어 진료업무를 수행하고 있다. 결국 환자에 대한 보험(급여)청구업무는 국가(보건복지부)에서 위임한 심사·평가·보험관리·급여집행 등에 한하며, 그 밖의 보험청구는 법적으로 제한되거나 개별청구는 인정되지 않고 있는 것이 국내환자에 대한 보험청구의 특징이다.

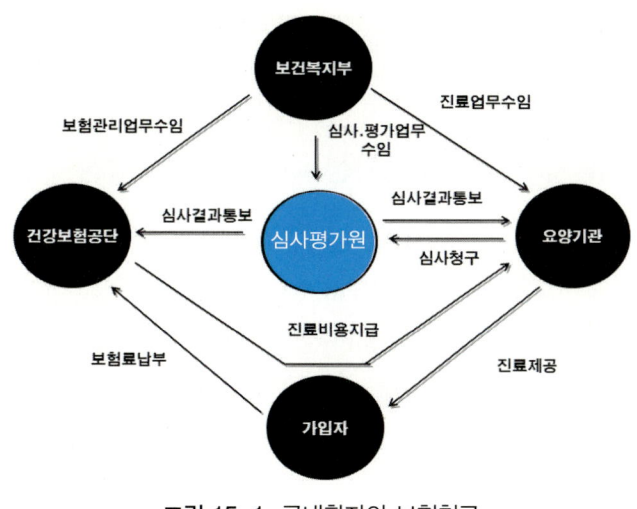

그림 15-1 국내환자의 보험청구

제 2 절　외국인환자 국제보험청구(direct billing)

1 진료비 직접청구의 개념

진료비 직접청구(Direct billing)란 앞서 국내환자 보험청구의 사례에서 볼 수 있듯이 국가의 지불보증책임을 국제 주요보험사들이 대신하고 있는 양상과 동일하다. 즉, 환자가 보험사와 계약된 병원에 의뢰되어 응급, 외래, 입원진료를 받았을 때 발생하는 진료비를 환자에게 직접 받지 않고 의료서비스 공급자인 의사 또는 병원이 의료소비자인 환자 또는 의료관광객이 가입한 세계 주요 국제보험사 또는 의료지원회사 등과 양자 상호간의 계약을 통해 해당 국제보험사 또는 의료지원사에 보험가입자를 대신하여 진료비를 청구하는 과정 및 행위 일체를 일컫는다.

현재 외국인환자를 치료하는 대부분의 병원이 이 직접청구방식을 국제보험사와

의 계약을 통해 추진 중이거나 추진예정에 있다. 이러한 직접청구는 의료관광 유치사업 활성화를 위해 반드시 의료기관이 선제적으로 대응하는 것이 중요하며, 나아가 본 시스템 구축에 있어 정부의 지원이 필요하다면 고민해 볼 여지가 충분하다.

2 진료비 직접청구의 목적

외국인환자에 대한 진료비 직접청구의 목적은 다음과 같다.

1. 외국인환자의 경제적 접근성(accessibility) 향상

의료서비스 품질의 속성에 대한 초기 연구자인 마이어스(Myers, 1969)는 의료서비스 품질의 구성요소를 포괄성(Comprehensiveness), 지속성(continuity), 효과성(effectiveness), 접근성(accessibility)으로 나누어 설명한 바 있다.

이때 양질의 의료서비스를 제공받을 수 있는 접근성은 다시 지리적 접근성, 경제적 접근성, 문화적 접근성으로 나뉘고, 여기서 말하는 경제적 접근성 관점에서 보면 환자가 진료비를 의료기관에 직접 내지 않고 의료기관이 환자를 대리하여 해당 국제보험사에 직접 청구한다면 외국인환자나 의료관광객에게는 의료기관 방문에 대한 경제적 접근성이 크게 향상되는 결과를 가져오게 되면서 의료서비스 구매에 대한 긍정적 요인으로 작용한다는 것이다.

결국 진료비 직접청구란, 병원이 국제보험사의 지불보증을 받아 직접 청구하게 되면서 그만큼 환자의 경제적 부담감은 줄어든다. 이는 다른 나라 의료기관을 방문하는데 있어 환자의 경제적 접근성 향상을 가져오며, 결과적으로 의료관광을 통한 국내 해외환자 유치에 매우 긍정적 효과를 크게 미치게 될 것이다.

2. 병원의 재무적 리스크 감소

현실적으로 환자가 자국을 떠나 의료관광을 위해 외국 병원에서 치료를 받는 경우, 뜻하지 않게 추가적으로 생기는 경제적 부담이나 또는 원래 치료 계획과는 달리 검사 후 발견되는 다른 질환이나 질병치료, 또는 치료 후 나타나는 합병증 등에 의한 추가비용 발생 시 계획된 예산범위를 벗어남으로써 겪게 되는 진료비 부담의 가중과 병원입장에서는 진료비 미정산(미수금발생)의 현실적인 문제점이 대두된다.

  이는 결과적으로 병원 퇴원 시 미수금이 발생될 가능성이 더욱 증가하게 되는 국내 진료비 미수채권보다 더 회수가 어려운 악성미수채권으로 귀결될 가능성이 농후하다. 따라서 이를 국제보험사로부터 사전에 지불보증을 받는다면 진료비 미수금 발생 리스크를 손쉽게 제거할 수 있게 된다.

3. 외국인환자 만족도 및 국내 의료기관 신뢰도 향상

  국제보험사의 직접청구를 통해 진료비 문제가 해결됨으로써 환자는 경제적으로 큰 부담없이 진료를 받게 되기 때문에 환자의 만족도가 크게 신장됨은 물론이고 그러한 서비스를 제공받을 수 있는 의료기관과 국제 업무능력에 대한 신뢰와 함께 의료기관의 이미지 향상에도 커다란 효과를 가져올 수 있다. 결국 보험사 진료비 직접청구는 적절한 진료와 이에 대한 안정적인 경제적 보상을 통해 의료관광활성화로 귀결될 수 있는 것이다.

3 진료비 직접청구의 필요성

① 의료관광객들의 경제적 접근성 제고
② 민간국제보험사들의 의료관광상품판촉에 도움
③ 현지 의료기관과의 공조강화 및 원원전략

  미국, 캐나다, 영국을 비롯한 유럽 국가들은 최근 들어 의료비용이 싱가포르, 태국, 인도, 필리핀, 한국 등 동남아시아 국가들에 비해 상당히 높다. 또한 대기시간도 길어서 이를 피해 떠나는 것이 의료관광이며, 또 이를 좀 더 촉진시킬 수 있는 시스템이 바로 진료비 직접청구방식의 채택이었다.

  많은 국제민간보험회사들이 타국의 의료서비스를 제공받는 상품을 자국민들에게 제시하면서 진료비 직접결제가 의료관광객들에게 부담이 될 수 있다는 판단에 현지 의료기관과의 협의를 통해 지불유예와 지불보증이라는 진료비 직접청구를 개발한 것이다. 이는 결국 자신의 의료관광상품판매를 활성화하고 파트너십의 의료기관에게도 상호공동이익이 되는 결과를 가져오게 되었다.

4 국제의료보험 청구시 고려사항

① 진료비청구의 목적과 필요성은 무엇인가?
② 진료비청구를 위한 해당 보험사확인 및 청구절차 확인은 어떻게 해야 하는가?
③ 진료비청구를 위한 자료수집은 어떻게 하는가?
④ 진료비청구를 위한 정확한 자료수집 후 보험청구를 위한 절차는 어떠한가?
⑤ 부정확한 자료수집으로 인해 청구한 후 삭감되거나 보험금 지급거절 시 어떻게 대처해야 하는가?

5 청구관련 용어 정의

1. 진료비청구(Medical Claim)

정확히 말해, 보험회사의 진료비청구 담당자를 뜻한다. 진료비 청구내용의 정확한 정보수집 및 이를 토대로 한 청구서 작성을 올바르게 한 뒤, 국제보험사에 해당 진료비를 청구하는 의무를 지닌다.

이러한 진료비청구서 신청 시 **진료비청구인의 확인사항**은 다음과 같다.
① 청구서 기재내용이 진료 사실에 근거한 정확한 정보와 이에 대한 재검토
② 환자로부터 직접 서명날인 받은 개인정보 및 의무기록 포함
③ 의료정보 제3자 제공에 대한 동의서를 진료비 청구 시 별첨해야 한다.
④ 진료기록부에 기재된 환자의 의무기록은 청구인이 임의대로 수정하거나 삭제 또는 첨가할 수 없으므로 반드시 담당 의료진에 의해 수정되거나 삭제 또는 첨가되었는지의 여부
⑤ 진료기록이 사실과 다르게 작성되어 수정이 필요한 경우에는 수정액 등을 사용하여 수정되기 전의 기록이 확인불가한 상태가 되면 안 된다. 반드시 두 줄을 긋고 수정할 내용을 기재한 후 '수정'이라고 표시했는지의 여부
⑥ 표시한 부분에는 서명날인하고 그 날짜와 시간을 표시했는지의 여부
⑦ 보험료를 청구할 때뿐만 아니라 의료분쟁으로 인한 의료소송 시에도 의료과실 여부를 판단하는 데 중요한 근거로 작용하므로 청구서를 작성했는지 여부와 수정 전 내용을 확인할 수 없는 경우가 있는지 여부

2. 청구 책임자 (Billing Manager)

국제보험 진료비 직접청구에 관한 제반 업무관련, 최종책임관리자

3. 지급자 (Payor)

국제보험에 있어 지급자는 통상적으로 해당 국제보험사를 일컫는다. 보험가입자로부터 정당한 보험청구를 받은 후 보험금을 지급해야 하는 의무를 지게 되는 보험자를 말한다.

4. 피보험자 (Insured)

피보험자는 보험자가 발행한 보험증권(지명채권의 한 가지)에 이름이 기재된 사람으로 보험자가 보험료를 받은 만큼에 대하여 책임을 져야 하는 사람(피보험이익을 가지는 사람)을 일컫는 말이다. 이때 보험계약자와 피보험자가 같은 사람일 수도 있으며, 다른 사람을 위한 보험의 경우 보험계약자와 피보험자가 각기 다를 수도 있다.

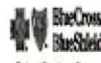

그림 15-2 국제민간보험카드

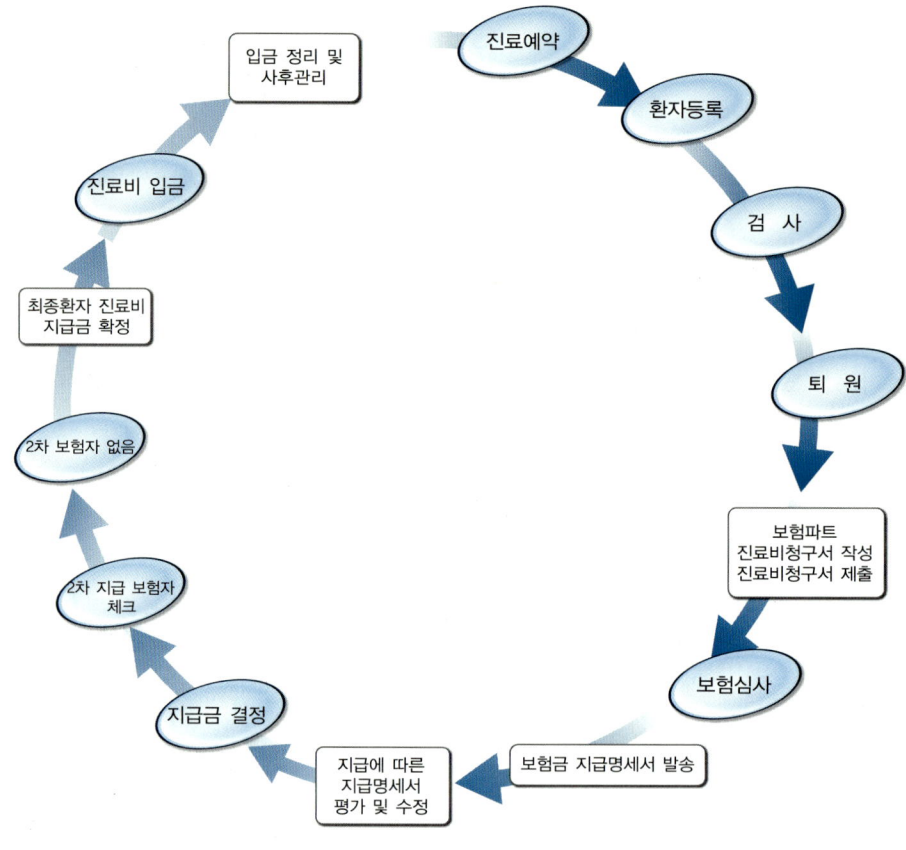

그림 15-3 진료비 청구 절차

제 3 절   국제보험청구절차(Insurance Claim Process)

국제보험청구절차란 보험금청구와 관련하여 진료비의 지급을 신청하는 일련의 과정을 말한다. 이러한 보험청구 프로세스는 크게 외래진료환자의 경우와 입원진료환자의 경우로 나누어 볼 수 있으며, 응급실을 경유하여 귀가 조치되는 경우는 외래진료환자의 경우와 대동소이하므로 본 장에서는 외래 및 입원환자의 보험청구 프로세스에 대해 설명하기로 한다.

1 외래환자 국제보험청구 절차

1. 국제보험사 환자확인 (International Insurance Identification)

국제보험사의 가입자로부터 진료에 대한 요청을 받게 되면, 해당 환자의 국제보험가입 여부 및 해당 보험사의 정보를 취득하기 위해 우선 여권이나 기타 ID를 통하여 본인인지 여부를 확인한 다음 환자 본인으로부터 해당 국제보험사에서 발행한 보험카드를 제출받아서 앞면과 뒷면을 복사하여 사본을 만들어 보관한다. 보험금청구 시 그 사본을 첨부해야 하므로 따로 잘 보관한다.

2. 지불보증서 요청 (Guarantee of Payment Request)

검사명, 진단명, 향후 치료계획 등을 기재한 영문진단서를 발급받아 통보하고 지불보증서(Guarantee of Payment : GOP)를 요청한다. 이때 환자는 해당 보험사 일정 서식의 Assignment of benefits form과 함께 Claim Form의 환자기록 부분에 대한 작성을 하며, 해당 사항에 서명하고 날인하다.

3. 해당 보험사로부터 지불보증서 (Guarantee of Payment) 수령

해당 보험사가 확인되면 지불보증서 요청에 의해 해당 보험사로부터 지불보증서를 인터넷이나 팩스 등을 통해 전달받게 된다.
　이 경우 병원 관계자들은 반드시 지불보증 범위의 확인이 중요한데, 이때는
① 진료비의 어느 부분까지 보증이 되는지?
② 보험으로 보증받지 못하는 진료항목은 어떤 것들이 있는지?
③ 최초 진료에 대한 보증기간은 얼마나 설정되어 있는지?
④ 본인이 직접 병원에 납부해야 하는 정액부담은 얼마인지?
⑤ 면책(deductible)되는 부분은 얼마인지? 등을 확인해야 한다.

4. 병원의 보험청구서 작성 및 해당 보험사 청구

해당 국제보험사의 보험청구서에 환자 본인의 작성 부분을 제외한 담당의사 또는 병원이 기재할 내용에 정확한 정보를 기재한 후 청구서를 해당 보험사에 전달한다. 이때 국제우편물 발송의 경우 발송서(invoice) 사본을 잘 보관하도록 한다.

이는 후일 보험청구서가 해당 보험사에 정확히 전달되어 접수된 사실을 확인하는 데 중요한 증거가 되며, 간혹 보험금 지급이 지연되거나 누락되는 경우가 발생하므로 보험금청구서 발송 후 우체국이나 운송업체에서 발급하는 발송서 사본은 잘 보관할 필요가 있다. 다만, 요즈음에는 Email로 Scan해서 청구하거나, Website에 직접 청구할 수도 있다.

표 15-2 외래환자 국제보험 청구 절차

① 국제보험사 환자확인 (International Insurance Identification)	• 국제보험 가입 여부 및 본인 여부 확인 • 해당 국제보험사 보험카드 사본 보관 (보험금청구 시 사본 첨부)
② 지불보증서 요청 (Guarantee of Payment Request)	**개인의료정보공개동의서 별기 • 영문진단서 발급 및 통보지불보증서(Guarantee of Payment Request : GOP) 요청 • 작성된 해당 보험사 Assignment of benefits form, Claim Form 수령
③ 지불보증서 (Guarantee of Payment) 수령	• 해당 보험사로부터 지불보증서 수령 • 병원의 지불보증 범위 확인 • 진료비의 보증 가능 진료항목 • 최초 진료에 대한 보증기간 • 납부 정액부담 확인 • 면책(deductible) 범위 확인
④ 병원의 보험청구서 작성 및 해당 보험사 청구	• 해당 보험사에 청구서 전달 • 보험청구서 접수 사실 확인 • 보험금청구서 발송 후 발송서 사본 보관

2 입원환자의 국제보험청구 절차

1. 환자의 국제보험사 확인 (insurance identification)

국제보험사의 가입자로부터 진료에 대한 요청을 받게 되면, 해당 환자의 국제보험가입 여부 및 해당 보험사의 정보를 취득하기 위해 우선 본인임을 여권이나 기타 신분증(Identification)을 통하여 확인한다. 이후 환자 본인으로부터 해당 국제보험사에서 발행한 보험카드를 제출받아 보험카드의 앞·뒷면을 복사하여 사본을 보관한다.

보험카드의 앞면에는 해당 보험사의 기업이미지(Corporate Identification), 발급일자, 보험의 종류, 인식번호, 이름, 환자 본인 부담금 내용, 생년월일, 보험사의 안내 상담 전화번호 등이 기재되어 있으며, 보험카드의 뒷면에는 보험금 지급 시 유의해야 할 사항이 기재되어 있다.

2. 지불보증서 요청(request of guarantee of payment)

진료 후 해당 과에서 진료 후 의사의 판단에 의해 입원결정이 확정되면 해당 국제보험사에 입원결정 사실 및 진단명, 수술 및 처치명, 대략적인 입원 예상기간 등을 기재한 영문진단서를 발급받아 통보하고 지불보증서(guarantee of payment : GOP)를 요청한다. 이때 환자는 해당 보험사의 일정 서식에 수혜 내역서와 청구서의 환자기록 부분에 대해 작성 후 해당사항에 서명한다.

3. 지불보증서(guarantee of payment : GOP) 수령

해당 보험사가 확인되면 지불보증서 요청에 의해 해당 보험사로부터 지불보증서를 이메일이나 팩스 등을 통해 전달받게 된다. 이때 병원 관계자들은 반드시 지불보증범위를 확인해야 한다.

4. 추적관리(follow-up) 및 지속적인 모니터링(monitoring)

최초 영문진단서에 의해 병원으로부터 입원사실 및 진단명, 수술 및 처치명, 대략적인 예상 입원기간 등을 통보받은 국제보험사에서는 주로 상담실장에 의해 진료 병원의 환자 담당의사나 간호사와 정기적인 접촉을 통해 환자의 상태 및 치료 방향, 향후 치료기간 등을 모니터링하게 되는데, 최초 지불보증서상에 지불보증된 치료기간을 초과하여 진료가 필요한 경우에는 즉시 이 사실을 해당 국제보험사에 알려 서면상의 승낙(authorization)을 받는 절차가 필요하며, 경우에 따라서는 새로이 최초 보증기간이 포함된 지불보증서(GOP)를 받아야 한다.

이러한 과정은 반드시 주의해서 이행하여야 하며, 만일 진료 보증기간이 넘어 이 같은 사실을 해당 국제보험사에 통지하면 보험금 지급의 지연 사유가 되거나 진료비 지급에 대해 해당 국제보험사로부터 그 지급을 거부당할 수 있으므로 진료가 최초 보증기간보다 연장되는 경우에는 반드시 그 사실을 해당 보험사에 보증기간 내 통보하고 승낙을 받는 과정이 행해져야 한다.

금액도 GOP상에 기재되어 있으면, 추가되는 예상진료비도 Inform(고지)하여 GOP상에 UP한 금액도 기재되어야 한다.

또한 최초 지불보증서상에 보증된 진료비는 질병 발생당시의 진단명에만 적용되며, 정밀검사 후 다른 질환의 발견이나 발생으로 다른 치료가 필요한 경우에는 즉시 해당 국제보험사에 연락하여 이러한 질환에 대한 치료비 보증에 대한 부분이 포함된 새로운 지불보증서를 받아야 한다.

표 15-3 입원환자의 국제보험청구 절차

① 환자의 국제보험사 확인 (insurance identification)	• 국제보험 가입 여부 및 본인 여부 확인 • 해당 국제 보험사 보험카드 사본 보관 (보험금청구 시 사본 첨부)
② 지불보증서 요청 (request of guarantee of payment)	• 입원결정 확정 후 해당 국제보험사에 영문진단서 통보 • 지불보증서(guarantee of payment : GOP) 요청 • 수혜 내역서와 청구서 작성 후 해당사항 서명
③ 지불보증서 (guarantee of payment : GOP) 수령	• 해당 보험사로부터 지불보증서 수령 • 병원의 지불보증 범위 확인 • 진료비의 보증 가능 진료항목 • 최초 진료에 대한 보증 기간 • 납부 정액부담 확인 • 면책(deductible) 범위 확인
④ 추적관리(follow-up) 및 지속적인 모니터링(monitoring)	• 국제보험사와 환자의 상태 및 치료 방향, 향후 치료 기간 등 모니터링 • 지불보증서 보증기간 연장, 보증질환 외 타질환 발견 시 • 즉시 해당 국제보험사 승낙 필요 또는 최초 보증기간 수정된 지불보증서(GOP) 재수령

3 그 밖의 보험금 청구 시 필요서류 요약

1. 보험사 지급청구(insurance claim)시 필요서류

해당 국제보험사의 보험청구서에 환자 본인의 작성 부분을 제외한 담당의사 또는 병원이 기재할 내용에 정확한 정보를 기재한 후 청구서를 해당 보험사에 전달한다.

① 영문 영수증
② 세부 진료비명세서(itemized bill)
③ 환자의 ID복사본
④ 영문진단서
⑤ 지불요구서(payment request)
⑥ 병원정보 및 의무기록 활용 승낙 동의서(release of medical information/records authorization)
⑦ 입원환자(응급실경유)의 경우 : 응급실 기록지 사본(ER note), 주요 검사결과지, 퇴원기록 요약지(discharge summary) 등 준비가 필요하다.

2. 그 밖의 보험청구 일반서류

(1) 지불약정보증서 (guarantee of coverage letter: GCL)

자국을 떠나 다른 나라에서 치료를 받기 위한 의료관광객, 비즈니스관광객, 여행객 또는 이미 외국에서 생활하는 해외근무자, 유학생처럼 미리 사전에 치료가 계획된 입원환자의 경우와 갑자기 아파서 응급실을 경유하여 계획되지 않게 입원하게 되는 입원환자의 경우로 크게 나누어 설명할 수 있다.

가장 먼저 본인이 가입하고 있는 국제보험사에 본인의 질병 치료가 의료관광 목적지 국가에서 치료하더라도 혜택이 가능한지를 알아본 후 해당 국제보험사와 진료 협력병원으로 계약되어 있는지를 확인하여 계약이 되어 있는 제휴협력 의료기관이라면 진료비 지불에 대한 지불보증이 가능하다는 사실을 즉시 해당 병원의 국제담당 부서에 알려야 하며, 이러한 요청을 받은 병원에서는 비로소 진료비 지불보증서를 해당 국제보험사에 요청하게 되는 것이다.

이때 주의할 점은 병원에서 요청한 지불보증서가 입원 전까지 도달되지 않고 지연되거나 거절되면 국제보험의 혜택을 전혀 볼 수 없으며, 이러한 경우에는 환자 본인이 전액 진료비를 병원에 납부하여야 한다.

(2) 병원 영문영수증

　진료비의 영문영수증에 포함되는 기재내용으로는 환자의 성명, 환자의 병원등록번호, 진료과목, 담당의사명, 진료일자, 진료 형태(응급실 또는 외래, 입원) 등의 내용이 있으며, 병원명, 병원 소재지 주소, 병원의 연락처, 병원대표자명, 사업자등록번호 등이 일반적으로 기재된다.

　이때 유의할 점은 환자명의 경우 우리나라 사람의 경우처럼 성이 먼저, 이름이 나중인 것과는 달리 미국인 환자의 경우는 이름과 성의 순서가 우리와 다르게 바뀌어 있으므로 호칭이나 향후 서류작성 시 오류가 발생될 수 있어 진료신청서나 진료비 영수증 상에 성과 이름을 나타내는 구분되는 표시가 있는 것이 좋을 것으로 여겨진다.

　또한 영문영수증에는 반드시 진료항목 및 진료항목에 따른 진료비가 숫자로 구체적으로 표시되어야 하고, 여기에는 보험에서 보장되는 진료항목 및 진료비뿐만 아니라 보험에서 보장되지 않는 비보험 진료항목에 대한 표시와 그 진료비가 숫자로 표시되어야 한다. 진료비의 구성내용도 총 진료비, 총 진료비 중 본인부담 진료비(공제액이 있는 경우나 환자와 보험사가 Co-Pay하는 경우의 환자가 직접 부담한 본인부담금으로 out-of-pocket이라 한다) 및 보험사 부담 진료비가 반드시 숫자로 표시되어야 한다.

　이때 그 화폐단위도 우리나라의 원화기준이면 KRW, 미국 달러화 기준이면 USD로 표시됨이 바람직하다. 아울러 국제보험사에 진료비청구서 및 환자 요구 시에는 진료비 상세내역 영수증(Itemized Bill)이 제출되어야 한다. 다만, 요구가 있을 때에는 굳이 미리 준비할 필요는 없다.

(3) 진단서(Doctor's Certificate) 및 의사소견서(Medical Certificate)

　영문진단서에는 병원명, 병원주소, 전화번호, 팩스 전송번호, 발급일자, 환자명, 생년월일, 성별, 진단명, 치료내용 및 향후 치료계획 등이 정확히 기재되어야 하며, 작성한 의사명과 본인의 자필서명이 반드시 포함되어야 한다.

표 15-4 보험사 지급청구(insurance claim) 필요서류

보험사 지급 청구 서류	내 용
일반서류	• 영문영수증 • 세부 진료비명세서(itemized bill) (단, 최초 claim시에는 필요없음) • 환자의 ID복사본 • 영문진단서 • 지불요구서(payment request) • 병원정보 및 의무기록활용 승낙동의서 　(release of medical information/records authorization) • 입원환자(응급실경유)의 경우 : 응급실 기록지 사본(ER note), 주요 검사결과지, 퇴원기록 요약지(discharge summary) 등 준비 필요
지불보증서 (guarantee of coverage letter: GCL)	• 국제보험사와 진료 협력병원으로 계약이 되어 있는 제휴 협력 의료기관에 대해 진료비 지불에 대한 보증 내용
병원 영문영수증	• 환자의 성명, 환자의 병원 등록번호, 진료과목, 담당의사명, 진료일자, 진료 형태(응급실 또는 외래, 입원)등의 내용이 있으며, 병원명, 병원 소재지 주소, 병원의 연락처, 병원대표자명, 사업자등록번호 기재
진단서 (Doctor's Certificate) 및 의사소견서(Medical Certification)	병원명, 병원주소, 전화번호, 팩스 전송번호, 발급일자, 환자명, 생년월일, 성별, 진단명, 치료내용 및 향후 치료계획, 작성한 의사명과 의사의 자필서명 기재 → 병원의 official letterHeat 종이에 기재해야 함 → 고무인 Stamp가 있어야 함(*우리나라 직인 대신)

4 진료비청구 시 체크리스트(provider claims checklist)

국제보험사에 진료비청구 시 유의해야 할 점은 공급자인 의사나 병원에서는 청구 전 진료비청구서에 필요한 정보를 미리 잘 파악해 세밀하게 검토한 후 진료비청구서를 작성하여야 한다.

왜냐하면 정확한 진료사실과 정보를 통해 청구서가 올바르게 작성되었을 경우에만 진료비가 누락되거나 잘못 청구되어 이로 인한 진료비 삭감이나 진료비 지급 거절과 같은 경우가 생기는 것을 미연에 방지할 수 있기 때문이다.

최초 청구 이후 진료비 지불이 지연되거나 일부 금액에 대해 삭감되거나 거절될 경우, 그 삭감내용이나 거절 이유에 대한 지급명세서(explanation of Benefit: EOB)를 받아 그 원인을 증명하는 사실관계 서류를 첨부하여 보완청구, 누락청구, 추가청구, 이의신청 등으로 기회가 있기는 하나 상호신뢰의 문제가 발생할 뿐만 아니라 재청구 등에 의한 인력과 시간의 낭비 등의 경제적 손실도 동반되는 결과가 초래되므로 사전에 세밀한 검토가 필요하다.

미국국제보험사인 Blue Cross Blue Shield(BCBS)의 경우, 사전 체크리스트를 만들어 공급자인 병원에서 진료비청구 시 꼭 확인토록 요구하고 있는데 그 내용을 요약하면 다음과 같다.

① 청구에 따른 클레임 지연을 방지하기 위해 퇴원일로부터 30일 이전에 청구한다.
② 입원·퇴원 일시(time of admission and discharge)를 정확히 기재하여야 한다.
③ 공급자명(의사 또는 병원) 및 주소(provider's name and address)를 정확히 기재하여야 한다.
④ 기준 병실료(2인용 기준, semi-private room rate)를 제시하여야 한다.
⑤ 수술의 종류(type of operation procedure)를 정확히 기재하여야 한다.
⑥ 미화 7,000달러 이상일 경우 주요 의무기록(medical records if bill is over $7,000 USD)을 첨부하여야 한다. 즉, 미화 7,000달러 이상의 진료비 청구 시에 첨부되어야 하는 주요 의무기록은 다음과 같다.
- 입·퇴원기록지
- 마취·수술기록지
- 주요 검사결과지(CT, MRI, PET-CT, 초음파, 조직검사, 병리검사 등)
- 경과기록지(progress note)
- 퇴원 요약지(discharge summary) 등이다.
⑦ 그 밖에 이용 편의에 따른 비용이 발생한 경우에는 이에 대한 설명이 필요(other or miscellaneous charge must be explained)하다.

5 보험청구서 발송방법 (how to file)

국제보험사에 진료비청구서를 작성하여 제출하는 방법으로는 일반적으로 세 가지 방법이 있다. 우선 첫째로 해당 보험사에 전자문서교환 방법(electronic data interchange : EDI)으로 청구하는 방법이다.

이러한 직접전자청구 방법은 시간과 장소에 특별한 구애를 받지 않고 실시간으로 신속하고 정확하게 청구할 수 있는 장점이 있기 때문에, 우리나라에서는 건강보험의 진료비청구, 보완청구, 누락청구, 추가청구, 이의신청 등을 이러한 전자문서교환 방법에 의해 환자가 진료를 받은 후 각 병원이 일정시점에서 건강보험공단에 일괄청구하고 있다.

두 번째 방법으로는 에이전시를 거쳐 해당 보험사에 청구하는 방법이다.

그리고 마지막으로 세 번째는 해당 보험사의 클레임 청구 양식에 기재하여 필요한 문서를 첨부한 뒤에 서면으로 청구하는 서면청구방법이 있다.

이러한 서면청구 방법의 경우에는 진료비 청구인이 해당 진료비청구서를 작성한 후 해당 국제보험사에 우편으로 보내야 하는 등의 불편함이 뒤따를 뿐만 아니라, 발송을 위한 비용이 들고 발송 후 올바르게 잘 전달되었는지의 과정을 추적해야 하는 경우 등 시간과 관리의 어려움이 뒤따르게 된다.

현재 국내 의료기관은 직접청구에 대한 사전 계약 국제보험사에 대해서는 외국인환자 진료비에 대한 직접 전자청구 방법이나 문서로 청구하는 서면청구 방법을 주로 이용하고 있다.

표 15-5 보험청구서 발송 방법

진료비청구	내 용
① 전자문서교환 방법 (electronic data interchange : EDI)	실시간으로 신속하고 정확하게 청구 가능
② 에이전시를 통한 청구	해당 보험사로 전달할 양식을 중간 매개체인 의료관광 에이전시를 통해 전달
③ 서면청구 방법	해당 보험사의 클레임 청구 양식에 기재하여 필요한 문서를 첨부한 뒤 서면으로 청구

6 보험청구 방법 (how to file a claim)

1. 응급환자의 보험청구

응급일 경우에는 응급실 방문 후 가능하면 빠른 시간 안에 그 사실을 해당 보험사에 알리도록 해야 한다. 늦어도 24~48시간 이내로 하는 것을 원칙으로 하지만 가능하면 응급실 방문 즉시 해당 보험사에 알리도록 해야 한다.

2. 외래 및 입원환자의 보험청구

비응급환자의 경우의 청구는 입원환자 및 외래환자에 대한 청구로 각각 구분할 수 있다.

(1) 입원환자에 대한 보험청구

입원환자에 대한 청구의 경우, 만일 환자가 입원 치료가 필요할 경우에 가능하면 빠르게 미리 사전에 해당 보험사와 상의토록 한다.

(2) 외래환자에 대한 보험청구

외래환자의 경우에는 통상적으로 보험수혜자가 진료비를 먼저 지불하고, 추후 관련 증명서류를 제출하면 현금이나 수표 또는 계좌송금 등을 통해 상환해 준다. 상환은 그 보험이 가지고 있는 금액 제한이나 공제금 등이 있을 때는 이를 적용하여 상환되며 이때 반드시 치료관련 영수증 및 의사소견서나 진단서 등을 첨부해야 한다. 그러나 어떤 특정한 국가나 도시의 병원에서는 계약에 의해 외래환자의 진료비에 대해 직접청구를 통해 상환받을 수 있다.

(3) 기 타

이 밖에도 어떤 국제보험사에 따라서는 치과환자에 대한 청구(dental claims) 등을 분리하여 생각하는 경우도 있다. 보험청구과정에서 수혜자에게 영향을 미치는 요인 중 제일 많은 불만요소는 청구한 이후 지급까지 지체가 많이 되는 경우로 대체적으로 그 요인은 만성질환에 대한 기왕증이 존재하는 경우다.

사실상 이러한 보험청구에 따른 상환금 지연으로 인해 수혜자인 환자가 국제의료보험에 대한 불만이 크게 증가할 뿐만 아니라 이러한 불만족이 보험시장에 많은 영향을 미친다. 이러한 현상은 보험청구서의 작성이 불완전하거나 부정확하여 발생한다.

표 15-6 보험청구 방법

구 분	세부 구분	내 용
응급환자의 보험청구		• 응급실 방문 즉시 해당 보험사에 통지 • 최대 24~48이내 통지 원칙
외래 및 입원환자의 보험청구	입원환자	• 입원 결정 전 미리 사전에 해당 보험사와 상의
	외래환자	• 통상적으로 보험 수혜자의 진료비 사전 지불, 추후 상환 • 진료비 상환을 위한 관련 증빙서류(치료 영수증 및 의사 소견서/진단서) 제출이 필요 • 계약된 특정한 국가 및 도시의 병원에서는 계약에 의해 외래환자의 진료비에 대해 직접청구를 통해 상환 가능

7 보험금지급 요구(request for payment)

진료비지급 요구서에는 환자의 성명, ID번호, 보험사에 접수된 Case번호, 입원일자 등을 기록하며, 병원명과 병원주소, 현금 전송 또는 수표 등의 지급 형태(해당란에 표시) 등을 기재한다.

아울러 거래은행을 통한 현금 전송을 원할 경우에는 거래은행명, 은행주소, 예금주 성명, 계좌번호, 은행 ABA(혹은, IBAN code, SWIFT code BIC코드)를 기재한다. 이때 은행 ABA Number는 미국의 각 은행별 고유번호로 여기서 일컫는 ABA는 American Bankers Association을 말한다.

만약 수표로 지급받기를 원할 경우 수취인의 성명과 주소를 맨 하단에 기재한다.

아울러 보험심사 절차의 지연을 피하기 위해 보험청구서 작성 시 전부 기재하여 첨부하도록 한다.

8 진료비지급 상세내역서 요청 및 수입정리
(Explanation of Benefits : EOB)

국제의료보험사에 진료비를 청구하여 심사과정을 거친 다음 해당 보험사로부터 그 청구금에 대한 지급 결정이 나면 공급자인 병원에 진료비를 지불하게 되는데 이에 대한 피보험자의 그 혜택에 대해 상세한 설명 내용이 포함되어 받게 된다. 이러한 문서를 진료비지급 상세내역서(Explanation of Benefits : EOB)라고 한다.

진료비지급 상세내역서에는 수신인 성명, 수신인의 주소, 수신인의 전화번호, 발송일자, 환자의 성명, 보험증권 번호, 클레임 번호, 지급된 수표번호, 총 치료비, 공제비용, 환자본인부담금 및 보험금 지급 금액(해당 국가의 화폐단위)의 지불에 대한 상세명세 등이 기록되며, 참고로 환율의 적용기준일자 등을 기재한 별기사항 등이 포함된다. 이를 근거로 의료관광을 통해 국내 의료기관에서 치료받은 외국인환자의 국제민간의료보험사를 통해 직접 청구하여 입금된 치료비에 대하여 수입을 정리한다.

제 16 장
국제의료보험 청구사례 및 실무

제1절　해외 의료기관

표 16-1 해외의료기관의 특징

의료기관명	주요내용 및 특징
허무자병원 (United Family Hospital & Clinics)	① 1997년 9월 설립된 미국계 병원 ② 중국 북경 내 대표적인 중외합작의료기관 ③ 설립 당시는 북경에 거주하는 외국대사관 직원, 외국계 기업 임직원, 외국유학생 등 북경 주재 외국인 여성과 소아·아동 및 청소년을 위한 산부인과와 소아과가 설립되어 운영되었으나, 고객의 지속적인 증가 및 고급의료 수요의 증가로 현재에는 피부과, 응급의학과, 이비인후과, 안과, 마취과, 가정의학과, 통합의료, 내과, 진단의학과, 정신과, 영상의학과, 치과 등으로까지 확장되었고, 상하이와 광저우 분원 보유 ④ 2005년 북경 허무자병원 중국 최초 JCI 인증(2008년 재인증) ⑤ 2008년 상하이 허무자병원 JCI인증 ⑥ 민간의료보험에 가입한 외국인 및 중국 신흥 부유층의 고급의료 수요창출 '명품의료' ⑦ 현재 33개의 세계 유수의 국제보험사나 의료지원회사들과의 계약을 통해 의료관광을 통한 해외 외국인환자 적극 유치
싱가포르 래플즈병원 (Raffles Hospital)	① 레플즈 의료그룹 산하의 싱가포르의 대표적인 사립병원 ② 싱가포르뿐만 아니라 주변의 동남아시아에서 매우 유명 ③ 싱가포르 창이 국제공항 약 20분 정도의 거리 위치 ④ 현재 싱가포르 전 지역에 60여 개의 병원을 가진 대표적 네트워크 병원 ⑤ 현재 35개 진료 과목 이외에 16개의 전문 의료센터를 운영하고 있으며, 중의학과를 따로 두고 양방과 상호 협진함 ⑥ 2008년 12월에 JCI(Joint Commission International) 인증획득

(계속)

의료기관명	주요내용 및 특징
싱가포르 래플즈병원 (Raffles Hospital)	⑦ 특히 일본인 의료관광객을 위한 일본인 전용환자센터 등을 외국인 전문병동에 설치하여 운영 ⑧ 또한, 세계 주요 협력 국제보험사들과의 직접청구 서비스를 통해 경제적 접근성(Economic Accessibility)을 높임. ⑨ 아울러 의료관광객에 대한 정확한 정보 제공을 위해 다국어 홈페이지(www.rafflesmedicalgroup.com)를 개설하여 이러한 제휴된 국제보험사 직접청구 서비스 요청에 대한 이용 방법 제공
인도 아폴로병원 (Apollo Hospital)	① 1983년 Dr. Prathap C Reddy에 의해 인도에 설립 ② 현재 인도 및 외국에 50개 병원, 8,500병상을 가진 체인병원으로 아시아에서 가장 큰 네트워크 병원 그룹 중의 하나임. ③ 산하 7개 병원이 JCI(Joint Commission International) 인증
태국 (Bumrungrad International Hospital)	① 태국 Bumrungrad International Hospital ② 1980년에 필리핀에 설립된 병원 ③ 554개 병상에 30개 특화 센터를 운영 중 ④ 2002년 아시아 최초로 JCI(Joint Commission International) 인증 획득(2005년, 2008년 재인증) ⑤ 연간 190개국으로부터 400,000명 이상의 외국인 환자 방문 ⑥ 두 개의 협력 국제보험사가 있으며, 이 병원 방문 시 보험료 산정에 특화된 요율 적용

제2절 국내 의료기관

우리나라 병원도 대형 보험사와 진료비 직불 계약을 체결하여 외국인환자의 진료비 수납에 편의성을 제공하고자 하는 시도가 시작되었다.

2010년 중국 대형 보험사인 MSH China사와 직불 네트워크 구축을 한 의료기관은 연세의대 세브란스병원, 인하대학교병원, 샘병원, 가천길병원, 서울성모병원 등이며 MSH China는 중국 Tiecare와 프랑스 Mobility Saint Honore Group이 합작 설립한 종합 기업관리서비스 회사로, 국제의료보험이 주요사업이다. 보건산업진흥원은 2009년 미국에서 미국주재기업을 대상으로 한국의료이용 보험상품 8개를 개발한 데 이어 글로벌 보험회사와 다각적 홍보 마케팅 활동으로 직불 네트워크를 구축하였다.

그 후 2012년 1월 11개 대형병원이 또 한번 미국 대형보험사 시그나(CIGNA)와 진료비 직불계약을 체결했다.

시그나는 미국 필라델피아에 본사를 둔 상장 보험사로 전 세계 29개국에 자회사와 계열사를 두고 있으며, 2012년 한국과의 계약을 통해 무료 핫라인 콜센터를 운영하여 전 세계적으로 한국의료 이용 촉진을 계획하였다. 시그나는 고객 진료비에 대해 의료기관 청구 30일 이내 해당 의료기관으로 진료비를 직불 지급하기로 했다.

표 16-2 국내 의료기관의 진료비 직불계약 현황

보험사	내용	계약 의료기관
MSH China	네트워크 계약을 체결한 병원에서 진료받은 경우 HMS China 가입자는 의료비 지불 없이 가입 상품 종류에 따라 의료서비스를 제공	연세의대 세브란스병원, 인하대학교병원, 샘병원, 가천길병원, 서울성모병원
시그나 (CIGNA)	고객 진료비에 대해 의료기관 청구 30일 이내에 원화로 직불 지급	가천의대 길병원과 가톨릭대 서울성모병원, 강남세브란스병원, 서울대병원, 서울대치과병원, 세브란스병원, 세종병원, 인하대병원, 청심국제병원, 한양대의료원, 화순전남대병원

제3절 국제의료보험 청구실무

1 진료비청구서의 이해

대표적인 CMS-1500 청구 양식은 과거 HCFA-1500 claim form이라 칭하였으며, 원래 미국의 메디케어(medicare)를 위해 만들어졌으나 지금은 의사와 병원의 보험청구의 일반적 양식으로 사용되고 있다. 참고로 여기서 주의할 점은 국제적으로 사용되는 모든 진료비청구서는 법적 서류이다.

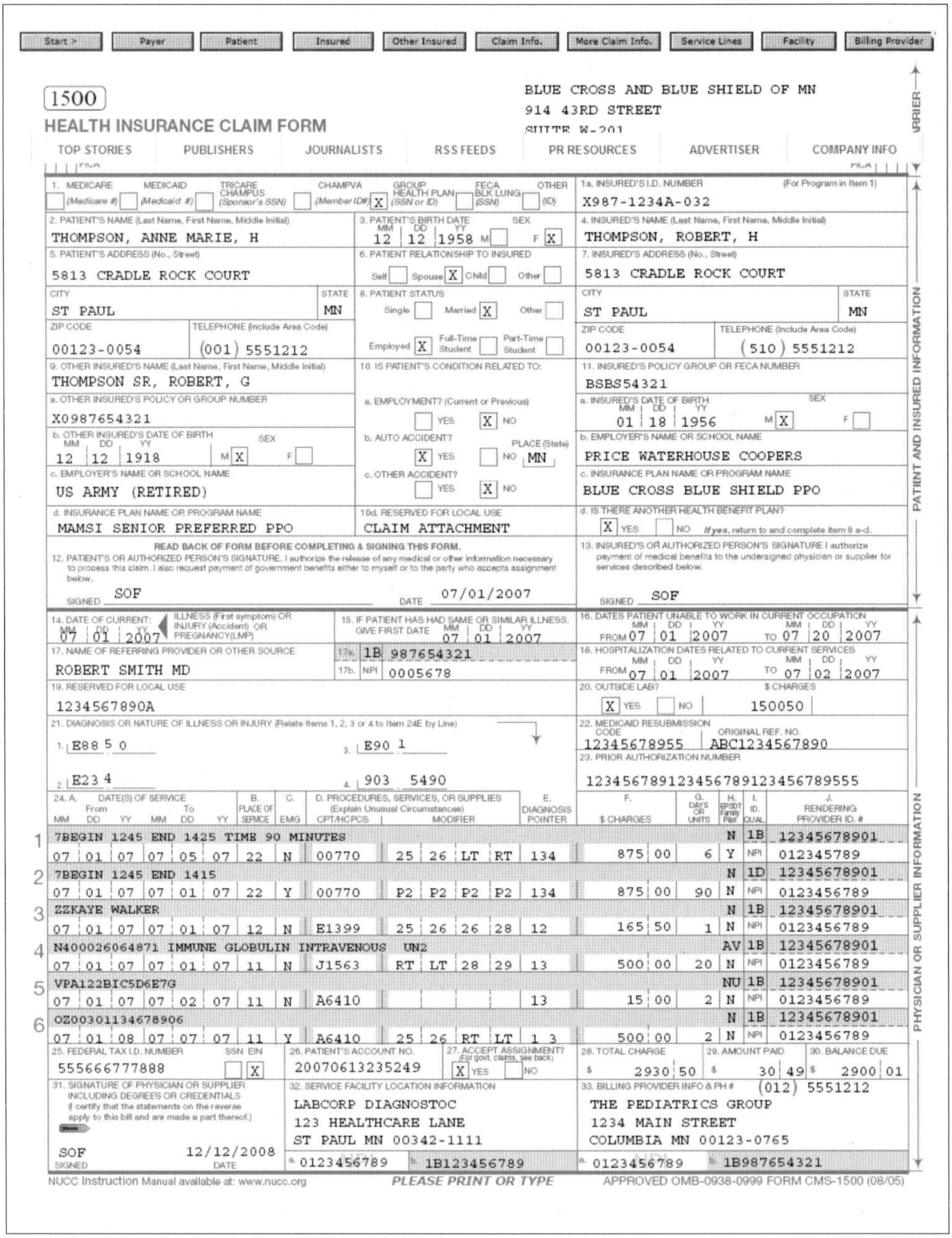

Start > | Payer | Patient | Insured | Other Insured | Claim Info. | More Claim Info. | Service Lines | Facility | Billing Provider

1500

HEALTH INSURANCE CLAIM FORM

BLUE CROSS AND BLUE SHIELD OF MN
914 43RD STREET
SUITE W-201

TOP STORIES | PUBLISHERS | JOURNALISTS | RSS FEEDS | PR RESOURCES | ADVERTISER | COMPANY INFO

PICA | PICA

1. MEDICARE (Medicare #) | MEDICAID (Medicaid #) | TRICARE CHAMPUS (Sponsor's SSN) | CHAMPVA (Member ID#) | GROUP HEALTH PLAN (SSN or ID) [X] | FECA BLK LUNG (SSN) | OTHER (ID)

1a. INSURED'S I.D. NUMBER (For Program in Item 1): X987-1234A-032

2. PATIENT'S NAME (Last Name, First Name, Middle Initial): THOMPSON, ANNE MARIE, H

3. PATIENT'S BIRTH DATE MM DD YY: 12 12 1958 SEX M [ ] F [X]

4. INSURED'S NAME (Last Name, First Name, Middle Initial): THOMPSON, ROBERT, H

5. PATIENT'S ADDRESS (No., Street): 5813 CRADLE ROCK COURT

6. PATIENT RELATIONSHIP TO INSURED: Self [ ] Spouse [X] Child [ ] Other [ ]

7. INSURED'S ADDRESS (No., Street): 5813 CRADLE ROCK COURT

CITY: ST PAUL STATE: MN

8. PATIENT STATUS: Single [ ] Married [X] Other [ ]

CITY: ST PAUL STATE: MN

ZIP CODE: 00123-0054 TELEPHONE (Include Area Code): (001) 5551212

Employed [X] Full-Time Student [ ] Part-Time Student [ ]

ZIP CODE: 00123-0054 TELEPHONE (Include Area Code): (510) 5551212

9. OTHER INSURED'S NAME (Last Name, First Name, Middle Initial): THOMPSON SR, ROBERT, G

10. IS PATIENT'S CONDITION RELATED TO:

11. INSURED'S POLICY GROUP OR FECA NUMBER: BSBS54321

a. OTHER INSURED'S POLICY OR GROUP NUMBER: X0987654321

a. EMPLOYMENT? (Current or Previous) YES [ ] NO [X]

a. INSURED'S DATE OF BIRTH MM DD YY: 01 18 1956 SEX M [X] F [ ]

b. OTHER INSURED'S DATE OF BIRTH MM DD YY: 12 12 1918 SEX M [X] F [ ]

b. AUTO ACCIDENT? YES [X] NO [ ] PLACE (State): MN

b. EMPLOYER'S NAME OR SCHOOL NAME: PRICE WATERHOUSE COOPERS

c. EMPLOYER'S NAME OR SCHOOL NAME: US ARMY (RETIRED)

c. OTHER ACCIDENT? YES [ ] NO [X]

c. INSURANCE PLAN NAME OR PROGRAM NAME: BLUE CROSS BLUE SHIELD PPO

d. INSURANCE PLAN NAME OR PROGRAM NAME: MAMSI SENIOR PREFERRED PPO

10d. RESERVED FOR LOCAL USE: CLAIM ATTACHMENT

d. IS THERE ANOTHER HEALTH BENEFIT PLAN? YES [X] NO [ ] If yes, return to and complete item 9 a-d.

READ BACK OF FORM BEFORE COMPLETING & SIGNING THIS FORM.

12. PATIENT'S OR AUTHORIZED PERSON'S SIGNATURE. I authorize the release of any medical or other information necessary to process this claim. I also request payment of government benefits either to myself or to the party who accepts assignment below.

SIGNED SOF DATE 07/01/2007

13. INSURED'S OR AUTHORIZED PERSON'S SIGNATURE I authorize payment of medical benefits to the undersigned physician or supplier for services described below.

SIGNED SOF

14. DATE OF CURRENT: ILLNESS (First symptom) OR INJURY (Accident) OR PREGNANCY(LMP) MM DD YY: 07 01 2007

15. IF PATIENT HAS HAD SAME OR SIMILAR ILLNESS. GIVE FIRST DATE MM DD YY: 07 01 2007

16. DATES PATIENT UNABLE TO WORK IN CURRENT OCCUPATION FROM 07 01 2007 TO 07 20 2007

17. NAME OF REFERRING PROVIDER OR OTHER SOURCE: ROBERT SMITH MD

17a. 1B 987654321

17b. NPI 0005678

18. HOSPITALIZATION DATES RELATED TO CURRENT SERVICES FROM 07 01 2007 TO 07 02 2007

19. RESERVED FOR LOCAL USE: 1234567890A

20. OUTSIDE LAB? YES [X] NO [ ] $ CHARGES 150050

21. DIAGNOSIS OR NATURE OF ILLNESS OR INJURY (Relate Items 1, 2, 3 or 4 to Item 24E by Line)

1. E88 5 0 3. E90 1

2. E23 4 4. 903 5490

22. MEDICAID RESUBMISSION CODE: 12345678955 ORIGINAL REF. NO.: ABC1234567890

23. PRIOR AUTHORIZATION NUMBER: 123456789123456789123456789555

24. A. DATE(S) OF SERVICE From MM DD YY	To MM DD YY	B. PLACE OF SERVICE	C. EMG	D. PROCEDURES, SERVICES, OR SUPPLIES CPT/HCPCS	MODIFIER	E. DIAGNOSIS POINTER	F. $ CHARGES	G. DAYS OR UNITS	H. EPSDT Family Plan	I. ID. QUAL.	J. RENDERING PROVIDER ID. #
1 7BEGIN 1245 END 1425 TIME 90 MINUTES									N	1B	12345678901
07 01 07	07 05 07	22	N	00770	25 26 LT RT	134	875 00	6	Y	NPI	012345789
2 7BEGIN 1245 END 1415									N	1D	12345678901
07 01 07	07 01 07	22	Y	00770	P2 P2 P2 P2	134	875 00	90	N	NPI	0123456789
3 ZZKAYE WALKER									N	1B	12345678901
07 01 07	07 01 07	12	N	E1399	25 26 26 28	12	165 50	1	N	NPI	0123456789
4 N400026064871 IMMUNE GLOBULIN INTRAVENOUS UN2									AV	1B	12345678901
07 01 07	07 01 07	11	N	J1563	RT LT 28 29	13	500 00	20	N	NPI	0123456789
5 VPA122BIC5D6E7G									NU	1B	12345678901
07 01 07	07 02 07	11	N	A6410		13	15 00	2	N	NPI	0123456789
6 OZ00301134678906									N	1B	12345678901
07 01 08	07 07 07	11	Y	A6410	25 26 RT LT	1 3	500 00	2	N	NPI	0123456789

25. FEDERAL TAX I.D. NUMBER SSN EIN: 555666777888 [X]

26. PATIENT'S ACCOUNT NO.: 20070613235249

27. ACCEPT ASSIGNMENT? (For govt. claims, see back) YES [X] NO [ ]

28. TOTAL CHARGE $ 2930 50

29. AMOUNT PAID $ 30 49

30. BALANCE DUE $ 2900 01

31. SIGNATURE OF PHYSICIAN OR SUPPLIER INCLUDING DEGREES OR CREDENTIALS (I certify that the statements on the reverse apply to this bill and are made a part thereof.)

SIGNED SOF DATE 12/12/2008

32. SERVICE FACILITY LOCATION INFORMATION
LABCORP DIAGNOSTOC
123 HEALTHCARE LANE
ST PAUL MN 00342-1111
a. 0123456789 b. 1B123456789

33. BILLING PROVIDER INFO & PH # (012) 5551212
THE PEDIATRICS GROUP
1234 MAIN STREET
COLUMBIA MN 00123-0765
a. 0123456789 b. 1B987654321

NUCC Instruction Manual available at: www.nucc.org PLEASE PRINT OR TYPE APPROVED OMB-0938-0999 FORM CMS-1500 (08/05)

CARRIER | PATIENT AND INSURED INFORMATION | PHYSICIAN OR SUPPLIER INFORMATION

그림 16-1 미국 보험사 청구양식(예시)

2 보험금청구서 작성법(How to fill out this claim form)

① 보험청구서 작성 시에는 보험자가 올바른 정보에 의해 판단할 수 있는 정확한 정보를 기입
② 진료비 클레임이 보험사에 도착
③ 보험사의 청구담당 부서의 편집과 검사과정을 거쳐 즉시 심사를 시작
④ 환자의 보험카드에 기록된 보험자의 올바른 주소 확인
⑤ 만약 환자가 2개 이상의 보험에 가입이 되어 있을 경우, 최초 1차 지급의무가 있는 보험자에게 진료비 청구
⑥ 2차 지급의무가 있는 보험자로 확인되면, 1차 지급 보험사에서 지불하고 남은 진료비를 지급
⑦ 3차 지급의무가 있는 보험자(tertiary payer)가 있으면, 1차 및 2차의 지급 보험사가 지불하지 않고 남은 잔여 진료비를 지급
⑧ 환자에 대한 정보 및 보험자의 기록이 상이할 경우, 확인될 때까지 보험금 지급 보류

CMS-1500 보험금청구 양식은 크게 3부분으로 나뉘어지는데, 맨 윗부분은 운송자를 위한 부분으로 우편물 발송 시 국제보험사의 주소가 봉투의 투명한 유리창 부분에 나타나는 부분이며, 그 밑에 보험금청구 양식의 상부(블록1~블록13) 부분으로서 환자 및 피보험자의 정보에 관해 환자가 직접 해당사항을 표시하거나 기재하는 부분이고, 하부(블록14~블록33)에는 의사 또는 공급자인 병원정보에 관한 부분으로 구성되어 있다. 이들 부분에 대한 각각의 설명 및 그 작성 방법은 다음과 같다.

3 환자 및 피보험자 정보에 관한 사항 작성

1. Patient and Insured Information 부분

표 16-3 환자 및 피보험자 정보

블록구분	명칭	주요 내용
1	보험자 종류	① Medicare: 항상 메디케어 1차 지급의무 보험자 ② 메디케어 수혜 대상자는 반드시 이 필드에 있는 블록에 X 표시 Blue Cross Blue Shield : Blue Cross Blue Shield 플랜 대상자이면 "group health plan"의 블록에 X 표시
2	환자 이름	필수 기재항목 ① 보험카드에 기록된 성과 이름 그리고 혹 중간 이름이 있으면 그 이름의 첫 자만 기재
3	환자의 생년월일 및 성별	필수 기재항목 ① 생년월일은 반드시 8개 숫자로 기재 ② 생년월일 표시의 예로 OCR카드에 입력할 경우, 만약 환자의 출생일이 1980년 3월 5일이라면 "03051980"(MMDDYYY)으로 기재(/ 또는 -표시없이 기재) ③ 성별 : 남성일 경우에는 M X (male), 여성일 경우에는 F X (female)로 표시
4	피보험자의 성명	① 피보험자의 이름 기재 ② 환자와 피보험자 동일인일 경우에 왼쪽 빈칸에 "same"(동일)기재
5	환자의 주소	필수 기재항목 ① 정확한 현재의 주소 기재 ② 보험사에 등록된 주소지와 동일한 주소 기재
6	환자와 피보험자와의 관계	필수 기재항목 ① 환자 본인이 피보험자일 경우에는 "self X", 환자가 피보험자의 배우자일 경우는 "spouse X", 자녀일 경우에는 "child X"로 표시하고 그 밖의 관계라면 "other X" 표시
7	피보험자 주소	① 피보험자의 주소가 환자와 다를 경우 피보험자의 실제 주소 기재 ② 피보험자의 주소가 보험자에 기록된 기록과 상이할 경우에는 진료비 지급을 거부하는 경우가 발생하기도 함
8	환자의 신분	사회적 신분 기재 ① 직장인이면, "Employed X" 기재, 학생이라면 "Full-Time Student X" 또는 "Part-Time Student X"에 표시 ② 또한 결혼 여부에 대하며 "Married X", "Single X" 표시 ③ 별거 중이거나 이혼한 상태라면 "Other X" 표시

(계속)

블록구분	명칭	주요 내용
8	환자의 신분	④ 이때 주의할 점은 결혼 여부의 표시와 보험자 기록부상의 상이점이 발견되면 진료비를 거절할 수도 있으므로 정확히 기재하도록 함.
9	다른 피보험자의 성명	① 보험 수혜자가 2차 플랜을 가지고 있는 경우 기재 ② 환자가 피보험자와 동일인인 경우 1차 및 2차 플랜이 있을 때 기재
9	a.	2차 보험 지급자가 있을 경우 기재 ① 2차 플랜에 대한 정보는 보험카드에 기재되어 있으며, 만일 보험카드에 보증 증권번호를 모를 경우에는 해당 보험사에 연락하여 번호확인 후 기재 ② EDI 청구나 OCR청구에 있어서는 / 표시없이 입력 ③ 2차 지급자가 메디케어이면 메디케어(medicare) 번호 기재 ④ 메디갭(medigap)이면, 증권번호 또는 그룹번호 기재
9	b.	① 다른 피보험자가 있는 경우 그 피보험자의 생년월일 및 성별 기재 ② 생년월일은 월(MM). 일(DD), 년도(YY)로 기재, 남성일 경우는 M X , 여성일 경우는 F X 표시
9	c.	• 해당 사항이 있는 경우, 고용주의 이름이나 학교의 이름 기재
10	환자의 상태	• 산재 또는 교통사고 및 기타 사고와 관련이 있는지 정확한 기재
10	a	① 업무 관련으로 인한 사고 시 이 블록에 X Yes 표시 ② 고용인 보상 프로그램(worker's compensation)에 따름 ③ 산재 프로그램 신청 및 거절 시 재심사를 요청 ④ 거듭 재거절 시 거절 사유가 기재된 서류를 첨부하여 환자의 보험사에 청구 신청
10	b.	① 자동차사고일 경우 이 블록에 X Yes 표시 ② 1차 보험금지급서를 작성하여 자동차 보험회사에 청구 ③ 가해차량의 자동차 보험사가 1차 보험금 지급자 ④ 환자의 잘못일 경우, 환자의 자동차 보험사가 보험금지급의 1차적인 지급자
10	c. 기타 사고	① 자동차 사고 이외의 사고에 기인할 때에는 이 블록에 X Yes 표시 ② 가해자의 유무에 따라 가해자의 책임이 1차 지급자 ③ 가해자가 없을 경우 환자의 보험 플랜이 1차 보험 지급자
11	a. 보험자의 생년월일과 성별	• 보험자의 생년월일을 월(MM), 일(DD), 년도(YY)의 순서로 기재하며, 남성일 경우는 M X , 여성일 경우에는 F X 표시
11	b. 고용인의 성명 또는 학교명	• 해당 사항이 있는 경우, 고용인의 이름이나 학교의 이름 기재
11	c. 보험 플랜의 이름 또는 프로그램 명	
11	d. 다른 의료보험 플랜이 있는 경우	• 또 다른 의료보험 플랜이 있는 경우 X Yes에 표시

(계속)

블록구분	명칭	주요 내용
12	정보 활용에 대한 승낙	• 환자의 정보 및 의무기록에 대한 보험금지급을 위한 정보 활용에 대한 동의 서명
13	보험금지급	• 의사나 병원에 대한 보험금지급에 대한 환자의 승낙 사인

* 모든 진료비청구 양식은 법적 양식이며, CMS-1500 보험금청구 양식의 아래 반쪽 부분은 의사 또는 의료 서비스 공급자인 병원정보에 관해 작성하는 부분으로 블록 14번에서부터 블록 33번까지 부분으로 구성되어 있다. 이 부분은 이미 보고된 의료 서비스가 "누구에게, 무엇을, 언제, 어디서 그리고 왜" 하였는지에 대한 정보를 보험자에게 알려주고 있다.

2. Phsician or Supplier Information 부분

표 16-4 의사 또는 공급자 정보

블록구분	명칭	주요 내용
14	최근질환의 발생일자	• 4번 블록은 8자 수로 일자 기록
15	유사 질병이나 질환의 발생 일자	• 필수 기재항목은 아니나 만약 최근의 유사 질명의 발생일자가 있으면 8자 수 일자 기재
16	근로가 불가능한 날짜	• 산업재해보험 시 실제 일을 못하게 된 시작 날짜와 일을 못하게 된 마지막 날짜 기록
17	주치의 성명	• 환자를 치료한 주치의 이름 기재
	a	• 진료의뢰 의사의 면허번호 기재
18	입원 날짜	• 입원 날짜 기재
19	지역 병원이나 의사 비고란	• 지역 병원 및 소견 기재
20	외부 검사실 의뢰 (외부 수탁 검사 의뢰)시	• 만약 검사체를 병원 외부에 의뢰한 경우 ⊠Yes 표시 • 발생된 검사비는 그 금액 표기
21	진단명	필수 기재 사항 • 라인1에서 라인4까지 진단명 차례 기입, 다빈도 발생순서에 의해 상병 코드 및 진단명 기입
22	메디케이드	• 보험 여부 기재
23	이전 승낙서 번호	
24	A-K, 라인 1-6	• 진료과정, 서비스 또는 공급
	A 서비스 날짜	필수 기재 사항 • 진료날짜 기록
	B 서비스 장소	• 의료기관 소재지 기록 • 미국 메디케어에서 사용하는 국가 표준 코드는 다음과 같음.
	C 서비스 종류	• 기재 요구사항

제4절 Aetna 보험청구서 작성(사례)

표 16-5 Aetna 보험청구서 작성(예시)

블록구분	명칭	주요 내용
1	고용주 성명	
2	증권번호	
3	종업원의 사회보장번호	(SSN, Social Security Number)
4	종업원의 이름	
5	종업원의 생년월일	종업원의 생년월일(MM/DD/YYYY)-생년월일은 월, 일, 년도 순으로 기재 만일 1965년 4월 17일 생이면 '04/17/1965'로 표시
6	재직 여부	재직 여부 – 만약 현재 재직 중인 경우는 [X] active, 퇴직자인 경우에는 [X] retired에 각각 표시 퇴직자의 경우는 그 퇴직 날짜 기재
7	종업원의 주소	종업원의 주소 우편번호를 포함한 현 주소지를 기재 현 주소지일 경우, [X] address is now에 표시
8	종업원의 전화번호	
9	환자의 성명	
10	환자의 사회보장번호	(SSN, Social Security Number)
11	환자의 생년월일	(MM/DD/YYYY) 생년월일은 월, 일, 년도 순으로 기재 만일 1970년 11월 7일 생이면 '11/07/1970'로 표시
12	환자와 종업원의 관계	환자와 종업원의 관계를 해당란에 체크 예를 들면, 본인인 경우 [X] self, 배우자인 경우 [X] spouse, 자녀일 경우 [X] child, 기타인 경우 [X] other에 각각 체크
13	환자의 주소	만일 종업원의 주소와 환자의 주소가 다른 경우 우편번호를 포함한 환자의 실제 주소를 기재
14	환자의 성별	환자가 남자일 경우에는 [X] male, 여자일 경우는 [X] female에 각각 표시
15	학생일 경우의 표시	만일 전일제 학생이면 [X] yes, 아닐 경우에는 [X] no에 표시
16	학생일 경우 졸업 예정일	환자가 기혼인 경우에는 [X] married, 미혼인 경우에는 [X] single에 해당란에 각각 표시
17	학생일 경우 학교의 이름과 주소	
18	환자의 결혼 여부	

(계속)

블록구분	명칭	주요 내용
19	환자의 취업 상태	환자가 현재 취업 중이면, X yes, 미취업 중이면, X no에 각각 표시
20	고용주의 이름과 주소	
21	다른 그룹 의료 플랜의 수혜 여부	가족 중에 다른 프로그램(Blue Cross Blue Shield), 무과실 자동차 보험, 메디케어, 연바, 주 정부의 의료보험, 지방정부의 의료보험 프로그램 등의 수혜 여부로 수혜를 받는 프로그램이 있으면 X yes, 없으면 X no 에 표시
22	증권번호, 프로그램의 이름	
23	가족의 사회보장 번호	
24	가족의 이름	
25	가족의 생년월일	그 가족의 생년월일(MM/DD/YYYY) 생년월일은 월, 일, 년도 순으로 기재 만일 1970년 11월 7일 생이면 '11/07/1970' 로 표시
26	사고 분류	이 청구가 어떤 사고와 관련이 있는지 여부 보험청구가 어떤 사고와 관련이 있으면 X yes, 없으면 X no에 각각 표시하고, 만일 사고와 관련이 있다면 사고 발생 일시를 기록
27	고용 관련 여부	고용과 관련이 있으면, X yes, 없으면 X no에 각각 표시
28	환자의 서명 및 일시	
29	보험금 지급 승낙 동의서	환자가 의료 서비스 제공자인 의사 또는 병원에 본인의 진료비와 관련하여 보험사로부터 지급받는 보험금으로부터의 지급을 승낙하면 환자 본인이 서명하며, 그 일자를 기록
30	발병일시 또는 사고발생일시	
31	최초 진료 일자	
32	응급실 경유 여부	응급실을 경우한 응급일 경우에는 X emerhency에 체크 표시
33		
34	환자의 현업 복귀 예정일	
35		
36		
37	환자 의뢰 의사명	

(계속)

블록구분	명칭	주요 내용
38	입, 퇴원 일자	admitted 입원일자, discharged 퇴원일자를 각각 기재
39	의료기관 소재지 주소 및 이름	
40	진단명	
41	검사, 치료, 재료구입 등 진료 서비스 기록	진료일자, 진료비, 코드명, 진료 내용 등을 기재
42	주치의 성명, 우편번호를 포함한 주소	
43	전화번호	
44		
45	환자 계좌번호	
46	청구액	총 치료비(total charge), 본인지불액(amount paid) 및 보험사 청구액을 기재
47	의사 또는 병원의 서명	
48	날짜	

제17장 의료정보관리의 이해

제1절 의료정보시스템의 정의와 구조

병원의 전반적인 관리업무를 전산시스템으로 자동화한 시스템, 병원의 인사 관리 및 급여관리, 환자의 외래와 입·퇴원관리, 의료수가관리, 급식관리, 병원의 시설 및 의료 장비관리 등 그 속성상 병원의 종사자를 위한 시스템이 필요하며 따라서 사무자동화(OA)와 아울러 경영정보시스템(MIS)의 구축에 필요한 여러 기법과 기술들이 적용된다.

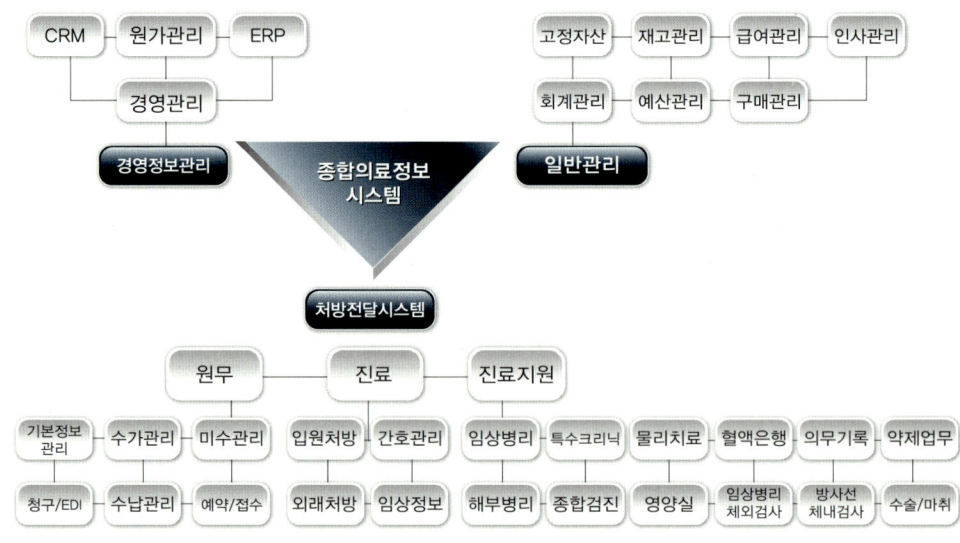

그림 17-1 의료정보시스템의 구조

1 처방전달시스템 (OCS, Order Communication System)

병원전산화시스템은 진료행정시스템과 진료정보제공시스템으로 크게 나눌 수 있으며, 과거 행정지원 중심에서 현재 진료지원 중심으로 변해 가는 추세에 처방전달시스템(OCS)은 이러한 요구사항을 능동적으로 수용한 것으로 각종 의학정보 및 환자들의 진찰자료를 보완한 DB와 의사가 환자를 진단한 후 처방전을 통신망에 의해 각 해당 진료부서로 전달해 주는 시스템이다.

이 시스템은 환자의 등록에서 진료·수납까지 원내의 모든 데이터를 관리 전달하는 것은 물론이고 병원의 모든 행정을 효율적으로 관리할 수 있도록 하는 통합 의료정보시스템이다.

2 전자 의무기록

1. 전자 의무기록의 정의(EMR, Electronic Medical Record)

병원 진료지원업무 중 기록 업무를 전산 처리하는 것이다. 종이 없는 기록방식이라는 측면에서 CD로 기록을 보완하는 방법에서 발전하여 현재 사용하는 대부분의 의료기기에 컴퓨터가 내장되어 있으므로 주 시스템과 접속하여 기록하고 보완하게 되었다. 전자 의무기록으로 신속한 업무처리가 가능하고 인력 및 비용 절감의 효과가 있으며, 기록의 신속하고 정확한 전달과 활용이 가능하고 환자의 대기시간 단축 등 서비스 향상의 효과가 나타났다.

2. 의무기록영상시스템

환자들의 의무기록을 실시간 영상으로 확인할 수 있는 것이다. 서류차트에 작성한 의무기록을 모두 스캐닝하여, 파일로 저장하여 언제든 검색 및 의무기록을 확인할 수 있다. 의무기록 대출에 드는 시간과 인력, 비용 낭비를 최대한 줄일 수 있는 것이 특징이다.

3 의료영상저장 전송시스템

1. 의료영상저장 전송시스템
(PACS, Picture Arching and Communication System)

각종 영상 촬영장치로 촬영한 영상들을 디지털화하여 하드디스크와 같은 저장매체에 저장, 네트워크를 통해 각 단말기로 전송하여 진찰실, 병동 등의 업무전선에서 실시간으로 환자의 영상을 조회할 수 있는 시스템이다.

2. 디지털 의료영상 표준안
(DICCM, Digital Imagining and Communications in Medicine)

DICCM은 의료 이미지, 파형, 그리고 부수적인 정보의 전송을 위한 응용체계이다. 원래의 CAT와 MRI 스캔 이미지를 위해 NEMA(National Electronic Menufacturers Association)와 American College of Rediogy에 의해 개발되었다.

지금은 DICCM 표준 위원회에 의해 통제되고 있으며 방사선 의학, 심장병학, 병리학, 치과학 등의 분야에 걸친 광범위한 의료 이미지를 지원한다. DICCM은 하부계층 전송 프로토콜로써 TCP/IP를 사용한다.

3. 영상획득장치

컴퓨터단층촬영기(CT), 자기공명영상진단장치(MRI), 초음파 촬영장치(VS) 등 의학영상진단시스템이 있다.

4 그 밖의 시스템

1. 현장자가진단기술(POC, Point of Care)

병원에 가지 않아도 가정에서 쉽고 편하게 건강을 측정할 수 있는 기계 기술이다.

2. 지식관리시스템 (KMS, Knowledge Management System)

KMS는 조직 내의 지식을 관리하기 위한 분산 하이퍼미디어 시스템이다. KMS는 기업이 환경이 산업사회에서 지식사회로 급격히 변화함에 따라 기업경영을 지식이라는 관점에서 새롭게 조망하는 접근방식이다. KMS는 그 동안 회계나 영업 및 생산 등의 분야에서 주로 활용되던 정형화된 수치정보의 분석에서 이제는 직원 개개인들이 업무수행 중 축적한 비정형 정보를 활용하여 기업의 효율성을 꾀하고 지식경영을 하는 데 근본 취지가 있다.

제2절 진료비 자동화 정산시스템

정보전달방법에는 전산으로 자동계산이 이루어지거나 OCS를 이용하는 경우도 있고 퇴원 시 종합하여 진료비를 계산하는 방법도 있다. 그러나 퇴원 시 계산은 퇴원시간의 지연이나 장기환자의 중간계산 불가 등의 문제가 있어 대부분 처방전 발행과 동시에 진료비가 산정될 수 있도록 전산시스템을 변경하고 있다.

1 전산화 병원

병원전산체계가 완벽하게 구축된 병원이라면 진료기록까지 전산을 이용하여 작성할 수 있다. 이 경우에는 의료진의 모든 진료행위가 전산에 입력되어 바로 진료비계산이 가능하므로 진료비를 계산하기 위해 별도의 처방전 발행이나 입력과정을 생략해도 프로그램만 정확하다면 진료비계산에 따른 인력을 효과적으로 이용할 수 있다.

그러나 전산설치에 많은 비용이 들고, 진료행위가 누락되거나 전산에 문제가 생길 경우 확인할 기능이 없으므로 프로그램 개발이나 투자에 상당한 노력이 필요하다. 다만 마약처방전의 경우에는 투여자 현황 및 인적사항이 별도 보관되어야 하므로 OS가 완비되었다 하더라도 별도로 대책을 강구해야 한다.

2 처방정보전달 체계(OCS)

의료진의 의료행위나 치료재료가 진료기록부와는 별도로 처방전을 발급하지 않고 해당병동이나 부서에서 전산에 직접 입력시키는 방법이다. 입력된 정보는 해당 부서나 진료지원부서로 바로 전달됨과 동시에 진료비도 자동으로 계산된다.

많은 병원에서 이미 시행 중이거나 도입을 시도하고 있으나 이용자들이 입력하는데 어려움이 있으므로 이용자가 활용하기 쉽도록 시스템 구성과 설계에 신중을 기해야 한다.

그러나 정보전달이 신속하고 검사결과를 조기에 feed-back 할 수 있어서 일일이 해당부서를 방문하여 전달하지 않아도 되므로 전산에 익숙한 젊은 의료진을 중심으로 점차 확산되고 있다.

3 처방전 발행

처방전 발행은 전산화가 미흡한 병원에서 진료수가계산과 관련하여 이용하고 있는 방법이다. 각종 진료행위를 계산하기 위해 처방전을 발행하여 진료지원부서 업무와 진료비계산이 이루어질 수 있도록 하는 방법이다. 진료비를 계산하는 부서에서는 발급된 처방전을 전산에 입력시켜 바로 진료비를 계산하거나 전산이 완비되지 않은 곳에서는 수기(手記)로 작성하여 계산하게 된다.

이 방법은 수납하는 부서에서 모든 처방전을 입력해야 하기 때문에 시간이 많이 소요되며, 처방전 누락의 우려가 있기 때문에 전산오작동 등 전산문제가 발생했을 때 부분적으로 이용되고 있다.

4 혼합형

OCS의 많은 장점에도 불구하고 전산에 익숙하지 못하고 변화에 대한 적응 부족으로 전면시행이 지연되는 경우가 많다. 일부 의료진은 처방전 발행에 소극적인 면이 있으나 신세대 의료진을 중심으로 전산을 충분히 활용함으로써 OCS 사용과 처방전발급을 동시에 시행하는 병원이 늘고 있다. 입원료는 입원일수에 따라 자동으로 계산될 수 있도록 하고, 식사나 검사나 촬영이나 약·주사 등 일부를 처방전이나 OCS를 통하여 입력하기도 한다.

제3절 병원경영정보관리

1 병원정보의 개념

정보의 축적과 관리가 중요하며 가장 많은 활용이 필요한 분야 중 하나가 의료분야라고 할 수 있다. 의료정보는 의학의 역사와 함께 오랜 역사를 갖고 있으며 의료분야에서 정보의 활용도는 매우 높다. 정보의 가장 기본단위인 데이터는 단순한 사실을 기록하는 것이다.

의료정보에서는 환자의 상태와 치료내용을 의무기록에 기록해 놓은 것이 데이터라고 할 수 있으며, 의무기록 데이터를 통해 병원 환자들의 평균 재원일수, 평균 진료비를 산출하여 병원의 정보로 활용하게 된다.

이러한 정보가 축적되어 병원 경영이라는 특정 목적을 달성하게 되며 업무에서 합리적이고 효과적인 결정과 행동을 취하는 지적 기반이 된다. 데이터를 가공하고 요약하면 정보가 되고 이러한 정보를 효율적으로 활용하면 지식이 된다고 할 수 있다.

표 17-1 병원 데이터, 정보 및 지식의 개념 비교

구 분	실제의 예
병원 데이터	환자의 의무기록, 환자군의 거주지역, 바이러스 섭취원 등
병원 정보	평균 재원일수, 평균진료비, 환자군의 발병 원인 정보
병원 지식	환자군의 발병 원인에 따른 행동요령, 표준진료 지침을 적용한 재원일수 감소 방법

2 병원경영환경에서 정보의 중요성

세계시장의 정보화와 무한경쟁과 같은 경영 패러다임으로 시장의 세계화, 소비자 중심 경영, 정보기술 위주 경영, 산업간 경계의 소멸과 같은 큰 변화가 나타났다. 이와 같은 새로운 경영 패러다임 하에서 정보관리의 중요성이 강조되고 있다.
시장이 세계화되면서 필요한 정보를 체계적으로 수집하고 관리하고 활용하게 되었고 이러한 흐름에서 정보기술의 효율적인 활용이 매우 중시되고 있다.

최근 우리 나라 의료계에는 의약분업, 의약품 실거래가 상한제, DRG제도의 활성화, 의료보험의 통합 일원화, 특진료 제도 등 의료 정책의 변화에 따라 병원경영이 매우 복잡해지고 있다. 또한 의료관광 시장의 생성으로 글로벌 경쟁사회가 도래함에 따라 다양한 환자의 요구와 수요에 부합하기 위한 병원정보의 활용이 필요하다. 국민의 생활수준, 권리의식 및 사회경제적 요인들의 변화에 따라 의료에 대한 기대수준은 향상되었으며, 기술적 수준 및 서비스 향상을 포함한 의료서비스의 질 향상을 위한 노력이 불가피하게 되었다.

병원의 마케팅 능력이 중시되는 상황에서 의료의 질 관리 활동, 비용절감을 위한 인적 물적 관리 활동들이 병원경영의 핵심적인 요소로 등장하게 되어 최근 병원 경영에서는 CRM, 6 sigma, ERP와 같은 정보기술기반 시스템이 도입되었다. 병원경영은 결과적으로 병원정보를 보다 효율적으로 관리하느냐에 성패가 달려 있다고 할 수 있다.

3 병원조직에서 정보의 필요성

병원조직에서 정보가 필요한 이유는 크게 불확실성(Uncertainty)과 다의성(Equivocality)을 해결하기 위함이다. 병원에서 환자 접수를 통해 환자의 인적사항, 보호자 인적사항, 보험정보를 접하여 환자에 대한 진료비 수납의 불확실성을 줄이며, 각종 검사결과를 수집하여 의사 진단의 불확실성을 해결할 수 있다.

또한 병원조직의 다의성이란 정보의 모호성으로 인하여 여러 상충적인 해석이 가능한 것인데, 서로 다른 정보들이 상충하여 명확한 의사결정을 내리기 어려운 문제를 해결하는 것이다. 예를 들어 재원일수가 긴 경우 의료진의 문제인지, 진료지원부서의 문제인지를 확인하기 위해 관련성이 높은 정보를 통계화하고 데이터마이닝(분석·분류, 유용한 정보 추출, data mining)하여 정확한 처리를 도모할 수 있다.

제 4 절 병원정보의 활용

병원경영관리 기능은 계획(Plan), 실행(Do), 평가(Check), 조정(Act)이라는 네 가지 과정으로 구성된다. 병원경영을 통해 달성하고자 하는 목적과 목표가 설정되면 달성을 위한 계획이 수립되면 실행을 하여 결과에 대한 평가를 거치고 이를 통해 문제점을 찾아내어 개선방안을 모색하는 조정이 이루어진다.

병원경영계획을 위해서는 병원의 외부환경과 내부환경의 객관적인 정보가 필요하며 실행과정에서 수행되는 업무의 진행과정과 문제점, 향후 작업에 대한 정보가 필요하다. 조정과정에서는 평가를 통하여 계획과 실행 간에 차이가 발생한 것에 대하여 원인을 규명할 수 있는 정보가 필요하다.

제5절 병원기능과 정보

1 의료서비스와 정보

의료진이 환자에게 양질의 의료서비스를 제공하기 위해서는 정확한 진료 정보 전달과 신속한 진료가 이루어져야 하는데 환자에 대한 정보가 의료진의 진단 및 치료에 대한 의사결정을 지원해 줄 수 있어야 한다. 병원에서는 처방전달시스템, 전자의무기록시스템 등을 도입하여 정확한 진단과 치료가 이루어질 수 있도록 하며 궁극적으로는 비용절감 효과를 얻을 수 있도록 한다. 객관적인 정보를 분석하여 현 상황의 상태와 현상을 파악하고 자료의 형태로 구성하여 도입할 수 있도록 정확한 의료정보가 필요하다.

2 마케팅 기능과 정보

생활이 윤택해짐에 따라 양질의 의료서비스를 원하는 수준이 매우 높아졌다. 이에 병원의 마케팅능력 확보가 불가피하게 되었고, 이러한 시대적인 요구에 부응하여 병원의 마케팅기능 활성화를 위한 정보 관리가 매우 중요하게 되었다.

마케팅기능은 조사분석, 기획 및 전략, 마케팅 믹스의 개발과 실행 등 세 가지 분야로 나누어 실행하며 병원은 환자의 질병예방과 건강증진을 위해 환자의 의료 요구를 파악하고 필요한 시기에 적절한 의료서비스를 제공함으로써 환자의 충성도를 유지, 증대시키고 지역사회 및 국민의 건강증진과 향상이라는 사회가치를 구현하기 위해 정확한 정보를 기반으로 한 마케팅을 수행해야 한다.

3 재무·회계기능과 정보

병원재무관리의 목표는 양질의 의료서비스를 제공하며 기관의 재정안정을 도모하고 나아가서 경제적 가치를 극대화하는 것이다. 재무관리의 기본적 기능은 원활한 자본조달과 합리적인 투자결정 및 자산관리이며, 병원의 경영성과를 측정하고 평가하기 위한 재무분석이 주요한 영역을 구성한다.

병원회계는 이러한 재무관리기능과 목표를 원활히 추진할 수 있도록 재무비율 정보체계, 자산관리 정보시스템, 의사결정지원 정보시스템, 관리를 위한 정보시스템 등 다양한 정보시스템과 정보체계를 이용해야 한다.

4 인력관리 기능과 정보

병원 예산의 40~50%를 차지하는 부분이 인건비일 정도로 병원운영의 인건비 비중은 높다. 병원은 다양한 업무 분장이 있고 다양한 직종이 함께 근무하기 때문에 병원 직원을 적재적소에 지원하고 효율적으로 인력을 관리하는 것은 병원경영의 핵심이다. 따라서 인력관리를 위한 정보의 역할이 매우 크다.

제18장
병원통계관리

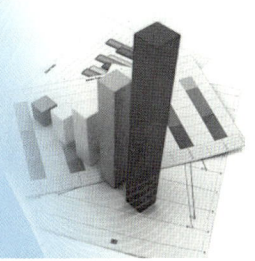

제1절 병원통계의 의의

통계란 특정의 사실을 일정한 기준에서 측정하여 숫자로 나타난 수치이다.

통계로 활용할 수 있는 조건은 특정사실 자체가
① 동질성을 지녀야 하고,
② 기준이 명확해야 하며,
③ 계속성을 갖고 지속되어야 하고,
④ 수치화될 수 있어야 한다.

통계는 사회현상 또는 자연현상을 파악하기 위해 사용하며, 사회현상에 관한 통계 중 특정경영조직의 운영 상태를 다룬 것이 바로 경영통계이다. 즉 경영통계는 조직의 경영 상태에 관하여 외부 보고나 내부관리 및 경영계획수립 등의 목적으로 경영실적과 각종 현황 등을 지표화하는 것이다.

병원에서 활용하는 각종 통계는 병원경영통계이며, 원무통계는 환자 및 진료비와 관련한 통계로 병원의 진료서비스 제공결과에 따라 발생되는 의료수익을 일정한 기준에 의하여 외래·입원의 진료형태별, 진료과별, 수가유형별, 수가항목별, 담당교수별 등으로 분류·집계한다.

환자 및 진료비에 관한 각종 통계는 지속적으로 분석되고, 정책결정을 위해 주요한 기초자료로 활용하고 있다. 따라서 병원경영의 기본 자료인 원무통계의 중요성이 더욱 증가하고 있으며 나아가 정밀하고 다양한 통계가 요구된다.

제2절 통계작성 목적

원무통계작성의 목적은 사용에 따라 다음과 같이 몇 가지로 구분할 수 있다.

1 경영실적 자료

병원경영활동에 따른 성과를 측정하기 위하여 일정기간의 환자 및 진료수익 등을 분석하는 것이다. 기본적으로 환자수, 진료수익, 진료건수, 지역별 환자수 등에 관한 통계이다.

세부적 항목으로 분류하면 방문형태별, 진료과별, 입원·외래별, 의료보장유형별, 거주지역별, 진료담당의사별, 감사종류별 등으로 구분하여 집계할 수 있다. 또 이용목적에 따라 단순한 경영실적 자료로 활용하기도 하지만 진료과나 진료수가항목 및 담당의사별 원가분석을 위한 기초자료나 내부통제를 목적으로 이용하는 것도 있다.

2 의학연구 자료

학술연구에 필요한 기초자료로 활용할 목적으로는 상병별, 수술, 검사, 사망, 부검, 성별 및 연령별 통계 등을 이용하여 보건통계나 연구자료로 활용하기도 한다.

3 보고자료

경영실적에 대한 결과를 외부기관에 보고하거나 제출할 목적으로 이용되는 자료이다. 세금관계나 관련기관의 진료실적 제출, 의료기관 현황, 병원표준화 심사자료, 의료서비스 평가자료 등에 이용하고 있다. 그러나 작성된 통계가 그 역할을 다하고 조직경영 목적달성에 효율적으로 활용되기 위해서는 조사된 통계가 다음의 요건을 갖추어야 한다.

표 18-1 보고자료의 통계 자격 요건

적시성	통계의 작성 또는 보고는 시가가 그 활용시점과 맞아야 한다는 것으로, 자료의 활용목적과 통계가 비교 가능해야 함
명료성	통계의 작성목적이나 작성시의 기준 및 자료의 출처 등이 명확해야 함
간결성	통계의 내용과 서식 등이 간결해야 함
정확성	통계가 수록하고 있는 정보의 내용과 그 계수가 정확해야 함

제3절 원무통계의 종류

1 환자통계

원무통계는 병원경영수익과 관련한 진료수익통계와 이용현황을 나타내는 환자진료통계로 구분된다. 또한 이용자의 진료제공행태에 따라 입원과 외래로 구분하며 필요에 따라서는 항목별로 분류하여 집계한다.

1. 외래환자통계

통계기준

외래환자통계는 외래에서 진료한 환자수를 의미한다. 직접적인 진료행위가 이루어진 진료과별로 집계하며, 한 환자가 2개 이상의 진료과에서 진료를 받았다면 2명으로 집계한다. 진단검사의학과, 병리과, 영상의학과 등은 직접적인 진료가 이루어진 경우에만 산정한다. 신체검사나 검강검진, 임상 진료과에서 처방한 검사를 위해 방문하는 보조진료부문의 이용자는 산정하지 않는다.

외래환자 집계에 있어서도 진료일수는 실제 진료일수를 기록하며 오전만 진료하는 토요일은 0.5일로 계산하기도 한다. 다만 오전진료를 0.5일로 계산하거나 1일로 계산하였을 때에는 비교 가능하도록 계속성의 원칙을 유지한다. 다른 병원과 비교할 때에는 계산방법도 동시에 고려·비교하며, 환자통계작성을 진료과별 의료보장유형별로 1일통계, 월별통계, 분기별통계, 연통계 등으로 구분할 수 있다.

2. 통계유형

① 진찰료 기준

진찰료를 산정하는 방법에 따라 초진과 재진환자로 구분하여 집계하는 방법이다. 하루에 2개과 이상에서 진료를 행하였을 경우 각각으로 집계한다. 초진료와 재진료의 산정은 앞에서 살펴보았으므로 생략한다.

② 과거방문 여부

해당 병원에 과거 이용경험 여부에 따라 처음으로 방문은 신환(新患)으로, 과거 이용한 경험이 있어 등록번호가 있는 경우에는 구환(舊患)으로 분류하여 집계한다. 처음 방문하여 2개과 이상 진료를 받았을 경우에는 신환과 구환 각 1명으로 집계하며, 신환이 많을수록 지역사회에 대한 병원의 신뢰도나 친화도가 높다고 볼 수 있다.

③ 이용 경로

병원을 이용하게 된 경로별로 집계하는 방식은 외래 혹은 응급센터나 다른 병원의 경유 여부 등에 따라 집계하는 방식이다.

④ 거주지역

이용환자의 거주지역에 따른 집계로 병원의 지역사회 친화도를 나타내는 요소로 이용된다.

표 18-2 통계 기준

진찰료 기준	진찰료를 산정하는 방법에 따라 초진과 재진환자로 구분
과거방문 여부	해당 병원에 과거 이용경험 여부에 따라 신환과 구환으로 분류
이용 경로	병원 이용 경로별로 외래 혹은 응급센터나 타기관 경유여부 분류
거주지역	이용환자의 거주지역에 따른 집계

표 18-3 과별·유형별 외래 초·재진 환자통계표

구 분	계		건강보험		의료급여		산재보험		자동차보험		일 반	
	초진	재진	초진	재진	초진	재진	초진	재진	초진	재진	초진	재진
계												
내 과												
소아청소년과												
신 경 과												
정신건강의학과												
피 부 과												
외 과												
흉 부 외 과												
정 형 외 과												
재 활 의 학 과												
신 경 외 과												
성 형 외 과												
산 부 인 과												
안 과												
이 비 인 후 과												
비 뇨 기 과												
마취통증의학과												
방사선종양학과												
가 정 의 학 과												
치 과												
응 급 의 료 센 터												

표 18-4 과별·유형별 외래 신·구환 환자통계표

구 분	계		건강보험		의료급여		산재보험		자동차보험		일 반	
	신환	구환	신환	구환	신환	구환	신환	구환	신환	구환	신환	구환
계												
내 과												
소아청소년과												
신 경 과												
·												
·												
·												

2 입원환자통계

1. 작성기준

입원환자 통계는 병원에 입원하여 진료는 받는 환자를 집계하는 것으로, 병상가동 여부 및 입원수익과 환자수 통계는 매우 중요한 의미를 가진다. 외래와는 달리 실입원·퇴원환자수와 연인원으로 구분하여 집계한다. 연인원은 입원실료가 부과된 입원환자를 기준으로 일정시점이나 일정기간 합산하여 작성한다.

실입원 혹은 실퇴원환자수의 계산은 건강보험에서 입원료를 산정하는 기준을 작용한다. 입원진료 중에 진료과가 변경되는 경우 변경일을 기준으로 변경전·후의 진료과로 집계하고, 신생아는 질환이나 미숙아로 입원진료를 받은 경우에만 입원환자로 집계하되 정상신생아인 경우에는 입원환자에 포함하지 않는다.

입원환자통계 및 재원연인원통계는 평균재원일수 계산에 반드시 필요하다. 앞에서 살펴본 재원일수단축이 의료수익에 미치는 영향을 볼 때 환자통계가 매우 중요함을 알 수 있다. 이러한 입·퇴원 및 재원환자통계도 진료과별, 수가유형별, 거주지역별로 1일, 월별, 분기별, 연도별로 경영상태에 대한 자료로 상세히 분석할 수 있다.

2. 통계유형

표 18-5 입원환자 통계 유형

실입·퇴원 환자수	실제 입원한 환자들의 집계, 실제 퇴원한 환자들의 집계
퇴원연인원	일정기간 중 퇴원한 환자들이 입원한 재원일수의 합계
재원환자수	일정시점에 입원진료 환자들의 집계
재원연인원	일정기간 중 입원 환자들의 총계

실 입·퇴원 환자수

① 퇴원 연인원

일정기간 중 퇴원한 환자들이 병원에 입원한 재원일수의 합계이다. 평균재원일수를 산정하기 위한 필수적인 통계이다.

② 재원환자수

일정시점에 병원에 입원진료 중에 있는 환자들의 집계이다.

③ 재원연인원

일정기간 중 입원해 있는 환자들의 총계를 나타내는 집계이다. 이러한 입·퇴원 환자집계표 및 재원환자집계표의 예를 보면 표 18-6 및 표 18-7과 같다.

표 18-6 과별 입·퇴원 실인원

구 분	계		건강보험		의료급여		산재보험		자동차보험		일 반	
	입원	퇴원	입원	퇴원	입원	퇴원	입원	퇴원	입원	퇴원	입원	퇴원
계												
내 과												
소아청소년과												
신 경 과												
정신건강의학과												
피 부 과												
외 과												
흉 부 외 과												
정 형 외 과												
재 활 의 학 과												
신 경 외 과												
성 형 외 과												
산 부 인 과												
안 과												
이 비 인 후 과												
비 뇨 기 과												
마취통증의학과												
방사선종양학과												
가 정 의 학 과												
치 과												

표 18-7 과별 퇴원환자 연인원

구 분	계		건강보험		의료급여		산재보험		자동차보험		일 반	
	실인원	연인원	실인원	연인원	실인원	연인원	실인원	연인원	실인원	연인원	실인원	연인원
계												
내 과												
소아청소년과												
신 경 과												
정신건강의학과												
피 부 과												
.												
.												
.												

3 진료수익통계

1. 인식기준

의료수익의 집계에는 현금주의와 발생주의가 있다. 현금주의는 의료수익의 발생과 상관없이 실제 진료비가 입금된 날을 기준으로 의료수익을 계산하는 방법이며, 발생주의는 의료서비스를 제공한 시점에 의료수익이 발생하였다고 보는 방법이다. 의료수익의 발생은 서비스의 제공과 일치하기 때문에 기업회계기준, 병원회계준칙, 법인세법 등 모든 기준과 같이 발생주의를 채택하고 있다.

발생주의원칙에 의해 의료수익을 집계할 경우에는 의료수익의 변동으로 업무가 매우 복잡해진다. 전산에 의한 관리방식으로 진료수익을 집계할 경우 발생주의에 의한 의료수익을 집계할 수 있다.

발생주의원칙에 의해 의료수익을 집계할 경우에는 의료수익의 변동으로 업무가 매우 복잡해진다. 전산에 의한 관리방식으로 진료수익을 집계할 경우 발생주의에 의한 의료수익을 집계할 수 있을 것이다.

표 18-8 진료과별·유형별 의료수익(입원, 외래)

구분	계		건강보험		의료급여		산재보험		자동차보험		일 반	
	건수	금액	건수	금액	건수	금액	건수	금액	건수	금액	건수	금액
계												
내 과												
소아청소년과												
신 경 과												
정신건강의학과												
피 부 과												
외 과												
흉 부 외 과												
정 형 외 과												
재 활 의 학 과												
신 경 외 과												
성 형 외 과												
산 부 인 과												
안 과												
이 비 인 후 과												
비 뇨 기 과												
마취통증의학과												
방사선종양학과												
가 정 의 학 과												
치 과												

표 18-9 진료과별·수가항목별 의료수익(입원, 외래)

구 분	계	내과	소아청소년과	신경과	정신건강의학과	……
실 인 원						
연 인 원						
1일평균진료						
진 찰 료						
입 원 료						
투 약 료						
주 사 료						
마 취 료						
물 리 치 료 료						
정 신 요 법 료						
처 치 료						
수 술 료						
혈 액 료						
캐 스 트 료						
특 수 검 사 료						
영 상 진 단 료						
치 료 방 사 선 료						
WAI, CT, U/S						
병 실 로 차 액						
식 대						
기 타						
부 대 수 익						
총 액						
본 인 부 담						
보 험 부 담						
감 액						
중 간 입 금 액						
퇴 원 입 금						
본 인 미 수						
보 험 미 수						
절 삭 차 액						

2. 진료수익통계

진료수익통계는 크게 외래진료수익과 입원진료수익으로 구분하고 다시 환자종류별, 진료과별, 수가항목별로 필요에 따라 다양하게 집계할 수 있다.

진료수익을 환자종류, 진료과 수가항목으로 구분하여 집계 시에는 진료과별·수가유형별 의료수익집계표, 진료과별·수가항목별 의료수익집계표 및 진료과별·수가항목별 의료수익집계표로 분류하여 집계할 수 있다. 진료수익집계는 1일 총 진료수익통계와 월별, 분기별, 연도별 수익통계를 집계하여 필요에 따라 병원의 경영실적분석에 이용되고 있다.

진료과별·수가항목별 의료수익집계는 특정 진료과에서 어떤 수가항목으로 수익이 발생하는지를 확인하기 위한 목적으로 집계하는 것으로 예를 들면 표 19-9와 같다. 집계방법에는 이 외에도 총 진료비 중에서 본인부담금, 조합부담금 및 본인부담미수, 후납 금액, 절삭차액 등을 추가로 기록하고 있으니 필요에 따라 조정할 수 있다.

표에서는 발생된 진료비총액 중에서 본인부담금과 보험자단체 부담금을 구분하고 감액, 본인부담금 납부현황과 함께 본인부담 미수금과 보험자부담 미수금까지 표시하고 있다. 진료비할인은 해당병원의 할인규정에 따른 할인금액이며, 미수액은 본인부담 미수금은 퇴원환자 개인이 미납한 미수금이며, 모험부담 미수금은 수가유형에 따라 관련보험단체에 청구하여 수령할 미수금을 표시한다. 절삭차액은 보험자단체의 규정에 의거 10원 미만은 버림으로 발생되는 금액으로 건수가 많을 경우에는 절삭금액도 상대적으로 상승하게 된다.

이 통계 외에도 수가항목을 더욱 세분화하여 병원의 경영전략과 원가분석의 기초자료로 활용할 수 있는 의료수익집계에는 기본진료비, 재료대, 진료행위료, 비급여 부분 등으로 구분하고, 입원·외래, 수가유형, 진료과, 담당의사별로 수익을 집계하는 병원도 있다. 그러나 이 방법은 전산화가 되어야 집계가 가능할 수 있으며, 관리회계를 통한 경영관리가 용이하게 된다.

그 밖에도 전산화 시에는 진료비 감면통계, 1일 의료수익 집계표, 외래수납담당자별 집계표 등 통계의 종류가 다양하며 병원에서 필요로 하는 집계를 수시로 추가 또는 삭제할 수 있다.

지금까지 살펴본 환자진료실적 및 진료비 수익을 보다 세부적으로 집계하여 경영전략자료와 원가계산의 기초자료로 활용하는 병원이 많다.

표 19-10은 병원의 총수익 집계와 세부항목으로 입원과 외래, 수가유형별, 진료과별 및 담당 의사별로 통계를 집계하거나, 수익 및 환자통계를 수가항목별 건수, 환자수, 재원연인원 및 기본진료비와 재료대, 즉 요양기관종별 가산율 적용항목과 비적용 항목의 구분, 비급여 부분에 대한 상세한 내용을 집계할 수 있는 표이다. 이는 적정진료와 병원수익분석을 위하여 사용할 수 있으나 의료진으로서는 진료의 자율권을 침해할 소지가 있으므로 공개에는 신중해야 한다.

표 18-10 상세항목별 · 행위별 진료수입집계표

구 분		합계	내 역					
			건수	재원일수	재원연인원	기본·재료대	진료행위료	비급여
1. 진찰	① 초진							
	② 재진							
	③ 응급관리료							
2. 입원	① 일반							
	② 중환자실							
	③ 식대							
3. 투약	① 내복							
	② 외용							
4. 주사	① 근육							
	② 정맥							
	③ 수액							
5. 진단 검사	① 진단혈액							
	② 혈청검사							
	③ 생화학							
	④ 미생물							
	⑤ 면역검사							
	⑥ 특수검사							
	⑦ 응급검사							
	⑧ 일상검경							
	⑨ 기타							
6. 동위 원소	① 체내검사							
	② 체외검사							
7. 해부병리검사								
8. 기능 검사	① 전정기능							
	② 폐기능							
	③ 뇌파검사							
	④ 내시경							
	⑤ 근전도							
	⑥ 청력검사							
	⑦ 언어청각							

(계속)

구 분		합계	내 역					
			건수	재원일수	재원연인원	기본·재료대	진료행위료	비급여
9. 심장 검사	① 심에코							
	② 심전도							
	③ 기타							
10. 영상 진단	① 일반							
	② 투시							
	③ 혈관							
	④ 초음파							
	⑤ 심도자							
	⑥ C-T							
	⑦ MRI							
	⑧ 기타							
11. 치료 방사선	① 일반							
	② 강내							
	③ 온열							
	④ 기타							
12. 마취	① 전신							
	② 국소							
13. 수술	① 수술							
	② 처치							
	③ 수혈							
	④ 캐스트							
14. 정신요법								
15. 이학요법								
16. 체외수정								
17. 엑시머레이저, 라식								
18. 체외충격파쇄석술								
19. 방광경검사								
20. 보철료								
21. 인공신장실								
23. 선택진료비								
24. 부대 수익	① 진단서							
	② 장례식장							
	③ 구급차							
	④ 기타							
25. 총액								

※ 집계방법 • 진료수익 총계(입원·외래)
　　　　　• 입원진료 수익
　　　　　• 외래진료 수익
　　　　　• 수가유형별 수익
　　　　　• 진료과별 수익
　　　　　• 담당의사별 수익

3. 진료비조정(삭감)통계

보험자단체에 진료비를 청구하여 심사조정 후의 조정된 내용을 항목별로 집계한 통계자료를 진료비조정(삭감)통계라 한다. 이미 발생된 보험자단체 부담진료비에 대한 통계로서 월별, 분기별 혹은 연도별로 경영실적분석에 이용되고 있다. 수가유형별 진료비조정통계는 수가유형에 따른 급여진료비중의 삭감을 나타내며 삭감분석통계의 예를 보면 다음과 같다.

표 18-11 수가유형별 진료비조정 통계

구 분	청구건수	총진료비	삭감액	삭감율(%)	삭감건수	비고
계						
건 강 보 험						
의 료 급 여						
산 재 보 험						
자 동 차 보 험						
기 타						

제 4 절 진료실적 분석

1 환자진료실적 분석

1. 외래환자 분석

(1) 1일 평균 외래환자수(명) (연외래환자수/외래진료일수)

1일 병원 외래진료를 이용하는 외래환자수의 평균을 나타내는 것으로, 과거와 현재의 환자수 증감 상태나 다른 병원의 외래환자와 비교할 수 있다. 다른 병원과 비교시에는 유사규모 병원의 병상수와 비교하므로, 100병상당 일평균외래환자수 [{연외래환자수/외래진료일수}/일평균가동병상수}×100병상]를 산출하여 비교 분석한다.

(2) 외래환자 1인당 평균방문 건수(일) (연외래환자수/실내원환자수)

외래환자의 구성비를 진료과별 또는 수가유형별로 구분하여 어떤 유형의 환자가 방문하고, 어느 진료과에서 어떤 종류의 환자를 많이 진료하는가를 분석하는 것이다. 이는 이용환자의 질병 구성이나 의사에 대한 신뢰도 또는 진료행태를 파악하는 데 도움이 된다.

(3) 외래진료 초진율(%) (초진환자수/연외래환자수)×100

전체 외래환자 중 초진환자가 차지하는 비율을 나타낸다. 지역사회에 대한 병원의 신뢰도를 나타내는 지표로 높을수록 신뢰도가 높은 편이며, 초진의 경우 각종 검사·촬영 등이 많아 수익적 측면에서 도움이 된다. 이와 유사한 통계로는 병원에 처음 방문하는 신환만을 별도로 집계할 수 있으며, 일반적으로 초진율과 신환의 비율이 높을수록 지역사회에 대한 신뢰도가 높은 것으로 평가한다.

(4) 응급환자율(%) (응급환자연인원수/연외래환자수)×100

응급센터 이용환자는 외래환자로 분류되어 총 외래이용환자 중 응급실을 이용한 환자가 차지하는 비율이다. 높을수록 병원으로서의 존재가치가 높으며, 응급센터 방문환자의 많은 부분이 입원을 하는 경향으로 입원환자의 유입경로로 활용되어 입원환자 확보에 많은 영향을 미치게 된다.

1일 평균 외래환자수(명) (연외래환자수/외래진료일수)

100병상당 일평균외래환자수{(연외래환자수/외래진료일수)/일평균가동병상수}×100병상]를 산출하여 비교 분석

외래환자 1인당 평균방문 건수(일) (연외래환자수/실내원환자수)

외래환자의 구성비를 진료과별 또는 수가유형별로 구분하여 진료 유형 분석

외래진료 초진율(%) (초진환자수/연외래환자수)×100

전체 외래환자 중 초진환자가 차지하는 비율

응급환자율(%) (응급환자연인원수/연외래환자수)×100

외래이용 환자 중 응급실을 이용한 환자가 차지하는 비율

2 입원환자 분석지표

(1) 100병상당 일평균 재원환자수(명)

{(연재원환자수/입원진료일수)/일평균가동병상수}×100병상

입원 중인 평균재원환자수를 100병상 기준으로 계산한 것으로, 과거와 현재의 병상이용률이나 입원환자수를 비교하는 것이다. 다른 병원의 일평균환자수와 비교할 때에도 사용하며, 재원환자의 적정성 여부를 분석할 수 있는 지표이다. 비율이 높을수록 병상가동률과 시설이용의 효율성이 높아진다.

(2) 평균재원일수(일)

퇴원환자연재원일수/실퇴원환자수

혹은 퇴원환자연인원수/(실입원환자수+실퇴원환자수)÷2

환자가 입원하여 퇴원할 때까지 평균입원기간을 의미하며, 퇴원환자 연인원을 실퇴원환자수로 나눈 것이다. 다른 병원의 평균재원일수와 비교에 있어서는 통계의 집계방식에 따라 조금의 차이가 있음을 유의해야 하며, 진료과별이나 수가유형에 따라 많은 차이를 나타내고 있다. 그 밖에도 지역간 병원규모에 따라 많은 차이가 있으나 일반적으로 평균재원일수가 짧을수록 진료수익은 증가하나, 병원 간에는 병명이나 진료과, 수술 등의 특성에 따라 많은 차이가 발생할 수 있으므로 단순 평균재원일수 비교는 의미가 없다.

일반적으로 입원환자가 입원을 위해 대기하는 병원이라면 재원일수는 짧을수록 진료수익이 증가하게 된다.

(3) 병상회전율(회)

실퇴원환자수/평균가동병상수

병상운영의 효율성을 파악하기 위한 지표로서 일정기간의 실퇴원환자를 평균가동병상수로 나눈 것이다. 1개의 병상을 일정기간 동안 몇 번이나 회전시켰는지를 나타내는 것으로 회전율이 높으면 재원일수가 단축되어 수익이 증대한다.

100병상당 일평균 재원환자수(명)

{(연재원환자수/입원진료일수)/일평균가동병상수×100병상
- 입원중인 평균재원환자수를 100병상 기준으로 계산

평균재원일수(일)

퇴원환자연재원일수/실퇴원환자수
혹은 퇴원환자연인원수/(실입원환자수＋실퇴원환자수)÷2
- 환자가 입원하여 퇴원할 때까지 평균입원기간

병상회전율(회)

실퇴원환자수/평균가동병상수
- 일정기간의 실퇴원환자를 평균가동병상수로 나눈 지표

3 외래 · 입원 결합분석지표

(1) 100병상당 일평균 조정환자수(명)

[{(연재원환자수＋연외래환자수) × (외래환자 1인당평균진료비/입원환자 1인당 일평균진료비)}/입원진료일수]×100병상

외래 및 입원환자 전체에 대한 병원간 규모의 적정성 여부를 파악하기 위한 지표로서, 1일 평균 외래환자수를 100병상당으로 평균한 것이다. 다른 병원과의 외래환자수 비교를 위해 사용된다.

(2) 외래환자 입원율(%)

(실입원환자수/연외래환자수)×100

병원에 방문하는 총 외래진료환자 중 실입원환자의 비율을 나타낸다.

외래환자 중 입원환자 비율이 높으면 중증의 환자가 많이 찾는 것으로 해석할 수 있으며, 진료능력이나 시설이 부족하여 외래환자가 다른 병원으로 이송하는 경우 병원에 대한 신뢰가 떨어지고 의료수익도 감소하게 된다.

(3) 응급환자 입원율(%)

(응급실입원환자수/응급실내원환자수)×100

응급실 방문환자 중에서 병원에 입원한 환자의 비율을 나타내는 지표이다. 응급실을 방문하는 환자들은 대부분 응급증상이므로 입원율이 매우 높게 나타나며, 병원의 시설이나 지역, 의료 인력 등에 의해 방문형태가 다르게 나타난다.

100병상당 일평균 조정환자수(명)
[{연재원환자수 + 연외래환자수) × (외래환자 1인당평균진료비/입원환자1인당일평균진료비)}/입원진료일수]×100병상
외래환자 입원율(%)
(실입원환자수/연외래환자수)×100
응급환자 입원율(%)
(응급실입원환자수/응급실내원환자수)×10

4 진료수익 분석

병원의 수익은 대부분 진료수익을 통하여 발생한다. 환자 및 진료비집계는 진료과 의료보장유형, 수가항목별 의료수익의 구성비나 단위당 진료비를 산출하여 비교할 수 있다. 필요에 따라 보다 세부적인 항목까지 분류하고, 병원 간 비교는 물론이고 병원 내 진료과 및 담당의사별 수익까지 분석하여 경영 참고지료로 활용할 수 있다.

(1) 외래환자 1인1일당 평균진료비(원)

외래수익/외래환자수

외래 방문환자가 1개의 진료과에서 진료받은 당일 발생한 진료비의 평균이다. 외래환자의 1일 평균진료비는 본인부담 진료비와 보험자부담 진료비를 포함하여 1일 평균진료비가 높으면 수익이 증대되나 과잉진료 혹은 비급여 부분이 높다는 것을 의미할 수도 있으므로 유사규모의 다른 병원과 비교하는 것이 좋다. 외래환자 1일 평균진료비는 기간별, 진료과별, 의사별, 초진 및 재진, 급여, 비급여로 구분하여 집계할 수 있다.

(2) 100병상당 일평균 외래수익(원)

(외래수익/외래진료일수)/(평균가동병상수/100병상)

1일 평균 외래수익을 병상수와 비교하기 위한 지표이며, 병상수의 변화나 다른 병원의 1일 평균 외래수익과 비교하기 위한 자료로, 외래수익을 100병상당으로 환산하여 계산한 지표이다.

(3) 외래환자 수가항목별 진료건당 외래수익(원)

수가항목별 외래수익/수가항목별 외래환자 진료건수

외래환자의 평균 외래수익 중에서 수가항목별 진료비수준을 산출하기 위한 계산방법으로 진료비 구성요소를 파악하기 위한 지표이다.

(4) 입원환자 1인1일당 평균진료비(원)

입원진료수익/총 재원일수

입원 중인 환자의 1일 평균진료비를 말하며, 환자분석의 평균재원일수와 함께 입원환자 진료수익 비교에 가장 많이 사용되고 있다. 평균진료비가 높을수록 수익은 증대될 수 있으나 수가항목별 구성에 따라 많은 변화를 가져올 수 있다. 반면에 환자부담이 증가하므로 장기적으로는 부정적 측면이 있다. 평균재원일수 단축은 1일 평균진료비를 높일 수 있으나 입원기간 단축에 따라 전체적인 환자부담을 감소시킬 수 있다.

(5) 입원환자수가항목별 진료건당진료비(원)

수가항목별 입원수익/수가항목별 입원환자 진료건수

입원환자의 수가항목별 진료건당 진료비수준을 파악하기 위한 분석이다. 수가항목 구성요소 중 병원수익과 직결되는 행위료 수익부분이 많을수록 수익성이 높다.

(6) 의료비미수금 회전기간(일)

$$(의료비미수금잔액/의료수익) \times 365$$

발생된 진료비 중 본인이 부담할 진료비를 제외하고 기관부담미수금과 본인부담미수금의 회수기간을 나타내며, 미수금 회전기간이 짧을수록 효율성이 높다. 이 지표는 투입된 자본에 대한 효용도를 파악하기 위한 자료로 의료비미수금의 회수기간을 의미한다. 기관부담미수금은 다시 의료보장유형별로 구분하여 나타낼 수 있다.

(7) 보험심사조정(삭감)률(%)

$$심사조정(삭감)액/청구총진료비 \times 100$$

외래환자 1인1일당 평균진료비(원)
외래수익/외래환자수
• 1일 평균 외래수익을 병상수와 비교하기 위한 지표
100병상당 일평균 외래수익(원)
(외래수익/외래진료일수)/(평균가동병상수/100병상)
• 1일 평균 외래수익을 병상수와 비교하기 위한 지표
외래환자 수가항목별 진료건당 외래수익(원)
수가항목별외래수익/수가항목별외래환자진료건수
• 외래환자의 평균 외래수익 중에서 수가항목별 진료비수준을 산출
입원환자 1인1일당 평균진료비(원)
입원진료수익/총재원일수
• 입원중인 환자의 1일 평균 진료비
입원환자수가항목별 진료건당진료비(원)
수가항목별입원수익/수가항목별입원환자진료건수
• 입원환자의 수가항목별 진료건당 진료비수준을 파악
의료비 미수금 회전기간(일)
의료비미수금잔액/의료수익)×365
• 기관부담미수금과 본인부담미수금의 회수기간
보험심사조정(삭감)률(%)
심사조정(삭감)액/청구총진료비 ×100
• 기관단체의 총청구액을 기준으로 심사조정액 비교

기관단체(심사평가원, 보험회사, 근로복지공단 등)의 총 청구액을 기준으로 심사조정액을 비교하는 것으로 낮을수록 좋다. 의학적으로 타당한 적정진료의 시행은 진료비 심사조정 과정에서 과잉 혹은 부적절한 진료에 따른 심사조정이 줄어들게 된다. 이와 유사한 지표로는 이의신청률(이의신청액/삭감액) 및 회수율(회수액/삭감액 또는 이의신청액) 등을 들 수 있다.

5 병상이용도 분석

병원이 보유하고 있는 병상에 대한 활용 정도를 나타내는 것이다. 가능한 많은 환자가 병상을 이용한다면 수익성이 높아져서 자원의 효율적인 이용이 가능하다. 반면 병상이용도가 낮을 경우 시설이용도 및 자원의 효율성이 떨어져서 수익성이 감소된다. 의원의 경우 외래진료수익에 주로 의존하고 있으나 병원급 이상은 입원진료비가 주 수입원으로 병상이용률이 수익에 많은 영향을 미치고 있다.

(1) 병상이용률(%) (총 재원일수/연가동병상수)×100

병원이 보유 중인 병상을 얼마나 가동하였는가를 분석하는 지표로서 높을수록 좋다. 가동병상수는 실제 가동 중인 병상을 계산기간 합산하여 산정한다.

(2) 병원이용률(%) (조정환자수/연가동병상수)×100

입원환자와 외래환자를 포함하여 병원이용률을 포괄적으로 조정환자수로 나타낸 지표이다. 병원이용자의 병상이용률이나 외래조정 환자를 따로 비교할 때 입원과 외래환자의 구성이 달라 발생할 수 있는 단점을 보완하는 장점이 있다.

(3) 병상회전율(회)

입원(퇴원)실인원수/평균가동병상수

또는 {(입원연원수+퇴원실인원수)/2}/평균가동병상수

이 지표는 일정기간 중 하나의 병상에 몇 명의 환자를 입원시켰는가 하는 병상의 활용 정도를 나타낸다. 병상회전율이 높으면 평균재원일수가 짧고 평균재원일수가 길면 회전율이 낮게 나타난다.

(4) 병상회전 기간(일) (평균가동병상수/입원(퇴원)환자실인원수)×365

1병상의 환자입(퇴)원 후 다음 환자가 입(퇴)원할 때까지의 평균기간을 의미한다. 평균재원일수보다 높게 나타나며, 병상이용률이 높을수록 평균재원일수와 가깝게 나타난다. 입원대기환자가 많은 경우 병상회전율과 병상회전기간은 비슷하게 나타난다.

병상이용률(%)

(총 재원일수/연가동병상수)×100
- 병원이 보유중인 병상의 가동률

병원이용률(%)

(조정환자수/연가동병상수)×100
- 입원환자와 외래환자를 포함하여 병원이용률을 포괄적으로 조정환자수로 나타낸 지표

병상회전율(회)

입원(퇴원)실인원수/평균가동병상수
또는 {(입원연원수＋퇴원실인원수)/2}/평균가동병상수
- 병상당 몇 명의 환자를 입원시켰는가 하는 병상의 활용도

병상회전율(회)

병상회전기간(일) (평균가동병상수/입원(퇴원)환자실인원수)×365
- 1병상의 환자입(퇴)원 후 다음 환자가 입(퇴)원할 때까지의 평균기간

---

6 진료권 분석

병원을 이용하는 환자의 지역 및 거주지역별 병원 이용현황을 파악하는 것이다. 이 지표는 병원에 대한 신뢰도 측정에 도움이 되는 것으로 병원평균이용률에서 특정지역 주민의 이용이 많다면 특정지역사회에 대한 신뢰도가 높은 것으로 볼 수 있다.

반면에 특정지역 주민의 이용이 적을 때에는 병원에 대한 신뢰도에 문제가 있으므로 대책이 필요하다. 예를 들어 특정지역의 주민이 진료 중 의료사고나 과오가 있었다면 그 지역의 환자는 다른 병원을 이용하는 경우가 많다.

(1) 지역별 환자분포비율 (%) (일정지역의 실인원수/총 실인원수)×100

총 진료환자수 중 일정지역거주자가 병원을 이용하는 수를 비교하는 것으로 일정지역거주자가 병원 총 이용자 중에 몇 퍼센트나 점유하는가를 파악하는 것으로 지역적 친화도를 나타내는 것이다.

(2) 거리별 환자분포율 (%) (일정거리 내의 실인원수/총 실인원수)×100

병원을 중심으로 일정거리 내의 환자가 전체환자 중 얼마나 점유하는가를 파악하는 비율이다. 지역주민에 대한 병원의 신뢰정도를 측정하는 것이다. 유명의사가 있거나 규모가 큰 상급종합병원일수록 원거리 이용자가 많고 규모가 작은 병원일수록 근거리 이용 비율이 높다.

(3) 소요시간별 환자분포율 (%)
  (일정한 소요시간대에 속하는 실인원수/총 실인원수)×100

거주지에서 병원에 도착하는 데 소요되는 시간대별 환자분포를 나타내는 지표이다. 대형병원일수록 방문환자가 광범위하게 분포되어 있으며, 의원은 지역주민이 많이 이용하고 있다. 의원이라도 특성화·전문화된 병원이라면 보다 광범위한 환자분포를 가지게 된다.

지역별 환자분포비율(%)
(일정지역의 실인원수/총 실인원수)×100 * 총 진료환자수 중 일정지역거주자가 병원을 이용하는 비율
거리별 환자분포율(%)
(일정거리내의 실인원수/총 실인원수)×100 * 병원 근교 환자가 전체환자 중 얼마나 점유하는가를 파악하는 비율
소요시간별 환자분포율(%)
(일정한소요시간대에 속하는 실인원수/총 실인원수)×100 * 거주지에서 병원에 도착하는 데 소요되는 시간대별 환자분포

제 19 장
리스크 관리

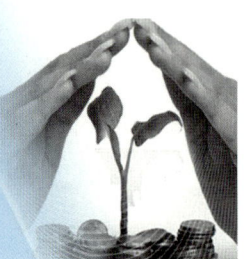

제1절 리스크의 정의

리스크(risk)란, "손해발생의 가능성" 중에서도 객관적 손해발생의 가능성이며, 특히 경제적 손해의 발생 가능성을 말한다. 다시 말하면 어떠한 사고가 언제, 어떻게 발생할 것인지 불확정적이며, 더욱이 우연히 발생하고 그 사고로 인하여 생기는 손해(경제적 손실)가 예측손해를 상회할 것인가의 불확정성을 risk라 하며, "도덕적·사회적 또는 경제적인 면에서 손실을 발생케 하는 경영활동 결과에서 생기는 어떠한 상태를 총칭"하는 말이다.

외국인환자를 진료하게 될 경우 내국인환자를 진료할 때와는 달리 예상치 못한 상황에 접하게 되는데, 평소 외국인환자의 리스크에 대한 중요성을 인식하고 예상되는 사안에 대해 미리 대처할 수 있는 체계를 갖추고 훈련되어 있다면 잠재된 리스크를 식별하여 예방할 수 있고, 만일 리스크가 발생되더라도 신속히 조치하여 최소화하는 것이 중요한 덕목이다.

제2절 리스크의 종류

리스크의 종류를 구분하는 데 있어서 가장 중요한 바로미터는 바로 조직 내에 영향을 미치는 방식이다. 재무적 요소에 영향을 미치는 재무적 리스크와 비재무적 요소에 영향을 미치는 비재무적 리스크는 리스크 접근방식 및 해결방식에 있어서 상당한 차이점이 존재한다.

본 장에서는 리스크의 종류를 구분하는 데 있어 재무적 리스크에 해당하는 신용리스크, 시장리스크, 금리리스크, 유동성 리스크와 비재무적 리스크인 운영리스크, 평판리스크, 전략리스크 등으로 나누어 살펴보기로 한다.

표 19-1 리스크의 종류

대구분	소구분	주요 내용 및 특징
재무적 리스크 (계량적)	신용	거래상대방의 부도, 신용도 하락 등으로 손실이 발생할 위험
	시장	금리, 주가, 환율 등의 변동으로 금융기관의 자산에 손실이 발생할 위험
	금리	자산과 부채의 금리변경기일 불일치로 손실이 발생할 위험
	유동성	자산과 부채의 약정만기 불일치로 손실이 발생할 위험
비재무적 리스크 (비계량적)	운영	부적절하거나 잘못된 내부절차, 인력, 시스템 등으로 손실이 발생할 위험
	평판	경영부진, 금융사고, 사회적 물의 야기 등으로 손실이 발생할 위험
	전략	적절한 영업기획, 의사결정, 새로운 환경변화에 적응하지 못하여 발생할 위험

1 신용리스크

신용리스크는 거래상대방의 상환 및 결제의무 불이행에 따른 잠재적인 경제적 손실로 정의할 수 있는데 보통 약정된 채권을 정상적으로 회수하지 못하거나 대지급 등에 따라 손실을 입게 될 가능성을 말한다.

2 시장리스크

시장리스크는 주로 금융권에서 발생하는데 리스크 관리를 위하여 VaR한도, 손실한도, 통화스왑 베이시스한도 등을 설정하여 관리하고 있으며, VaR한도의 경우에는 은행 전체 한도를 부여한 후 이를 부서별, 요소별(주식, 채권, 외환, 파생)로 배분하여 관리한다. VaR 측정방법으로는 역사적 시뮬레이션 방법을 기본 측정방법으로 분산-공분산 방법과 몬테카를로 시뮬레이션 방법을 보조적인 측정방법으로 적용하고 있으며 VaR 측정방법의 정합성 검증을 위하여 위기상황분석 및 사후검증을 일별로 실시하고 있다.

VaR의 정의

VaR란, 정상적인 시장상황하에서 일정기간동안 주어진 신뢰구간에서 예상되는 최대 예상손실값을 의미한다. 예를 들어 트레이딩 계정 자산의 시가가 1조 원이고 10일 VaR값이 99% 신뢰구간에서 100억 원이라는 것은 정상적인 시장을 전제로 트레이딩 계정 자산을 10일 동안 보유하고 있을 때 손실이 100억 원 이상 발생할 가능성은 100번 중에 1번 정도 예상된다는 것이다.

① 금리리스크 : 자산과 부채의 금리변경기일 불일치로 손실이 발생할 위험
② 유동성 리스크 : 자산과 부채의 약정만기 불일치로 손실이 발생할 위험
③ 운영리스크 : 부적절하거나 잘못된 내부절차, 인력, 시스템 등으로 손실이 발생할 위험
④ 평판리스크 : 경영부진, 금융사고, 사회적 물의 야기 등으로 손실이 발생할 위험
⑤ 전략리스크 : 적절한 영업기획, 의사결정, 새로운 환경변화에 적응하지 못하여 발생할 위험

표 19-2 리스크의 유형 분류

분류	세부 분류	내용
원 인 (소재)	조직내 위기	내부의 원인에 의한 위기
	조직외 위기	외부의 원인에 의한 위기
	우발적 위기	테러, 독극물투입 사고
	자연적 위기	지진, 홍수, 가뭄, 벼락 등 자연재해
	우연적 위기	폭발, 기름유출, 화재
형 태	폭발적 위기	화재, 항공기 추락, 천재지변 등
	즉각적 위기	고발성 언론보도, 환경오염 등
	점진적 위기	소송, 노사분규 등
	만성적 위기	유언비어, 가십성 보도 등

표 19-3 리스크의 영향

리스크에 따른 영향력	리스크 관리 실패시 발생상황
① 긴장감 증폭 ② 언론, 정부기관, 환자 보호자 등의 주목과 문의쇄도 ③ 언론에 대한 일원적 대응이 쉽지 않음 ④ 정상적인 업무 장애 또는 마비 ⑤ 당황, 우왕좌왕, 두려움 팽배 ⑥ 위기상황 대처에 대한 행동요령이 미흡함 ⑦ 즉각적이고 체계적인 대응이 안 됨 ⑧ 위기상황을 객관적이고 명확하게 분석하지 못함	① 지속적인 언론보도로 조직 내부 문제가 사회 문제로 비화됨 ② 조직의 명예, 이미지, 신뢰가 추락 ③ 언론 접촉 창구가 일원화 되지 못함으로 통제가 불가능하고, 사태파악 및 해결의 어려움 ④ 재정적 손실 발생 ⑤ 최고경영자에 대한 불신임 ⑥ 조직의 존폐 위기

제 3 절 리스크 관리의 필요성

리스크가 발생했을 때에는 사회적 측면과 조직적 측면의 피해가 발생하다. 사회적으로는 기업 및 기관의 대외적인 이미지 실추와 그에 따른 국내외 공개사과가 필요하게 된다. 또한 시설의 파손이나 피해자의 소송제기에 따른 손해배상, 더 나아가서는 피해의 정도에 따라 조직 존립의 위기에 처하게 되는 경우도 발생하게 된다.

조직 안에서는 사건발생 시 필요한 응급조치, 사고조사 및 수습이 필요하다. 조직원들의 사기가 저하되고 리스크 발생에 대한 경영층 및 책임자의 문책이 이뤄지며 법적 조치를 취해야 한다. 또한 중장기적 수익 감소로 이어질 수 있으므로 물적/시간적 손실을 감수해야 한다.

이러한 피해를 미연에 방지하고 사전에 발생할 수 있는 리스크에 대해서 관리를 해야 하는 필요성이 대두되고 있으며, 사전 리스크 관리를 통해서 합리적이고 체계적인 대응과 손실비용의 축소, 조직성과에 기여하는 효과를 기대할 수 있다.

표 19-4 리스크 관리의 기대효과

리스크 관리 기대효과	내 용
① 합리적/체계적 대응	• 조직 내에서 리스크 관리를 통해 제한된 자원을 효율적/효과적으로 분배 • 리스크 발생시 체계적인 대응이 가능
② 손실비용 축소	재무적 손실 비용과 무형재산 손실을 축소시킬 수 있음
③ 조직성과에 기여	고객관점, 프로세스 관점, 재무적 관점, 학습과 성장관점 등 기존 경영관리 체계를 리스크 항목에 도입함으로써 체계적 관리가 가능

제 4 절 리스크 운용방식

잠재적 리스크에 대한 운용방식(treatment)은 리스크 관리에 있어 선행된 이해를 가져야 한다. 리스크 운용방식은 회피(Avoidance), 감소(Reduction), 공유(Sharing), 보관(Retention)으로 나뉜다.

① 회피(Avoidance) : 제거 및 철회하거나 참여하지 않음.
② 감소(Reduction) : 최적화 > 완화
③ 공유(Sharing) : 전송 > 아웃소싱 또는 보험
④ 보관(Retention) : 접수 및 예산

(1) 리스크 회피

리스크 회피란 위험을 수반하는 행동을 하지 않는 것이다. 법적 책임문제를 회피하기 위해 경영을 축소하거나 건물 매입을 하지 않는 것, 공중납치위험 때문에 비행기를 이륙시키지 않는 것이 바로 리스크 회피의 예라고 할 수 있다.

회피는 모든 리스크 관리에 대한 해답인 것 같지만 리스크의 회피는 또한 리스크와 동반하는 성과들을 잃는다는 잠재적인 의미를 지닌다. 손실에 대한 리스크를 피하기 위한 경영은 또한 수익을 얻는 가능성을 모두 피하는 것과 같다.

(2) 리스크 방지

긴급한 위험에 대해서 첫 번째 및 가장 효과적인 선택은 위험의 제거이다. 장시간, 고비용, 그 밖에 비현실적인 결과에 대한 위험에 대해서는 사전 제거가 적절하다.

(3) 리스크 감소

손실 가능성과 심각성을 감소시키는 것이다. 예를 들어, 스프링쿨러가 배출되도록 설계하여 화재 시 화재로 인한 손실 위험을 줄일 수 있다. 그러나 이 방법은 물 손상에 의해 더 큰 손실이 발생할 수 있어서 적합하지 않을 수도 있다. 화재 억제시스템이 위험을 완화할 수 있지만 비용문제로 금지될 수도 있다. 리스크관리에 대한 아웃소싱을 통해 위험을 관리하고 감소시켜 높은 성과를 기대할 수 있다.

(4) 리스크 공유

간단히 정의해 위험으로부터 다른 업체와 손실 또는 이익의 부담을 공유하고 위험을 줄일 수 있는 조치이다.

(5) 리스크 송금

'위험 송금'의 용어는 보험이나 아웃소싱을 통해 외부에 위험을 전송할 수 있는 개념으로 사용되기도 한다. 가령, 보험회사 또는 계약자가 파산하거나 법정에 가면, 실제로 원래의 위험이 어디서 발생했는지에 대해 되돌릴 수 있는 가능성이 있다.

(6) 리스크 양도

계약의 구매자는 일반적으로 법적인 책임이 사후 보상 메커니즘으로 유지된다. 예를 들어, 개인 상해 보험은 보험 회사에 자동차 사고의 위험을 미리 고지하지 않고 위험은 보험 계약자에게 자리 잡고 있다. 보험 정책은 단순히 사고(이벤트)가 정책 홀더를 포함하여 발생한 경우 다음 일부 보상이 고통(손상)에 상응하는 부분만큼만 보험 계약자에게 지급되는 것이다.

(7) 리스크 보유

발생 위험으로부터 손실, 또는 이익의 혜택을 수락하는 것이다. 쉽게 말해 피할 수 있거나 양도되지 않은 모든 위험은 기본적으로 유지된다. 가령, 전쟁이 보험이 되지 않는 것은 이 위험 보유가 너무 크기 때문이다.

표 19-5 리스크 운용방식에 따른 구분

대구분	소구분	주요내용 및 특징
회피	회피	위험을 수반하는 행위 자체를 회피
	방지	발생할 위험 결과를 위해 사전에 위험요소를 제거
감소		리스크 발생 시 손실 가능성과 심각성을 감소
공유		리스크에 대해 다른 업체와 손실과 이익 부담을 공유
보관	송금	리스크의 발생과 책임전가
	양도	리스크에 대한 측정 및 그에 따른 양도
	보유	발생할 수 있는 리스크의 기본 보유량

제 5 절　리스크 관리와 그 절차

리스크관리(Risk Management)란 개별대응이 무엇보다 중요하며, 개인이나 조직에 위기를 가져다 주거나 줄 수 있는 경우가 발생할 때 이에 적절하고 효율적으로 대처하여 바람직하지 못한 결과나 피해를 최소화하기 위해 신속한 조치를 하는 활동을 말한다.

나아가 리스크 관리는 금전적 피해의 최소화를 목적으로 하는 협의의 관리를 넘어 조직을 둘러싼 모든 위기상황에 대한 사전 대응방안을 마련함으로써 보다 종합적·효율적인 안전대책을 구축하는 광의의 관리를 의미한다.

리스크를 관리하는 방법은 그 위험도 및 상황에 따라 다양하지만 우선, 리스크를 인식하고 그 리스크량을 측정한 뒤, 지속적으로 모니터링하면서 통제해 나가는 것이 중요하다. 추후 이에 관하여 좀 더 구체적인 접근법(전사적 리스크관리/의료리스크관리)을 실행하기 전에 아래 내용을 통해 일반적인 리스크관리 절차를 살펴보고자 한다.

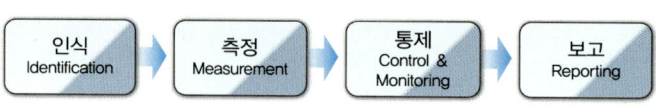

그림 19-1 리스크 관리 절차

(1) 인 식

리스크 인식은 프로젝트 전체에 걸쳐서 이루어진다. 리스크가 발생하였을 때에는 미처 인지되지 않은 리스크도 존재할 수 있다. 리스크 식별은 내부적·외부적 리스크 목록에 초점을 맞추며 프로젝트 및 전반에 영향을 미칠 수 있는 리스크인지를 결정하는 것이다.

(2) 측 정

리스크 측정은 정성적 측정과 정량적 측정으로 나누어 볼 수 있다. 정성적 리스크 분석에서는 인식된 리스크의 영향 및 발생 가능성이 측정된다. 잠재적인 영향에 따라 리스크를 순위화하는 작업을 하고 구체적으로 분류된 리스크에 대하여 언급하고 그에 대한 대응방안을 제시하여야 한다. 이 때에는 리스크 확대 가능성과 결과의 예측, 영향 정확도에 대하여 측정하게 된다.

정량적 리스크 측정은 각각의 리스크 확대 가능성과 리스크가 목표에 미치는 영향을 숫자로 분석하는 것을 목적으로 한다. 결과에 대한 예측과 범위를 평가하기 위해 리스크의 상호작용 평가 및 대응이 필요하다.

(3) 통 제

리스크 측정 이후에는 리스크에 대한 위험요인을 줄이기 위한 조치를 결정한다. 위험요인에 대한 대응이 포함되며 선택된 대응 전략을 실행하여 구체적인 조치 및 해결이 이루어진다. 확인된 리스크에 대해서는 추적과 감시, 계획과 실행이 확실히 이행되어야 한다.

(4) 보 고

리스크의 인식 시기, 단계, 과정 및 리스크의 측정범위, 리스크에 대한 대응과 통제까지 모든 일련의 과정을 보고하는 단계이다. 발생한 리스크에 대한 정확한 사후보고는 향후 일어날 수 있는 리스크에 대한 선행사례가 되어 인식과 측정 및 통제 단계에서 부족한 점을 보완할 수 있는 계기가 된다.

리스크에 대한 최종적인 분석이 이루어지는 단계로, 예상한 리스크의 리스트 확인과 리스크의 분류, 계획 된 대응 실행의 용이성에 대한 철저한 분석 등이 이루어져야 한다.

제6절 전사적 리스크 관리기법

1 개념 정의

전사적 리스크관리란, 목표달성에 대한 합리적인 확신을 제공하기 위해 운영진 및 모든 직원에 의해 만들어지며, 전략 수립과 조직전반에 적용되어 운영에 영향을 주는 잠재적 리스크를 식별하고 해당 리스크를 리스크의 관리방안에 대해 설계된 프로세스를 도출하고 운영하는 것이다.

> **전사적 리스크관리에 관한 접근방식**
> ① 회사 전체적으로 계속적으로 진행되고 있는 프로세스로서 조직의 모든 계층에 속한 사람들에 의해 만들어지며 전략 수립에 적용된다.
> ② 모든 계층과 구성단위를 통한 기업 전반에 적용되고, 전사 차원에서의 리스크 포트폴리오(portfolio) 관점을 포함한다.
> ③ 발생시 회사에 영향을 미치는 잠재적 사건을 식별하고, 리스크 선호도 내에서 리스크를 관리하도록 설계되어 있다.
> ④ 회사 경영자와 이사회에 합리적인 확신을 제공할 수 있다.
> ⑤ 상호 연관성 있는 다양한 범주에서 목표달성이 가능하도록 설계되어 있다.

위의 정의가 다소 광범위하긴 하지만 전반적으로 각 분야에 적용가능한 원리를 제공하는 데 그 목적이 있으며, 병원은 물론, 의료관광산업의 다양한 참여자들이 리스크를 인식하고 상호간에 리스크를 다루는 방식을 공유할 때, 진정 원활한 리스크관리가 이뤄질 것으로 보인다. 본 절은 많은 조직들이 공통적으로 운영하는 전사적 리스크관리기법에 대해 자세히 알아보기로 한다.

2 전사적 리스크관리의 프레임워크

회사가 수립한 미션과 비전의 범위 내에서, 경영자는 전략적 목표를 수립하고, 전략을 선택하며 해당 전략과 정렬되고 회사 전반에 걸쳐 단계적으로 수행될 목표를 설정한다.

이러한 전사적 리스크관리의 프레임워크(framework)는 다음의 네 가지 범주로 설계되어 있다.
① 전략 : 회사의 미션과 정렬되어 있는 가장 높은 수준의 목표
② 운영 : 회사의 자원을 효과적이고 효율적으로 사용하는 목표
③ 보고 : 보고의 신뢰성을 갖는 목표
④ 준수 : 회사에 적용되는 법과 규제준수의 목표

3 전사적 리스크관리의 구성요소

전사적 리스크관리는 여덟 가지의 상호 연관되는 구성요소로 이루어져 있다. 이 요소들은 경영자가 기업을 운영하는 방법으로부터 도출되고 관리 프로세스로 통합된다.

① 내부 환경(Internal Environment)

내부 환경은 조직의 분위기를 포함하고 회사 조직원이 리스크와 통제를 검토하고 다루는 방법의 토대를 이룬다. 또한 리스크관리 철학과 리스크 선호도, 조직 구성원의 도덕성, 윤리가치 그리고 환경을 포함한다.

② 목표 수립(Objective Setting)

목표는 경영자가 목표 달성에 영향을 미치는 잠재적 사건들을 식별하기 전에 존재해야 한다. 전사적 리스크관리는 경영자가 목표를 수립하는 프로세스를 제대로 가지고 있고, 선택된 목표가 회사의 미션을 지원하고 미션과 정렬되어 있으며 리스크 선호도 내에 있음을 보증한다.

③ 사건 식별(Event Identification)

회사의 목표 달성에 영향을 줄 수 있는 내부나 외부 사건은 식별되어야 한다. 목표에 긍정적인 사건은 기회, 부정적인 사건은 리스크라고 정의한다. 식별된 기회는 경영자의 전략 또는 목표수립 프로세스로 전달되어 다시 고려된다.

④ 리스크 평가(Risk Assessment)

리스크는 그것들이 어떻게 관리되어야만 하는지를 결정하기 위한 토대로서 리스크 발생 가능성과 영향도를 고려하여 분석되며, 고유 리스크와 잔여 리스크에 대해 평가가 수행된다.

⑤ 리스크 대응(Risk Response)

경영자는 리스크 대응방안 - 회피, 수용, 감소 또는 공유 - 을 선택하는데, 대응방안은 발견된 리스크들을 회사의 리스크 허용한도와 리스크 선호도 내에 있게 하기 위한 실행계획을 개발하는 것이다.

⑥ 통제 활동(Control Activity)

정책과 절차가 리스크 대응이 효과적으로 수행된다는 것을 보증하기 위해 수립, 수행된다.

⑦ 정보와 의사소통(Information & Communication)

관련 정보는 조직구성원이 적절하게 자신의 책임을 수행할 수 있도록 정해진 시간 내에 적절한 형태로 인식, 파악, 의사소통된다. 효과적인 의사소통은 발생하여 조직의 상하좌우로 순환한다.

⑧ 모니터링(Monitoring)

전사적 리스크관리의 모든 것은 모니터링되며 필요에 따라 수정된다. 모니터링은 상시 모니터링, 독립 평가 또는 두 가지의 조합으로 수행된다.

표 19-6 전사적 리스크관리 구성요소

① 내부 환경 (Internal Environment)	리스크관리 철학과 리스크 선호도, 조직 구성원의 도덕성, 윤리 가치 그리고 환경 포함.
② 목표 수립 (Objective Setting)	전사적 리스크관리는 회사의 미션을 지원하고 미션과 연결되어 있음.
③ 사건 식별 (Event Identification)	목표에 긍정적인 사건은 기회, 부정적인 사건은 리스크라고 정의
④ 리스크 평가 (Risk Assessment)	리스크 발생 가능성과 영향도를 고려하여 분석되며, 고유 리스크와 잔여 리스크에 대한 평가 수행
⑤ 리스크 대응 (Risk Response)	리스크 대응방안 - 회피, 수용, 감소 또는 공유 - 선택에 대한 실행 계획
⑥ 통제 활동 (Control Activity)	정책과 절차가 리스크 대응이 효과적으로 수행된다는 것을 보증하기 위해 수립되고 수행
⑦ 정보와 의사소통 (Information & Communication)	관련 정보는 조직 구성원이 적절한 책임수행을 위해 정해진 시간 내에 적절한 형태로 인식, 파악, 의사소통함.
⑧ 모니터링 (Monitoring)	모니터링은 상시 모니터링, 독립 평가 또는 두 가지의 조합으로 수행

제 7 절　의료리스크 관리

1　의료리스크의 개념

리스크를 사전적으로 "손해, 상해, 불이익 또는 파괴의 가능성(Possibility of loss, injury, disadvantage or destruction ; Webster's사전)", 혹은 "측정가능한 불확실성(Measurable uncertainty; F.Knight)", "기대되는 결과로부터 이탈하는 가능성 ; Emmett J.Vaughan"12) 등으로 정의한다고 할 때, 의료행위는 그 자체가 리스크를 내포하고 있으며, 시술·처치의 효과가 개인의 특성에 따라 다양하게 나타나는 등 사고의 개연성이 높다는 측면에서 의료리스크는 여러 범주의 리스크 중에서도 그 범위와 통제의 중요성이 무엇보다 높다고 할 수 있겠다.

2　의료리스크의 4가지 유형

의료리스크는 의료분야에서 여러 가지 개념으로 혼용되고 있으나 국제의료관광코디네이터의 역할이 해당 의료리스크의 상황을 명확히 판단하고 이에 적절한 대응을 하기 위해서는 의료리스크의 4가지 범주를 분명히 이해하고 넘어가는 것이 중요하다. 따라서 본 절에서는 '의료사고', '의료분쟁', '의료과오', '의료과실'로 의료리스크의 4가지 범주를 정리하였다.

1. 의료사고

"의료수요자인 환자가 공급자인 의사로부터 의료서비스를 제공받는 과정 중에 발생하는 예상 외의 악결과" 또는 "본래의 의료행위가 시작되어 끝나는 과정이나 그 종료 후 당해 의료행위로 인하여 뜻밖에 일어난 원하지 않는 불상사"이며 이는 어느 일방의 책임소재를 가리지 않는 책임중립적 현상을 뜻한다.

2. 의료분쟁

의료사고를 주원인으로 하는 환자측과 의료인 간의 다툼 또는 의사의 의료로 인한 의료사고와 의사를 포함한 의료관련자의 행위로 인한 의료사고를 기점으로 하는 의사와 환자 간의 다툼을 말한다.

3. 의료과오

의료인이 의료행위의 수행 중 업무상의 의무를 준수하지 못하여 환자를 사상케 하는 부주의, 태만, 실수 및 고의를 통칭하는 개념이다.

4. 의료과실

의료과오가 법률상의 규정에 따라 객관적으로 인정된 경우이다.

3 의료리스크의 발생원인

의료리스크는 해당 의료사고의 원인에 따라 의료주체적 요인, 진료상황적 요인, 의료본질적 요인, 의료제도적 요인 등 4가지로 분류할 수 있다.

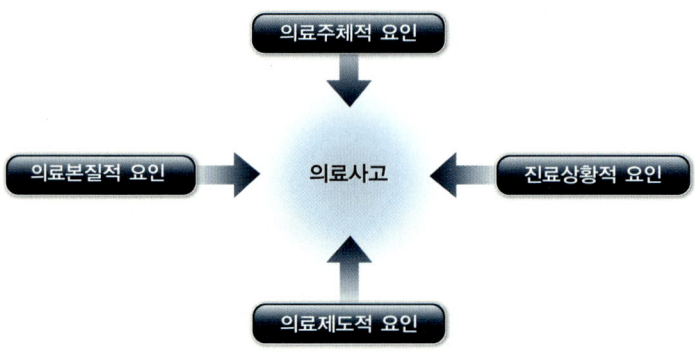

그림 19-2 의료사고 발생원인

1. 의료주체적 요인

의료주체적 요인은 의료행위의 당사자에 기인하는 부분으로 의료사고의 대다수를 차지하고 있으며, 이 요인은 의료행위자 개인적 문제(업무미숙, 실수, 나태 등)와 구조적 문제(지나친 업무강도), 진료시간부족, 신기술의 무분별한 사용, 인성교육의 부재 등)로 나누어 볼 수 있으나 개별적 의료사고는 양자가 모두 작용하는 경우가 대부분이다.

2. 진료상황적 요인

진료상황적 요인에서는 경제적 측면과 응급성 측면이 있다. 경제적 측면에서 보면 모든 질환은 정확한 치료를 위해서는 다각적이고 종합적인 진단이 필요하나 의학적으로 인정되는 모든 진단방법을 실시하기란 기술적으로 어려울 뿐만 아니라 진단에 소요되는 비용의 측면에서 경제적 한계가 존재하고 있다는 것이며, 응급성 측면은 응급환자를 진료해야 하는 경우 지역적 한계성과 시간적 긴급성에 따른 상황이 의료의 실험적 성격을 가중시킴으로써 의료사고의 발생가능성을 증대시킨다.

3. 의료본질적 요인

의료본질적 요인은 의학기술의 한계, 의료행위의 침습성, 인체반응의 다양성 등이 있다. 의학기술의 한계는 가능한 모든 진단과 치료방법을 동원한다 하더라도 현대의학이 지니고 있는 한계 때문에 완전한 기대효과를 달성하기가 현실적으로 불가능하다.

의료기술의 시행은 그 자체가 위험성을 내포하고 있어 사고의 가능성이 상존하며 인체는 기계와 달리 예측하기 어려운 생물학적 특성을 지니므로 실험적 요소가 개입되는 시행착오적 과정을 거치지 않을 수 없는데 실제로 질병에 대해 발현되는 증상의 비정형성, 의료효과의 다양성, 특이체질의 존재 등으로 말미암아 의료행위의 결과는 확률론적 성격을 나타낸다.

3. 의료제도적 요인

의료제도적 요인은 의료제도의 구조적인 문제에 의해 유발되는 경우를 말한다. 예를 들어, 의료행위 가운데 일정비율이 사고로 귀결된다고 볼 때 단위시간당 의료행위가 많을수록 의료사고가 증가하리라는 추정이 가능하다. 그 동안 행위별 수가제 하에서 의료보험의 확대에 따른 의료수요의 급증은 의사 1인당 진료량의 증가와 동시에 환자 1인당 1회 수진시간의 단축을 가져왔으며, 이는 곧바로 의료사고의 발생확률을 높이는 원인으로 작용한다.

자유방임적 의료전달체계와 의료의 질 관리체계의 미비도 의료사고의 증가를 초래하는 요인으로 작용하고 있다.

그 밖에도 의료기관의 리스크는 크게 의료행위에 기인한 리스크와 운영상의 리스크로 구분된다. 즉, 의료행위 리스크는 진료, 처치, 예방 등 의료시술과 관련한 리스크이고, 운영상의 리스크는 의료시설의 관리, 의료시설에 대한 투자, 의료광고 등 의료기관 운영과 관련한 리스크이다.

최근 의료기관의 경영 리스크가 증대되는 경향을 보이고 있고 경영 리스크의 증대는 의료행위 리스크에도 영향을 미친다는 점에서 소홀히 할 수 없다. 또한 의료시장의 경쟁격화로 고가의 의료장비 구입, 의료광고 등 의료행위는 영리성을 추구하게 되고 이는 다시 의료사고 또는 의료분쟁의 원인이 되는 등 의료리스크의 악순환 고리가 형성되는 것이 문제점으로 지적되는 것이다.

표 19-6 의료리스크의 유형

위기 종류	유형 분류	발생 원인
① 폭발적 위기	시설물, 시스템 이상에 따른 유형	• 대형화재로 인한 환자 사망 사고 • 전력공급 중단 또는 즉각적 조치 불가에 따른 환자 사망 • 환자 급식 이상에 따른 사망 사고 • 전산시스템 이상에 따른 환자 데이터 손실 사고 등
② 즉각적 위기	진료행위 관련	• 진료행위 의심 및 불만상황에 대한 환자 본인 국적의 영사관에 고발 • 투약오류, 약물/시술 오류, 오더 오류, 수혈사고 등 의료과실 • 환자 자살 등 사망사고 • 위 상황에 대한 고발성 언론 보도 등
③ 점진적 위기	진료/입원시 이상 없었으나 퇴원 후 리스크 발생	• 환자 퇴원 후 이상 상황 발견, 병원 측에서 투명/체계적인 대응하지 못한 국제 소송 • 자국에서 소송 제기
④ 만성적 위기	위기상황의 장기적 관점	• 국제적인 유언비어, 가십성 보도 등

이상과 같은 리스크 발생 시 병원에서 투명하고 체계적, 신속한 대응을 하지 못할 경우 재무적 손실은 물론이고 국내외 신뢰도 추락으로 장기적으로는 병원 존립에 악영향을 주게 된다.

제20장
리스크관리 정책수립

앞에서 살펴본 리스크의 개념 및 관리방법과 더불어 전략적인 리스크관리를 위해서 관련정책을 수립하는 것이 필수적이다. 실제 국제의료관광산업은 '의료의 질'이 지속적으로 확보될 때, 장기적이고 안정적인 성장을 갖출 수 있게 된다. 따라서 여기서는 국가차원의 리스크 지원정책을 살펴보고자 한다.

제1절 의료리스크관리 정책의 필요성

1 의료비용증가

Towers Perrin에 따르면 2003년 중 미국의 의료사고비용은 US$ 270억에 이르러 국민 1인당 연간 US$ 91을 지출하고 있다고 주장한다. 오스트리아의 경우 2002년에서 2003년 사이에 의료배상규모가 50% 이상 증가하였고 이탈리아의 경우 이탈리아보험자협회에 따르면 1994년~2002년 중 의료클레임 건수는 2배로 증가하였으며 평균배상금액은 20%가 상승하였다고 한다.

2 의료서비스의 사회적 책임강화

최근 주요 선진국의 의료리스크는 점증하고 있으며 대부분의 국가에서 의료리스크관리에 어려움을 겪고 있다. 1999년 미국의학협회나 뉴질랜드 Cull report 등의 조사에 의하면, 선진국에서 의료리스크가 증가하는 사유는 의료과오에 대한 인식의 범위가 넓어지는 데 비해 환자와의 의사소통 미흡, 부적절한 2차진료 및 안전시스템 등은 개선되지 않는 데 있다고 한다.

또한 의료사고 피해자에 우호적으로 변하는 사법환경이 의료분쟁 증가에 일조하고 있다. 무과실보상을 택하는 국가가 늘어나고 불법행위에 대한 입증과 관련하여 입법(예 : 프랑스, 아이스랜드, 터키) 또는 판례(예 : 독일, 미국, 영국)을 통해 과실책임에서 엄격책임으로 전환시키는 경우가 늘어나고 있다.

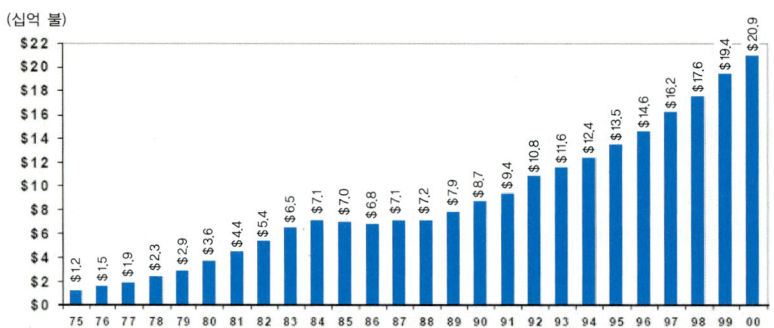

출처 : Tillinghast-Towers Perrin, US Bureau of Labor Statistics, Insurace Information Institute, Trends in Medical Malpractice Insurance(2003.4)에서 재인용

그림 20-1 의료과오와 관련하여 지불된 비용추정

3 의료리스크 분쟁증가

2000년 이후 전 세계적으로 의료비용에 대한 국가적 부담이 증가추세에 있는 데다가 의료사고 및 의료분쟁으로 인한 의료기관의 부담은 물론, 기업, 보험사, 의료소비자 개인에게까지도 의료리스크는 긍정적인 면보다는 부정적인 측면으로 작용하고 있다. 어쨌든 이런 의료비용의 증가는 자국민들의 국외의료서비스 이용 빈도를 높이고 있으며, 이는 자국민들의 의료리스크의 비율 또한 급격하게 상승시킨다.

단순히 의료서비스의 비용적인 측면을 고려하다 보면, 의료서비스의 질적 측면이 간과되기 십상이고 이런 사각지대 속에서 발생하는 부분이 바로 '의료리스크'라고 할 수 있다. 의료리스크의 발생은 곧바로 의료분쟁이나 의료소송 등으로 이어지며, 그 사회적 비용은 의료서비스 자체비용에 버금갈 만큼 전체 의료시스템의 효율성을 저하시킨다.

표 20-1 의료분쟁 해결방법-의료사고 피해구제 관련 통계

의료분쟁 접수기관	연도별 접수건수				
	2000	2001	2002	2003	2004
의료심사조정위원회	22	23	8	6	18
사법부(민사소송)	519	666	720	755	802
소비자보호원	450	559	727	661	885
의협 공제회	485	505	500	410	415
계	1,476	1,753	1,955	1,832	2,120

자료 : 사법연감, 의협공제회, 소비자보호원

결국 의료리스크관리정책은 의료서비스의 본질에 충실하고 이를 안심하고 주고받을 수 있도록 만드는 데에 그 목적이 있는 것이다.

4 의료리스크 정책수립의 올바른 방향

"어떻게 실행할 것인지", 단계별 전략을 수립하는 것이 의료리스크관리에서 가장 먼저 선행되어야 한다. 특히 리스크 예방을 위해서 각 병원에서 관리해야 할 리스크관리정책, 각 프로세스별 체크리스트(필요양식 구축 포함), 각 부서별 원활한 협조체계(교육 및 훈련 포함)를 구축하는 것이 무엇보다 중요하다.

(1) 위기대응시스템(RMS: Risk Management System)

위기대응시스템(RMS)은 병원의 경영활동에 바람직하지 못한 결과를 가져올 수 있는 사건 또는 상황을 체계적·전문적으로 관리하여 신속히 해결함으로써 경영성과에 이롭게 하기 위한 리스크관리시스템이다.

우선적으로 위기대응시스템 정책 설정이 필요하며 이에 따른 전략을 구성하기 위하여 RMS 체계 수립 및 운영 관련하여 위기대응시스템의 핵심관리 요인, 업무 위험 요인, 보고체계, 중요자산 구분, IT 솔루션 관리, 인력의 교육 및 훈련, 인력 복구, 보험, 운영 전략에 대한 의사결정을 이룬다.

전략이 수립된 후에는 리스크 예방 및 위기대응 훈련에 대한 계획을 한다. 각 분야별 리스크 예방 체크리스트를 만들고 긴급상황발생 시 대책 계획을 수립한다. 또한 위기발생 시 내외부적인 커뮤니케이션 전달방식 및 계획을 세우고 위기상황을 복구할 수 있는 업무 연속성을 계획한다.

(2) 위기대응시스템(RMS 구축)

위기대응시스템(RMS)은 리스크의 예방, 대응, 복구를 총괄한다. 이 시스템의 첫 번째 단계는 사전 예방 단계로 위기예상 활동을 통한 교육 및 훈련 단계이며, 부서 분야별 리스크 체크리스트를 만들고 위험 요인에 대한 레벨을 정한다.

또한 위험 특성에 따른 보고체계를 수립한다. 위기발생 단계와 위기관리, 업무복구, 정상영업 단계까지 위기발생 이후 모든 과정에서 필요한 긴급상황 대책 계획과 업무복구계획을 수립한다. 이 두 가지 계획은 위기 커뮤니케이션 계획으로 내외부에서의 원활한 의사소통 및 보고 전달체계를 수립하는 것이다.

위기대응시스템(FMS)은 병원의 경영활동에 바람직하지 못한 결과를 가져올 수 있는 사건 또는 상황을 체계적, 전문적으로 관리하여 신속히 해결함으로써 경영성과에 이롭게 하기 위한 리스크관리 시스템입니다.

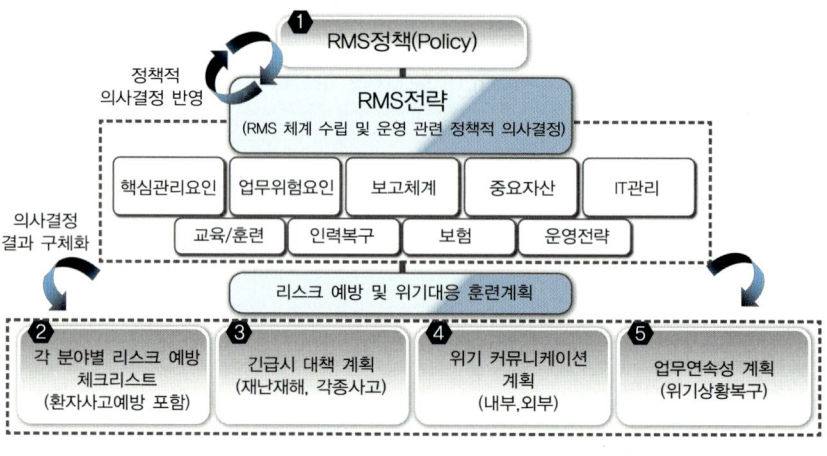

그림 20-2 위기대응시스템

(3) 위기대응시스템(RMS) 부서별 대응전략

진료부서는 가장 기본적으로 의료법 및 사법 상 의무이행내용을 증명할 수 있도록 환자진료시스템(예:OCS), 서면 증명자료(양식)정비, 응급상황 시 전달체계를 확립한다.

> 예 환자 특이사항 간호사/진료지원/행정실과 사전공유

간호 관리부서는 환자 사고예방을 위해 환자관리 체크리스트를 마련하여 항상 점검하고 업무내용을 간호차트에 상세히 기록해 두며(분쟁발생 시 서면증명으로 용이), 응급상황발생 시 간호부 내 보고체계를 확립해 둔다.

지원 관리부서는 응급상황발생 시 진료지원부에서 가장 중요한 것은 비상연락을 받고 신속히 본인의 자리에 복귀하는 것이다. 환자의 상태를 정확하게 검토할 수 있도록 의사의 오더에 따라 검진을 신속히 하고 결과를 피드백해 주어야 한다.

행정부서는 응급상황 발생시 의사, 간호사, 진료지원부에서 각자 역할에만 충실히 할 수 있도록 행정지원의 역할이 매우 중요하다. 응급상황접수 후 환자보호자에게 연락하는 문제, 환자이송 문제, 보호자대응 문제, 경찰, 보건소, 언론인 등의 조사요구 등을 행정실에서 가장 먼저 대응한 후 상황에 따라 의사나, 간호사 등 관련자 인터뷰를 할 수 있도록 연결해야 하며, 원무/행정/보험심사 등 각 팀별 업무혼란이 발생하지 않도록 책임범위와 역할 분장을 해둔다.

표 20-2 RMS 부서별 대응전략

부 서	대응전략	내 용
진료 (의사)	의료전달체계 확립	• 환자진료시스템(예:OCS) • 서면 증명자료(양식)정비 • 응급상황 시 전달체계 확립
간호관리 (간호사)	환자관리체계 확립	• 환자관리 체크리스트 점검 • 업무내용 상세 기록 • 응급상황발생 시 보고체계 확립
지원관리 (진료지원)	진료지원체계 확립	• 응급상황발생 시 비상연락으로 신속한 자리 복귀 • 진료인의 오더에 따른 신속한 검진과 피드백
행정부서 (행정실)	행정지원체계 확립	• 응급상황 발생 시 각 부서의 역할 보장 • 응급상황 접수 후 환자 이송, 보호자 대응 문제, 경찰, 보건소, 언론인 등의 조사요구 등 우선 대응 • 원무/행정/보험심사 각 팀별 책임범위와 역할 분장

제 2 절 주요국 의료사고 보고제도 운영현황

의료리스크관리를 위해 가장 먼저 고려해야 할 사항은 의료리스크의 총량을 파악하기 위한 실태파악이라고 할 수 있다. 이러한 제도는 미국, 일본, 영국 등 상당수 선진국에서 이미 '의료사고 보고제도'라는 이름으로 시행 중에 있다.

1 미 국

미국은 거의 모든 병원이 메디케어, 메디케이드의 적용 대상이 되기 위해서는 3년마다 의료기관평가 합동위원회(JCAHO: The Joint Commission of Accreditation of Healthcare Organizations)의 인정을 받아야 한다. JCI 인증제도에 의해 병원은 사고 및 사고우려사례, 특히 방지가능사례에 대해 원인분석을 실시하여야 하는데 이를 소홀히 할 경우 인정 자격을 잃게 된다.

한편 미국의사회는 1997년에 미국환자안전재단(NPSF : National Patient Safety Foundation)을 설립했다. 이 재단은 의료관계자와 피해자로 구성되어 있으며 의료사고사례를 수집함과 동시에, 병원에서의 안전대책에 대한 논의를 하고 있다. 이 재단에서는 그 내용을 공표하여, 의료관계자 등이 정보를 공유하여 환자의 안전에 필요한 환경을 만들 수 있도록 하고 있다.

2 일 본

일본에서도 의료사고 및 의료분쟁에 대한 사회적 관심이 높아지면서 정부차원의 대책마련에 부심하고 있다. 먼저 정부는 의료사고 시 대응책의 문제점으로 보고제도 등이 확립되지 않아 사고실태를 알 수 없다는 점을 고려하여 의료실태보고제도를 부분적으로 실시하고 있다. 후생노동성은 실태파악의 한 방법으로 큰 의료사고에는 이르지 않은 과실이지만 경우에 따라 사고로 연결될 수도 있는, 이른바 '히야리·하트 사례'를 국립병원·요양소 외 특정기능병원으로부터 수집하고 있다.

3 영 국

영국에서는, 2000년 6월에 보건성(DH: Department of health)의 전문거래업자위원회가 보고서를 통해 사고 및 사고예방필요사례의 보고제도를 확립함으로써 활용할 수 있는 시스템을 구축할 것을 제안했다. 이 제안에 따라 보건성은 2001년에 의료사고방지를 위한 종합플랜을 공표하였다. 동 플랜에는 '사고로부터 배우는 보고시스템의 구축', '환자의 안전에 관한 국가기관의 설립', '국민보건서비스(NHS : National Health service)에 있어서의 의료사고조사 및 사찰시스템의 개선'을 목표로 제시하고 있다.

이를 바탕으로 2001년 7월에 영국환자안전기구(NPSA: National Patient Safety Agency)가 설립되어 2003년까지 140만 건 가까운 의료사고정보를 수집하고 있다.

제3절 주요국의 의료분쟁 조정제도 현황

1 미국

소송 외적인 분쟁해결방안으로 여러 주에서 '의료과오개혁법'(Medical Malpractice Reform Acts)을 제정하여 강제심사제도(compulsory screening panels)와 조정제도(pretrial mediation panel)를 도입하였다. 이 제도의 주요기능은 쟁점이 없는 소송을 사전에 심사하여 가능한 한 가장 빠른 시간 내에 합의를 유도하도록 하는 데 있다.

표 20-3 미국의 의료분쟁조정제도 현황

제도 구분	주요 내용
강제심사제도	• 의료과오의 합리적 추정 없이 법원에 제소하는 것을 방지 • 의사에 대한 제소에 공정하고 형평한 해결 도모 • 장기 소송 방지로 시간적·경제적·정신적 부담 해소 • 신속한 문제해결 및 적절한 분쟁해결
조정제도	• 소송 이외의 분쟁해결방안으로 전문가가 관여한 사실관계 심리 • 사건 실체의 유무 심사 및 분쟁의 종국적인 해결 • 조정제도는 법원과 조정위원이 연계한 사법적 판단 • 재판절차보다 심리적 압박감 감소
중재제도	• 환자와 의료제공자간의 상호합의에 의하여 선택된 중재인의 판정 • 사적 재판 • 재판절차에 의한 시간지체 회피 가능 • 사안에 맞는 적절한 중재인 임명가능 • 언론보도 없이 중재절차 가능

2 일 본

일본은 의료분쟁의 해결에서 가장 큰 역할을 행하고 있는 것이 시담(示談, 합의) 및 소송상의 화해로, 1981년에서 1987년까지의 전국 의료사고 화해율은 평균 41.8%로서 같은 기간의 전체 민사사건의 화해율 31.6%보다 높고, 51년에 민사조정법을 제정 시행하여 민사분쟁의 비소송적 해결을 도모하여 왔으나 의료사고분쟁에 관하여 큰 기능을 발휘하지 못하고 있다.

표 20-4 일본 의료분쟁 조정제도의 특징

조정 구분	주요 특징	주요 내용
시담 (화해)	① 국민성에 의한 높은 화해율	• 국민성에 근거하여 사전조율과 타협 내지 막후협상에 친숙 • 화해와 판결의 총체적 득실을 냉정하게 계산하여 화해 선택
	② 변호사 수임료 산정 시 화해를 고려	• 변호사도 사건 수임 단계에서부터 화해를 염두한 보수계약 • 화해에 적극 협조
	③ 재판부에 대한 믿음	• 재판관에 대한 두터운 신뢰로 심증 개시 • 여러 기일에 걸쳐 설득이 가능
	④ 민사재판시일 장기간 소요	• 판결선고까지 제1심과 항소심에서 각 1~3년씩 소요 • 상급심의 판결로 갈 경우의 시간을 고려하여 화해에 응함
	⑤ 별도의 화해법정운영	• 일반법정과 별도로 화해실, 화해법정 등 인프라 구축 • 화해 또는 화해기일의 운영에 불편 없음
민사조정		① 민사분쟁에 관하여 제3자인 법관 또는 조정위원회가 당사자 사이에 개입하여 해결 ② 차지차가조정법, 소작조정법, 상사조정법, 금액책무감시조정법 등 조정에 관한 개벽 법률 폐지 ③ 민사조정제도의 활성화와 합리화를 위해 통일법으로서 민사조정법을 제정

3 뉴질랜드

뉴질랜드의 경우 의료배상책임보험은 1972년(발효 1974년) 이후 뉴질랜드 사고보상계획(accident compensation scheme)에 의해 제공되고 정부가 운영하는 사고보상공단(Accident Compensation Corporation, ACC)에 의해 운영되고 있다.

과거 의료분쟁은 민사소송을 통해 해결되었으나 산업재해·자동차사고와의 형평성이 문제되어 무과실보상책임의 원칙으로 모든 인적사고를 포괄하여 비영리 국가기관인 사고보상공단에서 인적사고의 장애에 대하여 일정한 한도 내에서 수입의 80%를 보상하고 있다.

의료사고를 다른 사고와 분리할 필요가 없이 동일한 원칙하에 보상하는데, 사고와 관련된 상해에 대하여 치료비를 지급한다. 다만, 무과실 사고보상주의를 채택하면서도 의료인의 중과실에 의한 사고에 대해서는 의료계 스스로 자율징계를 위하여 의사징계위원회를 구성하도록 되어 있다.

4 스웨덴

뉴질랜드와 같이 무과실보상주의를 채택하여, 의료사고의 경우 적용되는 환자보험제도를 운영하며 의료사고보상기구로는 4~5개의 민간보험회사가 연합체(consortium)를 조직하여 일반보상업무를 담당한다. 의료사고에 관련된 판정과 제재는 '80년에 설립된 보건의료책임위원회(Responsibility Board for Health and Medical Care)에서 수행하고 있다. 보건의료책임위원회의 결정에 불복할 경우에는 항소행정심판소(Administrative Court of Appeal)에 이의제기가 가능하다. 여기에서도 불복하는 경우는 상급행정심판소(Supreme Administration)에 재항소를 제기할 수 있다.

표 20-5 외국의 의료분쟁 조정제도 현황

국 가	의료분쟁 조정제도 현황
일 본	• 민사소송법으로 조정 • 의사회에서 운영하는 민간 배상책임보험
미 국	• 민법에 속하는 피해배상법으로 조정 • 상업보험회사에 의한 의료사고 배상책임보험
스웨덴	• 의료분쟁조정 관련 법률 미상 • 민간보험회사에 의한 환자보험제도
뉴질랜드	• 의료분쟁조정 관련 법률 미상 • 사고보상공사 운영

제4절   주요국의 의료배상책임제도

경제협력개발기구(OECD; Organization for Economic Cooperation and Development) 국가들은 대부분 의료과실에 관해 의료배상책임제도를 시행하고 있다. 즉, 의사의 과실여부를 판단한 후 과실이 있다고 판정된 의사에 한하여 피해환자에 대한 법원의 구제가 이루어진다. 이 과정에서 민간보험회사나 상호보험회사(또는 비영리보험기관) 또는 국영보험기구가 보상에 참여하고 있다. 한편 OECD 국가들에서 의사들의 책임이 강화되는 쪽으로 변화하면서 무과실책임제도도 일부 국가에서 도입한 바 있다.

1 과실책임주의 국가

일부 OECD 회원국들의 경우 역사적·문화적 이유와 시장의 특성에 따라 한 개 또는 여러 개의 비영리 의사들의 단체(의사협회나 보장기구)에 의해 의료배상책임보험이 제공되며, 이들은 자가보험회사나 재보험회사에 의해 보충되고 있다. 의료배상책임보험은 국가별로 매우 다양한 형태로 운영되고 있는데, 법적 구조 및 보상범위와 형태, 그리고 규제에서 특징을 살펴 볼 수 있다.

첫째, 미국은 역사적인 이유와 1970년대와 1980년대 중반에 발생한 위기로 인하여 다소 특별한데, 오늘날의 의료배상책임보험은 전통적인 보험회사, 병원소유의 보험기구, 대체위험전가기구, 공동인수협회 등으로 다양하다.

둘째, 일본은 1973년부터 일본의사협회에서 의료배상책임보험을 제공하고 있고, 2001년부터는 개인의사에게도 서비스를 제공하는 중이다. 일본의사협회는 민간보험회사의 보험을 가입을 중개하고 있고, 요율은 진료계열 간이나 지역 간의 차이를 두지 않는 단일요율체제를 유지하고 있다.

셋째, 독일은 비영리 의료배상책임전문 보험회사인 Deutsche Arzten Versicherung가 각 주 의사협회를 통하여 연방 전체의 의료배상책임보험을 인수해 오고 있다. DAV는 몇 년 전 AXA 그룹에 편입되어 현재 주식회사 형태로서, 이 회사는 의사, 의과대학생 등 다양한 의사관련 직업 인을 가입대상으로 하고 있다. 그 밖에 Zurich, Allainz 등 10개 보험회사들이 독일 내 80%의 의료배상책임보험을 인수하고, 지역별·진료 계열별 차등요율제를 사용하고 있다.

넷째, 영국은 국립보건원(National Health Service) 소속 의사들은 1990년대 이후 국가에 의해 직접 보상하고 있는데, 이는 환자들에 의한 의사의 과실입증에 의해 작동하는 제도이다. 한편 NHS 소속의 일반의사와 민영병원의 의사들의 사적인 의료 활동에서 발생하는 의료사고는 주로 아래와 같은 3개의 의사보호기구(medical defense organization)에 의하여 임의적인(원하는 의사 본인의 신청에 의하여) 보장이 이루어지며, 그 밖에 소규모의 보험회사들이 전문직배상보험을 의사들에게 제공하기도 한다.

- medical defence union(www.the-mdu.com)[1]
- medical protection society
- medical and dental defence union of scotland

표 20-6 과실책임주의 국가별 주요 내용 특징

구 분	운영주체 및 근거	주요내용
미 국	보험회사와 다양	오늘날의 의료배상책임보험은 전통적인 보험회사, 병원소유의 보험기구, 대체위험전가기구, 공동인수협회 등
일 본	의사협회	• 민간보험회사의 보험을 가입 중개 • 요율은 진료 계열간·지역간 차이없는 단일요율체제 유지
독 일	Deutsche Arzten Versicherun + 의사협회	• Deutsche Arzten Versicherung가 각 주 의사협회를 통하여 연방 전체의 의료배상책임보험 인수 (몇 년 전 AXA 그룹에 편입된 주식회사) • 그 밖에 Zurich, Allainz 등 10개 보험회사들이 독일 내 80%의 의료배상책임보험 인수하여 지역별·진료 계열별 차등요율제 유지
영 국	국립보건원(NHS)	• NHS 소속의 의사보호기구(medical defense organization)에 의한 보장 • 그 밖에 소규모의 보험회사들이 전문직배상보험 제공
캐나다	캐나다 의사보호협회 (1913)	• 약 95%의 의사들에게 교육, 자문, 법적방어, 보상 제공 • 민영보험의 재정방식(적립방식)으로 운영

[1] 1885년에 세계최초로 설립된 의사회원들의 의료배상책임관련 종합서비스 공제기관인 MUD는 보험회사가 아니고 각종 서비스(교육, 상담, 방어 등에 대한 종합적인 서비스)를 제공한다. 이는 입회신청서와 회비를 낸 회원들에게 제공되고, 보험을 원하는 회원에게는 별도의 보험료를 받고 보험을 중개하는 역할을 한다. 그 밖에 2개의 보호기구(필요시 임의적인 개입만 제공)도 상담서비스를 제공하나, MDU만이 보험가입까지 가능하고, 진료 계열(활동)과 지역에 따라 차등적인 가입비(보험료)를 받고, MUD는 보험을 중개하는 역할만 하고, 실제 인수는 SCOR UK Company Limited와 by International Insurance Company of Hannover Limited가 담당한다. 보장한도는 1천만 파운드(약 200억 원)이다.

다섯째, 캐나다의 경우 1901년에 설립되고 1913년에 의회법에 의해 법인화된 캐나다 의사보호협회(Canadian Medical Protective Association)라는 비영리기관이 약 95%의 의사들에게 교육, 자문, 법적방어, 보상을 제공하고 있다. 동 기관은 성공적으로 운영되어 100년 이상 유지되고 있는 바, 민영보험의 재정방식(적립방식)을 토대로 매우 건전하게 운영되고 있다.

2 무과실책임주의 국가

무과실책임주의는 의사의 과실여부를 불문하고 의료사고가 발생한 경우 의사가 책임을 지도록 되어 있는 제도이다. 이를 통해 과실여부를 확인하는 데 발생하는 경제적·법적 비용을 제거하여 실질적인 보상이 강화되도록 하는 것으로, 이와 같이 효율성을 강조하는 가운데 형평성 문제가 야기된다는 비판이 있는 제도이다.

다음은 그 예로서 뉴질랜드와 북유럽 국가들을 살펴보자.

첫째, 뉴질랜드는 1972년 입법화된(1974년 시행) 사고보상법에 의해 정부가 소유한 사고보상회사에서 의료배상책임보험이 공급되고 있다. 이는 의료배상책임과 더불어 산업재해, 교통사고에 대해 뉴질랜드 국민은 물론이고 뉴질랜드 방문객을 포괄적으로 담보하고 있다. 그 후 여러 차례 제도가 변경된 이 기구는 재무구조 개선을 위해 1999년부터 부과방식에서 적립방식으로 재정방식을 변경하였다. 또한 담보범위도 과실유무를 떠나 모든 종류의 치료재해에 대해 보상하기로 하였다.

둘째, 북유럽국가들(핀란드, 덴마크, 스웨덴 등)은 강제적인 무과실보험제도를 각각 1987년, 1992년, 1997년에 각각 도입하였다. 스웨덴의 경우 1995년까지 민간보험회사들의 컨소시엄으로 의료배상책임보험이 운영되어 왔으나, 1995년에 이르러 보건지역기구들이 소유한 공영상호보험회사로 대체되었다. 핀란드와 덴마크는 민간보험회사들의 컨소시엄을 통해 자금이 조달된다.

핀란드의 경우 환자보험센터(Patient Insurance Center)라는 보험보증기금(현재 한국의 예금보험기금) 형태의 보험회사 pool에 의해 보험회사의 도산 시에도 보험금을 지급하도록 하게 하였다. 의사와 의원, 그리고 약국 등 모든 보건기구들은 법률에 의해 의무적으로 의료배상책임보험에 가입해야 한다. 피해환자들은 피해를 인지한 후 3년 이내에, 그리고 피해가 발생한 지 10년 이내에 구제신청을 해야 하며, 피해보상기준은 매우 상세하고 엄격하게 정해져 있어서 필요한 최소한의 비용만 지급한다.

덴마크에서는 2004년 이후 민간의사를 포함하여 모든 의료서비스 공급자들이 의무적으로 의료배상책임보험을 가입하도록 강제화하였다. 또한 이 종류의 보험을 인수하는 모든 보험회사들은 환자보험협회(Patient Insurance Association)라는 공동인수기구에 강제로 가입하게 하고, 이 협회는 보험금을 책정 및 지급하는 기능과 아울러 대형재해시와 연대책임시의 재보험기능도 수행하도록 하였다.

스웨덴의 무과실보험제도인 환자보상기금(Patient Compensation Insurance)은 핀란드와 덴마크의 제도와 아주 흡사한데, 1975년 의료서비스공급자와 보험회사들 간에 자발적 계약으로 시작되었다. 뉴질랜드 제도와 비슷하게 (보험금)보상과 (사고)억제 기능이 확연하게 분리되어 있어서, 보상기능은 PCI가 담당하지만 억제기능은 별도의 Medical Responsibility Board에서 담당한다.

결국 OECD국가들은 장기적이고 일관적된 의료서비스의 질적 관리를 위해 구체적인 정책적 지원 및 이를 지원하는 배상보험체계를 수립하여 운영하고 있는 것을 알 수 있다.

표 20-7 무과실책임주의 국가별 주요내용 특징

구 분	운영주체 및 근거	주요내용
뉴질랜드	사고보상회사 (정부소유)	• 의료배상책임과 더불어 산업재해, 교통사고에 대해 포괄적으로 담보 • 1999년부터 담보범위도 과실유무를 떠나 모든 종류의 치료재해에 대해 보상
핀란드	환자보험센터 (Patient Insurance Center)	• 의사와 의원 그리고 약국 등 모든 보건기구들은 법률에 의해 의무적으로 의료배상책임보험 가입 • 피해보상기준은 매우 상세하고 엄격하여 최소한의 비용만 지급
덴마크	환자보험협회 (Patient Insurance Association)	• 협회는 보험금을 책정 및 지급하는 기능과 아울러 대형재해시와 연대책임시의 재보험기능 수행
스웨덴	환자보상기금 (Patient Compensation Insurance)	• 보상기능은 PCI가 담당하지만 억제기능은 별도의 Medical Responsibility Board에서 담당

3 주요국의 의료사고 보상제도

많은 국가에서 의료분쟁 및 의료사고(이하 의료리스크)에 대비하여 의사나 의료기관의 배상자력을 확보하기 위하여 의료배상책임보험의 가입이 법이나 의료윤리 또는 실무지침을 통해 의무화되어 있다.

법에 의해 강제하는 국가로는 체코공화국, 덴마크(일부 자치단체 및 코펜하겐 병원연합회 제외), 프랑스, 핀란드, 헝가리, 아이슬란드, 슬로바키아(헬스케어 의사만 해당), 스페인, 스웨덴(무과실 보상시스템을 운영), 영국(치과의사의 경우 치과협회[the General Dental Council]를 통해 가입), 미국(일부 주 제외), 터키(법률 명시) 등을 들 수 있다. 의료윤리나 실무지침을 통해 강제하는 국가로는 오스트리아, 벨기에, 일본을 들 수 있고 뉴질랜드도 유사하다.

대개 이러한 요구는 개인의사나 의료기관에서 근무하는 의사에게 해당하고 전체 의료기관에 해당하지는 않는다(실질적으로 의료기관의 보험가입을 법률에 의해 요구하는 국가는 프랑스, 헝가리, 아이스랜드 및 미국 대부분의 주를 들 수 있다).

1. 미 국

배상책임보험이 광범위하게 발달한 미국의 의료사고배상책임보험(Medical Malpractice Insurance)은 '60년대 이후 급속히 성장하였다. 이 보험은 병원배상책임보험(Hospital Professional Liability Insurance)과 의사배상책임보험(Physicians Professional Liability Insurance)으로 구분된다. 일반적으로 의사배상책임보험은 배상청구기준증권을 사용하며 일반배상책임보험사고는 면책으로 규정하고 있는 반면, 병원배상책임보험은 일반 배상책임사고와 의료과실 배상책임사고를 하나의 증권에 함께 담보하는 형태이다.

2. 일 본

일본은 경제개발기인 1960년대부터 의료분쟁이 사회문제가 되기 시작했다. 의료분쟁의 급증과 의사책임의 엄격화에 대처하기 위해 의사회의 의료분쟁처리특별위원회가 설치되고 1961년 이른바 동경대 수혈매독사건을 계기로 1963년 6월 5일 야스타(安田)화재해상(주)은 대장성으로부터 의사배상책임보험을 인가받아 판매하였다.

한편 1960년대 중반 이후부터 법원에서는 환자의 권리구제를 위하여 실체법상으로는 의료과오론의 구성을 불법행위이론에서 채무불이행이론으로 적용하고, 절차법상으로는 일응의 추정론(一應의 推定論), 개연성 이론(蓋然性 理論) 등 입증책임경감이론을 도입하여 환자의 입증책임을 경감시킴으로써 환자승소판결을 잇달아 선고하기 시작하였다. 이에 일본의사회에서는 의사배상책임보험의 근본적인 개선의 필요성을 느끼게 되어 1973년 7월 의사배상책임보험제도가 시행되었다.

3. 유 럽

미국이나 캐나다와 마찬가지로 유럽의 국가(프랑스, 이탈리아, 스페인, 스위스 등)들도 의료배상보험의 보험료 점증과 담보범위의 축소문제에 고심하고 있다. 보험요율의 급격한 변동과 함께 극단적인 경우 보험사와 재보험사가 시장에서 철수하는 사례가 늘고 있으며 특정 병원이나 진료과목에 대해서는 감당하기 힘든 보험료를 요구하여 보험인수를 사실상 거절하는 사례도 늘어나고 있다.

유럽의 보상제도는 전통적인 과실실책임을 원칙으로 민영 의료배상보험제도를 운영하는 경우와 무과실보상제도(no-fault compensation system)를 운영하는 국가로 나누어지며 비영리 보험기구를 통한 무과실보상제도는 덴마크, 핀란드, 스웨덴 등에서 운영되고 있다.

4. 영 국

영국은 의료의 대부분이 국가가 전적으로 책임을 지는 국민보건 서비스(National Health Service)의 형태로 제공된다. 의사와 환자의 관계에 관한 규정은 법원에서 일반 민사법의 적용을 받지 않도록 직업법과 사회법에 위임되고 있으며 모든 의사들은 MDU(Medical Defence Union)에 가입하여 도움을 받을 수가 있다. MDU는 의사와 환자 사이에 발생하는 분쟁을 상담하여 해결하며, 법의학영역에서 훈련된 의사들이 고용되어 일하고 있다.

5. 독 일

독일은 기본적으로 과실책임주의 원칙하에 법리의 해석에 근거하여 의료분쟁을 해결한다. 조정·중재 등의 해결제도가 있으나, 이는 임의방식으로 운영된다. 독일은 조정·중재제도가 갖는 이점을 인정하면서도 그 선택은 국민의 판단에 따라야 한다고 본다.

더 나아가 재판에 앞서서 분쟁해결제도를 거치도록 하는 것은 재판청구권이라는 헌법상의 권리를 침해하는 것으로 본다. 의료사고 배상보험은 일반 손해보험회사가 담당한다.

6. 스웨덴

스웨덴은 환자에 대한 보상 문제를 효율적으로 처리하게 위하여 보상절차의 간소화 및 비용을 적게 소모하기 위하여 보상의 범위를 의사나 간호사 또는 병원에 책임이 있는 치료결정이나 치료행위에 국한하여 치료과정의 의료사고, 진단과정의 의료사고, 부정확한 진단으로 인한 의료사고 및 우연한 사고를 보상 가능한 사고로 구분된다. 다만 감염의 경우 원인규명이 명확하지 않은 경우 이를 의료행위에 따른 피할 수 없는 부작용으로 취급하여 보상하고 있다.

제5절 우리나라의 의료리스크관리 정책

1 의료분쟁조정법(의료사고 피해 구제 및 의료분쟁 조정 등에 관한 법률)

우리나라의 의료분쟁조정법에서는 소송 외의 대체적 분쟁해결방법(ADR)으로 조정(mediation) 및 중재(arbitration) 제도를 도입하였다(제3장). 그리고 조정 신청 후 조정절차 진행 중에 당사자 간 합의로 분쟁을 해결할 수 있도록 함으로써 화해(compromise) 제도도 인정하고 있다(제37조). 만약 이 법에 의하여 조정, 중재, 화해 등이 성립한 경우에는 재판상 화해 또는 확정판결과 동일한 효력을 부여함으로써(제36조제4항, 제44조제1항, 제37조제4항) 당사자는 향후 별도로 소송을 제기할 수 없도록 하였다. 일반적으로 조정 결정에 대해 이와 같은 집행력을 부여하고 있지 않으나, 이 법에서는 이러한 강제력을 통해 조정 및 중재의 의미를 강조하였다.

특히 의료분쟁의 신속·공정 및 효율적 처리를 위한 독립기구로 특수법인 형태의 '한국의료분쟁조정중재원(이하 "조정중재원"이라 함)'을 설립하도록 하였다(제6조). 특히 조정중재원은 실질적으로 보건복지부 산하기관으로 역할을 한다는 점에서 소위 '행정형 ADR'의 일종에 해당한다고 볼 수 있다.

조정중재원에서는 ① 의료분쟁의 조정·중재 및 상담 ② 의료사고 감정 ③ 손해배상금 대불 ④ 의료분쟁과 관련된 제도와 정책의 연구, 통계 작성, 교육 및 홍보 ⑤ 의료사고 예방에 관한 업무 ⑥ 자산의 관리·운영 ⑦ 의료분쟁에 관한 국제협력 ⑧ 그 밖에 이 법 또는 다른 법령에 따라 위임·위탁받은 업무 ⑨ 기타 보건복지부장관이 조정중재원에서 수행함이 적절하다고 인정하는 업무를 담당한다(법 제8조 및 시행령안 제3조).

그리고 조정중재원이 효율적으로 의료분쟁의 조정이나 중재 업무를 수행하도록 하기 위해 **의료분쟁조정위원회**(이하 "조정위원회"라 함)와 의료사고감정단을 설치하였다. 기타 사무국(제14조), 감정위원추천위원회(제26조제2항), 의료사고보상심의위원회(제46조) 등이 설치·운영된다.

표 20-8 우리나라 의료분쟁조정법의 주요 내용

구 분		주요 내용
분쟁조정	중재원	① 한국의료분쟁조정중재원(특수법인) ② 조정기구의 설립·운영 재원 　• 정부출연금 　• 조정중재원의 운영에 따른 수익금
	조정위원회	① 의료분쟁조정위원회 ② 조정부 　• 의료분쟁 조정결정 및 중재판정　　• 의료사고로 인한 손해액 산정 　• 조정조서 작성　　　　　　　　　• 그 밖에 대통령령으로 정하는 사항
	감정단	① 의료사고감정단 　• 의료분쟁의 조정 또는 중재에 필요한 사실조사 　• 의료행위를 둘러싼 과실 유무 및 인과관계 규명 　• 후유장애 발생 여부 등 확인 　• 다른 기관에서 의뢰한 의료사고에 대한 감정 ② 감정단
	조 정	① 조정신청 : 당사자/대리인 ② 조정신청기간 　• 의료사고의 원인이 된 의료행위가 종료된 날부터 10년 　• 피해자나 그 법정대리인이 그 손해 및 가해자를 안 날로부터 3년 ③ 의료사고 조사 ④ 조정결정 　• 조정신청이 있는 날부터 90일 이내 (단 1회에 한하여 30일까지 연장 가능) 　• 조정결정서 - 배상금 ⑤ 임의적 조정전치 ⑥ 효력(재판상 화해와 동일)

(계속)

	합 의	① 조정절차 진행 중 당사자 간 합의 가능 ② 효력 : 재판상 화해와 동일
	중 재	① 중재신청 • 조정부의 종국적 결정에 따른 중재 • 조정절차 진행 중 당사자의 신청(서면 합의)으로 가능 ② 효력 : 확정판결과 동일 ③ 적용법규 : 이 법 → 중재법
	기 타	① 조정비용 : 조정 또는 중재 신청자, 감정 의뢰자 ② 뇌물죄 관련 공무원 의제규정
공제조합		① 의료배상공제조합(법인) • 임의설립, 임의가입 • 보건복지부장관의 인가 ② 적용법규 : 이 법 → '민법' 중 사단법인에 관한 규정 준용 ③ 책임공제·종합공제 규정 없음
불가항력 의료사고		① 보상대상 : 분만에 따른 의료사고 ② 보상주체 : 조정중재원 ③ 재원분담의 주체 의료사고 보상사업에 소요되는 비용의 일부를 보건의료기관개설자 등 대통령령으로 정하는 자에게 분담할 수 있음
대불제도		① 대불신청 : 의료사고로 인한 피해자 ② 재원부담 : 보건의료기관개설자 ③ 구상대상 : 보건의료기관개설자, 보건의료인 ④ 적용범위 • 조정, 중재, 합의 • 소비자분쟁조정위원회에서의 조정 • 법원에 의한 집행권원이 작성된 경우 (판결이 확정된 경우에 한함)
형사처벌특례		① 반의사불벌죄 ② 적용대상 : 업무상과실치상죄 • 중과실, 중상해 제외 • 사망(업무상과실치사죄) 제외
벌칙		① 형벌 • 비밀누설(친고죄) • 감정위원·조사관의 조사·열람·복사를 정당한 이유없이 거부·방해·기피한 경우 ② 과태료 • 조정중재원 관련 동일·유사명칭 사용 • 의료사고조사 관련 감정부의 출석요구, 자료 및 문서 제출 요구, 소명요구에 응하지 않은 경우
입증책임		규정 없음(일반적 입증책임의 원칙)
적용대상		외국인 포함

2 의료분쟁조정제도

의료사고로 인한 손해를 배상받기 위하여 〈의료법〉에 따라 설치된 의료심사조정위원회의 조정, 〈소비자보호법〉에 따른 소비자분쟁조정위원회의 조정 등을 이용할 수 있으나, 전자의 역할은 거의 유명무실한 실정이고 후자는 충분한 전문성을 갖추지 못한다는 기능의 문제점이 지적되었다. 이에 의료분쟁을 신속·공정하고 효율적으로 해결하기 위하여 의료분쟁조정법을 제정하였다.

대체적 분쟁해결이란?

의료분쟁은 법원에 의한 소송을 통해서도 해결할 수 있지만 이 과정에서 상당한 비용과 시간이 소요되는 문제점이 있다. 이에 의료현장에서는 사적 조정제도로써 민법상 화해, 대한의사협회 공제회, 배상책임보험, 행정상 조정제도로 의료법 및 소비자보호법상 조정제도, 법원에 의한 민사조정제도 등을 시행한다.

특히 중립적 위치에 있는 제3자가 개입하여 분쟁 당사자들이 쉽게 협상할 수 있도록 하는 '조정'이 있다. 조정은 합의된 사항을 조서에 기재함으로써 성립하며 조정조서는 재판상의 화해와 동일한 효력을 갖는다(민사조정법 제28조, 제29조).

3 의료분쟁조정원 설립

의료분쟁을 신속·공정하고 효율적으로 해결하기 위하여 특수법인 형태로 조정중재원을 설립한다. 조정중재원은 그 주된 사무소의 소재지에서 설립등기를 함으로써 성립한다. 보건복지부장관은 조정중재원을 지도·감독하고, 필요한 경우 조정중재원에 대하여 그 사업에 관한 지시 또는 명령을 할 수 있으며 보건복지부장관은 조정중재원에 대하여 그 업무·회계 및 재산에 관한 사항을 보고하게 하거나 감사할 수 있다(제16조 제3항).

4 의료사고 감정제도

가해자의 불법행위로 인하여 피해자가 손해배상을 청구하기 위해서는 원칙적으로 손해배상이라는 법효과를 주장하는 피해자(원고)가 과실 및 인과관계 등을 증명해야 한다.

> '감정'이란 특별한 지식과 경험을 가진 자로 하여금 그의 전문적 지식 또는 그 지식을 이용한 판단과 의견을 보고하도록 하는 증거조사를 말한다.

특히 우리 민사소송법에서는 증거방법(특히 인증)의 일종으로 감정제도를 두고 있다. 소송에 있어 감정제도는 법관의 판단능력을 보충해 주거나 법관이 올바른 결정을 내릴 수 있는 가능성을 높여주는 역할을 한다. 즉 전문가인 감정인의 구체적인 사실판단은 법관의 판단의 대전제가 된다. 그 동안 의료과오소송에서 감정절차는 입증문제의 핵심절차로 소송의 승패를 좌우하는 중요한 기능을 수행했다.

5 의료배상 공제조합 운영

종전 의료법에서 의료인 중앙회는 의료분쟁으로 회원에게 발생한 피해의 보상 등을 위하여 보건복지부장관에게 신고 후 공제사업을 할 수 있게 허용하고 있으며, 이에 의거 대한의사협회는 1981년 이후 공제회를 운영하고 있다. 2010년 10월 말 기준 8,878명이 가입하고 있으며, 이는 전체 의원 26,861개의 33.1%에 해당한다. 1981년 시작된 '기존공제사업'과 손보사와 제휴하여 고액위험을 담보하는 '배상공제사업'을 분리하여 운영하고 있다.

표 20-9 전문직단체 공제사업 운영형태

	대한의사협회 공제회	대한변호사협회 공제기금	한국공인회계사회 손해배상공공기금	건축사협회 공제조합
설 립	임의, 신고 (보건복지부장관)	의무	의무	임의, 승인 (국토교통부장관)
가 입	임의	유한법무법인, 법무조합만 의무 (내부적립가능하여 기금활성화×)	의무 (공동기금 or 보험)	임의, 승인 (국토교통부장관)

*2013. 3. 23부터 국토해양부가 국토교통부로 개편됨.

6 의료사고보상심의위원회 구성

의료사고보상심의위원회는 보건의료인이 충분한 주의의무를 다하였음에도 불구하고 불가항력적으로 분만에 따른 의료사고가 발생하였는지 여부를 결정하는 역할을 하게 된다. 따라서 위원회는 관련 의료사고에 관하여 상당한 전문성을 가질 것이 요구된다.

보상청구 및 지급절차

① 위원장은 조정 또는 중재절차 중에 의료사고에 대한 보건의료인의 과실을 인정하지 아니하는 취지의 감정서가 제출되고 해당 의료사고가 법 제46조에 따른 불가항력 의료사고 보상의 대상이 될 것으로 의심되는 경우 손해배상을 구하는 당사자에게 그와 같은 사실 및 보상심의위원회에 보상을 청구할 수 있음을 알려야 한다.

② 보상금 수급권자는 고지를 받은 날부터 14일 이내에 보상심의위원회에 의료사고에 대한 보상을 청구할 수 있다.

③ 보상금 수급권자가 보상을 청구한 경우 조정위원회는 조정 또는 중재 절차를 중단하고 사건의 기록 일체를 보상심의위원회에 송부한다.

④ 보상심의위원회는 보상청구를 접수한 후 감정서를 검토하고 특별히 필요하다고 인정하는 경우에 감정단으로 하여금 의료사고의 원인 등 필요한 사항을 재차 또는 추가로 감정하게 할 수 있다. 이때 담당 감정부는 감정을 요청받은 날로부터 1개월 이내에 감정서를 보상심의위원회에 제출하여야 한다.

⑤ 보상심의위원회는 불가항력 의료사고 보상을 하지 아니하는 취지로 결정하는 경우 지체없이 사건의 기록 일체를 위원장에게 송부하여야 한다. 이 경우 위원장은 담당 조정부로 하여금 중단된 조정 또는 중재 절차를 재개하게 하여야 한다.

⑥ 보상금의 지급절차

보상심의위원회가 불가항력 의료사고에 대한 보상을 결정한 경우 원장은 지체없이 보상금수급권자에게 이를 통지하여야 한다. 이 통지를 받은 보상금 수급권자는 통지를 받은 날부터 15일 이내에 조정중재원에 서면으로 보상금 지급을 신청하여야 하며, 조정중재원은 그 신청을 받은 날부터 1개월 이내에 보상금수급권자에게 보상금을 지급하여야 한다(시행령안 제25조).

7 손해배상금 대불제도

의료분쟁조정법상 '손해배상금 대불제도'는 이 법에 의한 조정 등이 성립되었음에도 불구하고 보건의료기관개설자 또는 보건의료인의 사정으로 의료사고로 인한 피해자가 손해배상금을 지불받지 못한 경우 한국의료분쟁조정중재원이 보건의료인측을 대신하여 지불해 주는 절차를 말한다(제47조).

이에 조정 등의 절차를 통하여 분쟁이 해결된 경우 합의된 금액을 신속하게 받을 수 있도록 보장함으로써 피해자측이 조정 등의 절차를 적극적으로 활용할 수 있도록 유도하기 위한 것이다. 이와 같이 손해배상금 대불제도를 통해 피해자는 별도의 강제집행절차없이 쉽게 채권의 만족을 얻을 수 있고 보건의료인측은 당장의 채무를 변제하지 않아도 되는 장점이 있다.

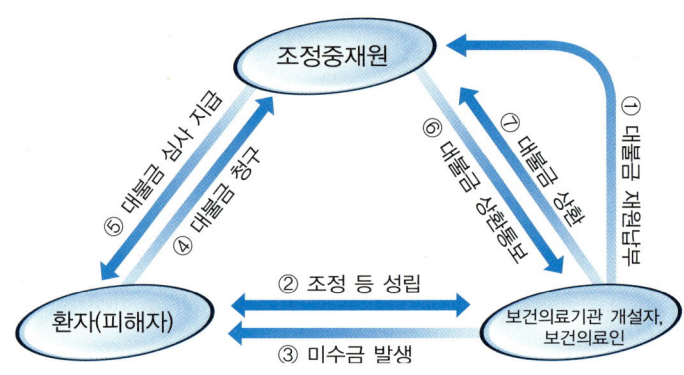

그림 20-3 대불청구 업무처리 절차(제47조)

① 대불금 재원납부
구체적인 손해배상금 대불절차 이전에 의료분쟁의 일방 당사자인 '보건의료기관개설자'는 조정 및 대불절차가 진행되기 전에 손해배상금의 대불에 필요한 비용을 납부해야 한다(제47조제2항).

②, ③ 미수금 발생 등
의료사고로 인한 피해자는 보건의료인측과의 조정 등을 통해 그에 따른 금원을 지급받음으로써 분쟁을 종결할 수 있다. 그런데 당사자간 조정 등이 성립되었음에도 불구하고 보건의료인측의 사정으로 피해자측에서 해당 금원을 지급받지 않는다면 미수금이 발생한다.

④ 대불금 청구
미수금이 발생하면 환자는 보건의료인측이 부담해야 하는 손해배상금에 대하여 조정중재원에 대신 지불할 것을 청구할 수 있다. 대불금 청구의 주체는 '의료사고로 인한 피해자'이며 대불청구의 대상은 '손해배상금 중 미지급된 금액'이다.

⑤ 대불금 심사 및 지급
환자가 조정중재원에 대불금을 청구한 경우 조정중재원은 일정한 심사기준에 따라 심사하고 대불하여야 한다(제47조제5항). 다만 손해배상금 대불제도의 성격상 심사기준을 복잡하게 할 수는 없다. 가령 보건의료인의 의료과실, 환자의 손해의 정도, 조정 등의 적절성 및 산출금액의 적정성 등에 대하여 심사할 수 없다.

⑥, ⑦ 대불금 상환통보 및 상환
조정중재원이 손해배상금을 대불해 준 경우 해당 보건의료인측에 대불금을 구상할 수 있다(제47조제6항). 즉 조정중재원은 환자에게 미수금을 대불한 경우 지체 없이 그 대불금 전액을 보건의료인측에 대하여 일정한 기간 내에 상환할 것을 청구해야 한다.

표 20-10 손해배상금 대불제도와 응급의료비용 대불제도 비교

	손해배상금 대불제도	응급의료비용 대불제도
① 목적	• 환자의 안정적인 손해배상금 확보 보장 • 조정절차의 활성화	• 응급의료받을 권리 보장 • 응급의료 거부금지에 대한 보상 → 국가 책임(공공성)
② 청구권자	의료사고로 인한 피해자	의료기관과 구급차 등을 운용하는 자
③ 청구대상	조정중재원	심평원
④ 범위	손해배상금	응급의료비용, 이송처치료
⑤ 원인행위	• 조정, 중재, 합의 판정판결 • 소비자원의 조정 등에 의한 채무	• 응급의료행위에 대한 채무
⑥ 재원부담	보건의료기관개설자	• 요양기관 업무정지에 갈음하는 과징금 • 관련 기관의 출연금 및 기부금 • 정부출연금(도로교통법상 과태료나 범칙금의 20%)
⑦ 구상대상	보건의료인측	• 응급환자 본인 • 부양의무자 • 다른 법령에 의한 진료비부담 의무자
⑧ 외국인	적용	제외(현실적으로 인정)

제21장 리스크관리시스템 구축

리스크관리가 단순히 제도적인 수준에 머무른다면, 운영상 강제력을 통해 수동적인 리스크관리 체제에 머물게 된다. 따라서 리스크에 능동적으로 대처하기 위해서는 리스크관리시스템(RMS: Risk Management System)을 구축하는 것이 중요하다. 특히 병원에서 모든 리스크 상황을 철저히 관리하기 어렵기 때문에 개별 병원 현황에 따라 관리체계를 정비하여 실행하는 것이 가장 중요하고 보다 더 효율적인 관리를 위해 다음 사항을 주의해야 한다.

제1절 구축방향

일반적 의료행위는 그 자체가 리스크를 내포하고 있으며 시술·처치의 효과가 개인의 특성에 따라 다양하게 나타나는 등 사고의 개연성이 높다. 앞에서 살펴본 대로, 선진각국에서도 동일하게 나타나는 현상이며 전술한 바와 같이 대부분의 선진국은 의료리스크를 시스템적으로 해결하고 있다.

반면 아직까지 국내에는 의료사고와 관련된 리스크관리시스템이 미흡하여 사고의 사후처리는 피해가족의 난동과 의료인의 위축진료 등 많은 사회문제를 낳고 있다. 따라서 병원에서는 환자 유형별로 어떤 상황에 놓였을 때 리스크 상황이라고 할 것이며, 관리 목표는 어디까지 할 것인가를 내부 협의를 통해 정의한 뒤, 이에 대한 리스크관리시스템 구축을 시작해야 한다(병원 내부적으로 사용하는 용어의 통일성 필요).

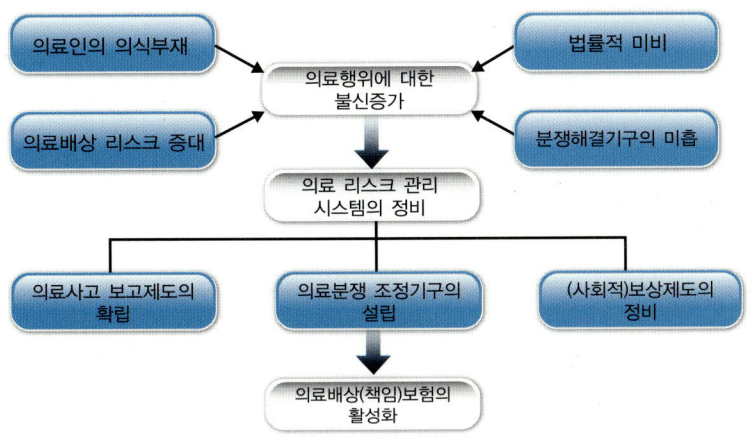

그림 21-1 의료리스크관리시스템의 정비

제2절 의료기기 리스크관리시스템 구축

의료기기 리스크관리의 대상은 체외진단용 의료기기를 포함한 의료기기들 및 그 부속품에 연합된 위험요인들을 식별하고, 위험을 산정하고 그리고 평가하며, 이러한 위험들을 관리하고, 그 관리효과를 감시하는 절차를 규정함으로써 시스템 구축을 도모한다.

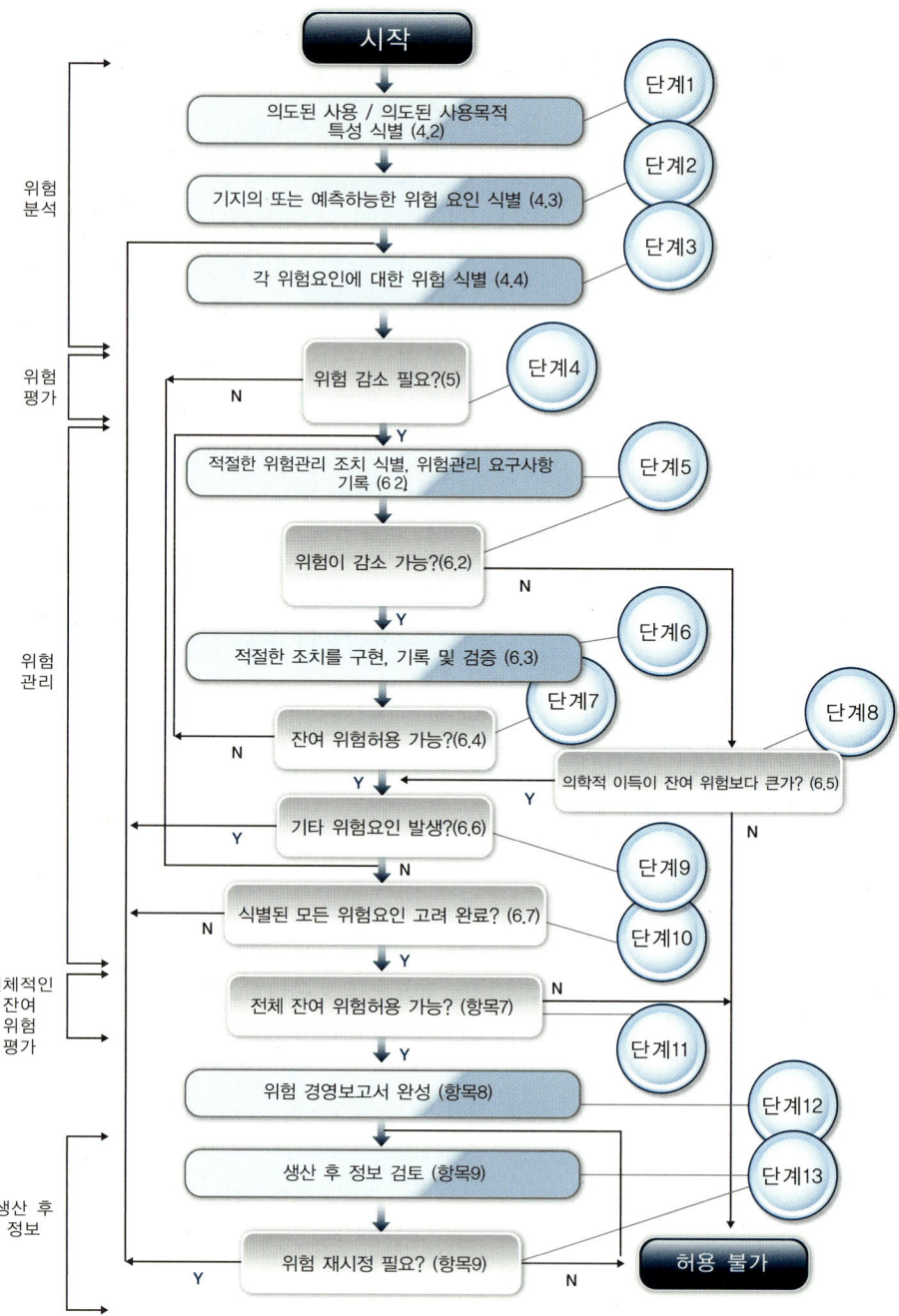

그림 21-2 리스크 분석 모형

| 제3절 | 의료분쟁 커뮤니케이션 리스크관리 구축방안 |

의료분쟁 커뮤니케이션 리스크관리 구축은 모두 여섯단계, 즉 ① 위기준비 단계 ② 쟁점 단계 ③ 설명과 경청 단계 ④ 협상 단계 ⑤ 법적 대응 단계 ⑥ 정리학습' 단계로 나뉘었다. 각 단계가 어떤 과정을 거치는지 구체적으로 살펴보자.

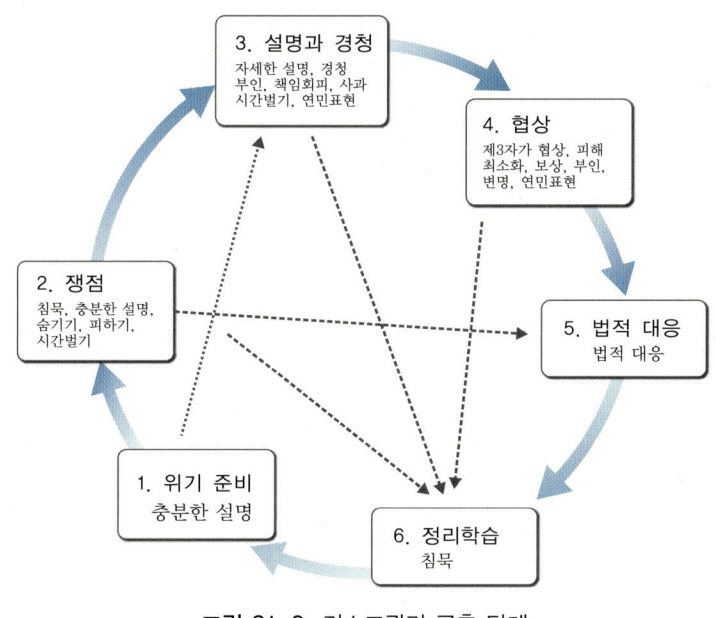

그림 21-3 리스크관리 구축 단계

1 위기준비

쿰스(Coombs, 1999)는 위기 전 단계에 징후탐색, 위기예방, 위기준비가 속하고, 보다와 메키칼라스(Borda & Mackey-Kallis, 2001)는 위기 전 단계에 위기준비, 위기, 위기관리 계획 수립, 위기관리 계획 테스트를 수행한다고 하였다. 그러나 의료분쟁에서 위기 전 단계, 특히 사고발생 전인 위기준비 단계에서는 대개 의료기술적 차원 이외의 위기예방 노력이 거의 없었고, 징후 탐색의 노력, 위기관리 계획에 대한 테스트도 찾아보기 힘들었다. 마라(Marra, 1992)의 모델에서 위기 전 단계 활동으로 제시된 '위험관리 커뮤니케이션 활동이나 위기 커뮤니케이션 계획 설정' 역시 위기준비는 현재 거의 이루어지지 않았다.

이는 원무과, 서무과, 법무실 등에 근무하는 의료분쟁 담당자들이 대개 배상금액이나 법적 대응 등의 관점에서 위기를 바라볼 뿐, 커뮤니케이션 관점의 시각이 부족하기 때문인 듯했다.

2 쟁점단계

의료사고 발생 후 '쟁점단계'의 주된 커뮤니케이션 전략은 커뮤니케이션이 없는 '침묵'이었다. 즉, 의료분쟁의 특성상 감정이 매우 격한 상태의 환자측과 접촉을 꺼리며 감정을 자극하지 않고 해결하기 위해 '침묵' 전략을 사용하기도 했다. 또 위기관련 사실 정보를 충분히 수집할 시간을 벌기 위해 침묵을 활용할 수도 있다(Banks, 2005). 침묵에는 '단순 침묵' 뿐 아니라 '피하기 전략'으로 의사가 접촉을 회피하는 경우도 있고, 의사 대신 담당 직원이 환자측을 만나는 경우도 있었다.

3 설명과 경청 단계

'설명과 경청단계'에는 '경청'과 '설명'이 주요한 수사학 전략이었다. 우선 '경청(듣기, 공감표시)'은 분쟁 초기에 빠지지 않는 중요한 전략 중 하나이며, '경청'은 협상 전략에서 상대편의 이해관계에 대해, 그리고 상호 이익을 얻을 수 있는 기회를 더 많이 알 수 있는 방법으로 제시되었다(Harvard Business Press, 2006).

'경청'은 상대방의 공격에 대한 최선의 반응으로 제시되기도 했는데, 그 이유가 있다고 한다. 첫째, 새로운 정보는 변화의 가능성과 선택권을 넓힐 수 있기 때문이다. 둘째, 변호하지 않고 경청하는 것은 분노를 진정시키는 데 도움이 된다. 셋째, 경청하는 동안에는 양보하지 않아도 되기 때문이다(Schmidt, 2000).

4 협상단계

'협상 단계'에서는 분쟁 담당자가 거의 모든 접촉을 담당하는 '제 3자가 협상' 전략이 적극적으로 사용된다. 도슨(Dawson, 2001)은 '상위권한 기법'이라고 하는 협상 전략을 주장한다.

우선 승인이 가능한 상위권한자가 아닌 담당자가 협상을 하면서 결정을 내려야 하는 부담을 한쪽으로 밀어놓는 것이다. 의료분쟁 담당 직원들은 '우리도 의료적인 부분은 잘 모른다.', '내가 결정할 수 있는 부분은 아니지만 일단 (환자 측의) 말은 (병원 경영진에) 전하겠다.'는 식의 표현을 적극적으로 사용하는 것이 이것이 바로 상위권한 기법의 적용이다.

5 쟁점관리(법적 대응) 단계

합의가 원만하게 진행되지 않고 상황이 악화되는 경우 법적 대응 단계로 들어가기도 한다. 드물게는 '쟁점관리 단계'에서 바로 '법적 대응 단계'로 가는 경우도 있다. 법적 대응은 아니지만 제3자인 중재기관으로 유도하는 경우도 있다. 이는 레위키 등(Lewicki et al., 2006)이 말한 '제3자 개입시키기'로 볼 수 있는데, 이는 협상 당사자들이 스스로 논쟁을 해결하지 못할 때, 협상 성과에 어떤 영향력을 행사할 수 있는 외부의 시민단체나 전문가 집단 등 제3자를 개입시키는 것이다.

6 정리학습 단계

'정리학습 단계'는 기존 연구의 '위기 후 단계'에 해당하는데, 위기 후 단계에 진행할 과정들을 보면 쿰스(Coombs)는 위기평가와 학습, 보다와 메키-칼라스(Borda & Mackey-Kallis)는 '위기관리 캠페인 평가', '조직 차원의 축하와 보상', '상황에 대한 지속적 통제'를 들었다. 이 단계에서는 해당 사건이 연간 몇 건이 발생했는지 보고하고, 병원 대응에 따른 진행과 결과 등 종합적인 통계 정리작업을 진행해야 한다.

제4절 의료정보 리스크 관리시스템 구축

20세기 이후 의료기관은 종이 문서방식을 탈피하여 디지털정보 관리방식으로 이미 많은 기관이 전환되었다.

최근 미국의 경기 부양 법안인 ARRA(American Recovery and Reinvestment Act of 2009)의 일환으로 HITECH(Health Information Technology for Economic and Clinical Health) 법안이 통과되면서 의료 업계에서는 자금을 지원받아 의료정보 관리방식의 현대화가 이루어지고 있다.

DLP는 지정된 ERM 정책을 바탕으로 환자 데이터와 같은 중요한 문서에 암호화 및 다른 여러 ERM 보호 설정을 자동으로 적용할 수 있다. 이러한 ERM 보호 설정에는 환자가 진료를 받기 위해 병원에 처음 방문하거나, 병원에서 의료진이 모바일 디바이스를 사용하여 입원 환자를 진단하는 경우처럼 의료 정보가 처음 수집되는 시점에 복사나 인쇄를 방지하는 것이 포함된다.

ERM 보호는 전문가 상담이나 제휴 병원 추천 등이 이뤄지는 협업 환경에서 공유되는 환자 데이터를 보호하며, DLP는 금지된 디바이스로 데이터를 복제하거나 보호 대상 정보를 허용된 의료 애플리케이션이나 협업 플랫폼과 같은 승인된 환경 외부로 이메일을 통해 전송하는 것을 제한할 수 있다. 결국 환자의 정보는 다음 그림 21-4에서 볼 수 있듯 의료정보 리스크관리시스템 구축에 용이하게 된다.

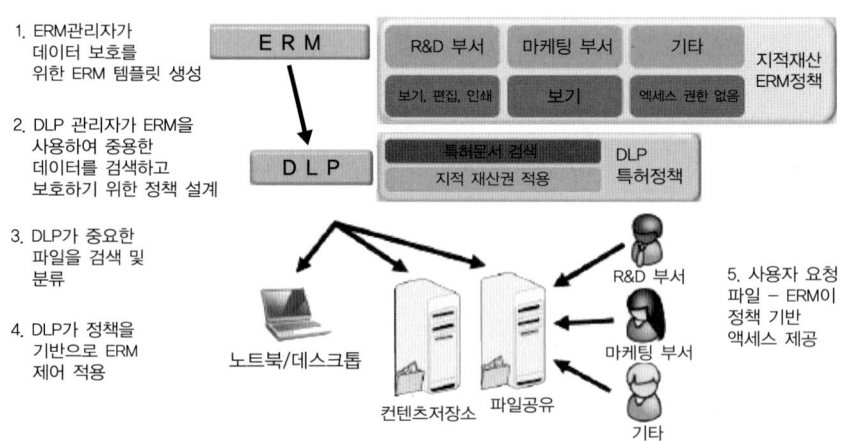

그림 21-4 의료정보리스크관리시스템 구축 과정

제5절 위기대응시스템 보고체계 정비

정책 수립 후 실행하는 것이 가장 관건이다. 아무리 전략을 잘 수립했더라도 문제는 있기 마련이다. 만일 문제 상황이 발생할 경우 어떻게 대처할 것인지, 보고는 어떻게 하고, 어떤 부서에서 어떻게 대처할 것인지 사례별 대책요령에 대한 위기대응시스템(RMS: Risk Management System)의 보고체계 정비가 필요하다.

표 21-1 리스크 레벨별 특성 및 보고체계 관리표 사례

리스크명	관리레벨	주요위협요인	리스트특성			주요영향						보고체계						
			발생가능성	예측가능성	영향기간	인명손실	재무손실	중요자원손상	업무가능중단	장소접근불가	언론영향	야간보안담당	리스크담당	부서팀장	담당주치의	간호부장	행정실장	병원장
야간환자 사망	High	오진, 수술 중 예기치 못한 응급상황	2	N	1M	5	5	4	4	3	5	O	O	O	O	O	O	O
고발성 언론 보도	High	몰래카메라, 결과분석전 언론보도 등 예상치 못한 상황	3	N	1M 이상	1	4	1	1	1	5		O	O	O	O	O	O

표 21-2 리스크 레벨링 시스템

구 분	표 시	내 용	비 고
발생확률	1	희박	주요영향 분야에 따라 인명손실, 재무손실, 중요자원손상, 업무가능 중단, 시스템 사용불가, 사업장 법근불가, 언론영향으로 분류하고, 발생확률을 표기함
	2	가능성 낮음	
	3	중간	
	4	가능성 높음	
	5	매우 높음	
예측가능성	Y	예측가능	조금이라도 예측이 가능한 경우
	N	예측불가	전혀 예상하지 못할 경우
영향기간	1D	1일	리스크 상황이 발생하여 종료될 때까지 우리 회사에 미치는 영향기간을 의미함. 이외 '잠시', '지연'은 별도 표기할 수도 있음
	1W	1주	
	1M	1개월	
	1M 이상	1개월 이상	
위기등급 (보고단계)	H	위기	위기 단계별 어느 선까지 보고해야 하는지를 표기
	M	비상	
	L	견고	

먼저 위기상황별 특성을 조사하여 관리 레벨을 정한다. 예를 들어 High, middle, low로 구분하여 High 레벨은 병원 내 최우선 관리요인으로 병원장 직속 보고를 원칙으로 하고, middle 및 low 레벨은 각 부서 내 조치가 가능한 사안으로 구분한다.

제6절 　 위기대응 시스템의 유기적 협조체제 구축

리스크 관리 범위 및 보고체계를 구축하였다면 의사, 케어부서, 진료부서, 행정보조부서 등 병원 임직원이 위기관리시스템의 목표를 모두 숙지 및 공유하고, 위기상황별 대응시스템이 어떠한 상황에서도 정상적으로 작동할 수 있도록 유기적인 협조시스템을 구축해야 한다.

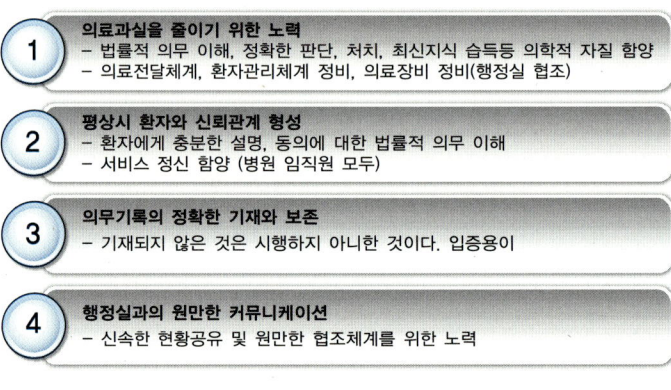

그림 21-5　의료분쟁 예방을 위한 의료진의 노력

의료분쟁 예방을 위해서는 1차적으로 의료진의 의료과실 감소 노력이 필요하며, 의사와 환자 간의 신뢰관계 형성이 기반되어야 한다. 또한 의무기록의 정확한 기재와 보관이 필요하며 행정실과의 원만한 커뮤니케이션도 요구된다. 이 때에 행정부서에서는 위험관리시스템 확립과 의료이해에 대한 교육 및 훈련이 이루어져야 하고 환자관리를 한다. 의료진의 역할과 행정부서의 역할에서의 상호 커뮤니케이션이 원활히 이루어질 때 환자의 의료분쟁 예방에 도움이 되며 의료분쟁 발생 시에도 원만한 대응이 가능하다.

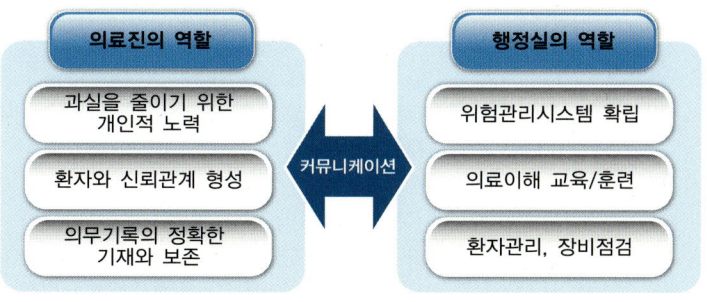

그림 21-6 의료분쟁 예방을 위한 협조체제 구축

제7절   외국인환자에 위기대응시스템 적용

① 국내환자에 비해 외국인환자는 입국절차부터 진료 후 사후관리까지 세심한 점검 및 관리가 필요(환자의 국적별 관리가 필요한 사항 사전 체크 필요)

② 외국인환자와의 의료분쟁 발생 시 국가 간 신뢰문제와 직결되므로 진료 시 발생할 수 있는 분쟁요소를 사전에 예방할 수 있는 방안 필요

③ 글로벌 시대 국제병원으로서 경쟁력 확보를 위한 필수 관리사항으로서 사전 예방 및 사후대책 리스크관리(매뉴얼)를 통해 국내 신뢰도 및 국가 경쟁력을 함께 확보해야 함

외국인환자 리스크 예방 체크리스트

리스크관리 기본시스템은 국내외 모든 환자에 적용이 가능하므로 외국인 환자에게도 기본적 내용을 적용한다. 다만 외국인환자의 경우 입국부터 각종 예기치 못한 위험적 상황에 노출되어 있는 만큼 진행사항에 따라 체크 사항을 마련한 후 이를 철저히 준수하는 것이 필요하다.

표 21-3 리스크 예방 체크리스트

진행일정	예상위협요인	RISK 예방을 위한 체크 사항
1. 최초 상담	에이전시와 분쟁	에이전시를 통해 환자 진료를 요청받게 되는 경우 환자 국적에 따라 사전 체크 사항을 확인한다. 사전 체크 사항 ① 환자의 국적, 성별, 나이, 병력, 재정상황 등 체크 ② 입국 비자 필요시 비자유형은 확인하였는가 ③ 현재 진료현황 자료는 확인하였는가(환자 국적 병원의 진단서) ④ 환자 진료 설계 범위는 확정하였는가(진료 요청 기간, 진료 범위, 지병 여부에 따른 추가 진료사항, 진료기간 재조정 등) ⑤ 환자가 가입한 보험의 범위는 확인하였는가(안전사고 발생시 책임범위 확인) ⑥ 입국에 필요한 준비사항은 충분히 설명하였는가 ⑦ 병원이용승인서(첨부) 항목을 미리 설명하고, 상호 요청사항을 반영하였는가 ⑧ 예상치 못한 추가 병력 발견시 진료기간 연장 및 상호 조정사항에 대해 확인하였는가 ⑨ 만일 사고 발생시 상호 책임범위 및 분쟁해결 방안에 대해 협의하여 계약서에 반영하였는가
	통역오류로 인한 환자 연결 안 됨	환자가 직접 병원으로 전화 연락이 온 경우 ① 환자 국적별 통역 가능한 코디네이터가 있는가 ② 코디네이터의 통역내용은 상담일지에 작성하였는가 ③ (여러 차례 전화를 하게 되므로) 환자에게 코디 연락처를 정확하게 전달하였는가 ④ 상호 연락처가 변경되었을 경우 올바르게 수정 후 변경사항을 교류하였는가 ⑤ 환자 상담시 안내 매뉴얼은 구비되어 있는가(영어, 일어, 중국어 등 3개 언어 정비 필요)
2. 상담내용 분석 및 비용산출	상담내용 분석 오류	① 상담내용에 대해 해당 진료과장, 원무, 보험심사 등 관련부서와 함께 논의 후 분석하여 진료 프로세스를 설계하였는가 ② 알레르기 유무, 식사 주의사항 등 환자 특이사항을 올바르게 체크하였는가 ③ 과거 병력은 상세히 체크하였는가 ④ 현재 복용 중인 약물은 체크하였는가
	비용 산출 오류	① 세부 진료 내용별 검사항목, 투약 여부(양약/한약), 옵션 사항 등 환자의 요청사항을 올바르게 반영하여 전체 치료비용을 산출하였는가 ② 예상 진료비용을 에이전시 및 환자에게 미리 설명하였는가(환자 개인부담이 될 경우 준비가 필요)

(계속)

진행일정	예상위협요인	RISK 예방을 위한 체크사항
2. 상담내용 분석 및 비용산출	체류기간 및 비자 기간 체크 오류	③ 비자가 필요한 국적을 가진 환자의 경우 비자 발급 및 기간은 체크하였는가 ④ 만료 7일 전일 경우 담당의사 소견서 및 체류연장 신고서는 제출하였는가 ⑤ 체류 자격에 따라 조치계획을 수립하였는가
3. 예약	진료설계 오류	• 진료설계(진료 범위, 절차, 기간, 비용산정 포함) 완료 후 예약확인서를 발급하였는가
	대사관과의 분쟁	① 입국비자를 위해 대사관에서 요청한 사전 필요서류를 확인하였는가 ② 대사관 요청서류를 충족하여 제출하였는가
4. 입국	진료 불가	체류기간 만료 등 대사관과 사전 체크 미비로 인해 진료가 불가한 경우 발생 • 대사관 담당자와 다음 사항을 체크하였는가 ① 필요서류: 현지 의사 진단서, 병원 예약 확인서, 지불능력 확인서(재직증명서, 은행 잔고확인서, 재산증명원) ② 입국비자 종류 ③ 치료연장이 필요한 경우 주치의 소견서 ④ 만료 7일 전인 경우 담당의사 소견서와 체류신고서
5. 교통편의 제공	안전사고 불생	① 환자 입국, 출국 시 교통편의 제공이 옵션 사항인가 ② 공항 픽업은 누가 할 것인가(업체 위탁 여부 결정) ③ 업체 위탁할 경우 계약체결은 적정한가 ④ 안전사고 예방을 위한 주의사항은 충분히 설명하고 계약체결시 반영하였는가 ⑤ 사고보험의 외국인 보장 여부는 확인하였는가 ⑥ 만일 사고 발생시 보고체계 및 대응조치는 수립되어 있는가
6. 도착 및 접수	진행오류에 따른 만족도 하락	① 환자 국적에 맞는 코디네이터가 배정되었는가 ② 예약된 진료설계에 따라 진행되었는가 ③ 만일 예약된 담당 주치의가 진료할 수 없는 상황이 발생한 경우 조치 계획은 수립되어 있는가 ④ 변경상항에 대해 환자에게 충분히 설명하고 동의를 얻었는가 ⑤ 변동사항은 코디네이터 상담일지 및 진료 차트에 기록되었는가

(계속)

진행일정	예상위협요인	RISK 예방을 위한 체크사항
7. 진료, 입원, 검사	통역오류에 따른 진료오류	① 환자 진료상황에 맞는 주치의가 배정되었는가 ② 진료행위 설명시 코디네이터가 항상 배정되었으며 올바르게 통역되었는가 ③ 진료 전 환자 과거 병력에 대한 모든 사항이 문진되었는가 ④ 검사, 시술, 수술 및 투약 전 중, 후에 주의사항이 환자에게 충분히 설명되었으며, 환자가 이해하고 있는가 ⑤ 검사, 시술 및 수술 동의서를 모두 받았는가 ⑥ 환자에게 모든 치료 계획에 대해 설명하였으며, 환자가 이를 올바르게 이해하고 있는가 ⑦ 진료 과정상 예상 위험요인에 대해 환자가 올바르게 이해할 수 있도록 통역되었는가 ⑧ 입원 서약서는 올바르게 통역 후 서명받았는가 ⑨ 병원 생활 안내 및 주의사항에 대해 충분한 설명을 하였으며, 환자가 이를 올바르게 이해하고 있는가
	비용 정산 오류	• 진료 중간정산이 필요한 경우 미리 체크하였는가(3~4일 간격으로 중간 진료비를 공지하고, 7일 간격으로 중간 수납을 하면 효율적임)
8. 퇴원 및 사후관리	퇴원서류 발급 지연	① 환자 국적별 퇴원시 필요서류를 미리 체크하였는가(진단서, 영수증 공통) ② 해당 필요서류는 환자 국적에 필요한 언어로 번역되었는가 ③ 진단서 발급시 필요한 기간 및 비용은 환자에게 사전 올바르게 공지하고 발급되었는가 ④ 한방약의 경우 미리 조제하여 환자 귀국시 동행할 수 있는 조치를 하였는가
	주의사항 통역오류	① 수술 환자의 경우 귀국 후 음식물 섭취, 운동량 등 주의사항은 올바르게 전달하였는가(통역시 녹음 해두면 사후 분쟁시 증명 용이) ② 특히 복용약의 주의사항은 올바르게 전달하였는가 ③ 최초 진료설계와 달리 추가 시술/수술을 한 경우 변동된 진료내용이 담긴 서류(진단서)를 올바르게 전달하였는가 ④ 에이전시와 보험사에 변동사항을 올바르게 전달하고 요청하는 서류를 원활히 제출하였는가

(계속)

제22장 의료 관련법규

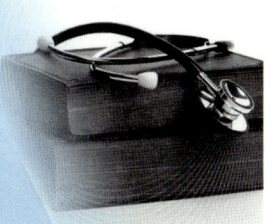

제1절 외국인환자 유치관련 법규

*전체 의료법 중 외국인환자와 관련된 사항을 발췌·정리한 내용임.

1 의료법

제27조(무면허 의료행위 등 금지) ① 의료인이 아니면 누구든지 의료행위를 할 수 없으며 의료인도 면허된 것 이외의 의료행위를 할 수 없다. 다만, 다음 각 호의 어느 하나에 해당하는 자는 보건복지부령으로 정하는 범위에서 의료행위를 할 수 있다. 〈개정 2008.2.29, 2009.1.30〉 〈시행일 2009.1.30〉

 1. 외국의 의료인 면허를 가진 자로서 일정 기간 국내에 체류하는 자
 2. 의과대학, 치과대학, 한의과대학, 의학전문대학원, 치의학전문대학원, 한의학전문대학원, 종합병원 또는 외국 의료원조기관의 의료봉사 또는 연구 및 시범사업을 위하여 의료행위를 하는 자
 3. 의학·치과의학·한방의학 또는 간호학을 전공하는 학교의 학생

② 의료인이 아니면 의사·치과의사·한의사·조산사 또는 간호사 명칭이나 이와 비슷한 명칭을 사용하지 못한다.

③ 누구든지 「국민건강보험법」이나 「의료급여법」에 따른 본인부담금을 면제하거나 할인하는 행위, 금품 등을 제공하거나 불특정 다수인에게 교통편의를 제공하는 행위 등 영리를 목적으로 환자를 의료기관이나 의료인에게 소개·알선·유인하는 행위 및 이를 사주하는 행위를 하여서는 아니된다. 다만, 다음 각 호의 어느 하나에 해당하는 행위는 할 수 있다. 〈개정 2011.12.31〉

1. 환자의 경제적 사정 등을 이유로 개별적으로 관할 시장·군수·구청장의 사전승인을 받아 환자를 유치하는 행위
2. 「국민건강보험법」 제109조에 따른 가입자나 피부양자가 아닌 외국인(보건복지부령으로 정하는 바에 따라 국내에 거주하는 외국인은 제외한다) 환자를 유치하기 위한 행위

④ 제3항제2호에도 불구하고 「보험업법」 제2조에 따른 보험회사, 상호회사, 보험설계사, 보험대리점 또는 보험중개사는 외국인환자를 유치하기 위한 행위를 하여서는 아니 된다. 〈신설 2009.1.30〉

제27조의2(외국인환자 유치에 대한 등록 등) ① 제27조제3항제2호에 따라 외국인환자를 유치하고자 하는 의료기관은 보건복지부령으로 정하는 요건을 갖추어 보건복지부장관에게 등록하여야 한다.

② 제1항의 의료기관을 제외하고 제27조제3항제2호에 따른 외국인환자를 유치하고자 하는 자는 다음 각 호의 요건을 갖추어 보건복지부장관에게 등록하여야 한다.

1. 보건복지부령으로 정하는 보증보험에 가입하였을 것
2. 보건복지부령으로 정하는 규모 이상의 자본금을 보유할 것
3. 그 밖에 외국인환자 유치를 위하여 보건복지부령으로 정하는 사항

③ 제1항에 따라 등록한 의료기관 및 제2항에 따라 등록한 자(이하 "외국인환자 유치업자"라 한다)는 보건복지부령으로 정하는 바에 따라 매년 3월 말까지 전년도 사업실적을 보건복지부장관에게 보고하여야 한다.

④ 보건복지부장관은 의료기관 또는 외국인환자 유치업자가 다음 각 호의 어느 하나에 해당하는 경우 등록을 취소할 수 있다.

1. 제1항 또는 제2항에 따른 등록요건을 갖추지 아니한 경우
2. 제27조제3항제2호 외의 자를 유치하는 행위를 한 경우
3. 제63조에 따른 시정명령을 이행하지 아니한 경우

⑤ 제1항에 따른 의료기관 중 상급종합병원은 보건복지부령으로 정하는 병상 수를 초과하여 외국인환자를 유치하여서는 아니 된다.

⑥ 제1항 및 제2항에 따른 등록절차에 관하여 필요한 사항은 보건복지부령으로 정한다.

제56조(의료광고의 금지 등) ① 의료법인·의료기관 또는 의료인이 아닌 자는 의료에 관한 광고를 하지 못한다.

② 의료법인·의료기관 또는 의료인은 다음 각 호의 어느 하나에 해당하는 의료광고를 하지 못한다. 〈개정 2009.1.30〉

1. 제53조에 따른 평가를 받지 아니한 신의료기술에 관한 광고
2. 치료효과를 보장하는 등 소비자를 현혹할 우려가 있는 내용의 광고
3. 다른 의료기관·의료인의 기능 또는 진료 방법과 비교하는 내용의 광고
4. 다른 의료법인·의료기관 또는 의료인을 비방하는 내용의 광고
5. 수술 장면 등 직접적인 시술행위를 노출하는 내용의 광고
6. 의료인의 기능, 진료 방법과 관련하여 심각한 부작용 등 중요한 정보를 누락하는 광고
7. 객관적으로 인정되지 아니하거나 근거가 없는 내용을 포함하는 광고
8. 신문, 방송, 잡지 등을 이용하여 기사(記事) 또는 전문가의 의견 형태로 표현되는 광고
9. 제57조에 따른 심의를 받지 아니하거나 심의받은 내용과 다른 내용의 광고
10. 제27조제3항에 따라 외국인환자를 유치하기 위한 국내광고
11. 그 밖에 의료광고의 내용이 국민건강에 중대한 위해를 발생하게 하거나 발생하게 할 우려가 있는 것으로서 대통령령으로 정하는 내용의 광고

③ 의료법인·의료기관 또는 의료인은 거짓이나 과장된 내용의 의료광고를 하지 못한다.

④ 의료광고는 다음 각 호의 방법으로는 하지 못한다.

1. 「방송법」 제2조제1호의 방송
2. 그 밖에 국민의 보건과 건전한 의료경쟁의 질서를 유지하기 위하여 제한할 필요가 있는 경우로서 대통령령으로 정하는 방법

⑤ 제1항이나 제2항에 따라 금지되는 의료광고의 구체적인 기준 등 의료광고에 관하여 필요한 사항은 대통령령으로 정한다. [시행일 : 2009.5.1]

2 의료법 시행령

제42조(업무의 위탁) ① 〈2012. 4. 27 삭제〉

② 법 제86조제2항에 따라 보건복지부장관은 다음 각 호의 업무를 「한국보건산업진흥원법」에 따른 한국보건산업진흥원에 위탁한다.

1. 법 제27조의2제1항 및 제2항에 따른 등록 업무(등록 요건 검토는 포함하되, 등록 여부 결정 및 등록증 발행·재발행은 제외한다)
　　2. 법 제27조의2제3항에 따른 사업실적 보고 업무
③ 제2항에 따라 업무를 위탁받은 한국보건산업진흥원은 위탁받은 업무의 처리 내용을 보건복지부령으로 정하는 바에 따라 보건복지부장관에게 보고하여야 한다.〈개정 2012. 4. 27〉

3 의료법 시행규칙

제19조의2(유치행위를 할 수 없는 국내 거주 외국인의 범위) 법 제27조제3항제2호에 따라 외국인환자를 유치할 수 있는 대상에서 제외되는 국내에 거주하는 외국인은 「국민건강보험법」 제93조에 따른 가입자나 피부양자가 아닌 국내에 거주하는 외국인으로서 다음 각 호의 어느 하나에 해당하는 외국인을 말한다.
　　1. 「출입국관리법」 제31조에 따라 외국인등록을 한 사람(동 법 시행령 제12조 및 별표 1에 따른 기타[G-1]의 체류자격을 가진 사람은 제외한다)
　　2. 「재외동포의 출입국과 법적지위에 관한 법률」 제6조에 따라 국내거소신고를 한 외국국적동포

제19조의3(외국인환자 유치 의료기관의 등록요건) 외국인환자를 유치하려는 의료기관은 법 제27조의2제1항에 따라 외국인환자를 유치하려는 진료과목별로 법 제77조에 따른 전문의 1명 이상을 두어야 한다. 다만, 진료과목이 「전문의의 수련 및 자격 인정 등에 관한 규정」 제3조에 따른 전문과목이 아닌 경우에는 그러하지 아니하다.

제19조의4(외국인환자 유치업자의 등록요건) ① 법 제27조의2제2항제1호에서 "보건복지부령으로 정하는 보증보험에 가입하였을 것"이란 다음 각 호를 모두 충족하는 보증보험에 가입한 경우를 말한다. 다만, 그 보증보험에 가입한 후 외국인환자에게 입힌 손해를 배상하여 보험계약이 해지된 경우에는 1개월 이내에 다시 가입하여야 한다.
　　1. 외국인환자를 유치하는 과정에서 고의 또는 과실로 외국인환자에게 입힌 손해에 대한 배상책임을 보장하는 보증보험일 것
　　2. 해당 보험회사가 「보험업법」 제4조제1항제2호라목의 보증보험에 대하여 금융위원회의 허가를 받은 보험회사일 것

3. 보험금액이 1억원 이상이고, 보험기간을 1년 이상으로 하는 보증보험일 것

② 법 제27조의2제2항제2호에서 "보건복지부령으로 정하는 규모"란 1억 원을 말한다.(다만, 「관광진흥법」 제4조 및 같은 법 시행령 제2조 제1항 제1호 가목에 따라 일반여행업 등록을 한 경우에는 ○원)〈개정 2012. 4. 27〉

③ 법 제27조의2제2항제3호에서 "보건복지부령으로 정하는 사항"이란 국내에 설치한 사무소를 말한다.

제19조의5(상급종합병원의 외국인환자 유치 제한) 법 제27조의2제5항에서 "보건복지부령으로 정하는 병상수"란 법 제3조의4에 따라 지정된 상급종합병원(2010년 1월 31일 전에는 「국민건강보험법」 제40조제2항에 따라 종합전문요양기관으로 인정된 의료기관을 말한다)의 병상수의 100분의 5를 말한다.

제19조의6(외국인환자 유치를 위한 등록절차) ① 외국인환자를 유치하려는 의료기관은 법 제27조의2제6항 및 영 제42조제2항제1호에 따라 별지 제9호의2서식의 등록신청서(전자문서로 된 등록신청서를 포함한다)에 다음 각 호의 서류를 첨부하여 「한국보건산업진흥원법」에 따른 한국보건산업진흥원(이하 "한국보건산업진흥원"이라 한다)에 제출하여야 한다.

1. 별지 제15호서식의 의료기관 개설신고증명서 사본 또는 별지 제17호서식의 의료기관 개설허가증 사본
2. 사업계획서
3. 제19조의3에 따른 진료과목별 전문의의 명단 및 자격증 사본

② 제1항에 따른 의료기관 외에 외국인환자를 유치하려는 자는 법 제27조의2제6항 및 영 제42조제2항제1호에 따라 별지 제9호의3서식의 등록신청서(전자문서로 된 등록신청서를 포함한다)에 다음 각 호의 서류를 첨부하여 한국보건산업진흥원에 제출하여야 한다.

1. 정관(법인인 경우만 해당한다)
2. 사업계획서
3. 제19조의4제1항에 따른 보증보험에 가입하였음을 증명하는 서류
4. 동조 제2항에 따른 규모 이상의 자본금을 보유하였음을 증명하는 서류
5. 동조 제3항에 따른 사무실에 대한 소유권이나 사용권이 있음을 증명하는 서류

③ 한국보건산업진흥원은 제1항 또는 제2항에 따른 신청 내용이 법 제27조의2제1항 또는 제2항에 따른 등록요건에 적합한지 여부를 검토하여 그 검토 내용을 보건복지부장관에게 알려야 한다.

④ 보건복지부장관은 제3항에 따른 검토 내용을 확인한 결과 법 제27조의2제1항 또는 제2항에 따른 등록요건에 적합한 경우 제1항의 신청인에게는 별지 제9호의4서식에 따른 외국인환자 유치 의료기관 등록증을, 제2항의 신청인에게는 별지 제9호의5서식에 따른 외국인환자 유치업자 등록증을 각각 발행하여야 한다.

⑤ 한국보건산업진흥원은 제4항에 따라 발행된 등록증을 제1항 및 제2항에 따른 신청인에게 내주어야 한다.

제19조의7(외국인환자 유치 관련 등록증의 재발급) ① 법 제27조의2제1항 및 제2항에 따라 등록한 의료기관 및 외국인환자 유치업자는 제19조의6에 따라 발급받은 등록증을 잃어버렸거나 헐어서 못쓰게 된 경우에는 별지 제9호의6서식에 따른 신청서에 각 등록증(헐어서 못쓰게 된 경우만 해당한다)을 첨부하여 한국보건산업진흥원에 제출하여야 한다.

② 한국보건산업진흥원은 제1항에 따른 신청 내용을 보건복지부장관에게 알려야 한다.

제19조의8(외국인환자 유치 관련 등록 업무 처리 보고) 한국보건산업진흥원은 영 제42조제3항에 따라 제19조의6 및 제19조의7에 따른 등록 업무의 처리 내용을 매분기별로 보건복지부장관에게 보고하여야 한다.

제19조의9(외국인환자 유치 사업실적 보고) ① 법 제27조의2제1항 및 제2항에 따라 등록한 의료기관 및 외국인환자 유치업자는 법 제27조의2제3항 및 영 제42조제2항제2호에 따라 전년도 사업실적(외국인환자의 성명은 제외한다)을 다음 각호의 구분에 따라 매년 3월 31일까지 한국보건산업진흥원에 보고하여야 한다.

1. 의료기관의 경우 다음 각 목에 관한 사항
   가. 외국인환자의 국적, 성별 및 출생년도
   나. 외국인환자의 진료과목, 입원기간, 주상병명 및 외래 방문일수
2. 외국인환자 유치업자의 경우 다음 각 목에 관한 사항
   가. 외국인환자의 국적, 성별 및 출생년도
   나. 외국인환자의 방문 의료기관, 진료과목, 입원기간 및 외래 방문일수
   다. 외국인환자의 입국일 및 출국일

② 한국보건산업진흥원은 영 제42조제3항에 따라 제1항에 따른 보고 내용과 결과를 매년 4월 30일까지 보건복지부장관에게 보고하여야 한다.

제2절 외국인환자 관련 의료법 적용사례

1 유치 및 실적보고 대상이 되는 외국인의 범위

근거 : 의료법 시행규칙 제19조의 2

주한 미군이나 그 가족은 출입국관리법 상 외국인등록을 하지 않기 때문에 외국인환자 유치대상에 해당한다. 따라서 미군 가족 환자의 경우 유치대상인 외국인에 해당하므로 실적보고에 포함시켜야 한다.

표 22-1 유치 및 실적보고 대상이 되는 외국인의 범위

1단계 (건강보험)	2단계 (국적)	3단계 (거주지)	4단계 (외국인등록·국내거소신고)	외국인 환자유치 대상 여부
건강보험 미가입	• 외국인 • 외국국적 동포 (시민권자)	국내	외국인등록이나 국내거소신고 (시민권자)를 하지 않은 경우	○
			외국인등록이나 국내거소신고 (시민권자)를 한 경우	×
		국외		○
	• 재외국인 (영주권자)			○
건강보험 가입자 또는 피부양자				×

2 외국인환자 유치 병상수 제한

근거 : 의료법 시행규칙 제19조의 5

① 외국인환자 비율의 제한의 기준이 되는 것은 '병상수' 이고, 그 제한의 대상은 '상급종합병원'에 한정된다.
② 의료법은 외국인환자 유치등록 의료기관 중 상급종합병원은 보건복지부령으로 정하는 병상수를 초과하여 외국인환자를 유치할 수 없도록 규정하고 있다.
③ 의료법 시행규칙에 따르면 상급종합병원은 병상 수의 100분의 5를 초과하여 외국인환자를 유치할 수 없다.

④ 근무처가 상급종합병원에 해당하지 않는다면 외국인환자를 유치함에 있어 법적인 비율 제한은 고려할 필요가 없다.

3 등록 유치기관의 실적보고 의무
근거 : 의료법 시행규칙 제 19조의 9

① 외국인환자 유치등록 의료기관은 실제로 외국인환자를 유치한 실적이 전혀 없는 경우에도 실적보고를 해야 한다. 실적이 없다는 사실을 정해진 절차에 따라 한국보건산업진흥원에 보고하는 것이다.
② 현행법상으로는 외국인환자 유치등록 의료기관에 대해 유치실적이 없다는 이유로 등록을 취소하거나 제재를 가하는 규정은 없다.
③ 등록 의료기관이 실적보고 의무를 이행하지 않으면 보건복지부장관은 해당 의료기관에 대해 시정명령을 내릴 수 있고, 의료기관이 그 시정명령에 따르지 않을 경우에는 등록을 취소할 수 있다.

유치업자 및 의료기관의 실적 보고는 보건산업진흥원 홈페이지 내에 실적보고 시스템 사용을 위한 컴퓨터 환경 설정을 한 뒤 고유 ID로 로그인하여 외국인환자 정보시스템에 환자정보를 직접 기입하여 입력할 수 있고 다량의 환자군의 경우에는 엑셀 양식을 다운로드 후 기입하는 방식 중 선택하여 보고하며 무실적 보고 방법도 있다. 시스템의 이용은 상시 가능하며 수정 및 삭제도 가능하다. 최종 보고 기간에 보고를 완료하도록 한다.

4 등록변경, 등록증 재발급 등
근거 : 의료법 시행규칙 제 19조의 7

외국인환자 유치업자(의료법 제27조의2 제2항에 따른 등록을 마친 자)의 경우 보통 업체의 상호, 소재지, 대표자(법인의 경우), 보증보험에 관한 사항 가운데 달라진 점이 있을 때 변경등록을 하게 된다.

① 변경등록을 하고자 할 때에는 변경신청서, 등록증원본에 업자등록증, 등기부등본, 대표자신분증 사본 등의 증빙서류를 첨부하여 한국보건산업진흥원에 제출해야 한다.

- 변경신청서 양식은 한국보건산업진흥원 홈페이지에서 다운받을 수 있고, 신청 절차에 관한 상세한 사항은 국제의료사업단 국제의료정책팀(02-2194-7333)으로 문의한다.

② 등록증을 분실하였거나 등록증이 헐어서 못쓰게 되어 재발급을 받고자 할 때는 등록증 재발급 신청서를 작성하여 한국보건산업진흥원에 제출해야 한다.
- 등록증이 헐어서 못쓰게 된 경우 기발급된 등록증은 반납해야 한다.

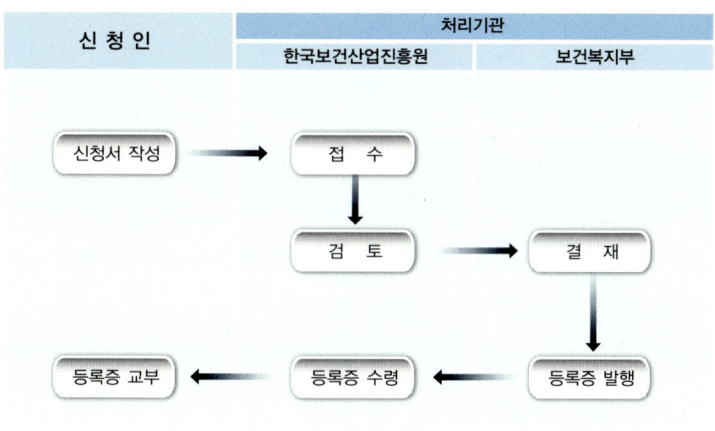

그림 22-1 외국인환자 유치업체 등록절차

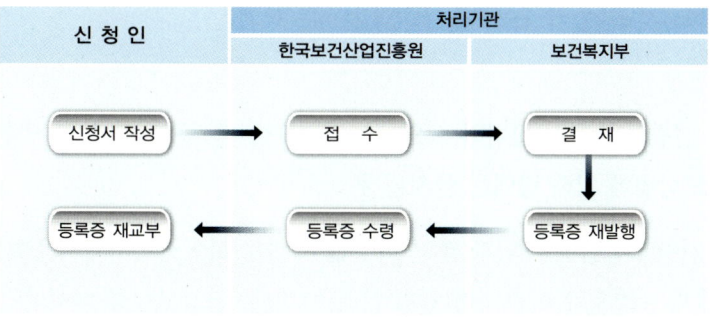

그림 22-2 외국인환자 유치 의료기관의 재발급신청 양식

5 외국인환자를 유치하기 위한 국내광고 해당 여부

근거 : 의료법 제56조

① 의료법은 '광고'의 개념을 직접적으로 정의하고 있지는 않으나, '표시·광고의 적정화에 관한 법률' 등 관련 법령에 비추어 보면 전단이나 전광판도 광고의 수단이 될 수 있다. 또한 광고에 해당하기 위하여는 일정한 사실을 널리 알리는 것으로 족하므로 객관적인 사실을 가공이나 가감없이 그대로 인용하는 행위도(설사 그것이 공적으로 발표된 내용이라 하더라도) '광고'에 속하는 것으로 보아야 한다.

② 둘째, 의료법 제56조제2항 제10호는 '제27조제3항에 따라 외국인환자를 유치하기 위한 국내광고'를 금지하고 있다.

③ 디렉토리 북은 처음부터 해외환자 유치 활성화사업의 일부로서 기획·작성되었고, 그와 같은 취지를 그 제목('2009 해외환자 유치를 위한 우수의료기술 디렉토리 북')에서도 알 수 있다.

④ 그렇다면 위 디렉토리 북은 병원 측에는 의료법 제27조제3항에 따른 외국인환자 유치를 위한 수단이 된다고 볼 수 있다.

⑤ 결론적으로, 해당 병원이 위 디렉토리북에 우수의료기술 보유기관으로 기재된 사실을 전광판, 전단 등에 기재하여 알렸다면 이는 의료법 제56조 제2항 제10호에 위반한 행위로 '위법한 광고'에 해당할 여지가 크다.

6 건강보험증 부정사용 문제

근거 : 국민건강보험법 제12조 제4항

타인의 건강보험증을 빌려서 요양급여(건강보험을 통한 진료)를 받는 행위는 국민건강보험법에 의해 명백히 금지된다.

① 국민건강보험법상 가입자 본인 여부를 제대로 확인하지 못한 의료기관에 대한 제재는 별도로 마련되어 있지 않은 반면에, 건강보험증 대여 등 부정사용을 통하여 보험급여를 받은 사람은 과태료의 제재를 받을 수 있다.

② 타인의 건강보험법을 빌려서 보험급여를 받는 경우 그 보험급여에 상당하는 금액 이하의 과태료에 처해질 수 있고, 건강보험증을 대여한 사람 역시 마찬가지의 제재를 받을 수 있다. 그러므로 타인의 건강보험증을 빌려 쓰는 행위는 절대 삼가야 한다.

7 외국인환자 사망 시 대응
근거 : 의료법 제 17조

외국인이 병원에서 사망한 경우 대체로 아래의 몇 단계에 따라 행정적 수속 및 시신처리를 하게 된다.

① 본국의 유족에게 연락하여 유족이 입국하게 하거나, 만약 입국할 수 없는 경우에는 팩스 등을 통하여 유족위임장을 받음
② 사망진단서 발급
③ 외교통상부에서 사망진단서에 확인을 받은 후 본국대사관으로부터 사망확인서를 발급받음(송환하는 경우 본국송환에 관한 확인서 발급)
④ 시신 처리

※ 사망자 유가족을 초청하기 위해 유가족에게 보낼 서류: 본국대사관에서 받은 사망확인서 1부를 해당국 유족에게 우편으로 보내 비자를 발급받을 수 있도록 함

- 시신 처리에 관한 자세한 사항은 본국 대사관에 문의하거나 한국보건산업진흥원 국제의료정보실(15777-129)과 상의함.
- 시신 등의 본국송환에 관한 세부사항은 사망자의 본국 대사관과 우리나라 세관에 문의하시면 안내받을 수 있다. 기본적인 절차는 아래와 같다.

간이통관절차 적용
- 유해 및 유골은 간이통관절차에 의해 운송
- 따라서 유해·유골, 시신을 국외로 운송할 경우 송품장, 간이통관목록 또는 우편물 목록을 세관에 제출

※ '송품장'이란 보내는 짐의 내용을 적은 문서를 말하며, 송장(送狀)이라고도 함.
※ 세관에 서류를 제출할 경우에는 통상 세관에 직접 방문하지 않고, 세관에서 파견된 직원이 상주하고 있는 화물터미널(세관창고)에 제출함.

유형별 송환 절차
- 유해(시신)를 송환하는 경우

※ 유족이 있는 경우에는 직접, 유족이 없는 경우에는 유족위임장을 받은 사람이 병원에서 시신을 방부처리함.
※ 사체인도서 또는 시체검안서, 방부처리확인서, 대사관확인서를 구비한 후 항공사로부터 항공화물운송장을 발급받음.
※ 시신을 입관한 후 항공사에 인도함.

- 화장 후 유골을 송환하는 경우

※ 화장을 한 유골을 항공·화물회사(대한항공, 한국공항, 아시아나, DHL 등)에 특수 화물로 운송함.

[별지 제9호의4서식] <개정 2010.3.19> (앞쪽)

	외국인환자 유치 의료기관 등록신청서		처리기간
			20 일
신청인	대표자 성명		생년월일 (외국인등록번호)	
	상 호		전 화 번 호	
	소 재 지			

「의료법」 제27조의2제1항, 같은 법 시행령 제42조제2항제1호 및 같은 법 시행규칙 제19조의6제1항에 따라 외국인환자 유치 의료기관 등록을 신청합니다.

                       년   월   일

                           신청인   (인)

한국보건산업진흥원 귀하

※ 구비서류
1. 별지 제15호서식의 의료기관 개설신고증명서 사본 또는 별지 제17호서식의 의료기관 개설허가증 사본 1부
2. 사업계획서 1부
3. 「의료법 시행규칙」 제19조의3에 따른 전문과목별 전문의의 명단 및 자격증 사본 각 1부

210㎜×297㎜[일반용지 60g/㎡ (재활용품)]

(뒤쪽)

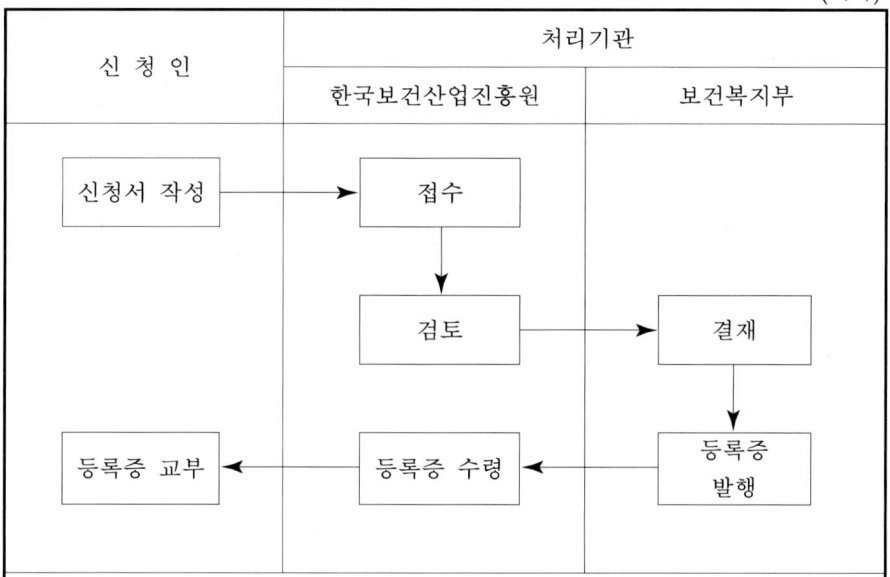

※ 유의사항
　보건복지부장관은 「의료법」 제27조의2제1항 또는 제2항에 따른 등록요건을 갖추지 아니한 경우에는 등록을 취소할 수 있습니다.

[별지 제9호의5서식] <개정 2010.3.19> (앞쪽)

외국인환자 유치업자 등록신청서

처리기간
20 일

신청인	대표자성명		생년월일 (외국인등록번호)	
	상 호		전 화 번 호	
	소 재 지			

「의료법」 제27조의2제2항, 같은 법 시행령 제42조제2항제1호 및 같은 법 시행규칙 제19조의6제2항에 따라 외국인환자 유치업자 등록을 신청합니다.

년   월   일

신청인   (인)

한국보건산업진흥원   귀하

※ 구비서류
1. 정관(법인인 경우만 해당합니다) 1부
2. 사업계획서 1부
3. 「의료법 시행규칙」 제19조의4제1항에 해당하는 보증보험에 가입하였음을 증명하는 서류
4. 「의료법 시행규칙」 제19조의4제2항에 따른 규모 이상의 자본금을 보유하였음을 증명하는 서류
5. 「의료법 시행규칙」 제19조의4제3항에 따른 사무실에 대한 소유권이나 사용권이 있음을 증명하는 서류

210㎜×297㎜[일반용지 60g/㎡(재활용품)]

(뒤쪽)

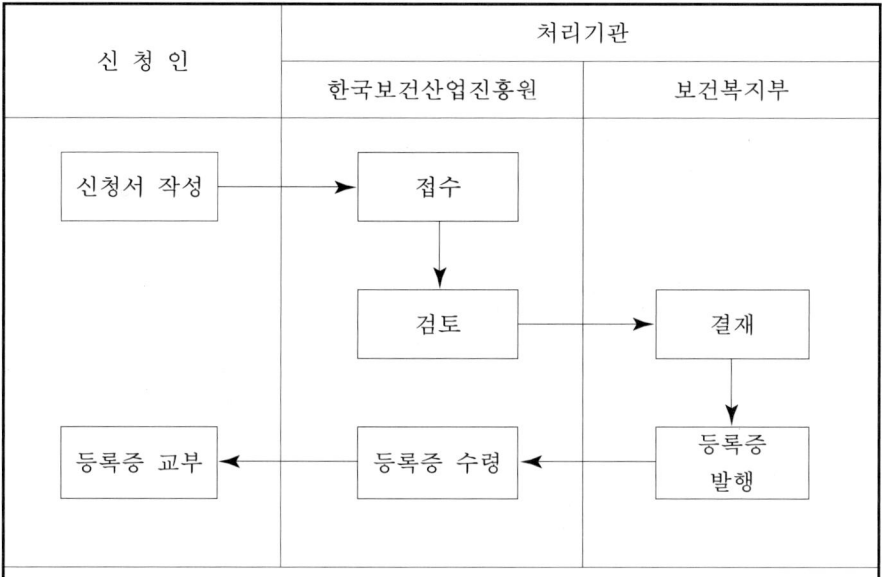

※ 유의사항

보건복지부장관은 「의료법」 제27조의2제1항 또는 제2항에 따른 등록요건을 갖추지 아니한 경우에는 등록을 취소할 수 있습니다.

[별지 제9호의6서식] <개정 2010.3.19>

제 호

외국인환자 유치 의료기관 등록증

○ 상 호:

○ 소 재 지:

○ 대 표 자:

○ 등록연월일:

○ 등록번호:

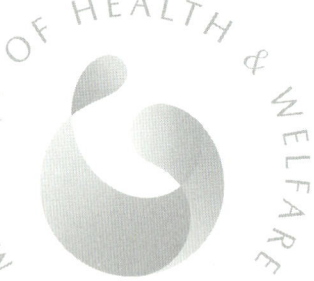

「의료법」제27조의2제1항 및 같은 법 시행규칙 제19조의6제4항에 따라 위와 같이 등록하였음을 증명합니다.

년   월   일

보건복지부장관   [직인]

210㎜×297㎜[보존용지(1종) 120g/㎡]

[별지 제9호의7호서식] <개정 2010.3.19>

제 호

외국인환자 유치업자 등록증

○ 상   호:

○ 소 재 지:

○ 대 표 자:

○ 등록연월일:

○ 등록번호:

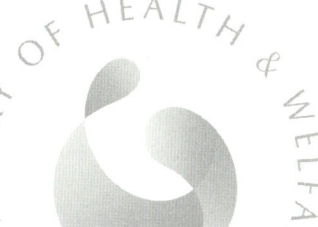

「의료법」 제27조의2제2항 및 같은 법 시행규칙 제19조의6 제4항에 따라 위와 같이 등록하였음을 증명합니다.

년   월   일

보건복지부장관   직인

210㎜×297㎜[보존용지(1종) 120g/㎡]

[별지 제9호의8서식] <개정 2010.3.19> (앞쪽)

□ 외국인환자 유치 의료기관 □ 외국인환자 유치업자 등록증 재발급신청서		처리기간
※ □에 √ 표시를 하시기 바랍니다.		7일

신청인	대표자 성명		생년월일	
	주 소	(전화:)		

등록자 (개인사업자는 제외)	명칭(상호)	
	소 재 지	(전화:)

재 발 행 사 유	

「의료법 시행규칙」 제19조의7에 따라 위와 같이 등록증 재발급을 신청합니다.

년   월   일

신청인   (서명 또는 인)

한국보건산업진흥원 귀하

※ 구비서류 외국인환자 유치 의료기관 등록증 또는 외국인환자 유치업자 등록증 1부 (헐어서 못쓰게 된 경우만 해당합니다)	수수료
	없 음

210mm×297mm[일반용지 60g/㎡(재활용품)]

제23장 의료분쟁 사례

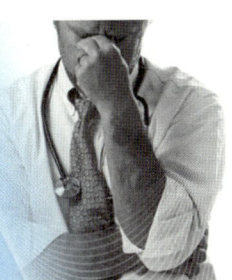

최근 의료기술의 발달로 다양한 의료행위가 시행되며, 의료서비스에 대한 환자들의 욕구가 증대됨에 따라 이와 관련된 분쟁도 증가하고 있다. 과거에는 전문가 영역에 대한 존중 및 불법행위에 대한 입증의 곤란성 등의 이유로 이를 분쟁화하는 사례가 많지 않았다. 그러나 최근에는 의사와 환자의 관계 변화, 국민의 권리의식 향상 및 관련 지식 습득이 용이해 의료분쟁이 날로 증가하고 있다.

의료분쟁을 해결하기 위한 방법으로 크게 소송에 의한 경우와 소송 이외의 방법에 의한 경우가 있다. 전자는 헌법상·행정상·민사상·형사상 소송이 있으며, 이를 각 과별·행위별·사고유형별 등으로 구분할 수 있다. 한편 후자는 합의, 화해, 조정, 중재 등의 방법이 있다.

제1절 관련용어

① "의료사고"란 보건의료인(「의료법」 제27조제1항 단서 또는 「약사법」 제23조제1항 단서에 따라 그 행위가 허용되는 자를 포함한다)이 환자에 대하여 실시하는 진단·검사·치료·의약품의 처방 및 조제 등의 행위(이하 "의료행위 등"이라 한다)로 인하여 사람의 생명·신체 및 재산에 대하여 피해가 발생한 경우를 말한다.

② "의료분쟁"이란 의료사고로 인한 다툼을 말한다.

③ "보건의료인"이란 「의료법」에 따른 의료인·간호조무사, 「의료기사 등에 관한 법률」에 따른 의료기사, 「응급의료에 관한 법률」에 따른 응급구조사 및 「약사법」에 따른 약사·한약사로서 보건의료기관에 종사하는 사람을 말한다.

④ "보건의료기관"이란 「의료법」에 따라 개설된 의료기관, 「약사법」에 따라 등록된 약국, 「약사법」에 따라 설립된 한국희귀의약품센터, 「지역보건법」에 따라 설치된 보건소·보건의료원·보건지소 및 「농어촌 등 보건의료를 위한 특별조치법」에 따라 설치된 보건진료소를 말한다.

⑤ "보건의료기관개설자"란 「의료법」에 따른 의료기관 개설자, 「약사법」에 따른 약국개설자·한국희귀의약품센터의 장, 「지역보건법」에 따른 보건소·보건의료원·보건지소 및 「농어촌 등 보건의료를 위한 특별조치법」에 따른 보건진료소를 운영하는 시장(「제주특별자치도 설치 및 국제자유도시 조성을 위한 특별법」에 따른 행정시장을 포함한다. 이하 같다)·군수·구청장(자치구의 구청장을 말한다. 이하 같다)을 말한다.

⑥ "보건의료인단체 및 보건의료기관단체"란 「의료법」에 따라 설립된 의료인 단체 및 의료기관 단체와 「약사법」에 따라 설립된 대한약사회 및 대한한약사회를 말한다.

표 23-1 의료분쟁 관련용어

의료분쟁 용어	정 리
의료사고	보건의료인이 환자에 대하여 실시하는 진단·검사·치료·의약품의 처방 및 조제 등의 행위(이하 "의료행위 등"이라 한다)로 인하여 사람의 생명·신체 및 재산에 대하여 피해가 발생한 경우
의료분쟁	의료사고로 인한 다툼
보건의료인	의료인·간호조무사, 의료기사, 응급구조사 및 약사·한약사로서 보건의료기관에 종사하는 사람
보건의료기관	「의료법」에 따라 개설된 의료기관, 「약사법」에 따라 등록된 약국, 「약사법」에 따라 설립된 한국희귀의약품센터, 「지역보건법」에 따라 설치된 보건소·보건의료원·보건지소 및 「농어촌 등 보건의료를 위한 특별조치법」에 따라 설치된 보건진료소
보건의료기관개설자	「의료법」에 따른 의료기관 개설자, 「약사법」에 따른 약국개설자·한국희귀의약품센터의 장, 「지역보건법」에 따른 보건소·보건의료원·보건지소 및 「농어촌 등 보건의료를 위한 특별조치법」에 따른 보건진료소를 운영하는 시장(「제주특별자치도 설치 및 국제자유도시 조성을 위한 특별법」에 따른 행정시장 포함
보건의료인단체 및 보건의료기관단체	「의료법」에 따라 설립된 의료인 단체 및 의료기관 단체와 「약사법」에 따라 설립된 대한약사회 및 대한한약사회

제 2 절　조정절차

　보건의료인의 진단, 검사, 치료 처방, 투약에 관하여 의료분쟁이 발생했을 때의 절차는 소송과 대체적 분쟁해결방법(ADR)으로 나뉘어진다. 조정 및 중재 제도는 조정 신청 후 조정절차 진행 중에 당사자 간 합의로 분쟁을 해결할 수 있도록 함으로써 화해를 유도하는 것이다. 조정, 중재, 화해 등이 성립한 경우에는 재판상 화해 또는 확정판결과 동일한 효력을 부여함으로써 당사자는 향후 별도로 소송을 제기할 수 없다.

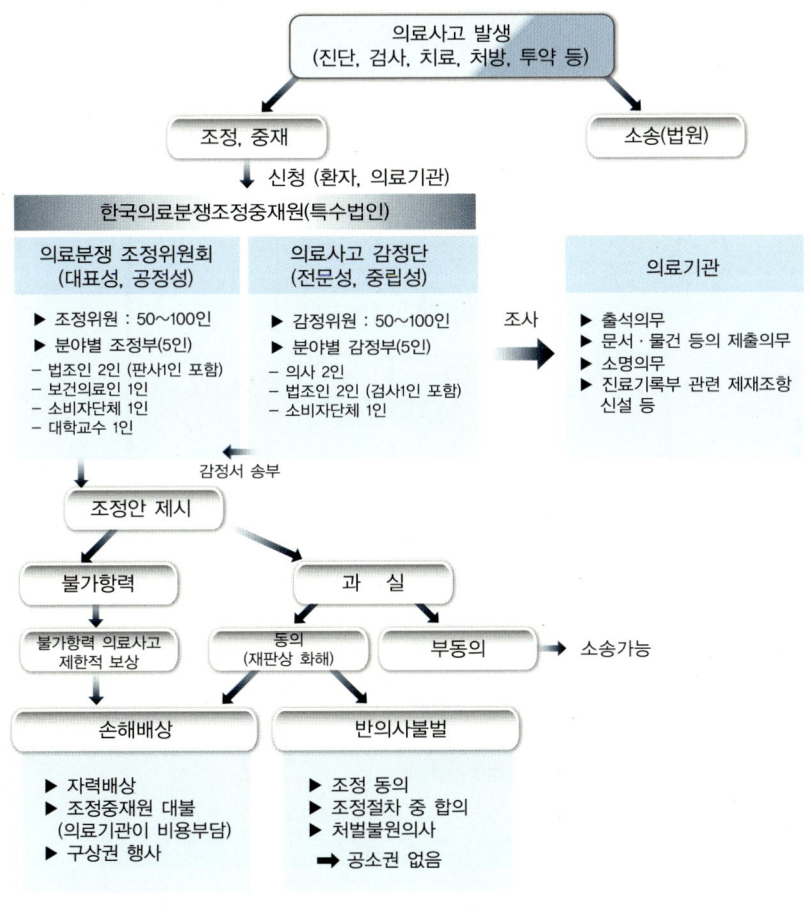

그림 23-1　의료분쟁조정 절차 개관

한국의료분쟁조정중재원은 의료분쟁의 신속·공정 및 효율적 처리를 위해 의료분쟁의 조정·중재 및 상담, 의료사고 감정, 손해배상금 대불 등의 업무를 담당한다. 중재원을 통해 제시된 조정안을 통해 의료과실을 불가항력 여부에 따라 분류하고 최종적으로 손해배상 또는 조정 동의로 마무리한다.

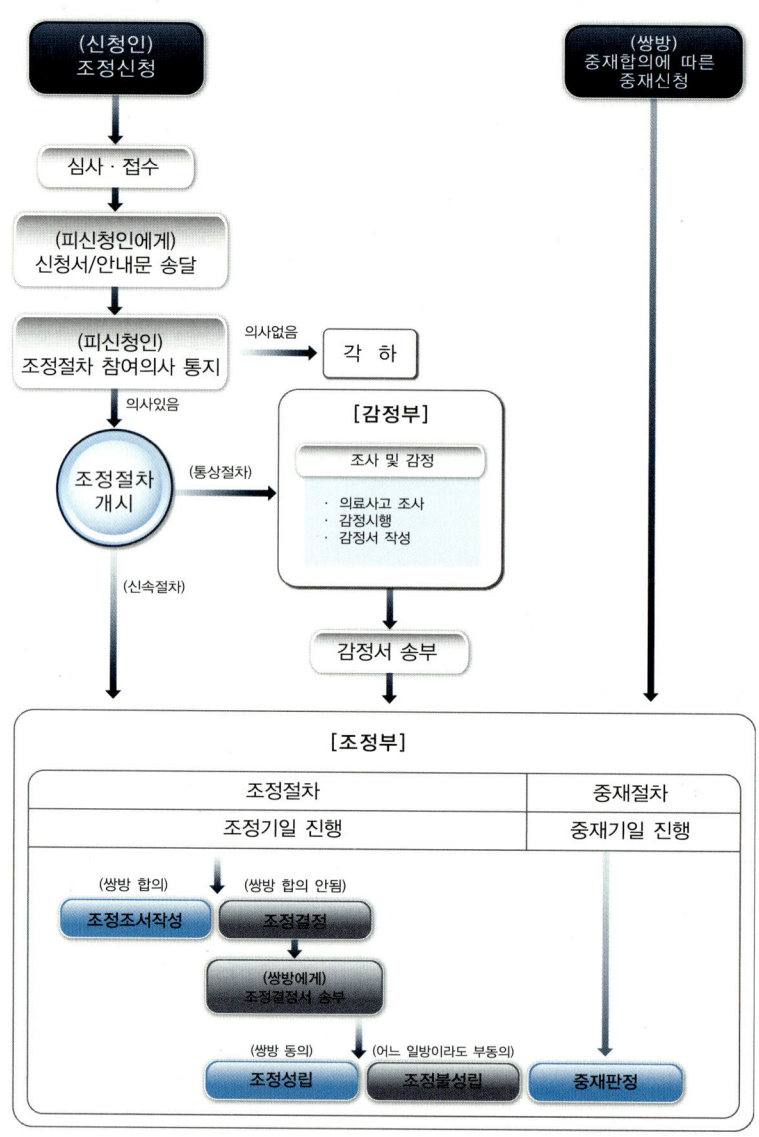

그림 23-2 한국 의표분쟁 조정 중재언 조정절차
출처 : http://www.k-medi.or.kr/jsp/application/application_4.jsp

제3절 　 의료분쟁 사례

한국의료분쟁조정중재원은 의료사고 피해자(환자)에 대한 신속·공정한 구제와 의료인의 안정적인 진료환경 조성을 목적으로 만들어진 보건복지부 산하 공공기관으로서 2012년 4월 8일 이후 발생한 의료사고를 대상으로 조정중재를 진행하고 있으며, 업무영역은 다음과 같다.

① 의료사고에 대한 상담과 이에 따른 신청인이 조정신청한 사건에 대하여 감정단의 사실조사, 인과관계, 과실유무, 후유장애 확인 등 감정업무와 조정위원회의 손해배상산정, 조정업무 등을 통하여 당사자 간의 합의, 조정(중재)를 이끄는 업무를 실시
② 다른 기관으로부터 의뢰된 수탁감정에 대하여 감정업무를 수행
③ 손해배상금 대불
④ 의료분쟁과 관련된 제도와 정책의 연구, 통계작성, 교육 및 홍보
⑤ 그 밖의 의료분쟁과 관련한 업무

추가적으로 2012년 4월 8일 이전에 발생한 의료사고는 한국소비자원과 대한법률구조공단 등에서 관련 사항에 대한 피해구제 상담이 가능하다.

- 한국소비자원 : 서울 서초구 양재대로 246(염곡동) ｜ www.kca.go.kr ｜ 국번없이 1372
- 대한법률구조공단 : 서울 서초구 법원4길 17 ｜ www.klac.or.kr ｜ 국번없이 132

1 의료분쟁 절차에 관한 문의

Q 의료분쟁 사례

제가 잘 아는 외국인 한 분이 2년 전에 서울의 모 병원에서 성형수술을 받고 난 직후에 목부분에 수술 전에는 없던 심각한 흉터가 남았습니다. 당시 병원에 강력히 항의하면서 손해배상을 요구했으나, 급한 일정으로 인해 병원 측의 명확한 답을 듣지 못한 채 일단 모국으로 돌아갔습니다.

그 후 제가 환자를 대신하여 병원 측과 전화와 이메일을 주고받으며 배상문제

를 논의해 왔는데, 병원 측은 자신들의 잘못을 인정하면서도 '위로금'이라는 명목으로 환자가 생각하는 것보다 훨씬 적은 금액만을 주겠다는 입장을 나타내고 있습니다. 더 이상 대화로 문제를 해결하기 어려울 것 같습니다만, 가능하다면 법원에 민사소송을 제기하지 않고 의료심사조정위원회(2012. 4. 8 이전)에 조정을 신청하고 싶습니다. 조정을 신청할 수 있을까요?

A 분쟁처리방안

일반적으로 외국인환자는 의료분쟁 발생시 의료법 상의 의료심사조정위원회에 조정 신청을 할 수 있고, 또한 이와 관련하여 한국보건산업진흥원에서 조정 신청 절차에 대한 안내, 언어지원 등 여러 면에 걸친 도움을 받으실 수 있습니다. 그러나 의료법 시행령 제36조에 따르면 의료분쟁의 조정은 '분쟁의 원인이 발생한 날로부터 1년 이내'에 신청할 수 있도록 되어 있습니다.

본 사안에서는 말씀하신 외국인환자가 의료사고를 당한 시기, 즉 환자에게 예상치 않은 흉터가 남게 된 성형수술 직후를 '분쟁의 원인이 발생한 날'로 볼 수 있고, 귀하의 설명에 따르면 그로부터 약 2년이 지난 것을 알 수 있습니다.

① 결국 본 사안에서는 의료사고 발생일로부터 시간이 많이 흘러 의료심사조정위원회에 대한 조정 신청은 불가능합니다.
② 그러나 이는 위 외국인환자가 의료사고로 인한 손해배상을 청구할 권리를 잃었다는 것을 뜻하지는 않으며, 위 환자는 법원에 민사소송을 제기하는 등으로 다른 절차에 따라 법적 구제를 받을 수 있습니다.
③ 한편, 민법에 따르면 불법행위로 인한 손해배상청구권은 '손해 및 가해자를 안 날로부터 3년'이 지나면 소멸하므로 의료사고 발생일부터 이미 2년 가량이 지난 본 사안에서 위 환자의 경우 3년이라는 위 기간마저 지나치지 않도록 주의하셔야 하겠습니다.

2 외국인환자 의료분쟁 등을 관할하는 국제재판소

Q 의료분쟁 사례 개요

평소에 외국인환자를 비교적 많이 진료하는 의료기관입니다. 현재 의료사고가 발생한 것은 아니지만, 분쟁의 대비 내지 예방 차원에서 내부적으로 기본적인 법률 지식을 확인·공유해 두고자 하는 차원에서 질의합니다.

의료사고가 발생하여 법적인 다툼이 생기면 외국인환자는 자신의 본국 법원에서 재판을 받고싶어 하고 의료기관 측은 우리나라 법원에서 분쟁을 해결하기를 원하는 상황이 발생할 수도 있을 듯합니다. 이와 같은 국제적인 분쟁과 관련하여 특정한 국가에 속하지 않은 채 제3자의 입장에서 공정하게 사건을 처리해 줄 국제재판소를 찾을 수 있나요? 예컨대, 국제사법재판소 같은 곳에 소송을 제기할 수 있는지가 궁금합니다.

A 분쟁처리방안

① 국적이 다른 당사자 간의 사적인 다툼을 다루는 국제 민사법원과 같은 것이 별도로 존재한다면 '어떤 사건에 대하여 어느 나라의 법원이 관할권을 가지는지'를 둘러싼 논란이나 모순된 해석을 피할 수 있을 것입니다.
② 현재 개인 간의 민사분쟁을 다루는 그와 같은 '국제재판소'는 존재하지 않습니다. 귀하가 말씀하신 국제사법재판소(International Court of Justice)는 각 국가가 당사자가 되는, 즉 국가 간의 분쟁을 다루는 기구로서 환자와 의료기관 간 의료분쟁의 해결과는 전혀 무관합니다.
③ 실제 '국제변호사'라는 것도 존재하지 않습니다. 변호사 자격은 국가별로 해당 국가의 고유한 제도에 따라 부여하는 것입니다. 참고로, 미국과 같은 경우 어느 특정한 주로부터 자격을 인정받은 '주 변호사'가 있을 뿐, 미합중국 전체에서 그 자격을 인정받는 '미국 변호사'란 존재하지 않습니다.
④ 결론적으로, 의료분쟁을 비롯한 민사적인 다툼이 발생할 때 당사자는 특정 국가의 법원에 소송을 제기하여 그 국가의 법률 지정하는 특정 국가(법원이 속한 그 나라 자체일 수도 있고 다른 나라일 수도 있음)의 법에 따라 재판을 받을 수 있을 뿐입니다. 당사자로부터 소장을 접수한 특정 국가 법원은 그 나라의 법에 비추어 볼 때 자신에게 그 사건에 대한 관할권이 있다고 인정할 경우 사건을 심리하여 판결을 내릴 것입니다.

3 타인에게 고용된 의료인의 잘못으로 인한 의료사고

Q 의료분쟁 사례개요

저는 한국에 거주하는 외국인입니다. 얼굴에 미용상의 문제가 있어 고민하던 중 친지의 소개로 모 피부과 의원을 방문하여 레이저 시술을 받았습니다.

그러나 시술이 끝나고 나서 보니 담당 의사는 얼굴에서 제가 원했던 곳이 아닌 엉뚱한 부위에 집중적으로 시술을 했고, 게다가 레이저를 쏘인 곳에 심각한 흉터까지 남았습니다. 이에 저는 위 의사에게 사태를 책임지고 해결할 것을 요구했으나, 담당 의사는 '원장은 따로 있고 나는 피용자에 불과하므로 문제가 있다면 원장과 얘기하라'는 말만을 반복하고 있습니다. 이러한 상황에서 제가 누구를 상대로 손해배상을 청구할 수 있는지요?

A 분쟁처리방안

① 진료를 직접 담당한 의사가 피용자에 해당하고 그를 고용하여 의료기관을 운영하는 의사가 따로 있다면 그와 같은 사용자(고용주)는 담당 의사의 잘못으로 인해 발생한 의료사고에 대하여 책임을 지게 됩니다. 즉, 그 의사는 진료를 직접 담당한 의사의 '사용자'로서 귀하에 대해 손해배상 책임을 부담합니다.

② 그러나 사용자인 의사가 손해배상 책임을 진다고 해서 귀하를 진료한 '고용 의사'(피용자)의 책임이 면제되는 것은 결코 아닙니다. 그러므로 본 사안에서 담당 의사가 귀하에게 내세우고 있는 주장은 옳지 않습니다.

③ 결론적으로 귀하는 귀하를 직접 진료한 '고용 의사'(피용자)와 의료기관을 운영하는 '오너 의사'(사용자; 고용주) 모두를 상대로 동시에 손해배상을 청구할 수도 있고, 그 중 하나를 선택하여 손해배상 청구권을 행사할 수도 있습니다.

④ 사용자의 손해배상 채무와 피용자의 손해배상 채무는 이른바 '부진정연대'의 관계에 있습니다. 따라서 귀하는 고용 의사와 오너 의사 각각에 대해 귀하의 선택에 따라 손해 전부 또는 일부의 배상을 청구할 수 있습니다. 물론 귀하가 양측으로부터 지급받는 손해배상금의 합계액은 귀하가 실제로 입은 손해의 크기를 초과할 수 없습니다.

4 설명의무 위반으로 인한 손해배상

Q 의료분쟁 사례개요

이마와 턱을 높이고 눈에 쌍꺼풀을 만들기 위해 한국의 모 성형외과 의원에서 성형수술을 받은 외국인입니다. 담당 의사와 상담 후 턱과 이마 부위에 실리콘 보형물을 삽입하는 수술과 눈 쌍꺼풀 수술을 받았습니다.

그런데 수술 후 2년 정도가 지나면서부터 턱 부위에 삽입된 실리콘이 대각선으로 이동하기 시작하였고, 지금은 실리콘 보형물이 입안 내로 일부 돌출되어 큰 불편과 불쾌감을 겪고 있습니다.

그 후 현재의 상태에 관하여 다른 병원의 의사로부터 상담을 받고 제 나름대로 여러 경로로 알아 본 결과 담당 의사가 수술 과정 그 자체에서 특별한 잘못을 저지르지는 않은 것 같습니다. 그러나 저는 위와 같이 보형물이 움직일 수 있다는 점을 미리 알았더라면 굳이 수술을 받지 않았을 것이고, 그런 점에 대해 미리 충분한 설명을 해 주지 않은 의사에 대해 책임을 묻고 싶습니다. 책임 추궁이 가능한가요?

A 분쟁처리방안

① 일반적으로 의사는 수술을 할 때에는 물론이고 그 밖에 나쁜 결과가 발생할 가능성이 있는 의료행위를 하는 경우에, 또는 사망 등의 중대한 결과의 발생이 예측되는 의료행위를 하는 경우에 있어서 환자 측에 질병의 증상, 치료방법의 내용 및 필요성, 발생이 예상되는 위험 등에 관하여 충분히 설명을 하여 환자가 그 필요성이나 위험성을 충분히 비교해 보고 그 의료행위를 받을 것인가의 여부를 선택할 수 있도록 할 의무가 있습니다.

② 특히 성형수술의 경우 그 성질상 긴급을 요하지 않고 성형수술을 한다 하더라도 외관상 다소간의 호전이 기대될 뿐이며 수술 후의 상태가 환자의 주관적인 기대치와 다른 경우가 있을 수 있으므로, 의사는 환자에게 치료의 방법 및 필요성, 치료 후의 개선 상태 및 부작용 등에 관하여 구체적인 설명을 하여 환자가 그 의료행위를 받을 것인가의 여부를 선택할 수 있도록 하여야 할 의무가 더욱 엄격하게 인정됩니다.

③ 본 사안에서 만약 말씀하신 대로 담당 의사가 수술 전에 귀하에게 '경우에 따라 보형물이 움직일 수 있다'는 점에 관하여 충분한 설명을 하지 않은 것이 사실이라면 이로써 귀하는 수술을 할 것인지 여부를 결정할 수 있는 권리를 침해당했다고 볼 수 있습니다.

④ 결론적으로 귀하는 해당 의료기관에 대하여 '자기결정권 침해로 인한 정신적 고통'에 대한 배상, 즉 위자료를 청구하실 수 있을 것으로 보입니다.

5 진료기록의 대리 열람·발급 문제

Q 의료분쟁 사례개요

저와 개인적으로 친분이 있는 외국인이 국내 모 병원에서 받은 진료의 내용에 문제가 없는지를 검토하기 위해 진료기록을 입수하고자 합니다. 해당 병원에서는 환자 본인이 신청하면 언제라도 기록을 복사해 주겠다고 합니다만, 해당 환자는 저에게 '가능하다면 대신하여 기록을 복사한 후 인편으로 보내 달라'고 부탁하고 있습니다. 혹시 제가 위 외국인 환자를 대신하여 진료기록의 열람이나 복사를 청구할 방법은 없을지요? 참고로, 저는 해당 환자와 가족 관계는 전혀 없고 단지 친지일 뿐입니다.

A 분쟁처리방안

① 의료법에 따르면 환자의 친족에 해당하지 않더라도 환자로부터 지정을 받은 대리인은 의료기관에 대하여 진료기록의 열람이나 그 사본의 발급을 요청할 수 있습니다.

② 따라서 귀하가 환자 본인으로부터 진료기록의 사본 발급을 위임받았다면 귀하는 다음과 같은 3가지의 서류를 갖추어 의료기관에 제출하시면 됩니다.
- 귀하의 신분증 사본
- 환자가 자필 서명한 동의서(의료법 시행규칙 별지 제9호의2 서식에 따른 것) 및 위임장(의료법 시행규칙 별지 제9호의3 서식에 따른 것)
  * 단, 환자가 만 14세 미만의 미성년자인 경우에는 환자의 법정대리인이 작성하여야 하며, 가족관계증명서 등 법정대리인임을 확인할 수 있는 서류를 첨부하여야 함.
- 환자의 신분증 사본
  * 단, 환자가 만 17세 미만으로 주민등록법에 따른 주민등록증이 발급되지 아니한 경우에는 첨부하지 않아도 됨.

③ 한국보건산업진흥원 홈페이지의 해당 페이지를 방문하시면 위에서 언급된 동의서 및 위임장의 양식(의료법 시행규칙 별지의 각 서식), 그리고 그 영문 번역본을 입수하실 수 있습니다.

6 입증책임의 완화

Q 의료분쟁 사례개요

미국인 고객들을 많이 상대하는 외국인환자 유치업자입니다. 미국인 환자 한 명이 국내의료기관에서 의료사고를 당했는데, 양측의 입장 차이가 워낙 커서 결국 소송을 통해 시비를 가려야 할 형편입니다. 위 미국인 환자는 자신의 본국 법원에 소를 제기하는 것도 가능하지만, 판결 집행의 편의 등을 고려하여 해당 의료기관의 재산 대부분이 존재하는 한국에서 소송을 하는 방안을 적극 검토하고 있습니다.

위 환자는 '미국 법원은 의료사고를 둘러싼 소송에서 환자 측의 입증부담을 덜어 주는 원칙을 채택하고 있다'고 말하면서 한국법 하에서는 의료소송의 입증책임이 어떻게 다루어지고 있는지를 궁금해 하고 있습니다. 우리나라에서도 의료소송에서 환자 측의 입증책임을 완화하는 원칙이 존재하는지요?

A 분쟁처리방안

① 의료인에 대하여 의료사고로 인한 손해배상책임을 묻기 위해서는 기본적으로 의료행위상 과실(주의의무 위반), 손해의 발생 및 그 양자 사이의 인과관계가 존재한다는 점이 각 입증되어야 합니다.

② 본래 손해배상에 관한 민법이나 민사소송법 상의 일반원칙에 따르면 과실의 유무 및 내용, 과실과 손해발생 사이의 인과관계 등은 원고(환자) 측이 입증하여야 합니다. 그러나 1990년대중반 이후로 대법원 판례는, 의료행위가 고도의 전문영역에 속하고 의사의 재량이 인정되는지 등의 특성 때문에 의료 문외한인 일반인이 인과관계를 증명하는 것이 현실적으로 어렵다는 점 등을 고려하여 환자측의 입증책임을 완화하는 태도를 견지해 오고 있습니다.

③ 입증책임 완화 원칙을 최초로 도입한 1995년의 일명 '다한증 사건'은 환자가 다한증 이외에 특별한 질병 없이 정상적인 생활을 하여 왔고 수술 전의 사전검사에서 특이증상이 발견되지 않았음에도 다한증 수술 중 사망한 사안이었습니다. 여기에서 대법원은, 원고측이 피고측의 "과실을 정확하게 지적하고 전문적인 지식을 동원하여 망인의 사망 원인을 밝혀 내지 못하였다고 하여 피고들의 손해배상 책임을 부정할 수는 없다"고 판시하였습니다.

④ 판례의 입장을 요약해 보면 "피해자 측에서 일련의 의료행위 과정에 있어서 저질러진 일반인의 상식에 바탕을 둔 의료상의 과실 있는 행위를 입증하고 그 결과와 사이에 일련의 의료행위 외에 다른 원인이 개재될 수 없다는 점, 이를테면 환자에게 의료행위 이전에 그러한 결과의 원인이 될 만한 건강상의 결함이 없었다는 사정을 증명한 경우"에는 의료상 과실과 결과 사이에 인과관계가 있는 것으로 추정된다는 것입니다.

⑤ 여기에서 '일반인의 상식에 바탕을 둔 의료상의 과실 있는 행위를 입증'한다는 것은 무슨 뜻일까요? 이해를 돕기 위해 위 다한증 판결 사안을 구체적으로 살펴보기로 합니다. 위 사건에서는 집도의가 수술 일부를 다른 의사들에게 맡기고 늦게 수술에 참여한 점, 피부와 근육을 절개해 둔 상태에서 상당한 시간을 기다린 점, 수술 후 사후 대처가 미흡했던 점(거품과 경련 등을 간호사에게 호소하였음에도 불구하고 장시간 경과 후 조치함) 등이 드러났는데, 이와 같은 사정들이 바로 '일반인의 상식에 바탕을 둔 의료상의 과실 있는 행위'에 해당한다고 볼 수 있습니다.

⑥ 결론적으로 위와 같은 원칙 하에서 환자는 의료인의 잘못과 사망이나 건강 악화 등의 나쁜 결과 사이의 인과관계를 의학적 지식을 바탕으로 정확히 밝혀 낼 필요가 없고, 위와 같이 '일반인의 상식에 바탕을 둔 의료상의 과실 있는 행위'를 드러내는 것만으로 입증책임을 다한 것이 됩니다. 이러한 경우에 의료인이 책임을 벗어나려면 자신의 과실과 결과발생 사이에 인과관계가 없다는 점을 스스로 입증해야만 하게 됩니다.

7 의료사고에 따른 형사책임

Q 의료분쟁 사례개요

고용 의사 한 분을 모시고 의원을 경영하고 있는 전문의입니다. 얼마 전 저에게 고용된 의사 선생님이 어떤 외국인 환자를 진료하던 중 과거 병력과 특이체질 등을 충분히 확인하지 못한 상태에서 특정한 약물을 처방했고, 그 약물의 심각한 부작용과 관련하여 위 환자 측은 의사의 처방 잘못을 주장하고 있는 형편입니다. 위 외국인환자는 감정이 많이 상했는지 손해배상 문제를 둘러싼 협의에도 좀처럼 응하지 않고, 심지어 저와 담당 의사 모두를 형사고소하겠다는 말을 하고 있습니다.

① 만약 처방상의 잘못이 인정된다면 해당 환자의 진료나 위 약물 처방에 관여한 바가 전혀 없는 저까지 형사처벌을 받게 될 수 있는지요? 제 주변의 지인들은 제가 진료 자체에는 전혀 참여하지 않았더라도 고용주로서 감독 책임이 있기 때문에 형사처벌을 함께 받게 될 수도 있다고 말하곤 합니다.

② 형사고소가 이루어진 후에 위 환자 측과 원만히 합의하여 고소가 취하될 경우에는 수사나 재판은 더 이상 진행되지 않고 즉시 종결되는 것인지요?

A 분쟁처리방안

① 귀하의 설명에 따르면 귀하는 해당 외국인환자에 대한 약물의 처방에는 물론이고 전반적으로 진료 자체에는 관여한 바가 전혀 없다는 것인데, 그렇다면 설사 담당 의사에게 위 환자가 주장하는 처방상의 잘못이 있다 하더라도 귀하는 형사적인 책임을 지지 않습니다. 즉, 귀하께서 업무상과실치상죄로 처벌을 받을 염려는 없다는 뜻입니다.

② 귀하께서는 '고용주로서의 감독 책임'을 언급하셨는데, 귀하가 담당 의사의 고용주이자 의료기관의 운영 주체로서 사용자책임 등의 법리에 따라 민사적인 책임, 즉 손해배상 의무를 부담할 수 있음은 물론입니다. 그러나 민사 책임과 형사 책임은 명백히 구별되어야 하고, 귀하가 감독자라는 이유로 형사 책임까지 부담하는 것은 아닙니다.

③ 한편, 현행법상 업무상과실치상죄는 피해자의 의사에 따라 처벌 여부가 결정되는 죄가 아니기 때문에 일단 고소가 이루어진 후에는 고소가 취소되었다고 해서 수사나 재판 등의 형사절차가 종료되지는 않습니다.

④ 피해자가 고소를 취소했다는 사정은 절차의 계속 · 종료 여부나 혐의 유무의 결정(수가 단계), 유무죄의 판단(재판 단계) 등에는 영향을 미칠 수 없지만, 수사 또는 재판 단계에서 가해자(담당 의사)에 대해 관대한 처분을 베풀 수 있는 근거로서 작용할 여지는 얼마든지 있습니다.

⑤ 요약해서 각 질문에 대한 답을 말씀드리면 이와 같습니다. 첫째, 귀하가 해당 환자의 진료에 관한 의사결정에 관여한 바가 없는 한 귀하가 업무상과실치상죄에 따른 형사책임을 부담할 염려는 없습니다. 둘째, 의료사고로 의료인이 형사고소를 당한 경우 고소인(피해자)인 환자가 사후에 고소를 취소하였다고 해서 수사나 재판이 종결되지는 않습니다.

8 수술동의서 상의 면책 조항

Q 의료분쟁 사례개요

향후 외국인환자를 적극적으로 유치하기 위해 여러 가지 기초적인 준비를 하고 있는 병원입니다. 저희는 주로 중증 질환의 수술을 필요로 하는 외국인환자를 타깃으로 하기 때문에 진료시 상당한 위험이 예상됩니다.

이에 저희 병원에서는 수술을 받을 외국인환자로 하여금 먼저 "수술로 인해 발생하는 어떠한 결과에 대하여도 병원 측의 책임을 묻지 않는다"는 취지가 해당 언어로 기재된 동의서에 자필로 사인하게 한 후 수술을 시행하는 방안을 검토하고 있습니다. 그와 같은 동의서를 작성·제출한 환자를 수술하던 중 만에 하나 의료사고가 발생할 경우 저희 병원은 동의서의 그와 같은 문구로써 충분히 보호를 받을 수 있을지요?

A 분쟁처리방안

① 귀하의 질문과 관련하여 참고할 만한 법원의 판례를 먼저 소개합니다.
② 서울고등법원은 1981. 3. 6. 선고 80나3988 판결에서 "원고 3의 보호자인 원고 2가 본건수술 전에 그 수술 후에 발생하는 사태에 대하여 피고에게 일체의 책임을 묻지 않기로 약정한 바 있으므로 피고는 위 사고에 대한 배상책임이 없다고 항변하나 이에 부합하는 듯한 을 제1호증(수술동의서)의 기재는 그 해석상 집도의사가 최대한의 주의의무를 다하여 수술을 시행하였음에도 결과가 불량한 경우 이에 대한 책임을 묻지 않는다는 것이지 집도의사의 고의·과실로 인하여 피해가 발생하였을 경우의 배상책임까지도 포기한다는 취지는 아니라 할 것이니 피고의 위 면책항변을 인정할 증거가 되지 못(한다)"고 판시한 바 있고, 같은 법원 1983. 5. 13. 선고 82나1384 판결에서는 환자가 수술에 앞서 수술로 인하여 발생하는 어떠한 결과에 대하여도 하등의 이의를 제기치 아니한다고 서약한 사실은 인정되었으나 수술이 급박하지 않았던 점, 의사의 과오로 인하여 부작용이 야기된 점 등에 비추어 볼 때 위 서약은 "신의칙이나 형평의 원칙상 집도의사의 위법행위를 미리 유서하고 그로 인한 청구권을 미리 포기한 취지라고는 해석"되지 않는다고 판단했습니다.
③ 위 각 판결에서는 문제된 서약서 내용의 '해석', 즉 당사자가 어떠한 취지로, 어떠한 의도에서 그 문서를 작성했는지를 주로 문제삼고 있습니다. 그러나 다

른 한편으로, 만약 환자와 의사가 의료행위에 앞서서 여하한 경우에도, 즉 의사에게 과실이 있는 경우에도 책임을 면제한다는 의사로 서약서를 작성한 것이 사실이라고 인정되는 경우에도 그와 같은 문서의 내용은 공서양속(선량한 풍속 기타 사회질서)에 위반되어 효력이 없는 것으로 볼 여지도 없지 않습니다.

④ 결론적으로 귀하께서 근무하시는 병원에서 환자로부터 그와 같은 서약서를 작성·제출 받는다 하더라도 그와 같은 서약서가 의료인의 과실로 발생한 의료사고에 있어 의료기관의 책임을 면하게 할 가능성은 결코 크지 않습니다.

9 의료분쟁에 대비한 진료계약서의 필요성

Q 의료분쟁 사례개요

저는 외국인환자 유치기관 등록을 마친 종합병원에서 외국인환자 진료를 전반적으로 관리하는 부서에 근무하고 있습니다. 현재는 국내환자와 마찬가지로 외국인환자의 경우에도 환자가 방문하면 계약서 등 특별한 문서를 작성함이 없이 곧바로 진료에 착수하고 있습니다만, 외국인환자 진료를 둘러싼 의료사고를 보다 철저히 대비하기 위해서는 진료에 앞서 먼저 진료계약서를 작성해 두는 것이 바람직하다고 들었습니다. 진흥원과 같은 공적인 조직에서 진료계약서의 샘플 등을 만들어 보급할 계획이 있는지요?

A 분쟁처리방안

① 한국보건산업진흥원은 10년 전반기에 외국인환자유치 등록기관 등의 요청 등을 반영하여 외국인 환자와 국내 의료기관 사이에서 사용할 영문 진료계약서 등의 표준양식을 마련했습니다.

② 진흥원은 법조계, 의료계, 학계 등에 걸친 전문가들의 활발한 토론과 자문을 거쳐 진료계약체결에 참고할 표준양식을 완성하였고, 그 밖에 수술동의서, 사전의료지시서, 진료기록 열람·복사 관련 서식 등 의료기관에서 응용할 7종의 기타 양식을 개발하였습니다.

③ 진료계약서 등의 각 양식은 한국보건산업진흥원 홈페이지에 게시되어 있으므로 누구나 쉽게 접근·열람할 수 있습니다.

④ 다만, 외국인환자 유치 등록기관 등에서는 진료계약서 등의 표준양식을 이용·참고하기에 앞서 홈페이지에 함께 게시된 해설(설명)자료를 반드시 읽

고 그 내용에 유의하셔야 합니다.
⑤ 진료계약서 등의 표준양식 및 그에 따른 해설자료는 진흥원 홈페이지에서 다운로드할 수 있습니다.

10 법률적인 해결 없이 장기화되는 의료분쟁

Q 의료분쟁 사례개요

외국인환자를 진료하는 병원입니다. 몇 달 전 저희 병원에서 모 질병으로 치료와 약 처방 등을 받은 외국인환자가 '잘못 처방된 약물 때문에 탈모가 발생했다'고 주장하며 손해배상을 요구하고 있습니다. 의무기록의 확인과 의료진 간 토의 등을 통해 위 환자에 대한진료 내용을 면밀히 재검토해 보아도 치료나 약물 처방에 잘못된 점이 없고, 약물의 부작용에 대하여는 미리 환자에게 충분히 설명한 사실이 확인됩니다.

위 환자는 저희 병원에 대해 소송을 하겠다는 말을 수십 번 이상 하면서도 정작 소송을 제기하지는 않고 계속해서 막연히 손해배상 요구만을 반복하고 있습니다. 환자 측의 소송 제기나 그 밖의 법적인 조치를 기다리지 않고 저희 병원 측에서 적극적으로 소송 등을 통한 법률적인 해결을 도모할 수는 없을지요?

A 분쟁처리방안

① 환자가 진료상의 잘잘못에 관하여 실제로 다툼이나 논란을 계속 벌이면서도 의료기관을 상대로 아무런 법률적 조치를 취하지 않는 상태가 계속되는 경우에 의료기관으로서는 자신에게 손해배상 책임이 없다는 점을 확인받기 위한 법적인 조치를 주도적으로 먼저 취할 수도 있습니다.
② 논란이 되는 의료행위에 관하여 의료기관 측에 잘못이 없다는 점을, 즉 환자에 대한 손해배상 책임이 없음을 확인받을 수 있는 것입니다.
③ 의료기관측이 먼저 채무부존재확인의 소를 제기하는 예는 많지 않으나, 사실상 논란이 계속됨에도 불구하고 책임 유무가 법적으로 가려지지 않는 불확정하고 불안한 상태를 하루 빨리 끝내고자 할 경우에 의료기관이 위와 같은 소송을 이용할 수 있습니다.
④ 한편, 의료법에 따른 의료심사조정위원회의 조정절차의 경우에도 환자만 조정신청을 할 수 있는 것이 아니라 의료인이나 의료기관도 조정 신청의 주체가 될 수 있도록 규정되어 있습니다.

제24장
의료관광 관련 법규

제1절 관광진흥법과 의료관광

　관광진흥법은 대한민국 관광진흥을 위하여 관광자원의 개발과 관광사업 육성에 필요한 사항을 정한 법률로서 7장, 86조와 부칙으로 구성되어 있으며 내용은 관광여건을 조성하고 관광자원을 개발하며 관광사업을 육성함으로써 관광진흥에 이바지하는 목적을 갖고 있다.

　관광사업의 종류는 여행업, 관광 숙박업, 관광객 이용시설업, 국제회의업, 카지노업, 유원시설업, 관광 편의시설업으로 하며, 관광사업자, 여행업자, 카지노업, 유원시설업자에 대한 조건이 규정되어 있다. 또한 관광종사원의 종사 자격과 각종 협회의 설립 관련 내용도 포함한다.

　의료관광과 관련한 조항은 제12조의2로, 의료관광을 국내 의료기관의 진료, 치료, 수술 등 의료서비스를 받는 환자와 그 동반자가 의료서비스와 병행하여 관광하는 것이라고 정의하고 있으며 의료관광활성화를 위하여 대통령령으로 정하는 기준을 충족하는 외국인 의료관광 유치·지원 관련 기관에 「관광진흥개발기금법」에 따른 관광진흥개발기금을 대여하거나 보조할 수 있다고 명시되어 있다.

관광진흥법 *의료관광과 관련된 법규만 발췌·정리한 것임.

제2장 관광사업

제1절 통 칙

제3조(관광사업의 종류) ① 관광사업의 종류는 다음 각 호와 같다. 〈개정 2007.7.19〉

1. 여행업 : 여행자 또는 운송시설·숙박시설, 그 밖에 여행에 딸리는 시설의 경영자 등을 위하여 그 시설 이용 알선이나 계약 체결의 대리, 여행에 관한 안내, 그 밖의 여행 편의를 제공하는 업
2. 관광숙박업 : 다음 각 목에서 규정하는 업
   가. 호텔업 : 관광객의 숙박에 적합한 시설을 갖추어 이를 관광객에게 제공하거나 숙박에 딸리는 음식·운동·오락·휴양·공연 또는 연수에 적합한 시설 등을 함께 갖추어 이를 이용하게 하는 업
   나. 휴양 콘도미니엄업 : 관광객의 숙박과 취사에 적합한 시설을 갖추어 이를 그 시설의 회원이나 공유자, 그 밖의 관광객에게 제공하거나 숙박에 딸리는 음식·운동·오락·휴양·공연 또는 연수에 적합한 시설 등을 함께 갖추어 이를 이용하게 하는 업
3. 관광객 이용시설업 : 다음 각 목에서 규정하는 업
   가. 관광객을 위하여 음식·운동·오락·휴양·문화·예술 또는 레저 등에 적합한 시설을 갖추어 이를 관광객에게 이용하게 하는 업
   나. 대통령령으로 정하는 2종 이상의 시설과 관광숙박업의 시설(이하 "관광숙박시설"이라 한다) 등을 함께 갖추어 이를 회원이나 그 밖의 관광객에게 이용하게 하는 업
4. 국제회의업 : 대규모 관광 수요를 유발하는 국제회의(세미나·토론회·전시회 등을 포함한다. 이하 같다)를 개최할 수 있는 시설을 설치·운영하거나 국제회의의 계획·준비·진행 등의 업무를 위탁받아 대행하는 업
5. 카지노업 : 전문 영업장을 갖추고 주사위·트럼프·슬롯머신 등 특정한 기구 등을 이용하여 우연의 결과에 따라 특정인에게 재산상의 이익을 주고 다른 참가자에게 손실을 주는 행위 등을 하는 업
6. 유원시설업(遊園施設業) : 유기시설(遊技施設)이나 유기기구(遊技機具)를 갖추어 이를 관광객에게 이용하게 하는 업(다른 영업을 경영하면서 관

광객의 유치 또는 광고 등을 목적으로 유기시설이나 유기기구를 설치하여 이를 이용하게 하는 경우를 포함한다)
7. 관광 편의시설업 : 제1호부터 제6호까지의 규정에 따른 관광사업 외에 관광 진흥에 이바지할 수 있다고 인정되는 사업이나 시설 등을 운영하는 업
② 제1항제1호부터 제4호까지, 제6호 및 제7호에 따른 관광사업은 대통령령으로 정하는 바에 따라 세분할 수 있다.

제2절 여행업

제12조(기획여행의 실시) 제4조제1항에 따라 여행업의 등록을 한 자(이하 "여행업자"라 한다)는 문화체육관광부령으로 정하는 요건을 갖추어 문화체육관광부령으로 정하는 바에 따라 기획여행을 실시할 수 있다. <개정 2008.2.29>

제12조의2(의료관광 활성화) ① 문화체육관광부장관은 외국인 의료관광(의료관광이란 국내 의료기관의 진료, 치료, 수술 등 의료서비스를 받는 환자와 그 동반자가 의료서비스와 병행하여 관광하는 것을 말한다. 이하 같다)의 활성화를 위하여 대통령령으로 정하는 기준을 충족하는 외국인 의료관광 유치·지원 관련 기관에 「관광진흥개발기금법」에 따른 관광진흥개발기금을 대여하거나 보조할 수 있다.
② 제1항에 규정된 사항 외에 외국인 의료관광 지원에 필요한 사항에 대하여 대통령령으로 정할 수 있다. [본조신설 2009.3.25.]

제2절　관광진흥법 시행령과 의료관광

관광진흥법 시행령은 관광진흥법에서 위임된 사항과 그 시행에 필요한 사항에 대하여 총 67조와 부칙으로 구성되어 규정하고 있다. 외국인 의료관광 유치지원 관련 기관을 「의료법」 제27조의2제1항에 따라 등록한 외국인환자 유치 의료기관 또는 외국인환자 유치업자 / 한국관광공사 / 의료관광 사업의 추진실적이 있는 보건의료관광 관련 기관으로 정의하고 있으며 문화체육관광부장관은 외국인 의료관광을 지원하기 위하여 외국인 의료관광 전문인력을 양성하는 전문교육기관 중에서 우수 전문교육기관이나 우수 교육과정을 선정하여 지원할 수 있다.

또한 의료관광 안내의 편의 제공을 위해 국내외에 외국인 의료관광 유치 안내센터를 설치·운영할 수 있도록 하고 있으며 지방자치단체의 장이나 의료기관 또는 유치업자와 공동으로 해외마케팅사업을 추진하여 의료관광을 활성화시키도록 했다.

관광진흥법 시행령 *의료관광과 관련된 법규만 발췌

제8조의2(외국인 의료관광 유치·지원 관련 기관) ① 법 제12조의2제1항에서 "대통령령으로 정하는 기준을 충족하는 외국인 의료관광 유치·지원 관련 기관"이란 다음 각 호의 어느 하나에 해당하는 것을 말한다.

1. 「의료법」 제27조의2제1항에 따라 등록한 외국인환자 유치 의료기관(이하 "의료기관"이라 한다) 또는 같은 조 제2항에 따라 등록한 외국인환자 유치업자(이하 "유치업자"라 한다)
2. 「한국관광공사법」에 따른 한국관광공사
3. 그 밖에 법 제12조의2제1항에 따른 의료관광(이하 "의료관광"이라 한다)의 활성화를 위한 사업의 추진실적이 있는 보건·의료·관광 관련 기관 중 문화체육관광부장관이 고시하는 기관

② 법 제12조의2제1항에 따른 외국인 의료관광 유치·지원 관련 기관에 대한 관광진흥개발기금의 대여나 보조의 기준 및 절차는 「관광진흥개발기금법」에서 정하는 바에 따른다. [본조신설 2009.10.7]

제8조의3(외국인 의료관광 지원) ① 문화체육관광부장관은 법 제12조의2제2항에 따라 외국인 의료관광을 지원하기 위하여 외국인 의료관광 전문인력을 양성하는 전문교육기관 중에서 우수 전문교육기관이나 우수 교육과정을 선정하여 지원할 수 있다.

② 문화체육관광부장관은 외국인 의료관광 안내에 대한 편의를 제공하기 위하여 국내외에 외국인 의료관광 유치 안내센터를 설치·운영할 수 있다.

③ 문화체육관광부장관은 의료관광의 활성화를 위하여 지방자치단체의 장이나 의료기관 또는 유치업자와 공동으로 해외마케팅사업을 추진할 수 있다.

[본조신설 2009.10.7]

제3절　출입국 관리법 출입국 절차 및 비자발급 등

제8조(사증 등 발급의 승인)

① 재외공관의 장은 법 제7조제4항의 규정에 의하여 대한민국과 수교하지 아니한 국가(이하 "미수교국가"라 한다)나 법무부장관이 외교부장관과 협의하여 지정한 국가(이하 "특정국가"라 한다)의 국민 및 미수교국가 또는 특정국가에 거주하는 무국적자에 대하여 외국인입국허가서를 발급하거나, 제9조의 규정에 의하여 그 발급권한이 위임되지 아니한 사증을 발급하고자 하는 때에는 법무부장관의 승인을 얻어야 한다. 다만, 국제연합기구 또는 각국 정부 간의 국제기구가 주관하는 행사에 참석하는 자와 법무부장관이 따로 정하는 자에 대하여 체류기간 90일 이하의 외국인입국허가서 또는 사증을 발급하는 경우에는 그러하지 아니하다. 〈개정 2013.3.23〉

② 재외공관의 장은 제1항의 규정에 의한 승인을 얻고자 하는 때에는 사증발급승인신청서에 입국의 적부에 관한 의견을 붙여 외교부장관을 거쳐 법무부장관에게 승인요청을 하여야 한다. 다만, 긴급을 요하는 때에는 사증발급승인요청서에 의하여 전문으로 승인을 요청할 수 있으며, 이 경우 재외공관의 장은 그 신청인으로부터 실비상당의 전신료를 징수할 수 있다.

〈개정 2013.3.23〉

③ 법무부장관은 사증발급에 관하여 제2항의 규정에 의한 승인요청이 있는 때에는 입국의 적부를 심사한 후에 그 승인여부와 승인하는 경우 그 사증의 단수 또는 복수의 구분, 체류자격 및 체류기간을 각각 명시하여 이를 외교부장관을 거쳐 해당재외공관의 장에게 통지한다. 이 경우 체류자격은 문자와 기호를 병기하고, 근무처, 연수장소, 학교명 등이 있는 때에는 이를 명시하여야 한다. 〈개정 2013.3.23〉

④ 재외공관의 장은 제2항의 규정에 의하여 법무부장관에게 사증발급승인을 요청한 때에는 그 승인통지를 받기 전에 제9조의 규정에 의한 사증을 발급하여서는 아니된다.

제8조의2(전자사증 발급 대상자) [본조신설 2013.1.1] 영 제7조의2제4항에서 "법무부령으로 정한 외국인"이란 다음 각 호의 어느 하나에 해당하는 외국인을 말한다.

1. 영 별표 1 중 교수(E-1), 연구(E-3), 기술지도(E-4) 및 전문직업(E-5) 체류자격에 해당하는 외국인
2. 그 밖에 상호주의 또는 대한민국의 이익 등을 위하여 재외공관의 장의 심사가 필요하지 아니하다고 법무부장관이 인정하는 외국인

제9조(사증발급권한의 위임)
① 영 제11조제2항에 따라 법무부장관이 재외공관의 장에게 위임하는 사증발급 권한(영 제7조의2제4항에 따른 전자사증 발급권한은 제외한다)은 다음 각 호와 같다.
  1. 다음 각 목에 해당하는 사증 발급(이 경우에는 입국 후에 체류자격 변경을 허가하지 아니한다는 뜻을 신청인에게 알려야 한다)
    가. 영 별표 1 중 체류자격 6. 일시취재(C-1)·9. 단기취업(C-4)의 자격에 해당하는 자에 대한 체류기간 90일 이하의 단수사증
    나. 복수사증발급협정 등이 체결된 국가의 경우 영 별표 1 중 체류자격 6. 일시취재(C-1)의 자격에 해당하는 자에 대한 체류기간 90일 이하의 사증
    다. 영 별표 1 중 체류자격 단기방문(C-3)의 자격에 해당하는 자에 대한 체류기간 90일 이하의 사증
  2. 영 별표 1 중 체류자격 11. 유학(D-2)의 자격에 해당하는 자에 대한 체류기간 2년 이하의 단수사증 발급 및 18의 2. 구직(D-10)의 자격에 해당하는 자에 대한 체류기간 6개월 이하의 단수사증 발급
  3. 영 별표 1 중 체류자격 17. 기업투자(D-8)의 자격에 해당하는 자와 그 동반가족[체류자격 28. 동반(F-3)]에 대한 체류기간 1년 이하의 단수사증 발급
  4. 「경제자유구역의 지정 및 운영에 관한 법률」 제4조에 따라 지정된 경제자유구역에 투자한 자로서 영 별표 1 중 체류자격 17. 기업투자(D-8) 가목의 자격에 해당하는 자와 그 동반가족[체류자격 28. 동반(F-3)]에 대한 체류기간 2년 이하의 사증 발급
  5. 영 별표 1 중 체류자격 28의 2. 재외동포(F-4)의 자격에 해당하는 자에 대한 체류기간 2년 이하의 사증 발급

6. 영 별표 1 중 체류자격 28의 3. 영주(F-5)의 자격에 해당하는 자에 대한 단수사증 발급

7. 영 별표 1 중 체류자격 30. 관광취업(H-1)의 자격에 해당하는 자에 대한 체류기간 1년 이하의 사증 발급

8. 영 별표 1 중 체류자격 31. 방문취업(H-2)의 자격에 해당하는 자에 대한 체류기간 1년 이하의 사증 발급

9. 그 밖에 영 별표 1 중 체류자격 10. 문화예술(D-1), 12. 기술연수(D-3)부터 16. 주재(D-7)까지, 18. 무역경영(D-9), 19. 교수(E-1)부터 28. 동반(F-3)까지, 28의4. 결혼이민(F-6) 및 29. 기타(G-1)의 자격에 해당하는 자 중 상호주의 또는 대한민국의 이익 등을 위하여 법무부장관이 특히 필요하다고 인정하는 자에 대한 체류기간 1년 이하의 사증 발급

② 법무부장관은 제1항 각 호에 따른 사증의 종류, 체류자격, 체류기간 또는 사증발급 대상 및 절차 등에 관한 세부기준을 정할 수 있다. 〈개정 2013.1.1〉

제9조의2(사증 등 발급의 기준) 제8조 및 제10조에 따라 법무부장관이 사증 등의 발급을 승인하거나 제9조의 위임에 따라 재외공관의 장이 사증을 발급하는 경우 사증발급을 신청한 외국인이 다음 각 호의 요건을 갖추었는지의 여부를 심사·확인하여야 한다. 〈전문개정 2008.7.3〉

1. 유효한 여권을 소지하고 있는지 여부
2. 법 제11조의 규정에 의한 입국의 금지 또는 거부의 대상이 아닌지 여부
3. 영 별표 1에서 정하는 체류자격에 해당하는지 여부
4. 영 별표 1에서 정하는 체류자격에 부합한 입국목적을 소명하는지 여부
5. 해당 체류자격별로 허가된 체류기간 내에 본국으로 귀국할 것이 인정되는지 여부
6. 그 밖에 영 별표 1의 체류자격별로 법무부장관이 따로 정하는 기준에 해당하는지 여부

제9조의3(사증추천인) [본조신설 2010.1.12]

① 법무부장관은 다음 각 호의 어느 하나에 해당하는 자를 사증추천인으로 지정할 수 있다.

1. 과학, 기술, 사회, 경제, 교육, 문화 등 전문분야에서 뛰어난 능력이 있는 자
2. 대한민국의 이익에 특별히 기여한 공로가 있는 자

3. 제1호 및 제2호에서 규정한 자 외에 학력이나 경력·경험 등을 고려하여 사증발급 추천을 하기에 적합한 능력이 있다고 법무부장관이 인정하는 자

② 법무부장관은 제1항에 따른 사증추천인의 지정에 필요한 경우 전문적인 지식이나 경험이 있는 관계 전문가의 의견을 들을 수 있다.

③ 제1항에 따라 사증추천인으로 지정된 자는 외국인재의 능력 및 자격을 평가한 후 영 제7조의2제1항에 따른 정보통신망을 통하여 해당 외국인에 대한 사증발급을 추천할 수 있다.

④ 제1항에 따른 사증추천인의 지정 및 제3항에 따른 사증발급 추천의 기준과 절차 등에 관한 세부사항은 법무부장관이 정한다.

제9조의4(결혼동거 목적의 외국인 초청절차 등) [본조신설 2011.3.7]

① 외국인이 영 별표 1 중 27. 거주(F-2) 가목 또는 28의4. 결혼이민(F-6) 가목에 해당하는 결혼 동거 목적의 사증을 발급받기 위해서는 배우자의 초청이 있어야 한다. 이 경우 초청인은 법 제90조제1항에 따라 피초청인의 신원보증인이 된다. 〈개정 2011.12.23〉

② 제1항에 따른 사증을 발급받으려는 외국인 중 법무부장관이 고시하는 요건에 해당하는 사람은 그의 배우자인 초청인이 법무부장관이 시행하는 국제결혼에 관한 안내프로그램(이하 "국제결혼 안내프로그램"이라 한다)을 이수하였다는 증명서를 첨부하거나 초청장에 국제결혼 안내프로그램 이수번호를 기재하여 사증 발급을 신청하여야 한다.

③ 제2항에 따른 국제결혼 안내프로그램의 시행기관, 비용 지원 등 그 운영에 필요한 사항은 법무부장관이 정하여 고시한다.

제9조의5(결혼동거 목적의 사증 발급 기준 등)

① 제9조의4제1항에 따라 결혼동거 목적의 사증 발급 신청을 받은 재외공관의 장은 혼인의 진정성 및 정상적인 결혼 생활의 가능성 여부를 판단하기 위하여 제9조의2 각 호(제5호는 제외한다) 외에도 사증 발급을 신청한 외국인과 그 초청인에 대하여 다음 각 호의 요건을 심사·확인할 수 있다.

1. 교제경위 및 혼인의사 여부
2. 당사국의 법령에 따른 혼인의 성립 여부
3. 최근 5년 이내에 2회 이상 다른 배우자를 초청한 사실이 있는지 여부

4. 초청인의 개인 파산, 부도, 법원의 채무불이행 판결 등을 고려한 가족부양능력 여부
  5. 건강상태 및 범죄경력 정보 등의 상호 제공 여부
② 재외공관의 장은 제1항 각 호의 요건을 심사·확인하기 위하여 필요할 때에는 초청인의 주소지를 관할하는 사무소장 또는 출장소장(이하 "주소지 관할 사무소장 또는 출장소장"이라 한다)에게 사실관계의 확인을 요청할 수 있다.
〈개정 2011.12.23〉
③ 제1항 각 호의 요건을 심사·확인한 결과에 따라 사증 발급이 허가되지 않은 경우 해당 신청인은 그 배우자와 혼인의 진정성 등을 재고(再考)하여 허가되지 않은 날부터 6개월이 경과한 후에 사증 발급을 다시 신청할 수 있다. 다만, 출산이나 그 밖에 국내에 입국하여야 할 급박한 사정이 있는 경우에는 6개월이 경과하지 아니한 경우에도 신청할 수 있다.

제10조(사증발급의 승인) 재외공관의 장은 다음 각호의 1에 해당하는 자에 대하여 사증을 발급하고자 하는 때에는 제9조의 규정에 불구하고 법무부장관의 승인을 얻어야 하며, 그 승인에 관한 절차는 제8조제2항 내지 제4항의 규정에 의한다.
  1. 국민에 대하여 사증발급을 억제하고 있는 국가의 국민
  2. 「국가보안법」 제2조의 규정에 의한 반국가단체에 소속하고 있는 자
  3. 법무부장관이 그 사증발급에 관하여 특별히 승인을 얻어야만 사증발급을 받을 수 있도록한 사증발급규제자
  4. 「재외동포의 출입국과 법적 지위에 관한 법률」 제5조제2항의 규정에 의한 대한민국의 안전보장과 질서유지·공공복리·외교관계 기타 대한민국의 이익을 해할 우려가 있다고 판단되는 자
  5. 기타 법무부장관이 대한민국의 이익등을 보호하기 위하여 따로 지정한 국가의 국민 또는 단체에 소속하고 있는 자

제4절 출입국관리법 관련 사례

1 사증발급인정서

Q 건의

우리나라에 입국하고자 하는 외국인이 사증을 쉽게 받을 수 있게 해 주는 '사증발급인정서'라는 것이 있다고 들었습니다.

그것이 어떤 것인지 설명해 주시고, 외국인환자 유치등록을 마친 의료기관이 환자를 위해 그것을 대신 신청할 수 있는지도 알려 주십시오.

A 답변

① 사증(비자)는 원칙적으로 직접 재외공관에 신청하여 영사 등의 심사를 거쳐 발급받도록 되어 있으나, 경우에 따라 입국하고자 하는 외국인 또는 국내의 초청자는 사증발급에 필요한 서류를 갖추어 주소지 관할 출입국관리사무소 또는 출장소(세종로, 울산, 동해, 속초만 해당)로부터 사증발급인정서를 발급받을 수 있습니다.

② 출입국관리사무소장 또는 출장소장은 사증발급이 타당하다고 인정하는 때에 사증발급인정서를 발급합니다.
- 사증발급인정서의 유효기간은 3개월이며, 1회의 사증발급에 대해서만 그 효력이 인정됩니다.
- 출입국관리소에서는 원칙적으로 이메일을 통해 사증발급인정번호를 통지하고 있으며, 예외적으로 그와 같은 통지를 할 수 없는 사유가 있는 경우에 직접 사증발급인정서를 교부하고 있습니다.

③ 이처럼 출입국관리사무소 등에서는 재외공관의 사증발급 심사에 앞서 사증발급의 요건을 미리 검토하여 사증발급인정서를 발급하기 때문에 결국 사증발급인정서는 사증발급 절차를 간소화하고 발급기간을 단축하는 역할을 하는 것입니다.

④ 외국인환자 유치등록 의료기관은 초청자의 자격으로 외국인환자를 위해 사증발급인정서를 신청할 수 있습니다.

2 사증발급인정서 신청시 필요서류

Q 건의

외국인환자 유치등록 의료기관입니다. 외국인환자에 대한 메디컬 비자 발급을 위해 사증발급인정서를 신청하고자 하는데, 필요한 서류가 무엇인지 궁금합니다. 아울러 구비서류를 어디에 제출해야 하는지(지역별 담당관청 등)도 알려 주십시오

A 답변

① 의료법 제27조의 2 제1항 및 제2항 등에 따라 등록을 마친 의료기관이나 유치업자는 초청자의 자격으로 외국인 환자를 위해 사증발급인정서를 신청할 수 있습니다.

② 제출서류는 경우에 따라 달라질 수 있습니다. 일반적이고 기본적인 구비서류를 열거하면 아래와 같습니다.
- 사증발급인정서 발급 신청서
- 여권사본
- 의료기관에서 발급한 의료목적 입증서류
- 치료 및 체류 비용조달 능력을 입증할 수 있는 서류 (통장사본 등)
- 외국인환자유치 의료기관 또는 유치업자 등록증 사본
- 사업자등록증 사본
- 유치의료기관 또는 유치업자 대표나 소속직원의 출입국 직무교육 이수증
- 외국인환자초청확인서(중국인일 경우에만 해당)

③ 모든 서류를 구비한 후 초청자의 사업장 소재지 관할 출입국관리사무소 또는 출장소(세종로, 울산, 동해, 속초만 해당)에 제출하시기 바랍니다.

④ 현재 총 17개의 출입국관리사무소 및 출장소가 운영되고 있습니다.

3 외국인등록

Q 건의

치료 목적으로 입국한 외국인입니다. 외국인등록제도라는 것이 있다고 들었는데, 외국인 등록은 어떤 경우에 해야 하는지, 메디컬 비자로 입국한 외국인에게도 적용이 되는 것인지 알고 싶습니다. 등록이 필요하다면 어디에 해야 하는지요? 아울러, 외국인등록을 마친 후에 변경사항이 있을 경우 어떻게 조치해야 하는지도 설명해 주시기 바랍니다.

A 답변

① 외국인등록은 대한민국에 90일 이상 장기체류하는 외국인의 체류지 등 체류에 관한 사항 전반을 관리하기 위한 제도입니다.
② 입국한 날부터 90일을 초과하여 체류하거나 체류자격변경을 받아 입국일부터 90일을 초과하여 체류하려는 자는 체류지 관할 출입국관리사무소나 출장소에 입국일로부터 90일 이내에(체류자격 변경의 경우에는 자격변경 허가일에) 외국인등록을 하여야 합니다.
 - 다만, 외교·공무·협정수행자 및 그 가족, 기타 법무부장관이 특별히 외국인등록을 면제할 필요가 있다고 인정하는 자의 경우 외국인등록 의무가 면제됩니다.
 - 치료 목적으로 메디컬 비자(C-3-M 또는 G-1-M)로 입국한 외국인도 예외가 될 수는 없습니다. 90일을 초과하여 체류하게 될 경우 외국인등록을 해야 합니다.
③ 등록사항의 변경에 대한 조치는 두 가지로 나누어 볼 수 있습니다.
 - 첫째, 등록 외국인은 성명·성별·생년월일 및 국적, 여권의 번호·발급일자 및 유효기간, 그 밖에 법무부령(출입국관리법 시행규칙)이 정하는 일정한 사항에 변경이 있는 경우 14일 이내에 체류지 관할 출입국관리사무소나 출장소에 외국인등록사항 변경신고를 하여야 합니다.
 - 둘째, 등록 외국인이 체류지(사는 곳; 내국인의 경우 '주소'에 해당)를 변경한 때에는 전입한 날부터 14일 이내에 새로운 체류지(이사 후 살게 된 곳)를 관할하는 출입국관리소장·출장 소장에게 전입신고를 해야 합니다.

4 질병 등 인도적 사유로 인한 체류허가

Q 건의

단기관광 비자로 한국을 여행하던 중 교통사고를 당해 병원 치료를 받고 있는 외국인입니다. 비자 연장 기간이 만료되어 현재 불법체류 상태인데, 치료를 마칠 때까지만이라도 적법하게 한국에 머무를 수 있는 방법이 없을지 문의드립니다.

A 답변

① 구체적인 사안에 따라 결론이 달라질 여지가 있습니다만, 대체로 치료가 끝날 때까지는 귀하에 대해 강제퇴거 조치를 취할 가능성이 사실상 크지는 않습니다. 불법체류자라 하더라도 신병치료 등 인도적 사유가 있는 경우 기타자격(G-1)으로 체류를 허가하거나 특별체류허가를 해주는 예가 상당수 있기 때문입니다.

② 다만, 이제부터라도 적법하게 체류를 계속하기 위해서는 기타 자격(G-1)으로 체류자격 변경을 신청하시기 바랍니다. G-1은 산재·질병·소송 등의 인도적 사유가 발생한 경우 해당 사유의 해결을 위해 한시적으로 부여되는 자격입니다.

③ 체류자격 변경 신청을 위해 기본적으로 갖출 서류들은 아래와 같으나, 심사 시 추가 자료가 요구될 수도 있습니다.
- 여권
- 체류 자격 변경 신청서
- 컬러 증명사진 (3.5cm × 4.5cm) 1장
- 수수료
- 사고발생 사실 확인서
- 의사진단서, 소견서

④ 귀하와 같은 경우에는 일반적으로 불법체류에 따른 범칙금을 납부해야만 체류자격 변경허가를 받을 수 있으며, 신청이 받아들여지면 적법하게 한국에서 치료를 받고 귀국하실 수 있습니다.

5 교통사고로 인한 장기체류

Q 건의

서울에 있는 병원입니다. 교통사고로 저희 병원 응급실을 방문하여 현재 입원 중인 외국인 환자를 위해 대신 질문을 드립니다. 위 환자는 1개월 체류기간의 여행비자(C-3 단기종합)로 입국하여 관광을 하던 중 교통사고를 당했고, 입원으로 인해 사증 상의 체류기간인 1개월을 넘겨 체류해야만 하는 상황입니다. 입원을 얼마나 더 오래 해야 할지 현 상황에서는 가늠하기 어려우나, 경우에 따라 몇 개월 이상으로 장기화될 수도 있을 것으로 보입니다. 이러한 경우 위 환자는 어떠한 절차를 통해 국내체류를 계속할 수 있을지요?

A 답변

① 말씀하신 환자 분께서는 사증(비자) 상의 체류기간을 넘기기 전에 반드시 그에 합당한 체류자격을 취득해야 합니다.
② 귀하의 설명에 따르면 환자는 사고로 인해 진료 목적의 체류가 필요하고, 체류기간이 장기화될 수 있다는 것이므로 G1(기타자격) 비자의 신청을 고려해 보시기 바랍니다.
③ 말씀하신 환자와 같이 예기치 않은 사고로 인한 국내체류 필요성에 따라 G1(체류기간 상한1년)으로 체류자격 변경을 신청하기 위해서는 일반적으로는 아래와 같은 서류가 필요하며, 심사시 추가 서류가 요구될 수도 있습니다.
   - 여권
   - 체류 자격 변경 신청서
   - 컬러 증명사진 (3.5cm × 4.5cm) 1장
   - 수수료
   - 사고발생 사실 확인서
   - 의사의 진단서, 소견서
④ 체류자격 변경은 본인이나 가족 등 신청을 위임받은 자만이 신청 가능하며, 가족인 경우 본국에서 발행하는 가족관계 증명서 등 소명자료를 제출해야 합니다.
⑤ 참고로, 90일 이상 한국에 체류하는 외국인은 외국인등록을 해야 한다는 점도 염두에 두시기 바랍니다.

6 체류기간 연장신청과 체류자격 변경신청

Q 건의

외국인환자 유치업체입니다. 저희 고객인 외국인들은 단기 메디컬 비자인 C-3-M 자격으로 입국하는 경우가 가장 많습니다. 저희가 유치한 고객들 중 최근에 체류기간을 30일로 하는 C-3-M 비자로 입국한 외국인환자가 있습니다. 문제가 된 위 환자는 당초에는 입국 후 20여 일 내에 간단한 수술 및 모든 치료를 마치고 관광까지 할 수 있을 것으로 기대했으나, 관련 질환의 추가 발견 및 치료 등으로 인해 병원 진료만으로도 최소 1달 이상이 더 필요한 상황에 처했습니다.

현재의 예상으로는 체류기간을 한 달 정도만 늘릴 수 있다면, 즉 입국 후 60일 정도까지만 체류할 수 있다면 원하는 진료를 모두 마치고 출국할 수 있을 것 같은데, 어떤 절차를 밟으면 좋을지 알려 주십시오. 참고로, 만에 하나 위 외국인환자의 체류가 입국시로부터 3~4개월을 넘어 장기화된다면 특별히 다른 조치가 필요한지도 궁금합니다.

A 답변

귀하가 기대하시는 것처럼 문제의 외국인환자가 입국시로부터 60일 이내를 체류하는 것으로 충분하다면 이미 허가받은 체류기간(30일)이 만료되기 전에 관할 출입국관리사무소에 체류기간 연장을 신청하시면 됩니다.

① 그러나 만에 하나 귀하가 염려하시는 바와 같이 위 환자의 체류가 3~4개월을 초과하여 장기화된다면 다른 조치가 필요할 수 있습니다.
② C-3-M 비자의 1회 체류기간 상한은 90일입니다. 그러므로 위 환자의 입원 계속으로 체류기간이 90일을 넘을 가능성이 크다면 현재 보유한 사증의 체류기간 상한 범위 내에서 체류기간을 연장하는 것으로는 부족합니다.
③ 사증제도의 본래 취지에 따르면 외국인이 새로운 체류자격을 얻고자 할 경우 출국 후 해당체류자격의 사증을 받고 다시 입국하는 것이 원칙이겠으나, 국내에서 해당 체류자격 변경에 필요한 요건을 갖출 수 있는 경우 체류자격의 변경을 신청할 수 있습니다. 그러므로 위 환자의 경우에도 입국시로부터 90일을 초과하여(91일 이상) 체류해야 할 경우 관할 출입국관리소에 체류자격의 변경을 신청할 필요가 있습니다.

④ 체류기간 연장과 체류자격 변경을 알기 쉽게 비교하여 설명드리면, 외국인이 기존 체류자격에 고유한 '1회에 부여하는 체류기간의 상한' 범위 내에서 이미 허가받은 체류기간을 늘리고자 할 때에는 전자를 신청하면 되지만, 기존 체류자격에 따른 체류기간 상한을 초과하여 체류를 계속할 필요가 있을 경우에는 반드시 후자를 신청해야만 합니다.

7 사증면제국 소속 외국인의 치료 목적 장기체류

Q 건의

저는 일본인으로, 서울의 모 병원에서 치료를 받을 목적으로 한국을 방문하면서 대한민국-일본 간 사증면제협정 체결에 따라 무비자로 입국하였습니다. 그런데 처음 예상했던 것과는 달리 협정상의 체류기간인 90일을 넘겨서 치료를 계속 받아야 할 것 같습니다.

병원을 소개해 준 에이전시로부터 '체류자격 변경신청'이 필요할 수도 있다는 얘기를 들었으나, 쉽게 납득이 되지 않습니다. 제가 알기로는 체류자격 변경은 특정한 유형의 사증을 받고 입국한 외국인이 다른 유형으로 변경을 원할 때에 신청하는 것인 반면에, 제 경우에는 처음부터 아예 사증을 받지 않고 입국하였으므로 체류자격의 '변경'과는 무관하지 않을까요? 제가 치료 목적으로 계속 체류하기 위해 어떤 절차를 따라야 하는지, 필요한 서류나 세부절차는 어디에 문의하면 되는지, 그리고 그런 절차를 다른 사람이 대신해 줄 수는 없는지를 알려 주십시오.

또한, 90일을 넘겨서 체류하는 외국인은 주민등록 비슷한 무엇을 해야 하나요?

A 답변

출입국관리법에 따르면 외국인으로서 입국하고자 하는 자는 반드시 대통령령이 정하는 체류자격을 가져야 하고, 같은 법 시행령은 A-1에서 H-2에 걸쳐 다양한 체류자격을 정하고 있습니다.

① 이에 따라 대한민국에 적법하게 입국·체류하는 모든 외국인은 예외 없이 어떠한 '체류자격'을 가지고 있게 되며, 체류자격이라는 것이 반드시 사증(비자)의 유형만을 뜻하는 것은 아닙니다.

② 출입국관리법 시행령은 '사증면제'라는 체류자격을 정하고 있고, 그에 해당하는 기호는 'B-1'입니다. '대한민국과 사증면제협정을 체결한 국가의 국민으로서 그 협정에 의한 활동을 하려는 자'에게 부여되는 체류자격이 바로 B-1인 것입니다.

③ 한편, 출입국관리법 시행규칙은 '사증면제(B-1)'의 체류자격에 대하여 1회에 부여하는 체류기간의 상한을 '협정상의 체류기간'으로 정하고 있고, 귀하께서 아시는 바와 같이 일본의 경우 협정상의 일반적 체류기간은 90일입니다.

④ 위 설명을 귀하에게 적용해 보면, 귀하는 사증면제국 소속 국민으로서 '사증면제(B-1)'라는 체류자격을 가지고 입국하였고, 체류자격에 따른 1회 체류기간의 상한은 90일임을 알 수 있습니다.

⑤ 이처럼 귀하는 현재 보유한 체류자격으로 최대 90일까지 체류할 수 있으므로 만약 귀하가 90일을 초과하여 계속 한국에서 치료를 받아야 한다면 체류자격의 변경이 필요합니다. 에이전시 측에서 귀하께 말씀드린 것처럼 체류자격 변경을 신청해야 하는 것입니다.

⑥ 체류자격 변경 신청에 필요한 서류나 세부적인 절차는 체류지 관할 출입국관리사무소나 출장소에 문의하실 수 있으나, 일반적이고 기본적인 구비서류는 아래와 같습니다(심사시 추가 서류가 요구될 수 있음).
- 여권
- 체류자격 변경 신청서
- 컬러 증명사진 (3.5cm × 4.5cm) 1장
- 수수료 (5만원, 외국인등록비 1만원)
- 장기 치료에 관한 의료기관 소견서
- 장기치료 체류 비용 조달 능력을 증명하는 서류

⑦ 체류자격 변경은 외국인 본인이나 가족 등 위임받은 자만이 신청할 수 있으며, 가족인 경우 본국에서 발행하는 가족관계증명서 등 소명자료를 제출해야 합니다.

⑧ 만약 해당 외국인이 병증 악화로 거동이 불편하며 한국에 신청을 위임할 가족이 없는 경우에는 치료중인 의료기관에 신청을 위임할 여지가 없지 않으나, 이는 사안에 따라 달라질 수 있으므로 위임 가능 여부를 반드시 관할 출입국관리사무소에 미리 확인하시기 바랍니다.

⑨ 또한, '외국인등록'은 대한민국에 90일 이상 장기체류하는 외국인의 체류지 등 체류에 관한 사항 전반을 관리하기 위한 제도입니다.
⑩ 체류자격변경을 받아 입국일부터 90일을 초과하여 체류하려는 자는 체류지 관할 출입국관리사무소나 출장소에 외국인등록을 해야 하고, 이 경우 등록할 시기는 자격변경 허가일입니다.

8 환자 동반자에 대한 사증 발급

Q 건의

진료 목적으로 한국을 방문하려는 외국인 환자입니다. 메디컬 비자를 신청할 때 간병 등을 도와 줄 동반자에 대한 비자도 신청할 수 있다고 들었는데, 몇 명까지 가능한가요? 또한 가족이나 친인척이 아닌 단순한 친구도 동반비자 신청이 가능한지 알려 주십시오.

참고로, 외국인의 출입국이나 사증 문제 등을 유선상으로 전문적으로 안내하는 별도의 콜센터 같은 것은 없는지도 궁금합니다.

A 답변

① 동반비자를 발급받을 수 있는 인원에 대한 구체적인 제한 규정은 없는 상태입니다.
② 그러나 동반비자의 발급 요건에 "배우자 등"으로 명시되어 있기에 발급 대상은 친인척 정도로 제한된다고 해석되고, 따라서 친구나 직장동료, 이웃 등 단순한 지인의 경우 동반비자발급이 쉽지 않을 것으로 예상됩니다.
③ 청시에 관할 출입국관리사무소 등에 다시 한 번 구체적으로 문의하시기 바랍니다.
④ 한편, 외국인의 입국 및 체류 등에 관한 상세한 사항을 전화로 안내 받으시려면 외국인종합안내센터(국번없이 1345)를 이용하시기 바랍니다.

제5절 재외동포의 출입국과 법적 지위에 관한 법률

1 법제정의 취지

법무부는 출입국과 체류, 모국에서의 경제활동에 많은 애로사항을 갖고 있던 재외동포들을 위해 규제를 완화하고 이중국적의 요구에 담긴 애로사항을 수용하며 거주국의 정착을 돕기 위해 1999년12월 3일「재외동포의 출입국과 법적 지위에 관한 법률」(이하 재외동포법으로 약칭)을 제정하여 시행하고 있다.

2 적용대상

재외동포법의 적용대상은 '재외국민'과 '외국국적동포'로 구분되고 있는 재외동포에게 적용된다. '재외국민'이란 '대한민국의 국민으로서 외국의 영주권을 취득한 자 또는 영주할 목적으로 외국에 거주하고 있는 자' 즉, 거주국으로부터 영주권이나 이에 준하는 거주목적의 장기체류자격을 취득한 자 또는 해외이주법 제2조의 규정에 의한 해외이주자(취업·혼인 등으로 인한 이주자)로서 아직 영주권 등을 취득하지 못한 자를 말한다.

'외국국적동포'란 '대한민국의 국적을 보유하였던 자 또는 그 직계비속으로서 외국국적을 취득한 자 중 대통령령이 정하는 자' 즉, 대한민국의 국적을 보유하였던 자로서 외국국적을 취득한 자와 부모 또는 조부모의 일방이 대한민국 국적을 보유하였던 자로서 외국국적을 취득한 자를 말한다.

다만, 현행법에 재외동포체류자격(F-4비자) 취득자는 단순노무 등에 취업할 수 없도록 규정되어 있으므로, 법무부장관이 고시하는 불법체류가 많은 국가의 외국국적동포들에 대하여는 일정한 요건을 갖춘 자로 소명자료를 제출하는 경우에 한하여 위 자격을 부여한다.

표 24-1 재외동포법 적용 대상

재외국민	대한민국의 국민으로서 외국의 영주권을 취득한 자 또는 영주할 목적으로 외국에 거주하고 있는 자
외국국적동포	대한민국의 국적을 보유하였던 자 또는 그 직계비속으로서 외국국적을 취득한 자 중 대통령령이 정하는 자

3 재외동포출입국과 법적지위

최근 우리나라 의료서비스의 질적 향상으로 해외동포의 의료소비가 증가하고 있다. 이 경우 대부분 국내거소신고를 통해 의료서비스를 향유하고 있다. 여러 가지 문제가 제기되고 있으나 의료관광실무를 다루는데 있어 참고할 만한 사항을 중심으로 정리하였다.

재외동포의 출입국과 법적 지위에 관한 법률 *의료관광 관련 법규 발췌

제6조(국내거소신고) ① 재외국민과 재외동포체류자격으로 입국한 외국국적동포는 이 법을 적용받기 위하여 필요하면 대한민국 안에 거소(居所)를 정하여 그 거소를 관할하는 출입국관리사무소장(이하 "사무소장"이라 한다) 또는 출입국관리사무소출장소장(이하 "출장소장"이라 한다)에게 국내거소신고를 할 수 있다.

② 제1항에 따라 신고한 국내거소를 이전한 때에는 14일 이내에 그 사실을 신거소(新居所)가 소재한 시·군·구의 장이나 신거소를 관할하는 사무소장·출장소장에게 신고하여야 한다.

③ 제2항에 따라 거소이전 신고를 받은 사무소장이나 출장소장은 신거소가 소재한 시·군·구의 장에게, 시·군·구의 장은 신거소를 관할하는 사무소장이나 출장소장에게 각각 이를 통보하여야 한다.

④ 국내거소신고서의 기재 사항, 첨부 서류, 그 밖에 신고의 절차에 관하여 필요한 사항은 대통령령으로 정한다. [전문개정 2008.3.14]

제10조(출입국과 체류) ① 재외동포체류자격에 따른 체류기간은 최장 3년까지로 한다.

② 법무부장관은 제1항에 따른 체류기간을 초과하여 국내에 계속 체류하려는 외국국적동포에게는 대통령령으로 정하는 바에 따라 체류기간 연장허가를 할 수 있다. 다만, 제5조제2항 각 호의 어느 하나에 해당하는 사유가 있는 경우에는 그러하지 아니하다.

③ 국내거소신고를 한 외국국적동포가 체류기간 내에 출국하였다가 재입국하는 경우에는 「출입국관리법」 제30조에 따른 재입국허가가 필요하지 아니하다.

④ 대한민국 안의 거소를 신고하거나 그 이전신고(移轉申告)를 한 외국국적동포에 대하여는 「출입국관리법」 제31조에 따른 외국인등록과 같은 법 제36조에 따른 체류지변경신고를 한 것으로 본다.
⑤ 재외동포체류자격을 부여받은 외국국적동포의 취업이나 그 밖의 경제활동은 사회질서 또는 경제안정을 해치지 아니하는 범위에서 자유롭게 허용된다. [전문개정 2008.3.14]

재외동포의 출입국과 법적지위에 관한 법률 시행령 [시행 2012.1.6]

제3조(외국국적동포의 정의) 법 제2조 제2호에서 "대한민국의 국적을 보유하였던 자(대한민국정부수립 이전에 국외로 이주한 동포를 포함한다) 또는 그 직계비속으로서 외국국적을 취득한 자 중 대통령령이 정하는 자"란 다음 각 호의 어느 하나에 해당하는 자를 말한다.
1. 대한민국의 국적을 보유하였던 자(대한민국정부 수립 이전에 국외로 이주한 동포를 포함한다. 이하 이 조에서 같다)로서 외국국적을 취득한 자
2. 부모의 일방 또는 조부모의 일방이 대한민국의 국적을 보유하였던 자로서 외국국적을 취득한 자

제4조(재외동포체류자격의 부여) ① 법무부장관은 법 제3조의 규정에 의한 재외동포체류자격을 신청한 외국국적동포가 법 제5조 제2항 각 호의 어느 하나에 해당하는지의 여부를 판단하기 위하여 관계기관의 장에게 신청자에 대한 신원조회 및 범죄경력조회를 의뢰하거나 기타 필요한 사항에 대하여 의견을 구할 수 있다. 이 경우 관계기관의 장은 조회의뢰나 의견요청을 받은 날부터 30일 이내에 이에 관한 조회결과나 의견을 제시하여야 한다. 〈개정 2007.10.15〉
② 법무부장관은 재외동포체류자격을 신청한 외국국적동포가 법 제5조제2항제3호에 해당한다고 의심할 만한 사유가 있는 때에는 외교부장관에게 법 제5조제3항의 규정에 의한 협의를 요청하여야 한다. 이 경우 외교부장관은 요청을 받은 날부터 30일 이내에 이에 관한 의견을 제시하여야 한다. 다만, 외교부장관이 사전에 제3항의 규정에 의한 의견을 제시한 경우에는 그러하지 아니하다. 〈개정 2013.3.23〉

③ 외국국적동포가 재외공관에 재외동포체류자격을 신청한 때에는 외교부장관은 제2항의 규정에 의한 법무부장관의 협의요청이 없는 경우에도 법무부장관에게 재외동포체류자격부여에 관한 의견을 제시할 수 있다.
〈개정 2013.3.23〉

④ 「출입국관리법 시행령」 제12조 및 제23조의 규정은 재외동포체류자격의 취득요건 및 활동범위에 관하여 이를 준용한다. 〈개정 2007.10.15〉

제5조 삭제 〈2008.10.20〉

제5조의2(관계 부처 등과의 협의) 법무부장관은 재외동포의 출입국 및 체류에 관한 다음 각 호의 사항을 관계 부처 또는 관련 단체와 협의하여 결정할 수 있다.
1. 재외동포체류자격 부여와 관련된 제도의 개선·변경에 관한 사항
2. 재외동포체류자격 취득자의 국내에서의 취업 및 활동범위에 관한 사항
3. 그 밖에 재외동포의 출입국 및 체류제도와 관련된 중요사항

제6조(국내거소의 정의) 법 제6조 제1항에서 "거소"라 함은 30일 이상 거주할 목적으로 체류하는 장소를 말한다.

제7조(국내거소 신고) ① 법 제6조 제1항의 규정에 의하여 재외동포가 국내거소신고를 하고자 하는 때에는 그 거소를 관할하는 출입국관리사무소장(이하 "사무소장"이라 한다) 또는 출입국관리사무소출장소장(이하 "출장소장"이라 한다)에게 국내거소신고서를 제출하여야 한다. 다만, 국내거소신고를 하지 아니한 경우에는 입국한 날부터 90일 이내에 「출입국관리법」 제31조의 규정에 의한 외국인등록을 하여야 한다. 〈개정 2007.10.15〉

② 재외동포체류자격 외의 자격으로 대한민국에 체류하는 외국국적동포가 법무부장관으로부터 재외동포체류자격으로 변경허가를 받은 때에는 제1항의 규정에 의한 국내거소신고를 할 수 있다.

③ 제1항 및 제2항의 규정에 의하여 재외동포가 국내거소신고를 하는 때에는 사무소장 또는 출장소장은 사실확인을 위하여 관계기관의 장에게 사실조회를 의뢰할 수 있다.

④ 제3항의 규정에 의하여 사실조회를 의뢰받은 관계기관의 장은 15일 이내에 조회결과를 사무소장 또는 출장소장에게 통보하여야 한다.

제8조(국내거소신고서의 기재사항) ① 재외국민이 제출하는 국내거소신고서에 기재하여야 할 사항은 다음 각호와 같다. 〈개정 2007.10.15〉

1. 신고인의 성명 · 성별 및 생년월일
2. 거주국내 주소
3. 영주권번호 및 그 취득일자
4. 국내거소
5. 등록기준지 및 최종 주민등록지
6. 직업 및 가족사항
7. 병역관계
8. 기타 법무부장관이 정하는 사항

② 외국국적동포가 제출하는 국내거소신고서에 기재하여야 할 사항은 다음 각호와 같다.

1. 제1항제1호 · 제2호 · 제4호 및 제6호에 규정된 사항
2. 국적 및 그 취득일자
3. 여권번호 및 그 발급일자
4. 기타 법무부장관이 정하는 사항

제9조(국내거소신고시의 첨부서류) ① 제7조 제1항에 따라 재외국민이 국내거소신고를 하는 때의 첨부서류는 다음 각 호와 같다. 〈개정 2010.5.4, 2010.11.2〉

1. 거주국의 영주권 사본 또는 거주목적의 장기체류자격을 취득하였음을 증명하는 서류
2. 재외국민의 가족관계기록사항에 관한 증명서
3. 사진(반명함판) 2장
4. 그 밖에 법무부장관이 관계 부처 또는 관련 단체와 협의하여 고시하는 서류

② 제7조 제1항의 규정에 의하여 외국국적동포가 국내거소신고를 하는 때의 첨부서류는 다음 각호와 같다. 〈개정 2008.10.20〉

1. 여권 사본 및 재외동포체류자격 사본
2. 사진(반명함판) 2장
3. 그 밖에 법무부장관이 관계 부처 또는 관련 단체와 협의하여 고시하는 서류

제6절 재외국민의 출입국 및 체류절차

1. 입국절차

재외국민은 우리나라 국민이므로 아무런 제한 없이 우리나라에 입국할 수 있지만 일부 국가들은 영주권자들에 대하여 타국가에서 장기 체류에 대해 기간을 제한하고 있으므로 영주권자가 우리나라에서 장기체류하고자 할 때에는 '재입국허가'를 받아야 한다.

2. 출국절차

재외국민은 유효한 여권을 가지고 출국할 수 있지만 거주여권 소지자가 2년을 초과하였을 때에는 동여권의 효력이 상실되어 여권을 재발급받아 출국해야 한다. 영주권자가 영주권을 분실한 때에는 우리나라에 있는 거주국의 공관에서 '영주확인서'를 발급받아야 하나 거주국의 출입국절차에 따라 확인서는 생략될 수도 있다.

3. 영주귀국 절차

영주권자는 영주권 또는 장기체류사증(visa)을 발급국가 또는 발급국가의 공관에 반납하여 반납확인서를 발급받은 다음에 반납확인서와 거주여권을 가지고 외교통상부 영사서비스과에 영주귀국신고를 하면 영주귀국확인서를 발급받는다.

영주권 반납제도가 없는 국가는 우리나라 외교부 영사서비스과에 영주권을 직접 반납하며 영주귀국확인서와 거주여권을 가지고 외교부 여권과에 가서 거주여권을 반납하고 여권무효확인서를 발급받아, 거주지 관할 읍·면·동사무소에 여권무효확인서를 제출하면 주민등록을 회복하거나 신규 등록을 하여 영주귀국절차가 끝나게 된다.

제7절　외국국적을 취득한 자의 출입국 및 체류절차

외국국적을 취득한 자는 법률상 외국인에 해당하므로 외국인에 대한 대한민국 출입국 및 체류절차에 따른다. 재외동포법은 재외동포체류자격(F-4 비자)을 신설하여 동법의 적용대상인 외국국적동포에 대하여 특례를 부여하고 있지만 이러한 외국국적동포에 대한 특례는 본인이 원하는 경우에만 해당된다.

1 외국인의 출입국 및 체류절차

1. 입국절차

(1) 사 증(visa)

외국인이 대한민국에 입국하려면 유효한 여권을 갖고 외국의 대한민국 공관에서 미리 사증을 받는다. 우리나라 사증의 종류에는 체류기간에 따라 90일 이하의 단기사증과 91일 이상의 장기사증이 있다.

(2) 사증발급인정서

사증발급 편의를 위하여 출입국관리사무소(출장소)에서 '사증발급인정서'를 발급하며 이는 대한민국에 있는 초청자가 사증발급에 필요한 서류를 갖추어서 거주지 관할 출입국관리사무소(출장소)에 '사증발급인정서' 발급을 신청하면 된다. '사증발급인정서'를 입국하고자 하는 외국인에게 송부하고, 그 외국인은 외국에 있는 대한민국 공관에 '사증발급인정서'를 제출하면 다른 서류 없이 간편하게 사증을 발급받을 수 있다.

(3) 무사증 입국

우리나라와 사증면제협정이 체결된 국가는 사증 없이 입국할 수 있고, 중국이나 러시아 등 일부 사회주의 국가와 동남아의 일부 국가 등 30여 개국을 제외하고는 사증 없이 30일간을 체류할 수 있는 자격을 공항에서 받는다.

2. 체류절차

외국인은 허가받은 체류자격과 체류기간의 범위 내에서 우리나라에 체류할 수 있다.

표 24-2 1회에 부여하는 체류자격별 체류기간의 상한(제18조의2 관련)

체류자격 (기호)		1회에 부여하는 체류기간의 상한	체류자격 (기호)		1회에 부여하는 체류기간의 상한
1. 외교	(A-1)	재임기간	19. 교수	(E-1)	5년
2. 공무	(A-2)	공무수행기간	20. 회화지도	(E-2)	2년
3. 협정	(A-3)	신분존속기간 또는 협정상의 체류기간	21. 연구	(E-3)	5년
4. 사증면제	(B-1)	협정상의 체류기간	22. 기술지도	(E-4)	
5. 관광통과	(B-2)	법무부 장관이 따로 정하는 기간	23. 전문직업	(E-5)	
6. 일시취재	(C-1)	90일	24. 예술흥행	(E-6)	2년
7. 단기상용	(C-2)	90일	25. 특정활동	(E-7)	3년
8. 단기종합	(C-3)		25의2. 삭제 <2007.6.1>		
9. 단기취업	(C-4)		25의3. 비전문취업	(E-9)	1년
10. 문화예술	(D-1)	2년	25의4. 선원취업	(E-10)	
11. 유학	(D-2)		26. 방문동거	(F-1)	2년
12. 산업연수	(D-3)		27. 거주	(F-2)	3년
13. 일반연수	(D-4)		28. 동반	(F-3)	동반하는 본인에 정하여진 기간
14. 취재	(D-5)		28의2. 재외동포	(F-4)	3년
15. 종교	(D-6)		28의3. 영주	(F-5)	상한없음
16. 주재	(D-7)		29. 기타	(F-6)	1년
17. 기업투자	(D-8)	5년	30. 관광취업	(H-1)	협정상의 체류기간
18. 무역경영	(D-9)	2년	31. 방문취업	(H-2)	3년
18의2. 구직	(D-10)	6개월			

(1) 체류자격

체류자격이란 우리나라에 체류하면서 활동할 수 있는 범위 또는 신분자격을 말하며, 관광·상용·취업 등 36개로 구분된다. 특히, 취업을 하고자 하는 경우에는 취업을 할 수 있는 체류자격을 가지고 지정된 근무처에서만 근무하여야 하며, 근무처를 변경하거나 추가하고자 하는 때에는 사전에 출입국관리사무소에서 허가를 받는다.

(2) 체류기간

체류기간은 대한민국에 허가받은 체류기간을 말하며 외국인이 본래의 체류자격에 해당하는 활동 이외의 다른 활동을 하고자 할 때에는 사전에 출입국관리사무소(출장소)에 신청을 하여 허가를 받는다.

(3) 장기체류

91일 이상 체류하고자 하는 외국인은 입국일로부터 90일 이내에 출입국관리사무소에 외국인등록을 신청하고 외국인등록증을 교부받는다. 허가받은 체류기간을 초과할 경우 체류기간을 연장받는다.

(4) 국적상실자

대한민국 안에서 국적을 상실한 자 또는 출생한 외국인은 30일 이내에 관할 출입국관리사무소에서 체류자격을 부여받는다.

(5) 이중국적자

대한민국의 가족관계등록부에 등재되어 있는 이중국적자는 국적선택을 하기 전까지 국민으로 처우받기를 희망하는 경우에는 출입국관리사무소장 또는 출장소장에게 국민처우신고를 할 수 있다.

제8절 건강보험

재외동포법에 의하여 재외국민과 외국국적동포에 대하여 각종 혜택이 주어진다는 것은 앞서 설명한 바와 같다.

1 건강보험

「재외동포의 출입국과 법적 지위에 관한 법률」 제14조는 '국내거소신고를 한 재외동포가 90일 이상 대한민국 안에 체류하는 때에는 건강보험 관계법령이 정하는 바에 의하여 건강보험을 적용받을 수 있다'고 규정하고 있다.

① 일정한 요건(체류자격)을 구비한 외국인
- 문화예술(D-1), 유학(D-2), 산업연수(D-3), 일반연수(D-4), 취재(D-5), 종교(D-6), 주재(D-7), 기업투자(D-8), 무역경영(D-9)
- 교수(E-1), 회화지도(E-2), 연구(E-3), 기술지도(E-4), 전문직업(E-5), 예술흥행(E-6), 특정활동(E-7), 연수취업(E-8), 비전문취업(E-9), 내항선원(E-10)
- 방문동거(F-1), 거주(F-2), 동반(F-3), 재외동포(F-4), 영주(F-5)
- 방문취업(H-2)

② 재외국민(대한민국 국민으로서 외국의 영주권을 취득한 자 또는 영주할 목적으로 외국에 거주하고 있는 자 중 사업, 교육 등의 목적으로 국내 입국하여 재외동포의 출입국과 법적 지위에 관한 법률에 의해 재외국민 국내거소신고를 한 자)

제9절   국민건강보험법 개정법령

2012년 9월 1일 시행된 국민건강보험법령의 주요사항중 의료관광과 관련된 자격요건 및 요양급여신청, 보험료 문제, 외국인에 대한 특례 등을 다음과 같이 제시하고자 한다.

제2장 가입자

제5조(적용 대상 등) ① 국내에 거주하는 국민은 이 법에 따른 건강보험(이하 "건강보험"이라 한다)의 가입자(이하 "가입자"라 한다) 또는 피부양자가 된다. 다만, 다음 각 호의 어느 하나에 해당하는 사람은 제외한다.

1. 「의료급여법」에 따라 의료급여를 받는 사람(이하 "수급권자"라 한다)
2. 「독립유공자예우에 관한 법률」 및 「국가유공자 등 예우 및 지원에 관한 법률」에 따라 의료보호를 받는 사람(이하 "유공자 등 의료보호대상자"라 한다). 다만, 다음 각 목에 해당하는 사람은 가입자 또는 피부양자가 된다.
   가. 유공자등 의료보호대상자 중 건강보험의 적용을 보험자에게 신청한 사람
   나. 건강보험을 적용받고 있던 사람이 유공자등 의료보호대상자로 되었으나 건강보험의 적용배제신청을 보험자에게 하지 아니한 사람

② 제1항의 피부양자는 다음 각 호의 어느 하나에 해당하는 사람 중 직장가입자에게 주로 생계를 의존하는 사람으로서 보수나 소득이 없는 사람을 말한다.
1. 직장가입자의 배우자
2. 직장가입자의 직계존속(배우자의 직계존속을 포함한다)
3. 직장가입자의 직계비속(배우자의 직계비속을 포함한다)과 그 배우자
4. 직장가입자의 형제·자매

③ 제2항에 따른 피부양자 자격의 인정 기준, 취득·상실시기 및 그 밖에 필요한 사항은 보건복지부령으로 정한다.

제6조(가입자의 종류) ① 가입자는 직장가입자와 지역가입자로 구분한다.
② 모든 사업장의 근로자 및 사용자와 공무원 및 교직원은 직장가입자가 된다. 다만, 다음 각 호의 어느 하나에 해당하는 사람은 제외한다.
1. 고용 기간이 1개월 미만인 일용근로자
2. 「병역법」에 따른 현역병(지원에 의하지 아니하고 임용된 하사를 포함한다), 전환복무된 사람 및 무관후보생
3. 선거에 당선되어 취임하는 공무원으로서 매월 보수 또는 보수에 준하는 급료를 받지 아니하는 사람
4. 그 밖에 사업장의 특성, 고용 형태 및 사업의 종류 등을 고려하여 대통령령으로 정하는 사업장의 근로자 및 사용자와 공무원 및 교직원

③ 지역가입자는 직장가입자와 그 피부양자를 제외한 가입자를 말한다.
④ 제2항제4호에 따른 근로자 및 사용자는 대통령령으로 정하는 절차에 따라 직장가입자가 되거나 탈퇴할 수 있다.

제7조(사업장의 신고) 사업장의 사용자는 다음 각 호의 어느 하나에 해당하게 되면 그 때부터 14일 이내에 보건복지부령으로 정하는 바에 따라 보험자에게 신고하여야 한다. 제1호에 해당되어 보험자에게 신고한 내용이 변경된 경우에도 같다.

1. 제6조 제2항에 따라 직장가입자가 되는 근로자·공무원 및 교직원을 사용하는 사업장(이하 "적용대상사업장"이라 한다)이 된 경우
2. 휴업·폐업 등 보건복지부령으로 정하는 사유가 발생한 경우

제8조(자격의 취득 시기 등) ① 가입자는 국내에 거주하게 된 날에 직장가입자 또는 지역가입자의 자격을 얻는다. 다만, 다음 각 호의 어느 하나에 해당하는 사람은 그 해당되는 날에 각각 자격을 얻는다.

1. 수급권자이었던 사람은 그 대상자에서 제외된 날
2. 직장가입자의 피부양자이었던 사람은 그 자격을 잃은 날
3. 유공자 등 의료보호대상자이었던 사람은 그 대상자에서 제외된 날
4. 제5조 제1항제2호가목에 따라 보험자에게 건강보험의 적용을 신청한 유공자 등 의료보호대상자는 그 신청한 날

② 제1항에 따라 자격을 얻은 경우 그 직장가입자의 사용자 및 지역가입자의 세대주는 그 명세를 보건복지부령으로 정하는 바에 따라 자격을 취득한 날부터 14일 이내에 보험자에게 신고하여야 한다.

제9조(자격의 변동 시기 등) ① 가입자는 다음 각 호의 어느 하나에 해당하게 된 날에 그 자격이 변동된다.

1. 지역가입자가 적용대상사업장의 사용자로 되거나, 근로자·공무원 또는 교직원(이하 "근로자 등"이라 한다)으로 사용된 날
2. 직장가입자가 다른 적용대상사업장의 사용자로 되거나 근로자 등으로 사용된 날
3. 직장가입자인 근로자 등이 그 사용관계가 끝난 날의 다음 날
4. 적용대상사업장에 제7조 제2호에 따른 사유가 발생한 날의 다음 날
5. 지역가입자가 다른 세대로 전입한 날

② 제1항에 따라 자격이 변동된 경우 직장가입자의 사용자와 지역가입자의 세대주는 다음 각 호의 구분에 따라 그 명세를 보건복지부령으로 정하는 바에 따라 자격이 변동된 날부터 14일 이내에 보험자에게 신고하여야 한다.

1. 제1항제1호 및 제2호에 따라 자격이 변동된 경우: 직장가입자의 사용자
2. 제1항제3호부터 제5호까지의 규정에 따라 자격이 변동된 경우: 지역가입자의 세대주

③ 법무부장관 및 국방부장관은 직장가입자나 지역가입자가 제54조 제3호 또는 제4호에 해당하면 보건복지부령으로 정하는 바에 따라 그 사유에 해당된 날부터 1개월 이내에 보험자에게 알려야 한다.

제10조(자격의 상실 시기 등) ① 가입자는 다음 각 호의 어느 하나에 해당하게 된 날에 그 자격을 잃는다.

1. 사망한 날의 다음 날
2. 국적을 잃은 날의 다음 날
3. 국내에 거주하지 아니하게 된 날의 다음 날
4. 직장가입자의 피부양자가 된 날
5. 수급권자가 된 날
6. 건강보험을 적용받고 있던 사람이 유공자 등 의료보호대상자가 되어 건강보험의 적용배제신청을 한 날

② 제1항에 따라 자격을 잃은 경우 직장가입자의 사용자와 지역가입자의 세대주는 그 명세를 보건복지부령으로 정하는 바에 따라 자격을 잃은 날부터 14일 이내에 보험자에게 신고하여야 한다.

제11조(자격취득 등의 확인) ① 가입자 자격의 취득·변동 및 상실은 제8조부터 제10조까지의 규정에 따른 자격의 취득·변동 및 상실의 시기로 소급하여 효력을 발생한다. 이 경우 보험자는 그 사실을 확인할 수 있다.

② 가입자나 가입자이었던 사람 또는 피부양자나 피부양자이었던 사람은 제1항에 따른 확인을 청구할 수 있다.

제12조(건강보험증) ① 국민건강보험공단은 가입자에게 건강보험증을 발급하여야 한다.

② 가입자 또는 피부양자가 요양급여를 받을 때에는 제1항의 건강보험증을 제42조 제1항에 따른 요양기관(이하 "요양기관"이라 한다)에 제출하여야 한다. 다만, 천재지변이나 그 밖의 부득이한 사유가 있으면 그러하지 아니하다.

③ 가입자 또는 피부양자는 제2항 본문에도 불구하고 주민등록증, 운전면허증, 여권, 그 밖에 보건복지부령으로 정하는 본인 여부를 확인할 수 있는 신분증명서(이하 "신분증명서"라 한다)로 요양기관이 그 자격을 확인할 수 있으면 건강보험증을 제출하지 아니할 수 있다.

④ 누구든지 건강보험증이나 신분증명서를 양도 또는 대여를 받거나 그 밖에 이를 부정하게 사용하여 보험급여를 받아서는 아니 된다.

⑤ 제1항에 따른 건강보험증의 서식과 그 교부 및 사용 등에 필요한 사항은 보건복지부령으로 정한다.

제4장 보험급여

제41조(요양급여) ① 가입자와 피부양자의 질병, 부상, 출산 등에 대하여 다음 각 호의 요양급여를 실시한다.

1. 진찰·검사

2. 약제(藥劑)·치료재료의 지급

3. 처치·수술 및 그 밖의 치료

4. 예방·재활

5. 입원

6. 간호

7. 이송(移送)

② 제1항에 따른 요양급여(이하 "요양급여"라 한다)의 방법·절차·범위·상한 등의 기준은 보건복지부령으로 정한다.

③ 보건복지부장관은 제2항에 따라 요양급여의 기준을 정할 때 업무나 일상생활에 지장이 없는 질환, 그 밖에 보건복지부령으로 정하는 사항은 요양급여의 대상에서 제외할 수 있다.

제42조(요양기관) ① 요양급여(간호와 이송은 제외한다)는 다음 각 호의 요양기관에서 실시한다. 이 경우 보건복지부장관은 공익이나 국가정책에 비추어 요양기관으로 적합하지 아니한 대통령령으로 정하는 의료기관 등은 요양기관에서 제외할 수 있다.

1. 「의료법」에 따라 개설된 의료기관

2. 「약사법」에 따라 등록된 약국

3. 「약사법」 제91조에 따라 설립된 한국희귀의약품센터

4. 「지역보건법」에 따른 보건소·보건의료원 및 보건지소

5. 「농어촌 등 보건의료를 위한 특별조치법」에 따라 설치된 보건진료소

② 보건복지부장관은 효율적인 요양급여를 위하여 필요하면 보건복지부령으로 정하는 바에 따라 시설·장비·인력 및 진료과목 등 보건복지부령으로 정하는 기준에 해당하는 요양기관을 전문요양기관으로 인정할 수 있다. 이 경우 해당 전문요양기관에 인정서를 발급하여야 한다.

③ 보건복지부장관은 제2항에 따라 인정받은 요양기관이 다음 각 호의 어느 하나에 해당하는 경우에는 그 인정을 취소한다.

1. 제2항 전단에 따른 인정기준에 미달하게 된 경우
2. 제2항 후단에 따라 발급받은 인정서를 반납한 경우

④ 제2항에 따라 전문요양기관으로 인정된 요양기관 또는 「의료법」 제3조의4에 따른 상급종합병원에 대하여는 제41조 제2항에 따른 요양급여의 절차 및 제45조에 따른 요양급여비용을 다른 요양기관과 달리할 수 있다.

⑤ 제1항·제2항 및 제4항에 따른 요양기관은 정당한 이유 없이 요양급여를 거부하지 못한다.

제43조(요양기관 현황에 대한 신고) ① 요양기관은 제47조에 따라 요양급여비용을 최초로 청구하는 때에 요양기관의 시설·장비 및 인력 등에 대한 현황을 제62조에 따른 건강보험심사평가원(이하 "심사평가원"이라 한다)에 신고하여야 한다.

② 요양기관은 제1항에 따라 신고한 내용(제45조에 따른 요양급여비용의 증감에 관련된 사항만 해당한다)이 변경된 경우에는 그 변경된 날부터 15일 이내에 보건복지부령으로 정하는 바에 따라 심사평가원에 신고하여야 한다.

③ 제1항 및 제2항에 따른 신고의 범위, 대상, 방법 및 절차 등에 필요한 사항은 보건복지부령으로 정한다.

제44조(비용의 일부부담) 요양급여를 받는 자는 대통령령으로 정하는 바에 따라 비용의 일부(이하 "본인일부부담금"이라 한다)를 본인이 부담한다.

제45조(요양급여비용의 산정 등) ① 요양급여비용은 공단의 이사장과 대통령령으로 정하는 의약계를 대표하는 사람들의 계약으로 정한다. 이 경우 계약기간은 1년으로 한다.

② 제1항에 따라 계약이 체결되면 그 계약은 공단과 각 요양기관 사이에 체결된 것으로 본다.

③ 제1항에 따른 계약은 그 계약기간 만료일의 75일 전까지 체결하여야 하며, 그 기한까지 계약이 체결되지 아니하는 경우 보건복지부장관이 심의위원회의 의결을 거쳐 정하는 금액을 요양급여비용으로 한다. 이 경우 보건복지부장관이 정하는 요양급여비용은 제1항 및 제2항에 따라 계약으로 정한 요양급여비용으로 본다.

④ 제1항 또는 제3항에 따라 요양급여비용이 정해지면 보건복지부장관은 그 요양급여비용의 명세를 지체 없이 고시하여야 한다.

⑤ 공단의 이사장은 제33조에 따른 재정운영위원회의 심의·의결을 거쳐 제1항에 따른 계약을 체결하여야 한다.

⑥ 심사평가원은 공단의 이사장이 제1항에 따른 계약을 체결하기 위하여 필요한 자료를 요청하면 그 요청에 성실히 따라야 한다.

⑦ 제1항에 따른 계약의 내용과 그 밖에 필요한 사항은 대통령령으로 정한다.

제46조(약제·치료재료에 대한 요양급여비용의 산정) 제41조 제1항제2호의 약제·치료재료(이하 "약제·치료재료"라 한다)에 대한 요양급여비용은 제45조에도 불구하고 요양기관의 약제·치료재료 구입금액 등을 고려하여 대통령령으로 정하는 바에 따라 달리 산정할 수 있다.

제47조(요양급여비용의 청구와 지급 등) ① 요양기관은 공단에 요양급여비용의 지급을 청구할 수 있다. 이 경우 제2항에 따른 요양급여비용에 대한 심사청구는 공단에 대한 요양급여비용의 청구로 본다.

② 제1항에 따라 요양급여비용을 청구하려는 요양기관은 심사평가원에 요양급여비용의 심사청구를 하여야 하며, 심사청구를 받은 심사평가원은 이를 심사한 후 지체 없이 그 내용을 공단과 요양기관에 알려야 한다.

③ 제2항에 따라 심사 내용을 통보받은 공단은 지체 없이 그 내용에 따라 요양급여비용을 요양기관에 지급한다. 이 경우 이미 낸 본인일부부담금이 제2항에 따라 통보된 금액보다 더 많으면 요양기관에 지급할 금액에서 더 많이 낸 금액을 공제하여 해당 가입자에게 지급하여야 한다.

④ 공단은 제3항에 따라 가입자에게 지급하여야 하는 금액을 그 가입자가 내야 하는 보험료와 그 밖에 이 법에 따른 징수금(이하 "보험료 등"이라 한다)과 상계(相計)할 수 있다.

⑤ 공단은 심사평가원이 제63조에 따른 요양급여의 적정성을 평가하여 공단에 통보하면 그 평가 결과에 따라 요양급여비용을 가산하거나 감액 조정하여 지급한다. 이 경우 평가 결과에 따라 요양급여비용을 가산하거나 감액하여 지급하는 기준은 보건복지부령으로 정한다.

⑥ 요양기관은 제2항에 따른 심사청구를 다음 각 호의 단체가 대행하게 할 수 있다.

1. 「의료법」 제28조 제1항에 따른 의사회·치과의사회·한의사회·조산사회 또는 같은 조 제6항에 따라 신고한 각각의 지부 및 분회
2. 「의료법」 제52조에 따른 의료기관 단체
3. 「약사법」 제11조에 따른 약사회 또는 같은 법 제14조에 따라 신고한 지부 및 분회

⑦ 제1항부터 제6항까지의 규정에 따른 요양급여비용의 청구·심사·지급 등의 방법과 절차에 필요한 사항은 보건복지부령으로 정한다.

제48조(요양급여 대상 여부의 확인 등) ① 가입자나 피부양자는 본인일부부담금 외에 자신이 부담한 비용이 제41조 제3항에 따라 요양급여 대상에서 제외되는 비용인지 여부에 대하여 심사평가원에 확인을 요청할 수 있다.

② 제1항에 따른 확인 요청을 받은 심사평가원은 그 결과를 요청한 사람에게 알려야 한다. 이 경우 확인을 요청한 비용이 요양급여 대상에 해당되는 비용으로 확인되면 그 내용을 공단 및 관련 요양기관에 알려야 한다.

③ 제2항 후단에 따라 통보받은 요양기관은 받아야 할 금액보다 더 많이 징수한 금액(이하 "과다본인부담금"이라 한다)을 지체 없이 확인을 요청한 사람에게 지급하여야 한다. 다만, 공단은 해당 요양기관이 과다본인부담금을 지급하지 아니하면 해당 요양기관에 지급할 요양급여비용에서 과다본인부담금을 공제하여 확인을 요청한 사람에게 지급할 수 있다.

제49조(요양비) ① 공단은 가입자나 피부양자가 보건복지부령으로 정하는 긴급하거나 그 밖의 부득이한 사유로 요양기관과 비슷한 기능을 하는 기관으로서 보건복지부령으로 정하는 기관(제98조 제1항에 따라 업무정지기간 중인 요양기관을 포함한다)에서 질병·부상·출산 등에 대하여 요양을 받거나 요양기관이 아닌 장소에서 출산한 경우에는 그 요양급여에 상당하는 금액을 보건복지부령으로 정하는 바에 따라 가입자나 피부양자에게 요양비로 지급한다.

② 제1항에 따라 요양을 실시한 기관은 보건복지부장관이 정하는 요양비 명세서나 요양 명세를 적은 영수증을 요양을 받은 사람에게 내주어야 하며, 요양을 받은 사람은 그 명세서나 영수증을 공단에 제출하여야 한다.

제50조(부가급여) 공단은 이 법에서 정한 요양급여 외에 대통령령으로 정하는 바에 따라 장제비(葬祭費), 상병수당(傷病手當), 그 밖의 급여를 실시할 수 있다.

제51조(장애인에 대한 특례) ① 공단은 「장애인복지법」에 따라 등록한 장애인인 가입자 및 피부양자에게는 보장구(補裝具)에 대하여 보험급여를 할 수 있다.

② 제1항에 따른 보장구에 대한 보험급여의 범위·방법·절차와 그 밖에 필요한 사항은 보건복지부령으로 정한다.

제52조(건강검진) ① 공단은 가입자와 피부양자에 대하여 질병의 조기 발견과 그에 따른 요양급여를 하기 위하여 건강검진을 실시한다.

② 제1항에 따른 건강검진의 대상·횟수·절차와 그 밖에 필요한 사항은 대통령령으로 정한다.

제53조(급여의 제한) ① 공단은 보험급여를 받을 수 있는 사람이 다음 각 호의 어느 하나에 해당하면 보험급여를 하지 아니한다.
1. 고의 또는 중대한 과실로 인한 범죄행위에 그 원인이 있거나 고의로 사고를 일으킨 경우
2. 고의 또는 중대한 과실로 공단이나 요양기관의 요양에 관한 지시에 따르지 아니한 경우
3. 고의 또는 중대한 과실로 제55조에 따른 문서와 그 밖의 물건의 제출을 거부하거나 질문 또는 진단을 기피한 경우
4. 업무 또는 공무로 생긴 질병·부상·재해로 다른 법령에 따른 보험급여나 보상(報償) 또는 보상(補償)을 받게 되는 경우

② 공단은 보험급여를 받을 수 있는 사람이 다른 법령에 따라 국가나 지방자치단체로부터 보험급여에 상당하는 급여를 받거나 보험급여에 상당하는 비용을 지급받게 되는 경우에는 그 한도에서 보험급여를 하지 아니한다.

③ 공단은 가입자가 대통령령으로 정하는 기간 이상 다음 각 호의 보험료를 체납한 경우 그 체납한 보험료를 완납할 때까지 그 가입자 및 피부양자에 대하여 보험급여를 실시하지 아니할 수 있다. 다만, 보험료의 체납기간에 관계없이 월별 보험료의 총체납횟수(이미 납부된 체납보험료는 총체납횟수에서 제외한다)가 대통령령으로 정하는 횟수 미만인 경우에는 그러하지 아니하다.
1. 제69조 제4항제2호에 따른 소득월액보험료
2. 제69조 제5항에 따른 세대단위의 보험료

④ 공단은 제77조 제1항제1호에 따라 납부의무를 부담하는 사용자가 제69조 제4항제1호에 따른 보수월액보험료를 체납한 경우에는 그 체납에 대하여 직장가입자 본인에게 귀책사유가 있는 경우에 한하여 제3항의 규정을 적용한다. 이 경우 당해 직장가입자의 피부양자에게도 제3항의 규정을 적용한다.

⑤ 제3항 및 제4항에도 불구하고 제82조에 따라 공단으로부터 분할납부 승인을 받고 그 승인된 보험료를 1회 이상 낸 경우에는 보험급여를 할 수 있다. 다만, 제82조에 따른 분할납부 승인을 받은 사람이 정당한 사유 없이 2회 이상 그 승인된 보험료를 내지 아니한 경우에는 그러하지 아니하다.

⑥ 제3항 및 제4항에 따라 보험급여를 하지 아니하는 기간(이하 이 항에서 "급여제한기간"이라 한다)에 받은 보험급여는 다음 각 호의 어느 하나에 해당하는 경우에만 보험급여로 인정한다.
1. 공단이 급여제한기간에 보험급여를 받은 사실이 있음을 가입자에게 통지한 날부터 2개월이 지난 날이 속한 달의 납부기한 이내에 체납된 보험료를 완납한 경우
2. 공단이 급여제한기간에 보험급여를 받은 사실이 있음을 가입자에게 통지한 날부터 2개월이 지난 날이 속한 달의 납부기한 이내에 제82조에 따라 분할납부 승인을 받은 체납보험료를 1회 이상 낸 경우. 다만, 제82조에 따른 분할납부 승인을 받은 사람이 정당한 사유 없이 2회 이상 그 승인된 보험료를 내지 아니한 경우에는 그러하지 아니하다.

제54조(급여의 정지) 보험급여를 받을 수 있는 사람이 다음 각 호의 어느 하나에 해당하면 그 기간에는 보험급여를 하지 아니한다. 다만, 제3호 및 제4호의 경우에는 제60조에 따른 요양급여를 실시한다.
1. 국외에 여행 중인 경우
2. 국외에서 업무에 종사하고 있는 경우
3. 제6조 제2항제2호에 해당하게 된 경우
4. 교도소, 그 밖에 이에 준하는 시설에 수용되어 있는 경우

제55조(급여의 확인) 공단은 보험급여를 할 때 필요하다고 인정되면 보험급여를 받는 사람에게 문서와 그 밖의 물건을 제출하도록 요구하거나 관계인을 시켜 질문 또는 진단하게 할 수 있다.

제56조(요양비 등의 지급) 공단은 이 법에 따라 지급의무가 있는 요양비 또는 부가급여의 청구를 받으면 지체 없이 이를 지급하여야 한다.

제57조(부당이득의 징수) ① 공단은 속임수나 그 밖의 부당한 방법으로 보험급여를 받은 사람이나 보험급여 비용을 받은 요양기관에 대하여 그 보험급여나 보험급여 비용에 상당하는 금액의 전부 또는 일부를 징수한다.
② 사용자나 가입자의 거짓 보고나 거짓 증명 또는 요양기관의 거짓 진단에 따라 보험급여가 실시된 경우 공단은 이들에게 보험급여를 받은 사람과 연대하여 제1항에 따른 징수금을 내게 할 수 있다.

③ 공단은 속임수나 그 밖의 부당한 방법으로 보험급여를 받은 사람과 같은 세대에 속한 가입자(속임수나 그 밖의 부당한 방법으로 보험급여를 받은 사람이 피부양자인 경우에는 그 직장가입자를 말한다)에게 속임수나 그 밖의 부당한 방법으로 보험급여를 받은 사람과 연대하여 제1항에 따른 징수금을 내게 할 수 있다.

④ 요양기관이 가입자나 피부양자로부터 속임수나 그 밖의 부당한 방법으로 요양급여비용을 받은 경우 공단은 해당 요양기관으로부터 이를 징수하여 가입자나 피부양자에게 지체 없이 지급하여야 한다.

제58조(구상권) ① 공단은 제3자의 행위로 보험급여사유가 생겨 가입자 또는 피부양자에게 보험급여를 한 경우에는 그 급여에 들어간 비용 한도에서 그 제3자에게 손해배상을 청구할 권리를 얻는다.

② 제1항에 따라 보험급여를 받은 사람이 제3자로부터 이미 손해배상을 받은 경우에는 공단은 그 배상액 한도에서 보험급여를 하지 아니한다.

제59조(수급권 보호) 보험급여를 받을 권리는 양도하거나 압류할 수 없다.

제60조(현역병 등에 대한 요양급여비용의 지급) ① 공단은 제54조 제3호 및 제4호에 해당하는 사람이 요양기관에서 대통령령으로 정하는 치료 등(이하 이 조에서 "요양급여"라 한다)을 받은 경우 그에 따라 공단이 부담하는 비용(이하 이 조에서 "요양급여비용"이라 한다)을 법무부장관·국방부장관·소방방재청장·경찰청장 또는 해양경찰청장으로부터 예탁받아 지급할 수 있다. 이 경우 법무부장관·국방부장관·소방방재청장·경찰청장 또는 해양경찰청장은 예산상 불가피한 경우 외에는 연간(年間) 들어갈 것으로 예상되는 요양급여비용을 대통령령으로 정하는 바에 따라 미리 공단에 예탁하여야 한다.

② 요양급여와 요양급여비용에 관한 사항은 제41조, 제42조, 제44조부터 제48조까지, 제55조 및 제56조를 준용한다.

제61조(요양급여비용의 정산) 공단은 「산업재해보상보험법」 제10조에 따른 근로복지공단이 이 법에 따라 요양급여를 받을 수 있는 사람에게 「산업재해보상보험법」 제40조에 따른 요양급여를 지급한 후 그 지급결정이 취소되어 해당 요양급여의 비용을 청구하는 경우에는 그 요양급여가 이 법에 따라 실시할 수 있는 요양급여에 상당한 것으로 인정되면 그 요양급여에 해당하는 금액을 지급할 수 있다.

제6장 보험료

제69조(보험료) ① 공단은 건강보험사업에 드는 비용에 충당하기 위하여 제77조에 따른 보험료의 납부의무자로부터 보험료를 징수한다.

② 제1항에 따른 보험료는 가입자의 자격을 취득한 날이 속하는 달의 다음 달부터 가입자의 자격을 잃은 날의 전날이 속하는 달까지 징수한다. 다만, 가입자의 자격을 매월 1일에 취득한 경우에는 그 달부터 징수한다.

③ 제1항 및 제2항에 따라 보험료를 징수할 때 가입자의 자격이 변동된 경우에는 변동된 날이 속하는 달의 보험료는 변동되기 전의 자격을 기준으로 징수한다. 다만, 가입자의 자격이 매월 1일에 변동된 경우에는 변동된 자격을 기준으로 징수한다.

④ 직장가입자의 월별 보험료액은 다음 각 호에 따라 산정한 금액으로 한다.

1. 보수월액보험료: 제70조에 따라 산정한 보수월액에 제73조 제1항 또는 제2항에 따른 보험료율을 곱하여 얻은 금액
2. 소득월액보험료: 제71조에 따라 산정한 소득월액에 제73조 제1항 또는 제2항에 따른 보험료율의 100분의 50을 곱하여 얻은 금액

⑤ 지역가입자의 월별 보험료액은 세대 단위로 산정하되, 지역가입자가 속한 세대의 월별 보험료액은 제72조에 따라 산정한 보험료부과점수에 제73조 제3항에 따른 보험료부과점수당 금액을 곱한 금액으로 한다.

제70조(보수월액) ① 제69조 제4항제1호에 따른 직장가입자의 보수월액은 직장가입자가 지급받는 보수를 기준으로 하여 산정하되, 대통령령으로 정하는 기준에 따라 상한과 하한을 정할 수 있다.

② 휴직이나 그 밖의 사유로 보수의 전부 또는 일부가 지급되지 아니하는 가입자(이하 "휴직자 등"이라 한다)의 보수월액보험료는 해당 사유가 생기기 전 달의 보수월액을 기준으로 산정한다.

③ 제1항에 따른 보수는 근로자 등이 근로를 제공하고 사용자·국가 또는 지방자치단체로부터 지급받는 금품(실비변상적인 성격을 갖는 금품은 제외한다)으로서 대통령령으로 정하는 것을 말한다. 이 경우 보수 관련 자료가 없거나 불명확한 경우 등 대통령령으로 정하는 사유에 해당하면 보건복지부장관이 정하여 고시하는 금액을 보수로 본다.

④ 제1항에 따른 보수월액의 산정 및 보수가 지급되지 아니하는 사용자의 보수월액의 산정 등에 필요한 사항은 대통령령으로 정한다.

제71조(소득월액) ① 소득월액은 제70조에 따른 보수월액의 산정에 포함된 보수를 제외한 직장가입자의 소득(이하 "보수 외 소득"이라 한다)이 대통령령으로 정하는 금액을 초과하는 경우 보수 외 소득을 기준으로 하여 산정하되, 대통령령으로 정하는 기준에 따라 상한을 정할 수 있다.

② 소득월액을 산정하는 기준, 방법 등 소득월액의 산정에 필요한 사항은 대통령령으로 정한다.

제72조(보험료부과점수) ① 제69조 제5항에 따른 보험료부과점수는 지역가입자의 소득·재산·생활수준·경제활동참가율 등을 고려하여 정하되, 대통령령으로 정하는 기준에 따라 상한과 하한을 정할 수 있다.

② 제1항에 따라 보험료부과점수의 산정방법과 산정기준을 정할 때 법령에 따라 재산권의 행사가 제한되는 재산에 대하여는 다른 재산과 달리 정할 수 있다.

③ 보험료부과점수의 산정방법·산정기준 등에 필요한 사항은 대통령령으로 정한다.

제73조(보험료율 등) ① 직장가입자의 보험료율은 1천분의 80의 범위에서 심의위원회의 의결을 거쳐 대통령령으로 정한다.

② 국외에서 업무에 종사하고 있는 직장가입자에 대한 보험료율은 제1항에 따라 정해진 보험료율의 100분의 50으로 한다.

③ 지역가입자의 보험료부과점수당 금액은 심의위원회의 의결을 거쳐 대통령령으로 정한다.

제74조(보험료의 면제) ① 공단은 직장가입자가 제54조 제2호부터 제4호까지의 어느 하나에 해당하면 그 가입자의 보험료를 면제한다. 다만, 제54조 제2호에 해당하는 직장가입자의 경우에는 국내에 거주하는 피부양자가 없을 때에만 보험료를 면제한다.

② 지역가입자가 제54조 제2호부터 제4호까지의 어느 하나에 해당하면 그 가입자가 속한 세대의 보험료를 산정할 때 그 가입자의 제72조에 따른 보험료부과점수를 제외한다.

③ 제1항에 따른 보험료의 면제나 제2항에 따라 보험료의 산정에서 제외되는 보험료부과점수에 대하여는 제54조 제2호부터 제4호까지의 어느 하나에 해당

하는 급여정지 사유가 생긴 날이 속하는 달의 다음 달부터 사유가 없어진 날이 속하는 달까지 적용한다. 다만, 급여정지 사유가 매월 1일에 없어진 경우에는 그 달의 보험료를 면제하지 아니하거나 보험료의 산정에서 보험료부과점수를 제외하지 아니한다.

제75조(보험료의 경감) ① 다음 각 호의 어느 하나에 해당하는 가입자 중 보건복지부령으로 정하는 가입자에 대하여는 그 가입자 또는 그 가입자가 속한 세대의 보험료의 일부를 경감할 수 있다.

1. 섬·벽지(僻地)·농어촌 등 대통령령으로 정하는 지역에 거주하는 사람
2. 65세 이상인 사람
3. 「장애인복지법」에 따라 등록한 장애인
4. 「국가유공자 등 예우 및 지원에 관한 법률」 제4조 제1항제4호, 제6호, 제12호, 제15호 및 제17호에 따른 국가유공자
5. 휴직자
6. 그 밖에 생활이 어렵거나 천재지변 등의 사유로 보험료를 경감할 필요가 있다고 보건복지부장관이 정하여 고시하는 사람

② 제1항에 따른 보험료 경감의 방법·절차 등에 필요한 사항은 보건복지부장관이 정하여 고시한다.

제76조(보험료의 부담) ① 직장가입자의 보수월액보험료는 직장가입자와 다음 각 호의 구분에 따른 자가 각각 보험료액의 100분의 50씩 부담한다. 다만, 직장가입자가 교직원이면 보험료액은 그 직장가입자가 100분의 50을, 제3조 제2호다목에 해당하는 사용자가 100분의 30을, 국가가 100분의 20을 각각 부담하되, 제3조 제2호다목에 해당하는 자가 그 부담액 전부를 부담할 수 없으면 그 부족액을 학교에 속하는 회계에서 부담하게 할 수 있다.

1. 직장가입자가 근로자인 경우에는 제3조 제2호가목에 해당하는 사업주
2. 직장가입자가 공무원인 경우에는 그 공무원이 소속되어 있는 국가 또는 지방자치단체

② 직장가입자의 소득월액보험료는 직장가입자가 부담한다.
③ 지역가입자의 보험료는 그 가입자가 속한 세대의 지역가입자 전원이 연대하여 부담한다.

제77조(보험료 납부의무) ① 직장가입자의 보험료는 다음 각 호의 구분에 따라 그 각 호에서 정한 자가 납부한다.

1. 보수월액보험료: 사용자. 이 경우 사업장의 사용자가 2명 이상인 때에는 그 사업장의 사용자는 해당 직장가입자의 보험료를 연대하여 납부한다.
2. 소득월액보험료: 직장가입자

② 지역가입자의 보험료는 그 가입자가 속한 세대의 지역가입자 전원이 연대하여 납부한다. 다만, 소득·생활수준·경제활동참가율 등을 고려하여 대통령령으로 정하는 기준에 해당하는 미성년자는 납부의무를 부담하지 아니한다.

③ 사용자는 보수월액보험료 중 직장가입자가 부담하여야 하는 그 달의 보험료액을 그 보수에서 공제하여 납부하여야 한다. 이 경우 직장가입자에게 공제액을 알려야 한다.

제78조(보험료의 납부기한) 제77조 제1항 및 제2항에 따라 보험료 납부의무가 있는 자는 가입자에 대한 그 달의 보험료를 그 다음 달 10일까지 납부하여야 한다. 다만, 직장가입자의 소득월액보험료 및 지역가입자의 보험료는 보건복지부령으로 정하는 바에 따라 분기별로 납부할 수 있다.

제79조(보험료 등의 납입 고지) ① 공단은 보험료 등을 징수하려면 그 금액을 결정하여 납부의무자에게 다음 각 호의 사항을 적은 문서로 납입 고지를 하여야 한다.

1. 징수하려는 보험료 등의 종류
2. 납부해야 하는 금액
3. 납부기한 및 장소

② 공단은 제1항에 따른 납입 고지를 할 때 납부의무자의 신청이 있으면 전자문서교환방식 등에 의하여 전자문서로 고지할 수 있다.

③ 공단이 제2항에 따라 전자문서로 고지하는 경우에는 전자문서가 보건복지부령으로 정하는 정보통신망에 저장되거나 납부의무자가 지정한 전자우편주소에 입력된 때에 납입 고지가 그 납부의무자에게 도달된 것으로 본다.

④ 직장가입자의 사용자가 2명 이상인 경우 또는 지역가입자의 세대가 2명 이상으로 구성된 경우 그 중 1명에게 한 고지는 해당 사업장의 다른 사용자 또는 세대 구성원인 다른 지역가입자 모두에게 효력이 있는 것으로 본다.

⑤ 휴직자 등의 보험료는 휴직 등의 사유가 끝날 때까지 보건복지부령으로 정하는 바에 따라 납입 고지를 유예할 수 있다.

⑥ 제2항에 따른 전자문서 고지에 대한 신청 방법·절차 등에 필요한 사항은 보건복지부령으로 정한다.

제80조(연체금) ① 공단은 보험료 등의 납부의무자가 납부기한까지 보험료 등을 내지 아니하면 그 납부기한이 지난 날부터 체납된 보험료 등의 100분의 3에 해당하는 연체금을 징수한다.

② 공단은 보험료 등의 납부의무자가 체납된 보험료 등을 내지 아니하면 납부기한이 지난 날부터 1개월이 지날 때마다 체납된 보험료 등의 100분의 1에 해당하는 연체금을 제1항에 따른 연체금에 더하여 징수한다. 이 경우 연체금은 체납된 보험료 등의 100분의 9를 넘지 못한다.

③ 공단은 제1항 및 제2항에도 불구하고 천재지변이나 그 밖에 보건복지부령으로 정하는 부득이한 사유가 있으면 제1항 및 제2항에 따른 연체금을 징수하지 아니할 수 있다.

제81조(보험료 등의 독촉 및 체납처분) ① 공단은 제57조 및 제77조에 따른 납부의무자가 보험료 등을 내지 아니하면 기한을 정하여 독촉할 수 있다. 이 경우 직장가입자의 사용자가 2명 이상인 경우 또는 지역가입자의 세대가 2명 이상으로 구성된 경우에는 그 중 1명에게 한 독촉은 해당 사업장의 다른 사용자 또는 세대 구성원인 다른 지역가입자 모두에게 효력이 있는 것으로 본다.

② 제1항에 따라 독촉할 때에는 10일 이상 15일 이내의 납부기한을 정하여 독촉장을 발부하여야 한다.

③ 공단은 제1항에 따른 독촉을 받은 자가 그 납부기한까지 보험료 등을 내지 아니하면 보건복지부장관의 승인을 받아 국세 체납처분의 예에 따라 이를 징수할 수 있다.

④ 공단은 제3항에 따른 국세 체납처분의 예에 따라 압류한 재산의 공매에 대하여 전문지식이 필요하거나 그 밖에 특수한 사정으로 직접 공매하는 것이 적당하지 아니하다고 인정하는 경우에는 「금융회사부실자산 등의 효율적 처리 및 한국자산관리공사의 설립에 관한 법률」에 따라 설립된 한국자산관리공사(이하 "한국자산관리공사"라 한다)에 공매를 대행하게 할 수 있다. 이 경우 공매는 공단이 한 것으로 본다.

⑤ 공단은 제4항에 따라 한국자산관리공사가 공매를 대행하면 보건복지부령으로 정하는 바에 따라 수수료를 지급할 수 있다.

제82조(체납보험료의 분할납부) ① 공단은 보험료를 3회 이상 체납한 자에 대하여 보건복지부령으로 정하는 바에 따라 분할납부를 승인할 수 있다.

② 공단은 제1항에 따라 분할납부 승인을 받은 자가 정당한 사유 없이 2회 이상 그 승인된 보험료를 납부하지 아니하면 그 분할납부의 승인을 취소한다.

③ 분할납부의 승인과 취소에 관한 절차·방법·기준 등에 필요한 사항은 보건복지부령으로 정한다.

제83조(고액·상습체납자의 인적사항 공개) ① 공단은 이 법에 따른 납부기한의 다음 날부터 2년이 경과한 보험료, 연체금과 체납처분비(제84조에 따라 결손처분한 보험료, 연체금과 체납처분비로서 징수권 소멸시효가 완성되지 아니한 것을 포함한다)의 총액이 1천만 원 이상인 체납자가 납부능력이 있음에도 불구하고 체납한 경우 그 인적사항·체납액 등(이하 이 조에서 "인적사항 등"이라 한다)을 공개할 수 있다. 다만, 체납된 보험료, 연체금과 체납처분비와 관련하여 행정심판 또는 행정소송이 계류 중인 경우나 그 밖에 체납된 금액의 일부 납부 등 대통령령으로 정하는 사유가 있는 경우에는 그러하지 아니하다.

② 제1항에 따른 체납자의 인적사항 등에 대한 공개 여부를 심의하기 위하여 공단에 보험료정보공개심의위원회를 둔다.

③ 공단은 보험료정보공개심의위원회의 심의를 거친 인적사항 등의 공개대상자에게 공개대상자임을 서면으로 통지하여 소명의 기회를 부여하여야 하며, 통지일부터 6개월이 경과한 후 체납액의 납부이행 등을 감안하여 공개대상자를 선정한다.

④ 제1항에 따른 체납자 인적사항 등의 공개는 관보에 게재하거나 공단 인터넷 홈페이지에 게시하는 방법에 따른다.

⑤ 제1항부터 제4항까지의 규정에 따른 체납자 인적사항 등의 공개와 관련한 납부능력의 기준, 공개절차 및 위원회의 구성·운영 등에 필요한 사항은 대통령령으로 정한다.

제84조(결손처분) ① 공단은 다음 각 호의 어느 하나에 해당하는 사유가 있으면 재정운영위원회의 의결을 받아 보험료 등을 결손처분할 수 있다.

1. 체납처분이 끝나고 체납액에 충당될 배분금액이 그 체납액에 미치지 못하는 경우
2. 해당 권리에 대한 소멸시효가 완성된 경우

3. 그 밖에 징수할 가능성이 없다고 인정되는 경우로, 대통령령으로 정하는 경우

② 공단은 제1항제3호에 따라 결손처분을 한 후 압류할 수 있는 다른 재산이 있는 것을 발견한 때에는 지체 없이 그 처분을 취소하고 체납처분을 하여야 한다.

제85조(보험료 등의 징수 순위) 보험료등은 국세와 지방세를 제외한 다른 채권에 우선하여 징수한다. 다만, 보험료등의 납부기한 전에 전세권·질권·저당권 또는 「동산·채권 등의 담보에 관한 법률」에 따른 담보권의 설정을 등기 또는 등록한 사실이 증명되는 재산을 매각할 때에 그 매각대금 중에서 보험료 등을 징수하는 경우 그 전세권·질권·저당권 또는 「동산·채권 등의 담보에 관한 법률」에 따른 담보권으로 담보된 채권에 대하여는 그러하지 아니하다.

제86조(보험료 등의 충당과 환급) ① 공단은 납부의무자가 보험료 등·연체금 또는 체납처분비로 낸 금액 중 과오납부(過誤納付)한 금액이 있으면 즉시 그 과오납금을 환급금으로 결정하여야 한다.

② 제1항에 따른 환급금은 대통령령으로 정하는 바에 따라 납부의무자가 내야 할 보험료 등·연체금 또는 체납처분비에 충당하여야 하며, 충당하고 남은 금액은 제1항에 따른 결정일부터 30일 이내에 납부자에게 지급하여야 한다. 이 경우 공단이 환급금을 충당하거나 지급할 때에는 환급금에 대통령령으로 정하는 이자를 가산하여야 한다.

제109조(외국인 등에 대한 특례) ① 정부는 외국 정부가 사용자인 사업장의 근로자의 건강보험에 관하여는 외국 정부와 한 합의에 따라 이를 따로 정할 수 있다.

② 국내에 체류하는 재외국민 또는 외국인으로서 대통령령으로 정하는 사람은 제5조에도 불구하고 이 법의 적용을 받는 가입자 또는 피부양자가 된다.

제10절　새로운 법령

*2012.12.27일부로 일부개정된 〈국민건강보험법 시행령〉 중 외국인 특례에 관한 사항을 정리함.

제76조(외국인 등 가입자 및 피부양자) ① 법 제109조 제2항에 따라 직장가입자가 되는 재외국민 또는 외국인은 건강보험 적용 사업장의 근로자, 공무원 또는 교직원으로서 다음 각 호의 어느 하나에 해당하는 사람으로 한다. 다만, 법 제6조 제2항 각 호의 사람은 제외한다.

1. 「재외동포의 출입국과 법적 지위에 관한 법률」 제6조에 따라 국내거소신고를 한 사람
2. 「출입국관리법」 제31조에 따라 외국인등록을 한 사람

② 법 제109조 제2항에 따라 지역가입자가 되는 재외국민 또는 외국인은 다음 각 호의 요건을 모두 갖추고 공단에 지역가입자 자격 취득을 신청한 사람으로 한다.

1. 제1항에 따라 직장가입자가 되는 재외국민 또는 외국인이 아닐 것
2. 국내에 3개월 이상 거주하였거나 유학·취업 등의 사유로 3개월 이상 거주할 것이 명백할 것
3. 다음 각 목의 어느 하나에 해당할 것
   가. 제1항제1호에 따른 사람
   나. 「출입국관리법」 제31조에 따라 외국인등록을 한 사람으로서 보건복지부령으로 정하는 체류자격이 있는 사람

③ 법 제109조 제2항에 따라 피부양자가 되는 재외국민 또는 외국인은 다음 각 호의 요건을 모두 갖추고 공단에 피부양자 자격취득을 신청한 사람으로 한다.

1. 제1항 각 호의 어느 하나에 해당하는 사람일 것
2. 직장가입자와의 관계가 법 제5조 제2항 각 호의 어느 하나에 해당할 것
3. 보건복지부장관이 정하여 고시하는 기준에 따라 직장가입자에게 주로 생계를 의존하면서 보수 또는 소득이 없는 것으로 인정될 것

④ 제1항부터 제3항까지의 규정에도 불구하고 다음 각 호의 어느 하나에 해당하는 사람은 직장가입자, 지역가입자 및 피부양자가 될 수 없다.

1. 「출입국관리법」 제25조 및 「재외동포의 출입국과 법적 지위에 관한 법률」 제10조 제2항에 따라 체류기간 연장허가를 받지 아니하고 체류하는 사람
2. 「출입국관리법」 제59조 제3항에 따라 강제퇴거명령서가 발급된 사람

⑤ 공단은 제1항에도 불구하고 재외국민 또는 외국인이 국내에 근무하는 기간 동안 외국의 법령, 외국의 보험 또는 사용자와의 계약 등에 따라 법 제41조에 따른 요양급여에 상당하는 의료보장을 받을 수 있는 경우에는 보건복지부령으로 정하는 바에 따라 가입자에서 제외할 수 있다.

⑥ 피부양자인 재외국민 및 외국인 또는 해당 직장가입자는 원하는 경우 보건복지부령으로 정하는 바에 따라 공단에 피부양자 자격상실을 신청할 수 있다.

⑦ 제1항부터 제6항까지에서 규정한 사항 외에 재외국민 및 외국인의 가입자 또는 피부양자 자격의 취득, 피부양자의 자격상실 신청 및 가입자의 제외 등에 필요한 사항은 보건복지부령으로 정한다.

제77조(임의계속가입자 적용기간) 법 제110조 제1항 본문에서 "대통령령으로 정하는 기간"이란 사용관계가 끝난 날의 다음 날부터 기산(起算)하여 12개월이 되는 날까지의 기간을 말한다.

제78조(업무의 위탁) 공단은 법 제112조 제1항에 따라 같은 항 각 호의 업무를 체신관서, 금융기관 또는 그 밖의 자에게 위탁하려면 위탁받을 기관의 선정 및 위탁계약의 내용에 관하여 공단 이사회의 의결을 거쳐야 한다.

핵심문제 및 해설

국제의료관광 코디네이터 보건의료 관광행정

성공은 가능성을 열어놓아야 들어온다!

보건의료관광 행정 핵심문제 해설

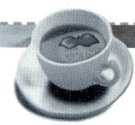

01 아래 설명된 의료관광 정의와 관련하여 학자(기관)와 해당 정의 내용이 올바르게 기술된 것은?

⑺ Medlik(1996) : "건강관련 서비스(Healthcare service)나 시설을 의도적으로 촉진함으로써 관광자를 끌어들이는 관광시설이나 목적지"

⑻ Goodrich(1987) : "건강과 에스테틱 관련 리조트 방문 또는 질병치료, 미용관리와 치료로부터 건강과 휴양 프로그램 참여경험을 주된 목적으로 다른 장소를 방문하고 여행하는 것"

⑼ Law(1996) : "자신의 건강상태를 개선시킬 목적으로 집을 떠나 행하는 레저 활동"

⑽ 보건산업진흥원 : 보건관광(Health Tourism)을 "개인의 정서적 · 신체적 웰빙(well-being)을 유지하고, 향상시키며 회복하기 위해서 제한적인 환경에서 벗어나 조직적으로 구성된 여행"

정답 및 해설 A & E

⑺ Goodrich(1987), ⑻ Medlik(1996) ⑽ Carrera & Bridges(2006)임.
    답 : ⑼

02 의료관광객을 소비지점별로 구분하는 것과 거리가 먼 것은?

⑺ IN-BOUND
⑻ OUT-BOUND
⑼ INTRA-BOUND
⑽ LOCAL-BOUND

⑺ 국내 체류 중인 외국인 환자들의 국내의료기관 서비스 소비의 경우, ⑻ 순수 해외거주인들의 국내의료기관 서비스 소비의 경우, ⑼ 미국내 주(州)간 의료서비스를 교차 소비하는 경우, ⑽번은 해당사항 없음.
    답 : ⑽

03 Connell(2006)이 진술한 의료관광 관련 내용 중 사실과 <u>다른</u> 것은?

(가) 특정한 치료가 개입(specific medical inter-ventions)되는 경우에는 의료관광(Medical Tourism)이라는 명칭을 사용하는 것이 가능하다.

(나) 의료관광객은 Medical Traveler와 Medical Tourist로 구분할 수 있다.

(다) 경제적 동기만을 원하는 의료관광객(Medical Tourist)보다는 간단한 수술 등 의료목적과 함께 이를 계기로 상당기간 휴양관광을 겸하는 의료여행객(Medical Traveler)이야말로 방문자의 파급효과가 더 극대화될 수 있다.

(라) 의료관광객을 구분하는 가장 중요한 요소 중 하나는 경제적 소비층의 구성 유무이다.

> 경제적 동기만을 원하는 의료여행객(Medical Traveler)과 간단한 수술 등 의료목적과 함께 상당기간 휴양관광을 겸하는 의료관광객(Medical Tourist)으로 구성됨.
> 답 : (다)

04 해외 의료관광객들이 추구하는 것과 거리가 <u>먼</u> 것은?

(가) 비급여제한에 따른 불만
(나) 환자 대기시간(Waiting)의 어려움 가중
(다) 자국 내 값비싼 의료서비스 비용 회피(affordable prices)
(라) 해외의료기술 선호도

> 선진국에서 건강보험을 갖고 있지 않거나 보험적용 한도가 충분하지 않은 사람들, 즉 미보험자나 저보험자들이 있다. 유럽, 호주, 일본 사람들도 있지만 대부분은 미국인들이다.
> 미국에서 의료보험이 없는 사람들은 전체 인구의 17%에 달하는 약 5,000만 명으로 추산되며, 치과진료 보험을 들지 않은 사람은 약 1억 2,000만 명으로 추산된다.
> 2007년에 미국에서 해외로 수술 받으러 떠난 인구가 75만 명에 달했고, 2010년에는 600만 명에 달한 것으로 추정된다. 결국 비급여제한에 따른 불만이라기보다는 보험급여제한에 따른 불만이다.
> 답 : (가)

05 의료관광의 시대적 구분상 특징으로 적절하지 않은 것은?

㈎ 고대 : BC 4000년에 수메르인(Sumerians)들은 사찰과 온천을 포함하는 건강 단지를 건설한 것으로 평가받고 있다

㈏ 중세 : 18세기 부유한 유럽인들이 온천 여행지로 독일과 나일강을 여행하는 것은 일반적이었다.

㈐ 현대 : 일본의 미네랄 온천이나 중국과 이집트의 목욕문화 등은 의료관광의 초기역사에 포함시킬 수 있겠다.

㈑ 현대 : 9.11 사태를 계기로 미국으로 쏠림현상이 심했던 해외 의료관광시장은 싱가포르, 태국 등 다양한 의료관광시장을 만들어 내면서 전 세계 의료관광시장의 부흥기를 가져오게 된다.

> ㈐번의 특징은 중세에 해당한다.
> 답 : ㈐

06 의료관광분야에서 있어서 국제협정과 직접적인 관계성이 가장 먼 것은?

㈎ WHO
㈏ WTO
㈐ GATT
㈑ UNESCO

> 유네스코(UNESCO)는 직접적인 연관이 없음.
> 답 : ㈑

07 다음은 미국 의료시장의 변화와 특징을 기술한 것이다. 내용 중 사실과 가장 거리가 먼 것은?

㈎ 미국 정부는 1970년대 병원의 의료비용 상환비율을 삭감하며, 수많은 의료기관이 HMO 및 집단 개업의들과의 경쟁에 밀리게 되자 흑자도산으로 이어지게 되었다.

㈏ 1980년까지 HMOs는 카이저, 블루크로스, INA, 그리고 프루덴셜 등 유명 보험회사들과의 긴밀한 협력을 유지하였다.

㈐ 1990년대 중반 이후, 주요 보험회사들은 미국 환자들을 쿠바 및 코스타리카 등 남미국가로 referral하기 시작했다.

㈑ 2001년 미국에서 일어난 9.11사태는 미국중심의 의료서비스시장이 아시아 및 일부 유럽 등지로 확산되게 되는 계기를 마련하였고 오늘날 태국, 싱가포르, 말레이시아, 인도, 헝가리 등 다양한 의료관광 강국이 형성되게 된 결과를 초래했다.

> HMOs는 카이저, 블루크로스, INA, 그리고 프루덴셜 등 유명 보험회사들과 긴밀한 협력관계가 아닌, 1980년대까지 대립적인 양상으로 보였다.
>
> 답 : ㈏

08 GATS의 4가지 서비스 공급형태 중 국제수지로 이용이 불가능한 Mode는?

㈎ Mode 1
㈏ Mode 2
㈐ Mode 3
㈑ Mode 4

> Mode 3을 제외하고는 모두 국제수지로 이용이 가능함.
>
> 답 : ㈐

09 의료관광서비스 분야의 국제협정 중 도하개발아젠다(DDA)에 대한 설명으로 틀린 것은?

㈎ DDA협상은 GATT체제 하의 마지막 협상인 우루과이라운드(UR) 협상과 마찬가지로 일괄타결방식(single undertaking: package deal)을 채택하고 있다.

㈏ Doha Development Agenda의 약자이다.

㈐ 세제무역기구는 도하개발아젠다(DDA)에서 전 세계 의료서비스에 관한 협정 안(案)을 가지고 수십 차례 논의하여 최종 타결되었다.

㈑ DDA란, WTO에서 진행하고 있는 협상의 명칭을 일컫는데, WTO체제 이전은 GATT(1948~1994)가 존재했고 이 기구(체제)는 현물상품을 중심으로 논의가 이루어졌으나, 우루과이라운드 협상 타결 이후 농산물 및 서비스분야 시장개방의 논의를 위해 국제무역기구를 창설하게 되었다.

○ DDA협상의 타결은 아직 이뤄지지 않았음.
　　　　답 : ㈐

10 우리나라의 WTO DDA협상 1차 대응순서를 바르게 배열한 것은?

(a) 각국 무역상대국에 대해 1차 시장개방요청서(Request) 제출
(b) 자국 서비스시장에 관한 1차 시장개방계획서(Offer) 제출
(c) 분야별 주요 무역장벽에 대한 협상제안서 등 논의
(d) 협상범위와 방식, 일정 등에 대한 협상가이드 라인 채택

㈎ (b)-(d)-(c)-(a)　　㈏ (d)-(c)-(a)-(b)
㈐ (d)-(c)-(b)-(a)　　㈑ (d)-(a)-(b)-(c)

○ • 2000년 2월 : 서비스 후속협상 개시
• 2001년 3월 : 협상범위와 방식, 일정 등에 대한 협상 가이드라인 채택(1단계 작업완료)
• 2002년 3월 : 분야별 주요 무역장벽에 대한 협상제안서 등 논의(2단계 작업 완료)
• 2002년 6월 : 각국 무역상대국에 대해 1차 시장개방요청서(Request) 제출
• 2003년 3월 : 자국 서비스시장에 관한 1차 시장개방계획서(Offer) 제출
• 2004년 말 : 협상타결 후, 2005년 국내제도 정비 및 본격개방(2006년)
　　　　답 : ㈏

11 의료관광관련 국제협상에 대한 우리나라 정부의 대응방침과 다른 것은?

(가) 미국, 일본, EC(영국, 덴마크, 스웨덴), 캐나다, 호주, 뉴질랜드, 중국, 노르웨이 등 10개국에 의료(치과 제외), 간호 및 조산 서비스에 대한 양허를 요구함.

(나) 호주, 폴란드, 중국, 홍콩차이나, 파키스탄, 태국, 우루과이, EC, 캐나다, 미국 등 10개 국으로부터 보건의료 서비스분야에 대한 양허요구를 수용하지 않음.

(다) 2003년 협상당시 타국에 대한 분야별 양허안을 제출해야 했으나 사안을 감안하여 일반 보건의료분야를 제외하고 제출함.

(라) 보건복지부는 향후 협상과정에서 상대국의 요구와 국내 관계부처 및 관련단체의 의견을 수렴하여 개방범위를 정할 것이라는 입장을 고수함.

(나) 10개국의 양허요구안을 수용함.
답 : (나)

12 GATT & WTO의 차이점을 설명한 내용 중 사실과 다른 것은?

(가) GATT는 상품교역을 WTO는 상품교역 및 서비스와 지적재산권을 동시에 관장한다.

(나) 무역분쟁 시 GATT는 분쟁해결을 위한 강제수단을 소유하고 있지 않다.

(다) GATT & WTO 모두 회원국들의 국가비준이 필요치 않다.

(라) GATT는 WTO가 본격적으로 출범하기 전에 1948년부터 1995년까지의 임시적 체제이다.

(다) GATT의 일반협정이 회원국들의 의회비준이 이뤄지지 않은 반면, WTO의 경우, 모든 회원국들의 비준의무를 가지고 있다.
답 : (다)

13 GATS(General Agreement on Trade In Service)에 대한 설명으로 올바른 것은?

㈎ 2002년부터 3년간 협상을 진행하여 2004년 12월 31일까지 종료하는 『도하개발아젠다』로 출범.
㈏ 무역교역에 관한 협정대상을 서비스 교역에까지 확대시킨 것으로서 1987년 우루과이 협상때부터 시작된 협정문을 일컬음.
㈐ GATS 서비스는 국가별로 그 무역규모에 따라 최혜국 대우, 공개주의, 경쟁저해행위방지, 국내 규제의 합리적·객관적이고 공평한 운용 등 4가지 사항에 따라 모든 회원국에 수직적으로 적용된다.
㈑ GATS의 4가지 서비스 공급유형중 상업적 주재(mode 3)란, 국가간 상호면허인정여부가 관건이다.

정답 및 해설 A & E

㈎번은 제4차 WTO 각료회의를 설명함, ㈐ GATS는 국가별 무역규모에 상관없이 모든 회원국에 수평적을 적용됨, ㈑ 국가간 상호 면허인정은 mode 4인 자연인 이동을 가리킨다.

답 : ㈏

14 다음 내용은 의료관광의 소비형태별 유형 중 하나를 기술한 내용이다. 빈칸에 가장 알맞은 것은?

( )은 선택적 상황으로 볼 수 있으며 주로 성형수술과 피부마사지를 위한 의료관광의 유형으로서 자국과 가까운 나라를 선택하는 경향이 많다. 가장 발달된 곳은 태국을 비롯해 말레이시아, 멕시코, 아르헨티나, 남아프리카 등이다.

㈎ 수술중심   ㈏ 체험중심
㈐ 미용중심   ㈑ 건강검진

㈎번은 심장수술, 장기이식, 암수술, 골수이식과 같이 생존과 직결되는 질환으로 의술이 좋은 타국에서 의료서비스를 받기 위해서 또는 비용대비에 의한 결정으로 선택하는 유형 예 독일, 요르단,
㈏번은 만성질환, 알레르기 등을 치료하고 건강을 유지하기 위해 관광지 고유의 전통의학이나 대체의학을 체험하고 온천과 스파를 즐기는 등 건강을 유지하기 위한 개념의 프로그램
예 아유르베다(Ayurveda), 동종요법, 전통중국의술, 접골요법, 건강/육체적·정신적 고민치료 등
㈑번은 관광객의 예방적인 건강관리를 위한 암검진을 포함한 건강검진프로그램
예 싱가포르, 태국, 인도

답 : ㈐

15 다음 서술한 WTO 사무국의 특징으로 올바르지 <u>않은</u> 것은?

(가) 1인의 사무총장, 4인의 사무차장에 의해 관리되고 있다.

(나) 주요 임무는 WTO 부속기구에 대한 행정 및 기술지원, 개발도상국가 특히 최빈개도국에 대한 기술지원, 무역현황과 무역정책 분석, WTO 규정과 판례의 해석 및 무역 분쟁 해결에 있어서 법률지원, 신규회원가입상담 등을 주로 담당한다.

(다) 재원마련을 위해 WTO 회원국이 전체 무역에서 자국의 무역량에 따라 강제적 모금을 채택하고 있다.

(라) WTO의 의사결정방식은 GATT의 전통적인 의사결정방식인 합의제를 유지하되, 합의도출이 불가능할 경우 WTO는 1국 1표의 원칙하에 과반수 표결을 허용하고 3/4 이상 찬성을 요하는 것은 다자간 무역협정문 해석에 대한 결정과 다자간 협정에 입각하여 특정회원국에 부과된 의무를 철회한다.

> (다) WTO 재원은 회원국들의 자발적인 기부방식으로 조정된다.
> (라) 다만 2/3 이상 찬성을 요하는 것은 새로운 회원국의 가입(각료회의 의결도 가능)과 다자협정의 관련 규정의 개정(이 규정된 개정은 승인한 WTO 회원국에만 적용)임.
> 답 : (다)

16 의료관광산업구조의 6가지 특성에 포함되지 <u>않은</u> 것은?

(가) 개방성(openess)

(나) 복잡성과 다양성(complexity and variety)

(다) 대응성(responsiveness)

(라) 무형성(Intangibility)

> (라)번은 의료서비스상품의 4가지 특성 중 하나이다. 추가적으로 의료관광산업구조의 6가지 특성 중 나머지는 경쟁성(competitiveness), 상호의존성(interdependency), 마찰과 부조화(friction and disharmony)임.
> 답 : (라)

17 다음 내용은 의료관광의 방문목적별 유형 중 하나를 기술한 내용이다. 빈칸에 알맞은 것은?

> (   )은 방문 전 특정 병원의 웹사이트를 검색하거나 전화 예약을 한 뒤, 의사를 찾아서 입국하는 경우로 미국을 비롯한 선진국 병원들에서 많이 나타나는 형태이다. 주로 자국에서의 치료가 용이치 않은 난치병환자나 VIP치료목적으로 입국하는 경우가 잦다. 이들을 대상으로 하는 치료는 매우 비싸지만 지명도, 의료수준, 서비스의 질 때문에 세계 각국의 부유층 이용도가 높으며, 이러한 병원의 사례로는 미국 미네소타 로체스터시의 Mayo Clinic, 텍사스 휴스턴시의 MD Anderson 암센터 등을 들 수 있다.

㈎ 순수치료형 ㈏ 치료 및 관광형
㈐ 응급형 ㈑ 비즈니스형

정답 및 해설 A & E

㈏번은 관광과 휴양이 발달한 남미와 동남아 국가에서 많이 나타나며 외국인들을 대상으로 Medical Spa 등의 간단한 치료와 관광이 결합되는 경우임. ㈐번은 정해진 치료 목적으로 입국했으나, 사고나 긴급 상황으로 인해, 그 목적과 별개의 임상치료 혹은 응급치료를 받게 되는 경우, ㈑번은 의료서비스를 염두에 두지 않고 해당국을 방문하였으나 체류기간 중, 체류국가의 의료서비스 정보를 알고 검진이나 간단한 시술 등을 경험하는 경우.

답 : ㈎

18 다음 Hunter–Jones(2005)의 유형분류 바르게 짝지어진 것은?

㈎ Suppresser : 건강상태는 여행의 방해요인이 아니며, 건강진단전 방문했던 관광지 재방문
㈏ Explorer : 건강이 회복됨으로써 관광에 적극성을 보이며, 새로운 관광지를 찾아 나섬
㈐ Recipient : 건강과 소득이 여행을 방해하는 요인이 되며, 국내여행이나 패키지여행 선호
㈑ Industrialist : 여행에 대한 동기도 없으며 여행도 하지 않는 등 건강상태가 나쁨

⟨tip⟩
• C(Innovator) : 건강상태가 여행을 방해하는 요인이 되며, 관광지 선택시, 건강상태 고려
• F(Non–traveler) : 여행에 대한 동기도 없으며 여행도 하지 않는 등 건강상태가 나쁨.

Hunter–Jones 6가지 유형 분류를 참조.
• A(Suppresser) : 건강이 회복됨으로써 관광에 적극성을 보이며, 새로운 관광지를 찾아 나섬
• B(Explorer) : 건강상태는 여행의 방해요인이 아니며, 건강진단전 방문했던 관광지 재방문
• D(Recipient) : 건강과 소득이 여행을 방해하는 요인이 되며, 국내여행이나 패키지여행 선호
• E(Industrialist) : 건강과 수입에 따라 관광 성향이 감소되나 근교 국가에서 건강검진 선호 (국가의 의료서비스 안전성 최우선함)

답 : ㈐

19 학자별 의료관광의 유형분류를 설명한 내용 중 사실과 다른 것은?

(가) Connel(2006)은 의료관광유형은 크게 응급 질환과 비응급질환에 따른 수술 또는 치료를 위해 여행하는 진료로 구분, 관광객의 행동 가능한 범위를 통해 구분하고자 노력했다.

(나) Henderson(2004)은 의료관광을 덜 긴급한 성형수술·온천 및 대체요법과 대조되는 형태로 구분하여 제시하면서 환자의 단계를 구분하여 관광 의도와의 상관관계를 통하여 의료관광객라이프사이클(MTL : Medical Tourist Lifecycle) 모델을 이용하여 6가지 유형의 의료관광객을 제시하였다.

(다) Smith & Puczko(2009)는 보건관광의 유형을 최근에 등장한 웰니스 관광과 의료관광으로 나누고 상품 및 시설의 범위를 포괄적으로 제시하고 있다.

(라) Hunter-Jones(2005)은 환자에 입장에서 질병 및 질환의 진행 상태와 여행에 대한 환자의 태도가 의료관광 행위에 참가하는 정도가 달라질 수 있다고 주장함.

> (나)번의 의료관광객라이프사이클(MTL : Medical Tourist Lifecycle)의 6가지 모델을 제시한 것은 Hunter-Jones(2005)이다.
> 답 : (나)

20 의료서비스상품의 4가지 특성에 해당하지 않은 것은?

(가) 무형성(Intangibility)
(나) 경쟁성(competitiveness)
(다) 동시성(Simultaneity)
(라) 이질성(Heterogeneity)

> (나)번은 의료관광산업구조의 6가지 특성 중 하나이다.
> 추가적으로 의료서비스상품의 4가지 특성 중 나머지는 소멸성(Perishability)이다.
> 답 : (나)

21 다음은 의료관광산업 구조의 주요 특징 중 하나를 기술한 내용이다. 다음 중 빈칸에 알맞은 것을 넣으세요.

> 의료관광산업은 (   )이 중요하다. 가령, 인도의 아폴로병원(Apollo Hospital)이나 싱가포르의 래플즈병원이 우수한 첨단 의료시설을 갖추고 있더라도 고객을 유치하고, 관련 서비스를 제공하는 데 있어 다른 분야의 파트너들이 존재하지 않거나 설혹 혼자 모든 걸 처리할 수 있더라도 이에 대한 전문성을 모두 충족시키는 것은 너무나 어려운 일이다. 따라서 의료서비스라는 핵심적인 상품가치가 훼손되지 않기 위해서는 관련 부대서비스를 다른 업체와의 협력을 통해 풀어가야 할 것이다.

㈎ 복잡성과 다양성(complexity and variety)
㈏ 개방성(openess)
㈐ 상호의존성(interdependency)
㈑ 마찰과 부조화(friction and disharmony)

정답 및 해설 A & E

○─ 상호의존성의 특징을 설명한 내용임.
　　　　　　답 : ㈐

22 다음 중 의료관광코디네이터의 역할에 해당사항이 <u>없는</u> 것은?

㈎ 마케팅 지원 활동(marketing-planner)
㈏ 의료리스크 관리(medical risk manager)
㈐ 의료통역의 전문성(medical interpretation)
㈑ 임상진료의 보조업무(Clinical care assistant)

○─ 직접적인 진료영역은 의료관광코디네이터의 업무에 포함되지 않음.
　　　　　　답 : ㈑

23. 다음 의료관광코디네이터의 업무프로세스를 순서대로 알맞게 배열한 것은?

(a) 정보제공 (b) 사후관리
(c) 보험청구 (d) 예약

㈎ (a) – (b) – (c) – (d)   ㈏ (a) – (c) – (b) – (d)
㈐ (a) – (d) – (b) – (c)   ㈑ (a) – (d) – (c) – (b)

정답 및 해설 A & E

일반적으로 외국인환자의 진료프로세스는 정보제공 → 협상 → 예약(계약) → 지원 → 보험청구 → 사후관리 임.
답 : ㈑

24. 의료관광코디네이터의 마케팅 지원 활동(marketing-planner)의 특징과 거리가 먼 것은?

㈎ 해외시장에서 외국인환자를 유치하는 광범위한 마케팅보다는 우리나라 의료서비스에 대한 관심을 갖고 접근한 해외환자에 대해 그들의 니즈와 성향을 파악하여 전문적인 질환 상담, 입국 목적 및 결과에 대한 기대 등을 인식하고 개개인에 맞는 적정 치료와 의료진, 치료기간과 치료방법 등을 고려해 환자에게는 최상의 의료서비스를 제공받을 수 있도록 하고 기관에게는 최대한의 매출을 이끄는 역할

㈏ 해외환자의 경우 외국인(자국인) 통역사를 선호하는 경향이 뚜렷하지만 국내 활동하는 외국인 의료통역사는 그리 많지 않아 외국인환자들에게 문화적 만족감을 충족시키려는 노력과 마음가짐이 중요함

㈐ 적절한 코디를 통해 병원의 매출을 최대한 보장하고 환자에게는 양질의 의료서비스를 제공해 줄 수 있는 역량

㈑ 현실은 코디네이터의 업무를 극히 한정시키거나 너무 많은 역할을 부여하여 집중력과 전문성을 제대로 발휘할 수 없게 만들기 때문에 사용자(병원, 유치 업체)는 적정한 업무 분장 필요

㈏번은 의료통역의 전문성(medical interpretation)에 대해 서술한 내용임.
답 : ㈏

25 의료관광코디네이터의 의료리스크 관리(medical risk manager)의 특징을 서술한 내용 중 가장 거리가 먼 것은?

(가) 해외 환자 유치 사업 추진 시 가장 대비해야 할 부분은 바로 의료사고 대응방안으로 향후 의료관광시장은 급속도로 확대될 것이고 그만큼 의료사고로 인해 기존 진료수익이 한 번에 손실될 수 있기 때문에 이를 관리할 수 있는 역할

(나) 기존 의료사고 해결절차와 방식을 반드시 숙지한 뒤, 이를 통해 향후 일어날지도 모르는 만약의 사태에 대비할 수 있는 관리능력

(다) 국내외 의료 분쟁절차를 이해하고 기존 해결방식 이상의 것을 준비하는 등 만일사태 대비하여 관련 법률전문가를 섭외하는 능력

(라) 외국인환자만의 동선을 주지하고 해당 매뉴얼을 만들어 환자 및 환자가족에게 양해를 구하고 필요하다면 환자 및 보호자의 서약 및 녹취 등 의료관광코디네이터로서 의료리스크에 대한 철저히 대비하려는 마음가짐이 중요함.

> **정답 및 해설 A & E**
>
> (다)번 법률전문가를 섭외하는 것은 의료기관내 정해진 절차에 의하거나 질환별 특성에 맞도록 주치의와 상의하여 결정하는 것이 대부분임.
>
> 답 : (다)

26 환자의 보험정산에 직접적인 문제가 발생하지 않도록 하는 데 가장 중요한 절차(서류)는?

(가) 정보제공(Information offering)
(나) 계약(Contract)
(다) 보험청구(Insurance claim)
(라) 사후관리(Follow-UP)

> 모두 환자의 보험정산을 위해 필요하지만 직접적으로 가장 연관있는 활동은 보험청구(Insurance claim)임.
>
> 답 : (다)

27 전 세계 의료관광서비스의 가격결정 메커니즘과 관련된 설명으로 가장 거리가 먼 것은?

㈎ 미국 내 의료관광서비스 가격결정의 유일하고도 가장 중요한 메커니즘은 의료서비스 안정성이다.
㈏ 영국인들은 대기시간 절감, 비용 적정성, 의료서비스의 질을 보장할 경우, 의료관광을 떠나게 된다.
㈐ 벨기에는 저렴한 성형, 치과 치료비용과 거리적 접근 편의성을 통해 영국인들에게 특화된 의료서비스를 제공하고 있다.
㈑ 독일은 러시아보다 거의 13배(1,211%)나 높은 의료비를 책정함에도, 러시아인들은 독일, 이스라엘과 같이 러시아 이민자들이 많은 국가로 의료관광을 택하는 경향이 있다.

> 미국 내 의료관광객들이 멕시코에 비해 더 저렴한 코스타리카로 떠나지 않는 이유는 거리가 멀기 때문이다. 결국 방문결정과 가격결정의 가장 중요한 메커니즘은 의료서비스의 안정성과 더불어 이동거리이다.
> 답 : ㈎

28 의료관광 소비 메커니즘에 참여하는 주체가 <u>아닌</u> 것은?

㈎ 의료소비자
㈏ 의료에이전시
㈐ 의사협회
㈑ 보험사

> 의사협회는 직접적인 참여 주체라기보다는, 간접적으로 방문지 결정 guide-line을 제시하는 등 간접적 주체이다.
> 답 : ㈐

29 의료관광 전달메커니즘의 단계별 특성을 설명한 내용 중 사실과 다른 것은?

㈎ 초기접촉, 진료확정, 입국 및 입원, 퇴원 및 출국 등 4단계로 나뉠 수 있다.
㈏ 최초연락(contact)에서 사후관리(after-care)까지 12단계로 나뉘기도 한다.
㈐ 최초연락(contact)은 주로 환자의 정확한 진단을 담당 의료진에게 의뢰하기 위해 의료 관련 데이터를 수집하는 단계이다.
㈑ 고객 자료수집(Collecting Data)시 일반적으로 요구하는 데이터는 초진설문지(Symptom Surgery Form-SSF), 방사선 자료(X-ray, CT, MRI), 진단서(medical record) 등이다.

> ㈐번은 고객 자료수집(Collecting Data)단계를 설명한 내용이다.
> 답 : ㈐

30 Cormany(2008)가 제시한 의료관광공급자 분류 중 드라이브 인-아웃모델(Drive-in & out Model)의 특성을 올바르게 기술한 것은?

㈎ 공항 내 병원시설에서 치료받는 형태
㈏ 육지병원에서 수술 후 크루즈선 승선하여 회복-요양을 마치는 경우
㈐ 자동차를 타고 국경을 넘어 인접 국가의 국경도시에서 치과 등 비교적 간단한 진료(시술)를 받은 뒤, 자국 내 의약품을 구매하여 자국으로 돌아가는 의료관광서비스 모델
㈑ 건강진단장비를 갖춘 비행기를 타고 가는 도중에 건강진단을 받고 그 진단 결과를 여행목적지에 환자가 도착하기 전에 해당 병원 의사에게 전달하는 형태

> ㈎번은 공항모델(Fly-in & Airport Service Model), ㈏번은 크루즈모델(Cruise Ship Model), ㈑번은 항공-병원복합형(Airline`-`Hospital Joint Model)임.
> 답 : ㈐

31 다음은 12단계 의료관광 전달메커니즘을 그림으로 나타낸 것이다. 빈 칸에 들어갈 단계를 설명한 내용 중 맞는 것은?

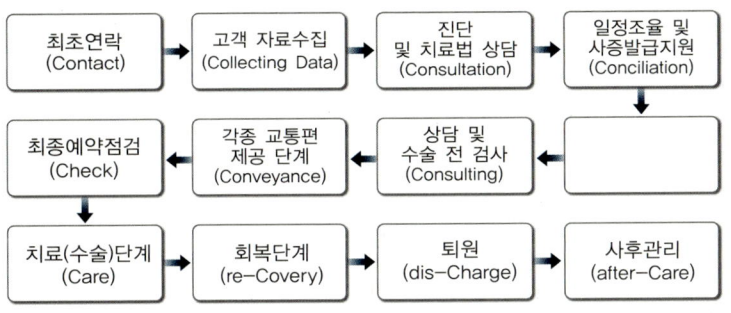

㈎ 환자의 병변, 문의해 온 치료(수술법) 등의 데이터를 토대로 경험이 많은 최고의 의료진에게 의료상담을 요구한다. 우선 고객(환자)이 보낸 데이터를 통해 1차 원격의료상담 결과를 고객에게 전달 단계이다.

㈏ 환자가 의료진과 최종적으로 치료(수술) 진행 결정에 합의하고, 상세한 치료(수술)법 및 주의사항, 가능성 있는 부작용에 대한 설명을 듣고 각종 동의서에 서명을 하는 서류작성 단계이다.

㈐ 환자가 치료(수술)받는 단계로서 각기 다른 성향에 따라 원하는 수술시간을 고려하여 수술 스케줄을 조정하고 수술이 이루어지는 수술실과 원만한 의사소통 연락망을 구축하여 문제 상황을 미연에 방지할 수 있도록 한다.

㈑ 환자가 내원하여 온라인으로 상담한 '진료설계'의 첫 단계를 실시하는 단계이다. 진료설계에 따라 기본 검사와 외래진료를 통해 최종 진단과 최종 치료(수술)법에 대한 설명을 듣는 단계이다.

> **정답 및 해설 A & E**
>
> ㈎번은 진단 및 치료법 상담(Consultation)단계, ㈐번은 치료(수술)단계(Care), ㈑번은 상담 및 수술 전 검사(Consulting)단계이다. 빈칸은 ㈏의 서류작성단계(Charting)이다.
>
> 답 : ㈏

32 Cormany(2008)의 의료관광공급자 분류특성과 관계가 먼 것은?

㈎ 병원 모델(Hospital Service Model)
㈏ 공항모델(Fly-in & Airport Service Model)
㈐ 크루즈모델(Cruise Ship Model)
㈑ 호텔모델(Hospitality Model)

> **정답 및 해설 A & E**
>
> Cormany(2008)는 호텔모델(Hospitality Model)대신 의료시설을 갖춘 리조트에서 치료와 회복을 동

33 다음 중 의료관광중개자의 범주에 속하지 <u>않은</u> 것은?

㈎ 보험회사　　　　　㈏ 여행사
㈐ 의료관광 에이젼시　㈑ JCI

> JCI는 직접적인 의료관광 중개업무와는 관계없음
> 답 : ㈑

34 다음 설명 중 JCI에 관한 것으로 알맞지 <u>않은</u> 것은?

㈎ JCI에서 3년마다 재평가를 통해 재인증 절차를 진행한다.
㈏ JCI 평가표준 중 환자 진료는 질 향상 및 환자 안전, 감염예방 및 관리, 관리, 리더십 지시, 시설 및 안전, 직원의 자격 및 교육, 정보의 관리 등 6가지 영역에서 이뤄진다.
㈐ JCI 평가표준은 크게 환자 진료와 병원 관리 2가지 부문으로 나뉜다.
㈑ JCI의 세부평가항목은 버전별(edition)로 다르게 나타날 수 있다.

> JCI 평가표준은 환자 진료, 병원 관리로 나뉘며, **환자의 진료는 진료의 접근성과 연속성, 환자와 가족의 권리, 환자 평가, 환자 진료, 환자와 가족의 교육 등 5개 영역에서**, 병원 관리의 경우, 질 향상 및 환자 안전, 감염예방 및 관리, 관리, 리더십 지시, 시설 및 안전, 직원의 자격 및 교육, 정보의 관리 등 6가지 영역에서 이뤄짐.
> 답 : ㈏

35 의료관광의 경제적 효과(Economical Impact)를 올바르게 기술한 것은?

(가) 의료관광수요가 지속되면 될수록 이들에게 부여되는 여러 가지 의료기술 축적의무와 진료환경 구축 노하우가 쌓이게 되며 또한 이들을 노하우를 통해 주변 의료전문가가 좋은 피드백을 받게 된다.

(나) 의료관광 개발도상국들은 해외환자 유치를 위해 과도하게 실적을 포장하기도 하지만 이미 의료관광산업이 정착된 국가에서는 대중화 된 의료관광 목적지로서 명성을 얻고, 많은 사람들은 의료산업에 대한 관심으로 그 국가에 모여드는 등 사회적 합의를 이끌어내기도 한다.

(다) 의료에 있어, 가장 기본적인 관점은 개별국민의 치료 시 정부의 지원, 즉 투자되는 예산에 대한 효율적인 집행이다.

(라) 거의 모든 병원들이 외국인환자 유치를 위한 인프라 구축을 하게 되고 이로 인해 최첨단 의료장비, 첨단 진단시설, 24시간 긴급 서비스 센터, 국제무료전화, 시설이 완비 된 ICU, 고급수술 편의시설 등을 제공하게 될 것이다.

정답 및 해설 A & E

(나)번은 사회적 효과(Social Impact), (다) 의료 솔루션(solution)의 혁신(Innovation)인 기술적 효과, (라) 의료 솔루션의 개선(Enhancement)인 기술적 효과를 설명함.

답 : (가)

36 다음 중 의료관광의 기술적 효과에 해당되지 <u>않은</u> 것은?

(가) 의료 솔루션(solution)의 혁신(Innovation)
(나) 의료 솔루션의 개선(Enhancement)
(다) 의료 솔루션의 국제 표준화(International Standard)
(라) 지적 영향(Intellectual Impact)

(라)번을 제외하고는 모두 기술적 발전에 기반해 의료관광효과를 극대화 함.

답 : (라)

37 다음 중 의료관광의 관광적 효과에 해당되지 <u>않는</u> 것은?

㈎ 관광(Tourism) 수익증대
㈏ 관광 촉진자(Medical Tourism Facilitator)
㈐ 부가적 인프라 확대
㈑ 의료전문가 수 증가(Enhancement)

㈑번은 경제적 효과 (Economical Impact)에 해당됨.　　답 : ㈑

38 다음 설명한 내용에 해당하는 것은?

> 환자의 이동과 함께 박테리아의 이동에 대한 위험도 상당히 높아졌다. 최근 슈퍼버그 연구는 중요한 경고를 제시했다. 모든 산업의 전문가들은 감염병이라는 부정적 영향에 대해 확실히 이해해야 한다. 따라서 글로벌기업은 이러한 감염병의 확산을 막기 위해서 이해하고 통제하는 것이 매우 중요하며 좋은 전략을 구축해야 한다.

㈎ 윤리 및 법에 미치는 영향 (Ethical & Legal Impact)
㈏ 환경에 미치는 영향 (Environmental Impact)
㈐ 건강에 미치는 영향 (Healthcare impact)
㈑ 치료에 미치는 영향 (Treatment Impact)

box설명은 임상적 효과 중 건강에 미치는 영향 (Healthcare impact)을 설명한 내용임.
답 : ㈐

39 의료관광의 정치적 효과와 관계가 <u>없는</u> 것은?

㈎ 정치적 영향 (Political Impact)
㈏ 공공 및 민간부문 (Public and Private sectors)
㈐ 윤리 및 법에 미치는 영향 (Ethical & Legal Impact)
㈑ 의료전문가수의 증가 (Enhancement)

㈑번은 경제적 효과 (Economical Impact)를 나타냄.
답 : ㈑

40 미국인들의 해외의료서비스 구매목적 중 의료서비스와 가장 관계가 깊은 항목은?

㉮ 비용의 적정성(Affordability)
㉯ 대기시간의 접근성(Accessibility)
㉰ 질의 향상(Better quality)
㉱ 유효성(Availability)

> ㉮번은 자국 내 의료비용보다 저렴하다는 이유이며, ㉯번은 대기시간 단축가능성이 가장 크며, ㉰번은 의료서비스 질의 향상을 목적으로 하며, ㉱번은 더 유효한(적합한) 진료체계를 구매목적으로 함. 따라서 ㉰번이 직접적으로 의료서비스와 가장 관계가 깊음.
> 답 : ㉰

41 의료관광의 국외환경을 설명한 내용과 사실과 다른 것은?

㉮ 전 세계 의료관광객은 2008년에 2,990만 명에 달하는 등 그 성장성 때문에 개발도상국에서 새로운 경제성장 동력으로 많은 관심을 받고 있다.
㉯ 세계 의료관광산업에서 아시아는 라이징 마켓(rising marketing)이다.
㉰ 아시아의 기술과 소득수준이 높아지면서 그동안 서양에 뒤지던 진료기준이 높아지고 이에 따라 '헬스케어 스탠다드 수렴' 현상이 의료관광산업에서도 진행되고 있다.
㉱ 9.11사태 이후 미국의 의료관광산업은 더욱 발전하게 되었다.

> 9.11사태 이후 미국에 유입되던 부유한 중동환자들이 싱가포르 등 아시아 시장으로 이동하게 됨.
> 답 : ㉱

42 아시아 의료관광시장의 특징과 다른 것은?

㉮ 증거에 기반을 둔(evidence-based) 치료 가이드라인 확립
㉯ 미국과 유럽 최상위급 의료서비스 기관과 제휴 강화
㉰ 의료서비스에 정보통신기술의 제한적인 적용
㉱ 의료관광객이 필요로 하는 서비스가 없을 경우 대안 프로그램 및 설비개발

> 아시아 IT산업기술 수준이 높아 의료서비스 부문에도 정보통신기술이 광범위하게 적용됨.
> 답 : ㉰

43 우리나라 의료관광과 관련된 제도 및 법 추진사항을 시대순으로 바르게 배열한 것은?

> (a) 의료산업선진화위원회
> (b) 장기요양보험제도
> (c) 의료산업발전기획단
> (d) 의료산업발전종합대책 지시

(가) (a) - (b) - (c) - (d)   (나) (d) - (a) - (c) - (b)
(다) (a) - (b) - (d) - (c)   (라) (d) - (a) - (b) - (c)

정답 및 해설 A & E

의료산업선진화위원회(2005.8.2), 장기요양보험제도(2008.7 실시), 의료산업발전기획단(2005.9.20) 의료산업발전종합대책(2004.12)

답 : (나)

44 경영지원사업(MSO)에 대한 설명 중 바르지 <u>않은</u> 것은?

(가) 현행 의료법은 의료법인이 영위가능한 부대사업을 의료인·의료관계자의 양성, 보수교육이나 의료·의학에 관한 조사연구 등으로 제한하고 있다.
(나) 의료법인은 의료업과 부대사업을 시행함에 있어 영리를 추구하지 못하도록 규정하고 있다.
(다) 경영지원형 MSO는 의약품, 의료기기 등의 구매 대행, 의료시설 등 자원 공유, 인력관리, 마케팅, 법률, 회계 등 경영활동의 아웃소싱과 진료연계를 통해 네트워크에 포함된 병원들의 경쟁력 강화를 추구하는 형태이다.
(라) 자본조달형 MSO는 외부자본 유치를 허용하되, 병원시설의 임대, 리스, 위탁경영 등은 내부자본을 통해 이뤄지도록 제한하고 있다.

자본조달형 MSO는 외부자본을 유치하여 병원시설의 임대, 리스, 위탁경영 등을 통해 민간자본의 의료기관 투자를 가능하게 하는 형태를 말한다.

답 : (라)

45 의료서비스산업 선진화의 3가지 정책방향과 <u>관계없는</u> 것은?

(가) 의료서비스에 대한 규제선진화
(나) 새로운 의료서비스 시장발굴 및 육성
(다) 영리법인 전격도입
(라) 소비자 선택권 제고

> **정답 및 해설 A & E**
> 투자형개방형 의료법인 도입에 관한 검토만 있을 뿐, 영리법인의 도입여부는 해당사항이 없음.
> 답 : (다)

46 아시아권 의료서비스 가격 메커니즘을 <u>잘못</u> 설명한 것은?

(가) 싱가포르는 선진국이지만 주변 지역에서 값싼 인력을 쉽게 수입해 활용하기 때문에 전반적인 의료서비스 비용을 낮출 수 있다.
(나) 동남아에서는 의료분쟁이 법적으로 허용되지 않아, 병원들이 분쟁에 대비해 보험을 드는 액수가 낮고 보험사들도 이와 관련된 프리미엄을 낮게 책정하고 있다.
(다) 고가의료장비 구매보다는 중고장비 및 품질위주의 실용장비 구매로 의료비용을 감소시킨다.
(라) 아시아권 의료기관은 진료일수가 상대적으로 많아, 의료장비(병상) 가동률이 높아져 기존의 투자대비 수익실현이 빠른 편이다.

> 아시아권 의료기관의 의료분쟁이 법적으로 제한되는 것은 아님.
> 답 : (나)

47 다음 중 그 성격이 가장 <u>다른</u> 기관은?

(가) 파크웨이 홀딩스(Parkway Holdings)
(나) 조인트 커미션 인터내셔널(Joint Commission International)
(다) 판타이 홀딩스(Pantai Holdings)
(라) 래플즈 병원(Raffles Hospital)

> (가), (다), (라)는 민간병원이며 (나)번은 국제의료인증업무를 담당하는 기관임.
> 답 : (나)

48 아시아권 의료관광산업 성공전략으로 가장 거리가 먼 것은?

(가) 정부의 지지
(나) 정보기술(IT) 및 인터넷의 발달
(다) 최소한의 대기시간 실현
(라) 탁월한 의료기술

> **정답 및 해설 A & E**
>
> 싱가포르를 제외한 대부분의 아시아권 의료관광산업의 성공전략은 기간과 비용의 절감이며, 의료기술수준은 아직까지 서구 선진국 대비 80% 수준에 머물고 있다.
> 답 : (라)

49 외국인환자 유치대상 범주에 해당되지 않은 환자군은?

(가) 외국인 거소등록을 마친 외국인
(나) 우리나라에 관광을 위해 방문한 일시적 외국관광객
(다) 외국의 시민권을 소유한 한국인(외국 국적자)
(라) 건강보험 가입사실이 없는 외국인

> 외국인 거소등록을 마친 외국인은 외국인환자 유치대상에서 제외됨.
> 답 : (가)

50 외국인환자 진료수익현황을 설명한 내용이다. 사실과 다른 것은?

(가) 총 진료비는 건강검진, 외래, 입원수익의 합이다.
(나) 환자의 방문당 평균진료비는 실환자 1인당 평균진료비로 분류될 수 있다.
(다) 지난 3년 외국인환자 평균수익 중 가장 비중이 높은 분야는 외래수익이다.
(라) 실환자 1인당 평균진료비는 연환자 방문당 평균진료비에 비해 항상 높다.

> (나)번은 환자의 '방문당 평균진료비'는 연환자로 구분된다.
> 답 : (나)

51 외국인환자 진료비 구성과 <u>관계없는</u> 항목은?

㈎ 건강검진 ㈏ 외래
㈐ 입원 ㈑ 수술

㈑번은 입원수익에 포함됨.
답 : ㈑

52 의료관광과 관련된 의료법 개정내용을 순서대로 올바로 배열한 것은?

> (a) 외국인 환자 대상 환자 유인, 알선 행위 허용
> (b) 의료기관 인증 지원
> (c) 상급종합병원은 허가병상수의 5% 내 유치 가능
> (d) 국내 보험사 유치 행위 금지

㈎ (a) – (b) – (c) – (d) ㈏ (a) – (c) – (d) – (b)
㈐ (d) – (c) – (b) – (a) ㈑ (b) – (a) – (d) – (c)

(a) 2009.01.30. 〈의료법 일부 개정 법률안〉 공포,
(b) 2010.07.23. 의료기관 인증 지원,
(c), (d)는 2009.05.01. 〈의료법 27조 3항 2호 예외규정〉 신설
답 : ㈏

53 의료관광 의료법 개정안 시행규칙이 사실과 <u>다른</u> 것은?

㈎ 상급종합병원은 허가병상수의 5% 내 유치 가능
㈏ 전문의 1인 (치과, 한방 포함)
㈐ 1억 원 이상 보증보험 가입
㈑ 자본금 1억 원 이상 보유

㈏ 치과 한방은 제외됨.
답 : ㈏

54 외국인환자 유치에 대한 등록(의료법 제27조 2)에 대한 내용을 바르게 기술한 것은?

(가) 외국인환자 유치 의료기관 및 유치업자는 보건복지부장관 및 해당 구청에 등록.
(나) 등록 업무는 보건복지부에서 수행함.
(다) 상급종합병원 외국인환자 유치 허용 병상 수는 제한됨.
(라) 외국인환자 관련 매년 사업실적을 보고하되, 정확한 외국인환자 유치보고는 권고사항임.

> **정답 및 해설 A & E**
> (가) 복지부장관에게만 보고 하면 됨. (나) 보건산업진흥원에서 수행, (라) 모두 의무사항임.
> 답 : (다)

55 의료법 재정에 따른 외국인환자 유치요건과 가장 거리가 먼 것은?

(가) 보건복지부령으로 정하는 보증보험에 가입하였을 것
(나) 보건복지부령으로 정하는 규모 이상의 자본금을 보유할 것
(다) 그 밖에 외국인환자 유치를 위하여 보건복지부령으로 정하는 사항
(라) 의료기관 인증에 관한 업무를 관계 전문기관에 위탁 가능

> (라)번은 의료기관 인증에 관한 사항임.
> 답 : (라)

56 정부가 발표한 의료관광사업 2단계 고도화 전략(2011년도)의 내용과 거리가 먼 것은?

(가) 외국인환자 배상시스템 강제도입
(나) 의료기관 내 숙박시설 등 신·증축 시 용적률 완화
(다) 외국인환자 원내 조제 허용
(라) 의료기관별 외국인환자 수용성 평가

> 외국인환자 배상시스템은 권고사항이며, 아직 협의 중임.
> 답 : (가)

57 외국인환자의 편의성을 증대하기 위한 목적과 거리가 가장 먼 것은?

㈎ 관광숙박시설 신·증축 시 용적률 20% 확대 적용
㈏ 메디컬 비자 발급심사 시 제출서류 간소화
㈐ 외국인환자에 대한 공항 내 이송체계 확립
㈑ 외국인환자 원내조제 허용

정답 및 해설 A & E

㈏, ㈐, ㈑번이 외국인환자의 직접적으로 관련이 있는 반면, ㈎번은 유치사업자의 규제완화와 관련이 있음.

답 : ㈎

58 다음 설명은 어느 범주에 속한다고 판단되는가?

- KOTRA 해외무역관(23개소) 의료산업 중점 지원센터 지정
- KBC 수출인큐베이터에 의료관련 업체 입주 지원
- 한국보건산업진흥원 해외지사 3개소(유럽, 중동, 중앙아시아) 증설
- 한국관광공사 해외지사(30개소) 연계한 의료관광 현지 홍보마케팅
- 외국의료인 초청 연수 확대

㈎ 외국인환자 편의성 및 안전성 확보
㈏ 유치사업자 규제완화
㈐ 해외환자유치 해외거점 및 이미지 강화
㈑ 우수 유치기관 인센티브 및 지원강화

답 : ㈐

59 외국인환자 유치 활성화를 위해 개선해야 될 부분과 거리가 먼 것은?

㈎ 명확한 의료서비스 가격의 부재
㈏ 진료 외 서비스 보완필요
㈐ 네트워크 및 소통부족
㈑ 복잡한 임상의료서비스 절차

외국인환자 유치활성화를 위해 검증되고 정해진 임상의료서비스를 단축하는 것은 임상의료의 질과 관계된 문제이므로, 환자유치 활성화와는 거리가 있음.

답 : ㈑

60 원무관리에 대한 설명 중 사실과 다른 것은?

㈎ 원무란 병원사무(病院事務)를 줄여서 사용하는 용어이다.

㈏ 유사한 개념으로 "의료에 관한 사무"라 하여 의사업무(醫事業務)라는 용어를 독일에서 처음 사용하였다.

㈐ 관리란 일정한 조직자체의 발전을 비롯하여 조직의 주어진 목표를 달성하기 위하여 가능한 인적, 물적인 모든 자원(恣源)과 다양한 활동을 통하여 성과를 향상시키려는 노력이다.

㈑ 원무관리란 병원업무와 관련된 사무관리로 병원의 목적달성을 위해 합리적으로 수행할 수 있게 하는 일체의 활동이다.

정답 및 해설 A & E

- 의사업무(醫事業務)라는 용어를 처음 사용한 국가는 일본이다.
  답 : ㈏

61 접촉대상별 원무관리자의 역할을 기술한 내용 중 사실과 가장 부합하는 것은?

㈎ 환자 : 최대한 시간과 노력을 절약하여 쉽고 편안하게 양질의 진료를 받을 수 있도록 노력한다.

㈏ 의료진 : 인적·물적·시스템 요인의 결합을 통한 제반 수속이나 절차 등의 편의를 제공, 적정한 진료를 받을 수 있도록 하는 역할을 수행

㈐ 의료진 : 적정이윤의 확보 및 조직의 유지·발전을 위한 적정한 수가관리와 진료비 산정

㈑ 병원설립자 : 진료업무를 원활하게 수행할 수 있도록 인적 서비스의 제공, 진료절차 시스템 제공으로 환자진료에 편의성을 지원

- ㈏번은 환자, ㈐번은 병원설립자, ㈑번은 의료진에 대한 원무관리자의 역할을 규정한 것임.
  답 : ㈎

62 원무관리의 업무범주에 속하지 <u>않는</u> 것은?

㈎ 병원이용자들이 내원하여 귀가할 때까지의 모든 제반 행정 업무
㈏ 외래진료접수 및 외래진료비계산, 수납, 진료예약
㈐ 입·퇴원 수속, 입원진료비계산, 본인부담진료비 청구·수납·정리
㈑ 입원환자의 병실이동과 의료사고의 법적절차 처리

> **정답 및 해설 A & E**
>
> ㈑번은 원무관리의 영역이 아닌, 법무관리의 영역임.
> 답 : ㈑

63 원무관리절차를 순서대로 배열한 것은?

(a) 접수   (b) 미수금 관리
(c) 수가통계 작성   (d) 진료비 계산

㈎ (a) – (b) – (c) – (d)   ㈏ (a) – (d) – (b) – (c)
㈐ (d) – (c) – (b) – (a)   ㈑ (a) – (d) – (c) – (b)

> 답 : ㈏

64 원무관리자의 기본요건에 해당하지 <u>않은</u> 것은?

㈎ 진료와 간호 등 병원업무에 대한 임상적인 지식
㈏ 진료과, 병명이나 약품명 및 수술명에 대한 기본적인 의학적 지식
㈐ 보건의료정책을 포함한 병원 내·외부의 환경 분석과 전략의 개발
㈑ 의료관계법류에 대한 지식

> 기본적인 의학지식은 필요하지만 실제 진료와 간호에 관한 임상적인 지식은 원무관리자의 기본요건과 거리가 멀다.
> 답 : ㈎

65 다음 기술내용은 원무관리 중 주로 어느 분야에서 일어나는 일을 기술한 것인가?

> 외국인환자와 국내환자의 진료동선과 시간이 겹치면서 많은 불만이 쌓이게 되는 것이다. 현재는 외국인환자에 대한 의약분업 예외조항이 생겨났지만 그 이전까지 외래진료와 조제가 불일치한 부분에 대한 불만접수가 상당히 많았다.

㈎ 입원 ㈏ 외래
㈐ 건강검진 ㈑ 응급

정답 및 해설 A & E

○ 진료동선에 대한 부분은 외래와 건강검진에서 주로 일어나며, 검진의 목적은 조제와는 별다른 상관이 없으므로, 원외조제에 관한 클레임(claim)은 주로 외래 부분에서 나타남.
답 : ㈏

66 다음 중 편의제공 업무 중 그 성격이 다른 것은?

㈎ 자국통화환전(DCC)
㈏ 국제진료센터 진료시간 연장
㈐ 중국 은련카드 결제
㈑ Open-Card

〈tip〉
• OPEN CARD의 장점
① 원무팀 창구업무 간소화로 빠른진료 가능
② 진료 및 검사 후 수납이 가능하여 불필요한 대기시간 단축
③ 이동 동선이 짧아져 편리하게 진료 가능
④ 하나의 카드로 가족의 진료비를 납부할 수 있어 결제 편리
⑤ 두 개과 이상 진료시 한 번의 수납으로 불편함 최소화
⑥ 후불 결제가 가능하며 필요시 영수증을 FAX 및 우편으로 받아보실 수 있어 편리

○ ㈎, ㈐, ㈑번은 수납편의를 제공한 것이고, ㈏번은 진료 대시시간 편의를 제공한 것임.
※ open card system(오픈 카드 시스템): 환자들이 결제할 신용카드를 최초 등록 후, 당일 진료 및 검사 최종 단계에서 한번만 카드 결제하면 모든 수납이 종료되는 제도임.
답 : ㈏

67 원무관리자의 전문화 요인이 <u>아닌</u> 것은?

㈎ 병원설립제도의 변경
㈏ 사회보장제도 실시
㈐ 의료의 발달
㈑ 규모의 대형화

○ ㈎번은 병원의 정책적인 결정을 요하는 부분으로 원무관리자의 전문화요인과 직접적인 상관성이 적다.
답 : ㈎

68 원무관리의 필요성으로 그 이유가 가장 거리가 먼 것은?

㈎ 의료기관의 대형화
㈏ 의료조직의 전문화
㈐ 의료수가의 분절화
㈑ 의료조직의 복잡화

> ㈐번은 원무관리 자체의 필요성보다는 임상원가계산 등 의료정보화의 발달과 더 밀접한 관련이 있음.
> 답 : ㈐

69 다음 빈칸에 알맞은 말을 순서대로 짝지은 것은?

> 의료기술의 발전을 진단과 치료에 대한 의술 자체뿐만 아니라 의료분야별 (　　)도 촉진시키고 있다. 일반적으로 병원 조직은 그 규모가 커질수록 점점 복잡해지기도 하지만 (　　) 분화현상이 동반되게 된다.

㈎ 복잡화, 수직적
㈏ 대형화, 수평적
㈐ 대형화, 수직적
㈑ 전문화, 수평적

> 수평적 분화로 나타나는 현상은 직무의 전문화와 부문화 현상인데, 이들 현상은 상호 밀접한 관련성을 갖게 된다. 전문화의 예를 들면, 내과가 소화기내과, 순환기내과, 호흡기내과, 감염내과, 혈액종양내과, 신장내과, 내분비내과, 류마티스내과 등으로 분화되면서 관련 전문의와 관련법규, 의료수가, 의료장비, 의료인력 등 원무분야에서 다뤄야할 부문이 점차 전문화적 요소를 띠어 간다.
> 답 : ㈑

70 진료신청 접수단계에서 반드시 필요한 서류와 가장 거리가 먼 것은?

㈎ 진료신청서
㈏ 해외보험 가입번호
㈐ 건강보험증
㈑ 요양급여 의뢰서

> 과거와 달리 ㈐번은 선택이 가능하며, 외국인환자의 경우 ㈏번은 반드시 필요함. 더불어 ㈑번은 환자에 따라 달라질 수 있으나 필요할 수 있음. 따라서 의무사항으로 볼 수 없는 것은 ㈏번임.
> 답 : ㈏

71 일반적인 접수등록 및 취소절차를 순서대로 알맞게 배열한 것은?

> (a) 등록번호 부여
> (b) 의약분업 예외사항 확인
> (c) 보험사항입력
> (d) 수가유형입력
> (e) 인적사항등록
> (f) 진찰료 수납

(가) (a) - (c) - (d) - (e) - (b) - (f)
(나) (a) - (d) - (e) - (c) - (b) - (f)
(다) (a) - (e) - (d) - (c) - (b) - (f)
(라) (a) - (e) - (c) - (b) - (d) - (f)

정답 및 해설 A & E

등록번호 부여 > 인적사항 등록 > 수가유형입력 > 보험사항입력 > 장애인여부 > 진료과목 > 선택 진료 여부 및 담당의사 등록 > 의약분업 예외사항 확인 > 요양 급여 의뢰서 확인 > 진찰료 수납의 순서로 진행됨.

답 : (다)

72 외국인환자 입원(수술)관리 중 사실과 거리가 먼 것은?

(가) 입원기간 중에는 가급적 하루에 한 번 정도 방문하여 환자 요구사항을 파악하여 병원에 전달하도록 한다.
(나) 외국인환자와 항상 연락이 가능하도록 휴대폰 구입을 추천 및 설명한다.
(다) 환자의 진행사항을 의료진에게 확인하여 환자에게 전달한 초기견적 내용상 입원일수가 늘어나지 않도록 관리해준다.
(라) 각종 검사 및 수술은 시행 전에 검사 내용과 방법, 부작용 등을 환자가 사용하는 언어로 준비된 서면자료를 통해 사전에 충분하게 알려주고 동의서에 서명하도록 한다.

외국인환자와의 휴대폰 연락은 필요하지만 외국인환자를 위한 별도의 휴대폰 구입을 추천하기보다는 대여폰을 제공하는 경우가 많음.

답 : (나)

73 외국인환자 외래관리 중 접수시 확인해야 할 사항과 거리가 먼 것은?

㈎ 환자의 비자 종류와 체류기간
㈏ 환자의 진행사항을 의료진에게 확인하여 환자에게 전달한 초기견적 내용상 입원일수
㈐ 보험 가입여부와 가입 증명서 확인하고 해당 보험사에 지급보증 여부 확인
㈑ 퇴원시 병원으로부터 발급 받아야 되는 보험청구 서식확인

> 외래관리업무는 입원업무에 해당하는 입원일수 관리와 거리가 있음.
> 답 : ㈏

74 진료예약제도의 목적은 환자 대시시간의 단축이다. 그 목적을 달성하게 된 배경설명 중 사실과 다른 것은?

㈎ 환자진료시간대 불균형
㈏ 업무의 당일 마감
㈐ 다양한 환자 접점 직종
㈑ 과다 진료비 발생

> 진료예약제도의 목적은 진료 예약 시간에 맞춰 적시에 수납하는 것이며, 과다 진료비 발생은 예약과 별개로 진료자체에서 발생하는 문제로 주치의의 고유한 의사결정 구조에서 발생함.
> 답 : ㈑

75 현재 병원에서 사용 중인 일반적인 진료예약방법과 가장 거리가 먼 것은?

㈎ VMS
㈏ internet
㈐ FAX
㈑ 문자

⟨tip⟩
VMS(voice management system) : 근무시간 이외의 시간, 휴일 등에 문의사항이나 인적사항 등 녹음 후 정규 근무시간에 직접 통화 후 예약.

> 문자는 환자에게 예약상황을 알려주는 기능은 널리 사용되고 있으나 역으로 환자예약을 받는 기능으로는 그 사용이 제한적임.
> 답 : ㈑

76 외국인환자의 '예약취소' 시 반드시 확인해야 할 내용과 가장 상관없는 것은?

㈎ 기존 예약정보의 확인유무
㈏ 예약취소 사유를 확인
㈐ 예약파일 삭제
㈑ 고객보험사에게 처리결과 통보

> ㈐ 취소가 확인된 경우, 관련 임상데이터를 반드시 삭제해야함. 하지만 ㈑보험처리는 예약접수 이후부터 가능하기에 보험사 관련업무는 발생하지 않은 경우가 많음.
> 답 : ㈑

77 입퇴원관리에 관한 설명으로 옳지 않은 것은?

㈎ 입원진료는 환자의 의사의 소견에 따라 소정의 절차를 거쳐 24시간 계속 요양기관에서 진료를 받는 것을 말한다.
㈏ 입원환자의 수속 및 업무흐름은 외래환자와는 달리 병실회진, 수술, 마취, 급식, 특수검사 등보다 복잡하고 다양한 의료서비스가 추가되기 때문에 진료비계산이나 업무수행에 있어서 매우 복잡하다.
㈐ 입원환자는 방문 동기나 진료형태에 따라 입원, 입원 및 외래입원으로 나누어지며, 병원의 따라 입원진료가 필요한 환자에게 입원결정서를 발급한다.
㈑ 입원결정서로 입원수속창구에서 의료보장 자격확인 및 진료비지불 보증, 선택진료여부를 확인하는 과정에서 거친 후, 환자의 상태, 성별, 진료과, 전염성 질환여부, 상급병실 희망여부에 따라 병실을 배정하여 입원수속이 완료된다.

> 입원진료의 결정은 진료의사의 고유권한임.
> 답 : ㈐

78 진료예약제도의 효과와 거리가 먼 것은?

㉮ 업무능률의 향상
㉯ 환자의 증가
㉰ 병원환경 개선
㉱ 인력관리의 효율화

○─ 병원환경개선은 진료예약제도와 직접적인 연관은 거리가 멀다.
㉮ 진료를 담당하는 의사나 진료실의 간호사 및 의무기록실의 직원들은 접수시간에 집중하는 업무를 사전에 분산시킬 수 있어 예측 가능한 업무를 할 수 있음, ㉯ 환자에 대한 불만의 해소는 만족으로 이어지고 환자수의 증가로 병원경영개선에 도움, ㉱ 업무가 폭증되는 시간이 분산되므로 서비스와 인력관리에 많은 영향을 미침.
답 : ㉰

79 병상관리에 관한 설명으로 옳지 <u>않은</u> 것은?

㉮ 입원병상관리는 입원진료에 필요한 병실의 배정과 수속 등을 효율적으로 수행하기 위한 것이다.
㉯ 병실을 전체적으로 관리하는 중앙관리방식은 모든 병상상의 관리가 한 곳에서 이루어짐으로써 빈 병상의 효율적 이용이 가능하다.
㉰ 분산관리방식은 진료과나 계열별(내과·외과계열 등)로 병동을 구분하여 입·퇴원수속 및 관리하는 방식으로 의사가 병상을 사유화하거나 병동에서 타진료과 환자의 입원기피, 계절적 요인에 따른 환자의 증감 등의 변화에 신속히 적응하지 못하는 경우가 있다.
㉱ 병원전체의 병상을 특정부서에서 통제하는 분산관리방식 관리방식과 진료과 혹은 진료계열별로 구분하는 중앙집중식 관리방식이 있다.

○─ 병원 전체의 병상을 특정부서에서 통제하는 것은 중앙집중식 관리방식, 진료과 혹은 진료계열별로 구분하는 방식은 분산관리방식임.
답 : ㉱

80 입원결정서의 필수 기재사항이 올바르게 짝지어지지 못한 것은?

(가) 등록번호 및 환자명
(나) 담당의사 및 간호사
(다) 상병명 및 입원경로
(라) 진료과 및 격리여부(법정감염병 등)

> 담당 간호사는 필수기재사항이 아님.
> 답 : (나)

81 입원수술 절차를 순서대로 알맞게 배열한 것은?

(a) 상병명   (b) 환자수가유형
(c) 입원일(조)정   (d) 병실배정

(가) (a) – (b) – (c) – (d)
(나) (a) – (c) – (d) – (b)
(다) (a) – (c) – (b) – (d)
(라) (c) – (a) – (b) – (d)

> 상병명에 따라 환자수가유형을 파악하고, 입원일정 및 조정 및 병실배정, 진료비 예상 등에 따라 입원수속절차를 진행함.
> 답 : (가)

82 외국인환자에 해당하지 않은 건강보험 적용자의 관리방식으로 옳지 않은 것은?

(가) 수진자격이 확인되지 않은 경우에는 국민건강보험공단에 접속하여 수진자격을 확인함.
(나) 제3자가 가해로 인한 상병은 건강보험공단에 '급여제한여부조회서'를 통보하여 사후조치를 할 수 있도록 함.
(다) 보험사항 변경확인 및 수정사항을 확인함.
(라) 보험료 체납자는 보험료 체납으로 인한 불이익이 발생하지 않도록 확인함.

> 건강보험 적용자의 확인은 국민건강보험 포털(http://si4n.nhic.or.kr)에서 확인가능함.
> 답 : (가)

83 입원 우선순위 환자에 해당하지 <u>않은</u> 것은?

㈎ 응급수술을 요하는 환자
㈏ 예약환자
㈐ 응급실에 대기 중인 중환자
㈑ 응급실 대기환자

○─ 단순한 예약환자가 아닌, 수술예약환자만 입원우선 순위 환자에 해당함.
답 : ㈏

84 환자관리기법의 장단점을 기술한 내용 중 사실과 다른 것은?

㈎ 병동별 환자관리의 장점은 발생 상황에 대한 즉각적 대응이 가능하다
㈏ 유형별 환자관리의 단점은 입원 중 유형이 변경될 경우 수시로 협의 및 조정 필요하다.
㈐ 유형별 환자관리의 장점은 관리 환자 군(群)에 따라 업무량 조절이 가능하다.
㈑ 혼합형 환자관리는 주로 대규모 병원에서 활용되고 있다.

○─ 유형별 환자관리의 장점은 환자 군(群)이 아닌, 환자 수(數)에 따라 업무량 조절이 가능함.
답 : ㈐

85 퇴원관리에 대한 기술 중 올바른 것은?

㈎ 진료비청구서 작성 시 원활한 퇴원관리를 위해 계속, 이송, 회송 등 진료결과를 입력한다.
㈏ 담당의사가 퇴원결정 후 미비한 병명이나 진료기록부를 정리하기 전 퇴원에 따른 투약 등 처방과 동시에 진료비계산 부서로 진료기록부를 이송한다.
㈐ 현재 입원실료 산정은 입·퇴원 당일에도 입원실료를 산정한다.
㈑ 입·퇴원 당일 6시간 이상 입원하거나 퇴원한 경우에는 입원료의 30%를 별도 산정한다.

○─ ㈏ 모든 퇴원은 진료기록부가 정리된 이후임, ㈐ 1998년까지는 자정을 기준으로 입원실료를 산정하여 입·퇴원 당일에도 입원실료를 산정하였으나 1999년 1월부터는 정도를 기준으로 입원료를 산정하고 있다. ㈑ 6시간 이상 입원시 입원료 가산율은 50% 임.
답 : ㈎

86 우리나라 의료보장 유형에 해당하지 <u>않은</u> 것은?

(가) 4대보험 (나) 자동차
(다) 의료급여 (라) 일반

정답 및 해설 A & E

즉 4대보험 중 하나인 산재보험 환자가 있으나 이는 의료보장 유형으로 분류된 기준은 아님.
답 : (가)

87 외국인환자 관리시 퇴원지연에 대한 불만이 증가하고 있다. 다음 중 퇴원지연의 원인으로 바르지 <u>않은</u> 것은?

(가) 전날 진료검사 결과가 늦어지는 경우
(나) 퇴원당일 진료비계산 및 검사, 촬영 등이 이루어지는 경우
(다) 당일 퇴원환자의 투약처방전 발급이 늦어지는 경우
(라) 담당간호사의 교대지연의 경우

퇴원명령(권)은 간호사가 아닌, 의료진에게 있기 때문에 간호사의 부재가 퇴원지연의 사유가 될 수 없음.
답 : (라)

88 병원수익률을 결정하는 가장 큰 요인 중 하나가 재원환자 일수 관리이다. 다음 설명 중 재원일수 단축효과로 거리가 먼 것은?

(가) 병원의 진료수익이 증대
(나) 기존 의료자원의 효율적 이용
(다) 외래 대기시간 감소
(라) 장기간 입원대기로 인한 이용자의 불만해소

재원일수는 입원에 해당하므로, 외래 대기시간에 미치는 영향은 거의 없음.
답 : (다)

89 다음 중 장기재원환자의 발생원인 중 그 요인의 성격이 다른 것은?

　(가) 본인부담금 상한제　　(나) 각종 검사지연
　(다) 진료과별 경쟁　　　　(라) 퇴원계산의 지연

> (가)번을 제외하고는 모두 병원측 요인이며, (가)번은 환자측 요인임.
> 답 : (가)

90 사망진단서의 기재내용이 <u>아닌</u> 것은?

　(가) 사망일시　　　　　　(나) 사망원인
　(다) 사망자 결혼여부　　　(라) 사망장소

> 사망자의 성명, 성별, 주민등록번호, 실제 생년월일, 직업, 등록기준지, 주소 등은 사망한 사람의 '확인'에 해당하므로 기재해야 하지만 결혼여부는 관계없음.
> 답 : (다)

91 퇴원심사 시 유의사항으로 해당사항 없는 것은?

　(가) 주민등록번호 누락 여부
　(나) 고가재료대, 수술, 마취료 누락 여부
　(다) 고가약제, MRI, PET 등 인정기준에 따른 급여 여부
　(라) 외래진료비 계산누락 여부

> 퇴원심사는 외래정산 이후 입원시점부터 해당하므로, 외래진료비 정산은 심사대상이 아님.
> 답 : (라)

92 다음 보험용어 중 '보험행위자'에 해당하는 것은?

　(가) TPA(Three Party Administrator)
　(나) claim-filling
　(다) Deductible
　(라) an insured

> (가), (나)번은 보험청구용어, (다) 보험비용용어, (라) 보험행위자 용어임.
> 답 : (라)

93 의료공급자에 대한 진료비 지급방식을 올바르게 설명한 것은?

(가) 의료공급자의 진료행위 하나하나에 대하여 수가가 지급하는 것을 '인두세'라 함.
(나) 의료공급자의 환자수를 할당하여 상응하는 수가가 지급되는 것을 '포괄수가제'라 함.
(다) 정해진 질병군 혹은 환자군에 따라 일정액의 수가가 지급되는 것을 총액계약제라 함.
(라) 경력, 기술수준에 따라 일반 급여가 지급되는 것을 '봉급제'라 함.

> (가) 행위별 수가제, (나) 인두제, (다) 포괄수가제임.
> 답 : (라)

94 싱가포르에서 시행 중인 의료보험 제도가 <u>아닌</u> 것은?

(가) Medi-save   (나) Medi-shield(plus)
(다) Medi-foundation   (라) Elder-shield

> 싱가포르의 의료보험제도의 공식적인 운영방식은 Medisave, Medishield(plus), Medifund, Eldershield 등 4가지임.
> 답 : (다)

95 다음 설명에 해당하는 싱가포르의 의료보험 제도는?

> 중증 및 장기 질환으로 많은 비용이 소요되는 진료비를 제외한 입원비용을 조달하기 위해 국민 개인이 자신의 전용계좌에 일정금액을 적립하는 방식이며 개인 저축이기 때문에 위험 분산(risk-share)과 재정통합(financial pooling)기능은 없다.

(가) Medi-save   (나) Medi-shield(plus)
(다) Medi-fund   (라) Elder-shield

> 답 : (가)

96 Medishield Plus에 대한 설명으로 바르지 <u>않은</u> 것은?

(가) 장기간 입원을 요하는 중증질환으로 치료비가 많이 소요되는 경우에 대비하여 Medishield와 Medishield Plus제도가 보충(보험방식)이다.

(나) Medishield와 Medishield Plus 두 가지 동시가입이 가능하다.

(다) Medishield는 70세 이전에 가입하여 75세 까지만 급여를 보장하는 특징이 있다.

(라) 소득과는 무관하게 연령이 높을수록 보험료가 상승한다.

> Medishield와 Medishield Plus는 두 가지 동시가입이 불가능함.
> 답 : (나)

97 한국의 의료보험 발전과정을 순서대로 배열하시오.

(a) 노인장기요양보험법 재정
(b) 농어촌지역 의료보험 실시
(c) 도시지역 의료보험 실시, 전국민 의료보험
(d) 의약분업 시행
(e) 의료보험법 개정
(f) 사회보험 징수통합(건강보험, 국민연금, 고용보험, 산재보험)
(g) 국민건강보험법 재정
(h) 직장의료보험 확대실시(5인 이상 사업장)

(가) (a) – (b) – (c) – (d) – (e) – (f) – (g) – (h)
(나) (e) – (b) – (h) – (c) – (g) – (d) – (a) – (f)
(다) (e) – (h) – (g) – (d) – (a) – (f) – (c) – (b)
(라) (e) – (c) – (b) – (g) – (d) – (a) – (h) – (f)

> 의료보험법 개정(76.12.22) → 농어촌지역 의료보험 실시(88.1.1) → 직장의료보험 확대실시(88.7.22) → 도시지역 의료보험 실시, 전국민 의료보험(89.7.1) → 국민건강보험법 재정(99.2.1) → 의약분업 시행(00.7.1) → 노인장기요양보험법 재정(07.4.1) → 사회보험 징수통합(11.1.1) 순서임.
> 답 : (나)

98 보험금청구서 작성법(How to fill out this claim form)으로 옳지 않은 것은?

(가) 보험청구서 작성 시에는 보험자가 올바른 정보에 의해 판단할 수 있는 정확한 정보를 기입한다.
(나) 진료비 청구서가 보험사에 도착한 뒤 보험사의 청구 담당부서의 편집과 검사 과정을 거쳐 즉시 심사를 시작한다.
(다) 만일 환자가 2개 이상의 보험에 가입이 되어 있을 경우 동시에 지급의무가 있는 보험자에게 진료비를 청구한다.
(라) 환자에 대한 정보 및 보험자의 기록이 상이할 경우 확인될 때까지 보험금 지급이 보류된다.

> 만일 환자가 2개 이상의 보험에 가입이 되어 있을 경우 가장 먼저 1차 지급 의무가 있는 보험자에게 진료비를 청구한다.
> 답 : (다)

99 미국 보험청구(Insurance claim form)에 관계된 내용 중 가장 거리가 먼 것은?

(가) CMS-1500
(나) HCFA-1500
(다) medicare
(라) MSH China

> CMS-1500는 미국 보험청구양식의 대표적인 양식이며, (나)번은 동일한 용어임. (다)번은 미국보험청구의 기반이 medicare이며, (라)번은 중국 Tiecare와 프랑스 Mobility Saint Honore Group이 합작 설립한 종합 기업관리서비스 회사임.
> 답 : (라)

100 병원통계작성의 목적과 다른 것은?

(가) 경영실적 자료
(나) 의학연구 자료
(다) 임상실험 자료
(라) 보고자료

> 병원임상자료의 수집은 환자의 동의를 거쳐야 하기에 병원이 자유롭게 작성할 수 있는 병원통계의 목적과 부합하지 않음.
> 답 : (다)

101 다음 중 OCS에 대한 올바른 설명은?

(가) 병원의 전반적인 관리 업무를 전산시스템으로 자동화한 시스템, 병원의 인사 관리 및 급여 관리, 환자의 외래외입·퇴원 관리, 의료수가 관리, 급식 관리, 병원의 시설 및 의료 장비 관리 등 그 속성상 병원의 종사자를 위한 시스템이 필요하다.

(나) 병원 진료 지원 업무 중 기록 업무를 전산 처리하는 것이다. 종이 없는 기록 방식이라는 측면에서 CD로 기록을 보완하는 방법에서 발전하여 현재 사용하는 대부분의 의료기기에 컴퓨터가 내장되어 있으므로 주 시스템과 접속하여 기록하고 보완하게 되었다.

(다) 각종 영상 촬영장치로 촬영한 영상들을 디지털화하여 하드디스크와 같은 저장매체에 저장, 네트워크를 통해 각 단말기로 전송하여 진찰실, 병동 등의 업무전선에서 실시간으로 환자의 영상을 조회할 수 있는 시스템이 필요하다.

(라) 병원전산화시스템은 진료행정시스템과 진료정보제공시스템으로 크게 나눌 수 있으며 과거 행정지원 중심에서 현재 진료지원 중심으로 변해가는 추세에 처방전달시스템은 이러한 요구사항을 능동적으로 수용한 것으로 각종 의학정보 및 환자들의 진찰자료를 보완한 DB와 의사가 환자를 진단한 후 처방전을 통신망에 의해 각 해당 진료부서로 전달해 주는 시스템이다.

(가)번은 경영정보시스템(MIS)이며, (나)번은 전자의무기록(EMR, Electronic Medical Record), (다)번은 의료영상저장 전송시스템(PACS, Picture Arching and Communication System)임.

답 : (라)

102 통계보고자료의 원칙과 <u>다른</u> 것은?

(가) 적시성
(나) 신속성
(다) 간결성
(라) 정확성

신속한 처리보다는 명료하게 처리하는 것이 중요함.
답 : (나)

103 외래환자 분석지표와 상관없는 것은?

(가) 1일 평균 외래환자수(명)
(나) 외래환자 1인당 평균방문 건수(일)
(다) 응급환자율(%)
(라) 병상회전율(회)

- (라)번은 입원환자 분석지표임.

　　　　　　답 : (라)

104 다음 중 병원경영분석의 결합지표가 <u>아닌</u> 것은?

(가) 100병상당 일평균 조정환자수(명)
(나) 외래환자 입원율(%)
(다) 응급환자 입원율(%)
(라) 평균재원일수(일)

- (라)번은 입원환자 분석지표임.

　　　　　　답 : (라)

105 다음 빈칸에 알맞은 단어는?

> 리스크 (　　　)란 위험을 수반하는 행동을 하지 않는 것이다.

(가) 회피(Avoidance)　　(나) 감소(Reduction)
(다) 공유(Sharing)　　(라) 보관(Retention)

- 리스크 보관 : 발생 위험으로부터, 손실, 또는 이익의 혜택을 수락하는 것이다.
- 리스크 감소 : 손실 가능성과 심각성을 감소시키는 것이다.
- 리스크 공유 : 간단히 정의해 위험으로부터, 다른 업체와 손실 또는 이익의 부담을 공유하고 위험을 줄일 수 있는 조치이다.

　　　　　　답 : (가)

106 다음 설명한 분석지표는?

> 입원환자와 외래환자를 포함하여 병원이용률을 포괄적으로 조정환자수로 나타낸 지표이며, 병원이용자의 병상이용률이나 외래조정환자를 따로 비교할 때 입원과 외래환자의 구성이 달라 발생할 수 있는 단점을 보완하는 장점이 있다.

(가) 병상이용률(%) (나) 병원이용률(%)
(다) 병상회전율(회) (라) 병상회전 기간(일)

정답 및 해설 A & E

(가) 총 재원일수/연가동병상수×100, (다) 입원(퇴원)실인원수/평균가동병상수, (라) (평균가동병상수/입원(퇴원)환자실인원수)×365임.

답 : (나)

107 의료리스크의 4가지 유형을 설명한 내용 중 가장 적절한 것은?

(가) 의료과실 : 의료수요자인 환자가 공급자인 의사로부터 의료서비스를 제공받는 과정 중 발생하는 예상 외의 악결과

(나) 의료분쟁 : 의료사고를 주원인으로 하는 환자측과 의료인 간의 다툼 또는 의사의 의료로 인한 의료사고와 의사를 포함한 의료관련자의 행위로 인한 의료사고를 기점으로 하는 의사와 환자 간의 다툼

(다) 의료태만 : 의료인이 의료행위의 수행 중 업무상의 의무를 준수하지 못하여 환자를 사상케하는 부주의, 태만, 실수 및 고의를 통칭하는 개념

(라) 의료사고 : 의료과오가 법률상의 규정에 따라 객관적으로 인정된 경우

(가)번은 의료사고, (다)번은 의료과오, (라)번은 의료과실임.

답 : (나)

108 위기대응시스템(RMS: Risk Management System) 부서별 대응전략으로 가장 올바른 것은?

(가) 진료부서는 가장 기본적으로 의료법상 및 사법상 의무 이행내용을 증명할 수 있도록 환자진료시스템(예:OCS), 서면 증명자료(양식)정비, 응급상황 시 전달체계를 확립한다.

(나) 지원 관리부서는 환자 사고 예방을 위해 환자관리 체크리스트를 마련하여 항상 점검하고 업무내용을 간호차트에 상세히 기록

(다) 간호 관리부서는 응급상황 발생시 진료지원부에서 가장 중요한 것은 비상연락을 받고 신속히 본인의 자리에 복귀하는 것이다. 환자의 상태를 정확하게 검토할 수 있도록 의사의 오더에 따라 검진을 신속히 하고 결과를 피드백 해주어야 한다.

(라) 응급부서는 응급상황 발생시 의사, 간호사, 진료지원부에서 각자 역할에만 충실히 할 수 있도록 행정지원의 역할이 매우 중요하다. 응급상황 접수 후 환자 보호자에게 연락하는 문제, 환자 이송 문제, 보호자 대응 문제, 경찰, 보건소, 언론인 등 조사 요구 등을 행정실에서 가장 먼저 대응한 후 상황에 따라 의사, 간호사 등 관련자 인터뷰를 할 수 있도록 연결해야 하며, 원무/행정/보험심사 등 각 팀별 업무 혼란이 발생하지 않도록 책임범위와 역할 분장을 해둔다.

정답 및 해설 A & E

(나)번은 간호관리부서, (다)번은 지원관리부서, (라)번은 행정부서의 역할임.

답 : (가)

109 리스크 관리절차를 올바르게 배열한 것은?

| A. 측정, | B. 인식, | C. 통제, | D. 보고 |

(가) A > B > C > D   (나) B > A > C > D
(다) A > B > D > C   (라) B > A > D > C

인식→측정→통제→보고 순임.

답 : (나)

110 미국의 의료분쟁조정와 관계가 가장 먼 것은?

(가) 강제심사제도
(나) 시담
(다) 조정제도
(라) 중재제도

○ (나)번은 주로 일본에서 사용되는 제도이며 '화해'라는 용어로 일컫기도 함.
답 : (나)

111 외국인환자의 위기대응시스템(RMS: Risk Management System)과 거리가 먼 것은?

(가) 외국인환자를 위해 병원 내 모든 매뉴얼을 외국어로 바꾸어야 한다.
(나) 외국인 환자는 국내환자 보다 더욱 입국절차부터 진료 후 사후관리까지 세심한 점검 및 관리가 필요하다.
(다) 외국인 환자와의 의료분쟁 발생 시 국가간 신뢰문제와 직결됨으로 진료시 발생할 수 있는 분쟁요소를 사전에 예방할 수 있는 방안 필요하다.
(라) 글로벌 시대 국제병원으로서 경쟁력 확보를 위한 필수 관리 사항으로서 사전 예방 및 사후대책 리스크 관리(매뉴얼)를 통해 국내 신뢰도 및 국가 경쟁력을 함께 확보해야 한다.

○ 아직까지 우리나라엔 외국인 전용병원이 허가 전이므로 모든 매뉴얼을 외국어로 바꾸는 것은 현실적으로 불가능하다.
답 : (가)

112 우리나라의 의료 분쟁 조정 제도와 가장 거리가 먼 것은?

(가) 한국소비자 보호원
(나) 대법원
(다) 의료분쟁조정중재원
(라) 대한법률구조공단

○ 2012년 4월 8일 이전에 발생한 의료사고는 한국소비자원과 대한법률구조공단 등에서 관련 사항에 대한 피해구제 상담이 가능하며, 이후에 발생된 내용은 의료분쟁조정중재원에서 담당한다.
답 : (나)

113 외국인입국허가서를 발급하는 주체는?

(가) 법무부장관
(나) 병원장
(다) 각국 대사
(라) 외교부장관

> 〈tip〉
> 〈출입국관리법〉
> 제8조(사증 등 발급의 승인) ① 재외공관의 장은 법 제7조제4항의 규정에 의하여 대한민국과 수교하지 아니한 국가(이하 "미수교국가"라 한다)나 법무부장관이 외교통상부장관과 협의하여 지정한 국가(이하 "특정국가"라 한다)의 국민 및 미수교국가 또는 특정국가에 거주하는 무국적자에 대하여 외국인입국허가서를 발급하거나, 제9조의 규정에 의하여 그 발급권한이 위임되지 아니한 사증을 발급하고자 하는 때에는 법무부장관의 승인을 얻어야 한다. 다만, 국제연합기구 또는 각국 정부간의 국제기구가 주관하는 행사에 참석하는 자와 법무부장관이 따로 정하는 자에 대하여 체류기간 90일 이하의 외국인입국허가서 또는 사증을 발급하는 경우에는 그러하지 아니하다

○─ 외교부장관과 협의하에 법무부장관의 주최로 발급한다.
답 : (가)

114 관광진흥법에서 설립을 허가하는 사업이 <u>아닌</u> 것은?

(가) 카지노업　　(나) 유원시설업
(다) 의료관광업　　(라) 국제회의업

○─ (다)번은 보건산업진흥원에서 등록을 받은 뒤, 의료법 시행규칙에 의거 허가·관리됨.
답 : (다)

115 외국인환자 유치에 관한 사항 중 사실과 다른 것은?

(가) 보건복지부령으로 정하는 보증보험에 가입하였을 것
(나) 보건복지부령으로 정하는 규모 이상의 자본금을 보유할 것
(다) 그 밖에 외국인환자 유치를 위하여 보건복지부령으로 정하는 사항
(라) 외국의 의료인 면허를 가진 자로서 일정 기간 국내에 체류하는 자

○─ (라)번은 의료행위에 관한 법령임.
답 : (라)

116 의료분쟁 조정절차에 대한 설명으로 옳지 <u>않은</u> 것은?

㈎ 보건의료인의 진단, 검사, 치료 처방, 투약에 관하여 의료분쟁이 발생했을 때의 절차는 소송이 유일하다.

㈏ 조정 및 중재 제도는 조정 신청 후 조정절차 진행 중에 당사자 간 합의로 분쟁을 해결할 수 있도록 함으로써 화해를 유도하는 것이다.

㈐ 조정, 중재, 화해 등이 성립한 경우에는 재판상 화해 또는 확정판결과 동일한 효력을 부여함으로써 당사자는 향후 별도로 소송을 제기할 수 없다.

㈑ 한국의료분쟁조정중재원은 의료분쟁의 신속·공정 및 효율적 처리를 위해 의료분쟁의 조정·중재 및 상담, 의료사고 감정, 손해배상금 대불 등의 업무를 담당한다. 중재원을 통해 제시된 조정안을 통해 의료과실을 불가항력 여부에 따라 분류하고 최종적으로 손해배상 또는 조정 동의로 마무리한다.

○ ㈎번에 명시된 소송이외에 의료분쟁은 대체적 분쟁해결방법(ADR)으로도 가능하다.

답 : ㈎

117 다음 설명한 출입국 서류로 올바른 것은?

> 우리나라와 사증면제협정이 체결된 국가는 사증 없이 입국할 수 있고, 다만 중국, 러시아 등 일부 사회주의 국가와 동남아의 일부 국가 등 30여 개국은 제외된다.

㈎ 사증(visa)
㈏ 사증발급인정서
㈐ 통관
㈑ 무사증 입국

○ 중국, 러시아 등 일부 사회주의 국가와 동남아의 일부 국가 등 30여 개국을 제외하고는 사증 없이 30일간을 체류할 수 있는 자격을 무사증 입국이라 한다.

답 : ㈑

찾아보기 (INDEX)

경영지원사업(MSO) 90
경제협력개발기구 270
관광 촉진자 75
국가보건서비스방식(NHS) 176
국적상실자 357
국제의료서비스 표준화 인증(JCI) 69
금리리스크 248

도하개발 아젠다 31
디지털 의료영상 표준안 216

리스크관리시스템 284

메디케어(Medicare) 177
메디케이드(Medicaid) 177
무과실보상제도 275
무과실책임주의 272

발생주의원칙 230
병상이용률(%) 243
병상회전 기간(일) 244
병상회전율(회) 238, 243
보건의료기관개설자 316

보건의료기관단체 316
보건의료인단체 316
보험심사조정(삭감)률(%) 242
비재무적 리스크 247
빌 디부 Eaux 20

사 증(visa) 355
사고보상회사 273
사증발급인정서 355
사회보험방식(NHI) 176
상위권한기법 288
손해배상금 대불제도 281
스미스&푸츠고 유형 39

아웃바운드 의료소비자 16
영상획득장치 216
오픈카드 시스템 114
위기대응시스템(RMS) 263, 264
유동성 리스크 248
응급환자율(%) 237
의료 코디네이션 49
의료관광 공급자(Provider) 65
의료관광 수요자(Consumer) 66
의료관광 중재자 67
의료관광 평가자 68
의료관광서비스 관련자 68

의료급여대상자 139
의료분쟁조정제도 279
의료사고 감정제도 279
의료사고 보고제도 265
의료사고보상심의위원회 280
의료여행객(Medical Traveler) 15
의료영상저장 전송시스템 216
의료전달체계 미이행자 139
의료표준인증체계 74
의무기록영상시스템 215
의사소견서 196
이중국적자 357
인 바운드 의료소비자 16
인두제 176
인트라 바운드 의료소비자 16
일부부담금제 179

ㅈ

자국통화환전(DCC) 결제 시스템 115
장기요양제도 179
재무적 리스크 246
전략리스크 248
전액본인부담금제 179
전자문서교환 방법 199
제3자 가해행위 138
조정(mediation) 276
중재(arbitration) 276
증책임경감이론 275
지불약정보증서 195
지식 프로세스 74
지식관리시스템 217
진료비 직접청구 185

ㅊ

처방정보전달 체계(OCS) 218
총액계약제 176

ㅍ

평판리스크 248
포괄수가제 176
피보험자(Insured) 189

ㅎ

한국의료분쟁조정중재원 276
핸더슨 유형 38
행위별수가제 176
헬스케어 스탠다드 수렴 현상 83
현장자가진단기술 216
화해(compromise) 276
환자보상기금 273
환자보험협회 273

INDEX

Aetna 보험청구서 211
Asclepieion 18
Asklepios 18
Connel 유형 40
Hunter-Jones 유형 41
KMS 217
Medical Concierge(의료모객전문가) 22
Medifund 179
Medisave 178
Medishield 178
Medishield Plus 178

참고 문헌

- 싱가포르 국립대학. "신장섭(2011)의 해외의료서비스 소비유형에 따른 5가지 분류법", 신장섭, 2011.
- http://www.mountsinai.org/about-us
- http://www.hopkinsmedicine.org.
- Goodrich, J. N. And Goodrich, G, E.(1987), "Healthcare Tourism: An Exploratory Study", Tourism Management, London: Bellhaven Press, pp.141-158
- Medlik, S.(1996), "Dictionary Of Travel, Tourism And Hospitality", British Library Cataloguing In Publication Data, 125
- Law, E.(1996), "Health Tourism: A Business Opportunity Approach", Ins. Cliff & S. J. Page(Eds.), Health And The International Tourist(198-214), London: Routledge.
- 한국관광공사, 한국무역협회, "의료관광 총람", 2010.
- http://home.inje.ac.kr/~ihi/
- 박우성 외 "병원경영정보관리", 고려의학, 2005.
- Directorate For Financial And Enterprise Affairs Insurance And Private Pensions Committe, "Insurance Coverage Of Medical Malpractice In Oecd Countries", 2005. 12.
- 이훈영, "의료서비스 마케팅", 청람, 2008.
- 고태규·안무엽, "의료관광시스템", 무역경영사, 2010.
- 한국관광공사, "의료관광총람", 2012.
- 조구현, "의료관광의 이해", 기문사, 2010.
- 조현준(2011), "의료관광 전문가의 역할과 도전과제", 강의자료.
- Medical Tourism Association, 2009
- 원리관리위원회, "원무관리", 계축문화사, 2011.
- 강홍림, "의료관광코디네이터 실무론", 소화, 2010.

국제의료관광코디네이터 ❶
보건의료관광행정

저자 _ 유태규

1판 1쇄 인쇄 _ 2013. 5. 25
1판 1쇄 발행 _ 2013. 6. 01

발행처 _ 메디시인
발행인 _ 주병오

등록번호 _ 제9-57호
등록일자 _ 1979. 7. 13

경기도 파주시 회동길 파주출판문화정보산업단지 209
마케팅부 031)955-7566 · 7577
편집부 031)955-7731 / FAX 031)955-7730

홈페이지 _ http://www.ji-gu.co.kr/
이메일 _ jigupub@hanmail.net

ISBN 978-89-93033-52-6   값 _ 25,000원

본서의 무단복제 또는 복사는 저작권법
침해이오니 절대 삼가시기 바랍니다.

총판
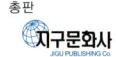
지구문화사
JIGU PUBLISHING Co.

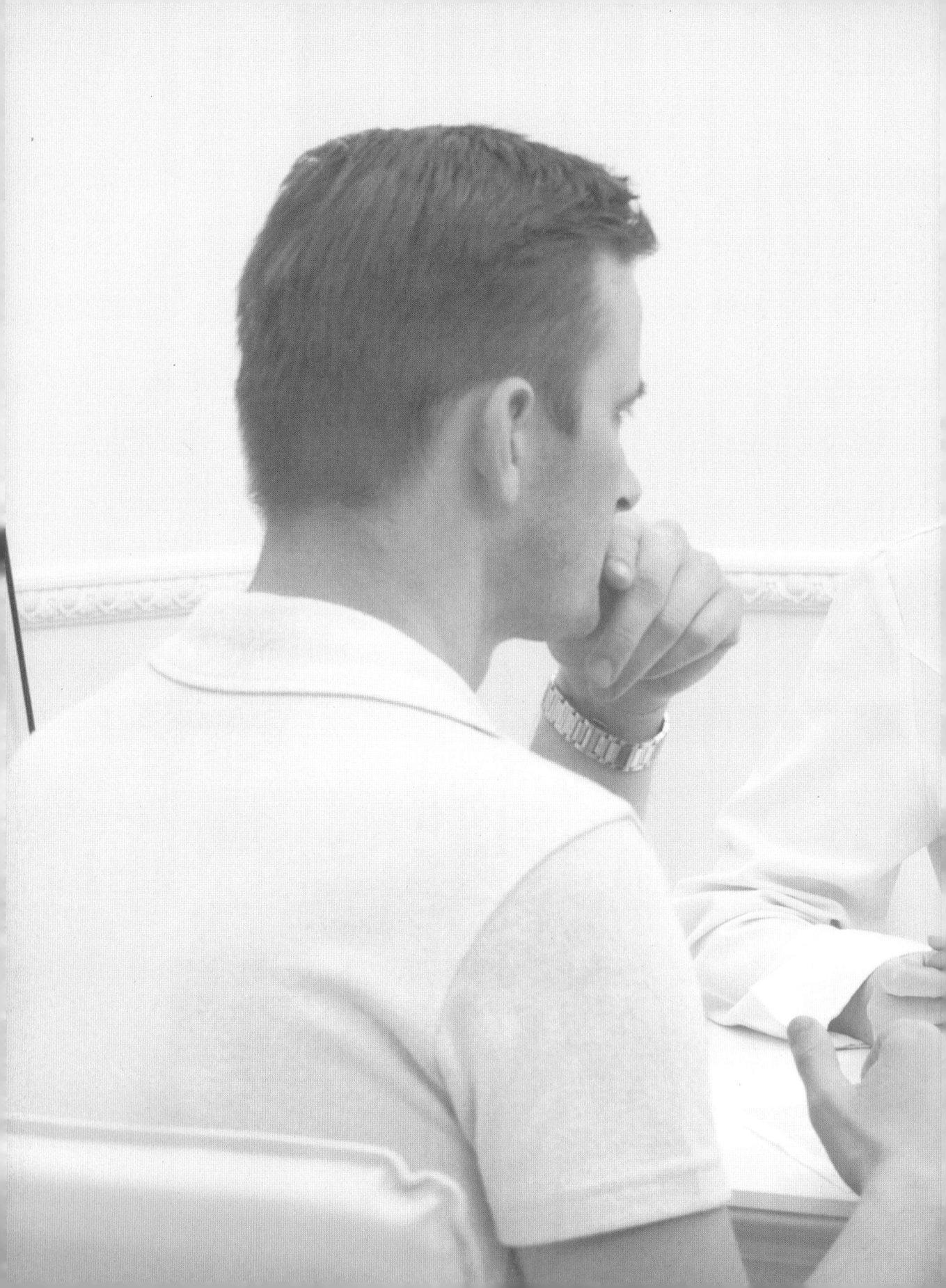

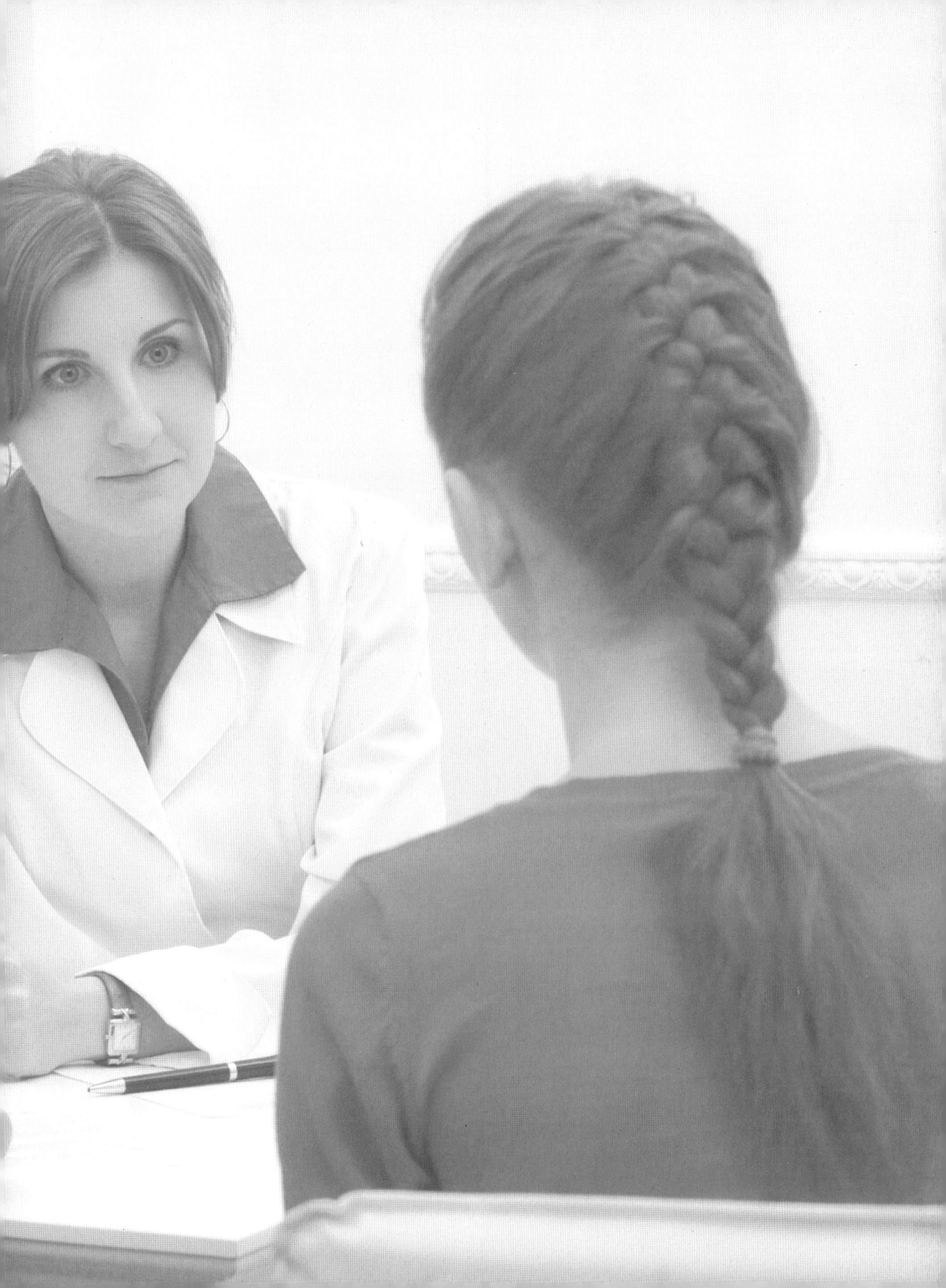